Embitterment 울분

사회적

심리학적

임상적 측면들

Embitterment

Societal, psychological,
and clinical perspectives

울분
사회적, 심리학적, 임상적 측면들

첫째판 1쇄 인쇄 | 2021년 06월 30일
첫째판 1쇄 발행 | 2021년 07월 05일

지 은 이   Michael Linden, Andreas Maercker
옮 긴 이   강형원, 김수임, 김혜경, 정문주
발 행 인   장주연
출 판 기 획   임경수
책 임 편 집   오수진
표지디자인   김재욱
편집디자인   유현숙
발 행 처   군자출판사
　　　　　등록 제4-139호(1991.6.24)
　　　　　(10881) 파주출판단지 경기도 파주시 회동길 338(서패동 474-1)
　　　　　전화 (031)943-1888　　팩스 (031)955-9545
　　　　　www.koonja.co.kr

First published in English under the title
Embitterment; Social, psychological, and clinical perspectives
edited by Michael Linden and Adreas Maercker, edition: 1

* 파본은 교환하여 드립니다.
* 검인은 저자와의 합의 하에 생략합니다.

ISBN 979-11-5955-728-6
정가 25,000원

Embitterment 울분

사회적

심리학적

임상적 측면들

Embitterment

Societal, psychological,
and clinical perspectives

울분에 관한 이 책의 역사는 10년 전에 시작되었다. Linden 교수와 Maercker 교수가 주최한 2009년 4월의 "울분 및 정신장애"에 관한 학술대회에서 굉장한 충격을 받았다. 학술대회의 목표는 울분 및 정신장애의 복잡한 심리학적 구성의 다른 측면들을 논의함으로써 울분에 싸인 사람들을 더 잘 이해하게 하는 것이었다. 지속적인 울분은 정신장애로 정의하기에는 불충분하고 국제 질병 및 건강 관련 문제 통계분류(he International Statistical Classification of Diseases and Health related Problems, ICD -10)의 10차 개정판에는 아직 장애로 등록되지도 않았다.

그런데도 지속적인 울분은 심각한 손상 및 개인과 환경에 대한 고통, 일하는 데 있어서의 무능력함, 때때로 독일의 국민연금보험을 포함한 지속적인 소송을 일으킬 수 있다. 독일연금보험은 퇴직 연금을 지급하는 것 외에도, 국민의 수입능력 감소와 관련 있는 장애 및 질병을 예방하기 위한 것이라 소득 부족과 관련한 연금의 사유도 다양하다.

개인이 일할 수 있는 능력을 평가하는 사회 의료적 평가에서는 이미 정해진 의료진단 범주가 가장 중요한 항목은 아니다. 사실상, 독일연금의 중요한 역할은 개인의 정신적 그리고 육체적 상태로부터 비롯한 기능적 능력에 대한 평가이다. 독일연금보험의 법적으로 정의된 역할과 관련하여, 문제는 항상 피보험자가 여전히 직업적 요구사항을 이행할 수 있는지에 대한 여부이다. "연금보단 재활(rehabilitation rather than pension)"의 원칙에 따라, 건강 장애로 인해 소득 능력을 잃어버릴 위험이 있는 피보험자는 독일 연금 보험이 적용되는 재활 서비스를 받을 수 있다. 이러한 서비스는 전문재활치료센터에서 제공한다. 이 치료는 일하는 삶에 대한 참여와 관련하여 특별함과 다방면에 걸쳐 개인의 기능적 상태를 개선하는 데 중점을 둔다.

독일연금보험은 재활 서비스에 자금을 지원할 뿐만 아니라, 고도로 차별화된 질 평가를 수행한다. 게다가, 재활 서비스의 지속적인 개선을 목표로 재활 연구 및 프로그램과 지침서 설계에 주도적인 역할을 한다. 특히, 독일 통일 이후, 지속적인 정신질환의 심각한 상태로서 울분이 증가하고 가시화되었다. 많은 사람이 그들의 직업을 잃었고, 이사를 해야 했고, 그들의 가족과 멀리 떨어진 곳에서 직업을 구해야 하는 등 막대한 적응에 직면했었다. 이러한 사회적 영향에 대처하는 개인에게 과도한 압박을 주었을 때, 울분은 나오기 쉬운 반응 중 하나다.

울분은 그 자체로 직장에서는 물론 사회에서도 배제당하게 할 수 있다. 지속적인 울분으로 고통받고 있는 환자의 치료 경험은 그들이 치료가 어렵고, 장기간 일하지 못하며, 소득이 없어 연금을 청구하는 경우가 많음을 알려주었다. 이러한 배경에서, 국제적으로 등한시된 영역인 울분에 관한 연구를 시작한 것은 획기적이었다. 독일 연방 연금 보험은 Teltow/Berlin에 있는 자체 재활치료센터인 Seehof에서 이 문제를 연구할 수 있도록 수년간 관대한 연구 자금을 제공했다.

그 결과 외상 후 울분장애(Post traumatic Embitterment Disorders: PTED)를 분류하여 설명할 수 있게 되었고, 이 장애에 대한 평가 도구가 개발되었다. 여기서 중요한 것은 외상 후 울분장애를 치료할 수 있는 치료 전략을 평가할 수 있게 됐다는 것이다. 이러한 점들은 우리에게 10년 전과 비교해서 더욱 긍정적으로 환자들을 치료할 수 있게 했다. 또한, 이러한 작업이 국제적으로 인정받음은 물론 이 책의 토대가 된 울분에 대한 국제 심포지엄을 개최하게 된 것에 대해 매우 기쁘게 생각한다.

이처럼 울분은 외상 후 울분장애를 넘어 더 광범위한 맥락으로 논의된다. 독일 연금 보험은 주요 공공기관으로서 상당한 사회적 책임을 지고 있기 때문에 우리는 사회계층 간의 화해, 근무조건의 구성, 개인의 수명연장 심지어 자살 문제와 관련하여 울분에 관한 연구의 사회적 영향에 큰 관심을 두고 있다. 우리는 이 책이 많은 독자들에게 울분에 대한 더 나은 이해를 돕고, 무엇보다, 이 주제에 대해 더 많은 연구를 수행하게 하는 촉진제가 되기를 바란다.

Axel Reimann 박사
독일 연방 연금 보험 이사

분노는 인간의 감정 중에서 가장 파괴적이며 조절하기 어려운 감정이다. 또한 분노는 모든 정신적-신체적-사회적-영적 영역을 병들게 하고 심각한 손상과 고통을 초래한다. 분노의 감정이 이렇게 지대함에도 불구하고 정신의학계에서는 분노를 단일 감정질환으로 진단을 내리는 데에는 인색하다. 불안장애, 우울장애, 공포장애와 같이 주요감정을 단일 진단명으로 명명한 것과는 대별된다.

분노의 문제를 '울분'이라는 개념에서 진단영역까지 논의를 시작하게 된 계기는 독일의 정신의학자 마이클 린든(Michael Linden)과 스위스의 정신의학자 안드레아스 매커(Andreas Maercker)의 공로가 크다. 임상에서 기존의 적응장애(adjustment disorder)나 외상 후 스트레스장애(posttraumatic stress disorder, PTSD) 혹은 화병(Hwa-byung) 진단에서는 분류할 수 없는 특정한 상황이나 증상이 있는데, 이 책의 저자들은 이에 대한 임상 상황에서 나타나는 특정한 증후군의 개념으로 외상 후 울분장애(posttraumatic embitterment disorder, PTED)라는 개념을 소개하였다. 울분의 개념을 우울이나 절망, 불안, 분노와 같은 다른 부정적인 정서들의 복합체로서 이들과는 구별되는 기분상태로 정의하고, 진단과 접근방법에 있어서도 이에 대한 개념 이해의 필요성을 제시한 것이다.

PTSD는 생명에 위협을 주는 사건을 경험하거나 목격하는 것에 의해 유발되지만, PTED는 일상생활에서의 부정적 사건에 의해서도 유발되며, PTSD의 주된 정서로 공포, 불안이 내재화되는 경향이라면, PTED는 핵심감정이 울분, 복수심으로 표현되면서 외현화 된다. PTED는 부정적 사건 이후 자발적 관해가 잘 되지 않으며 적절한 치료가 없으면 만성화되는 경향이 있다는 점에서 적응장애와는 또 다른 차이점이 있다.

자발적 치료 면에서 PTED 환자와 화병 환자는 차이를 보인다. PTED 환자들은 일반적으로 불공정함을 주로 호소하며 세상에 대한 분노가 크기 때문에 자발적으로 치료를 받지 않으려는 경향이 있지만, 화병 환자들은 인정,

승인욕구가 강하기 때문에 자발적으로 적극적인 치료를 요구하는 경향이 뚜렷하다. 또한 참고 견디는 과정에서 신체적 증상과 우울을 주로 호소하지만 PTED는 적극적 복수에 대한 갈망이 강하다는 것은 차이가 있다. 이렇듯 임상에서 PTSD, 적응장애, 화병 그리고 PTED는 진단 상에 겹치는 부분도 있지만 분명 감별해야 하는 부분 또한 존재한다.

이 책에서 울분 연구의 선구자들은 울분, 그것의 유발원인, 현상학적 관찰 및 그 결과에 대한 현재의 지식들을 일목요연하게 요약·정리하였다. 이러한 노력은 국제적인 논쟁을 불러일으켰고, 울분에 대한 더 나은 이해와 일상의 부정적인 사건들이 심리적인 안녕에 미치는 영향에 대한 더 깊은 연구에 기여하도록 하였다.

이 책은 크게 4개 부분으로 이루어져있다. 첫 번째 부분은 울분의 특성에 대한 내용으로, 감정원형으로서 울분 개념을 정리하고, 각각의 부당함 혹은 부정적인 사건으로서 관련된 요소들을 다루었다. 두 번째 부분은 울분의 배경으로, 개인적 문제에서 가정, 직장 등의 굴욕적인 사회적 기억 맥락 안에서 그리고 문화적 배경에서 울분의 질병상태를 다루었다. 세 번째 부분은 울분의 치료적 관점으로, 정신약물학적 치료, 용서치료(Forgiveness therapy), 지혜심리치료(Wisdom psychotherapy) 등 개인적 치료뿐만 아니라 사회적 수준에서의 치료적 접근을 다루었다. 마지막 네 번째 부분은 울분의 진단체계에 대한 논의를 다루었는데, 정신과 기존 진단과의 차이점에서 PTED의 과학적 논의의 불을 지폈다. 향후 PTED가 PTSD와 같이 정식 진단명으로 등재될 수 있을 것인가에 대한 관점도 정신의학계에서 흥미 있게 지켜볼 일이다.

이 책은 학술 서적 분야에서 울분에 관한 최신의 과학적 지식들을 모아서 내놓은 첫 번째 책이라고 할 수 있다, 이 책이 처음 출간되고 번역서가 나오기까지는 10년이라는 세월이 지났다. 이 시점에 한국사회에서 이에 대한 논의와 연구가 활발히 일어나길 기대한다.

이 책의 공동번역자들은 현장중심의 임상상담을 전문적으로 해 오시는 분 들로 구성되었다.

역자들이 번역 과정에서 우리말로 표현하기 힘든 용어를 접하게 되면 서로의 논의를 걸쳐 최대한 근접한 용어를 사용할려고 노력했다. 하지만, 딱 맞아떨어지지 않아 마지막까지 고민하고 용어선정을 했다. 대표적인 예를 들면, 'bitterness'라는 용어가 자주 등장하게되는 데 원래 'bitter'는 맛을 묘사할 때 쓰는 용어라 인생의 '쓴맛' 같은 감정을 표현하는 것으로 볼 수 있다. 우리말로 '쓰라림', '괴로움', '비통함', '억울함', '울분감' 등으로 번역 될 수 있지만 대체로 '억울함'으로 통일하여 번역하였고, 문맥에 따라서 '괴로움'으로도 번역되기도 하였다. 혹 번역서를 읽으며 이해되지 않은 부분이 있다면 그건 역자들의 책임일 것이다. 독자 여러분들의 아낌없는 고언을 바란다.

이제 울분은 학계에서 주목할 만한 독특하고 중요한 심리적 현상이다. 이를 입증하기 위한 더 많은 연구가 필요한 것도 사실이지만, 임상적으로 환자의 정서 심리를 이해하는 데 '울분'이라는 개념은 기여한 바가 크다. 이 번역서를 통해 정서적인 문제로 고통받은 사람들, 이를 돕고자 하는 치료자들, 연구자들에게 도움이 되길 기대한다.

우선 이 책이 번역되어 나오기까지 선뜻 출판을 허락하시고 긴 시간동안 기다려주신 군자출판사(주) 장주연 사장님께 감사를 표하고, 광화문 심리치료센터 김명훈 선생님께도 감사의 마음을 전합니다.

2021년 6월

역자대표 **강 형 원**

서문 ··· v

역자서문 ··· vii

도움을 주신 분들 ······································ xix

1 서론 ··1

Michael Linden, Andreas Maercker

참고문헌 ·· 6

2 울분의 특징 ·· 7

2.1 | 울분 – 잊혀진 감정에 대한 광의적 관점 ············· 9

Hansjörg Znoj

2.1.1 특정 스트레스 요인의 맥락에서의 울분 ·········· 10

2.1.2 울분 원형 모형 ····························· 12

2.1.3 연구 결과 ································· 16

2.1.4 논의 및 전망 ····························· 21

참고문헌 ························· 24

2.2 | 희망과 울분 ·· 26

Beate Schrank, Astrid Grant Hay

2.2.1 희망이란 무엇인가? ························ 26

2.2.2 희망 개념 개요 ·························· 27

2.2.3 정신의학에서 희망은 왜 중요한가? ·········· 34

2.2.4 희망 및 울분장애 ······················· 37

참고문헌 ························· 40

2.3 | 울분 – 정의 심리학의 관점에서 ····················· 44

Claudia Dalbert

2.3.1 부당함과 외상 후 울분장애 ················ 44

2.3.2 정당한 세계에 대한 신념 구인 ············· 45

2.3.3 정당한 세계 신념의 기능 ·· 47

2.3.4 무의식적 수준에서 작용하는 정당한 세계 신념 ····················· 53

2.3.5 외상 후 울분장애의 결론 ··· 54

　　　참고문헌 ··· 57

2.4 │ 외상 후 보복: 이론적 개요 ··· 61

Ira Gäbler, Andreas Maercker

2.4.1 도입: 울분과 보복 ··· 61

2.4.2 외상적 맥락에서의 보복 ··· 63

2.4.3 대처 전략으로서의 보복 ··· 65

2.4.4 보복의 정의를 향하여 ··· 67

2.4.5 보복의 이론적 과정 모형 ··· 70

2.4.6 보복 감정의 과정 ··· 84

2.4.7 보복과 건강 ··· 86

2.4.8 치료적 시사점 및 추후 연구의 관점 ··································· 88

　　　참고문헌 ··· 91

2.5 │ "그녀는 억울함 없이 돌아본다": 울분의 발달적 반대로서의 지혜? ··· 99

Judith Glück

2.5.1 지혜: 울분의 발달적 반대? ··· 99

2.5.2 지혜심리학: 이질적이지만 성장하는 분야 ····························· 100

2.5.3 지혜는 어떻게 발달하는가? ·· 106

2.5.4 지혜연구는 억울함 연구에 정보를 줄 수 있는가? ················· 112

　　　참고문헌 ··· 115

2.6 │ 울분반응에 있어 위험 및 회복탄력성으로서의 성격 ··················· 119

Anja Dodek, Sven Barnow

2.6.1 서론 ··· 119

2.6.2 성격특성의 수준 ··· 121

2.6.3 사회인지적 구인의 수준 ··· 123

2.6.4 정서조절과 대처 ··· 124

2.6.5 통합: 위험 및 회복 탄력성 요인에 대한 체험적 모형 ·········· 126

2.6.6 연구결과 ··· 128

2.6.7 전체 논의와 개관 ··· 136

　　참고문헌 ··· 140

2.7 | 사회적 배척과 사회적 고통의 신경생물학적 상관 ··················· 143

Anna K. Berkefeld, Dieter F. Braus

2.7.1 고통 처리 신경망 ··· 144

2.7.2 연합, 배척, 사회적 고통 시스템의 신경적 상관 ················· 149

2.7.3 고통 체계에 미치는 주요 영향 요인 ··························· 154

2.7.4 결론 ··· 160

　　참고문헌 ··· 162

3 울분장애의 배경 ··· **165**

3.1 | 관계와 울분장애 ··· 167

Kurt Hahlweg, Donald H. Baucom

3.1.1 개요 ··· 167

3.1.2 배우자 부정 ··· 169

3.1.3 배우자 부정의 PTED 유병률 ··································· 172

3.1.4 배우자 부정의 치료 ··· 174

3.1.5 결론 ··· 180

　　참고문헌 ··· 182

3.2 | 삶의 전반에서 울분 감정을 조절하기 ······························· 183

Carsten Wrosch, Jesse Renaud

3.2.1 목표실패, 울분감, 그리고 삶의 질 ····························· 183

3.2.2 통제 귀인과 울분 체험 ··· 184

3.2.3 울분의 자기조절 ··· 187

3.2.4 성인기 생애주기 안에서의 울분 ···································· 192

3.2.5 결론 ··· 196

참고문헌 ··· 198

3.3 | 암 환자: 의미상실, 의기소침 그리고 울분 ······························ 202

Anja Mehnert, Sigrun Vehling

3.3.1 암 생존자들의 정신사회적 문제 ································ 202

3.3.2 인생의 목적과 의미를 위한 개념적 틀 ······················ 204

3.3.3 암의 실존적 문제 ·· 206

3.3.4 암 투병 중의 의기소침과 울분 ································ 210

참고문헌 ··· 215

3.4 | 울분장애 및 일터 ·· 219

Beate Muschalla, Michael Linden

3.4.1 직장 내 스트레스 요인 ··· 219

3.4.2 직장에서의 부당성 ··· 223

3.4.3 직장에서의 부당함에 대한 직원들의 반응 ···················· 226

3.4.4 업무갈등 맥락에서의 울분 ······································ 228

3.4.5 결론 ··· 231

참고문헌 ··· 232

3.5 | 아시아에서의 울분장애: 역사적, 현대적 관점에서의
체면 손상, 불평등, 소외 ·· 237

Changsu Han

3.5.1 문화적인 관점에서 한과 화병 ··································· 237

3.5.2 명예로운 자살 ··· 241

3.5.3 탈북자(talbukja) ·· 242

3.5.4 산업재해 및 아시아 경제위기 ··································· 244

3.5.5 결론 ··· 246

참고문헌 ··· 247

3.6 ㅣ 울분 및 성격장애 ··· 248

Max Rotter

3.6.1 비통함과 울분 ··· 248

3.6.2 다른 유형의 환자에 대한 반응적(reactive) 울분장애 ·········· 250

3.6.3 성격장애의 본질적 감정으로서의 울분장애················· 252

3.6.4 PTED 위험요인으로서의 인격장애 ······················· 255

3.6.5 울분하기 쉬운 성격장애 ····································· 257

　　참고문헌 ··· 258

4 울분의 맥락 ·· **261**

4.1 ㅣ 울분증후군: 정신약리학적 관리를 위한 옵션들 ·················· 263

Borwin Bandelow

4.1.1 임상 사례 ··· 264

4.1.2 외상 후 스트레스 장애의 의학적 관리 ····················· 266

4.1.3 증상과 증후군을 표적으로 하는 치료 옵션들 ·············· 268

4.1.4 약물역학적 고려 ··· 270

4.1.5 결론··· 274

　　참고문헌 ··· 274

4.2 ㅣ 울분과 용서 치료: 관련 연구 검토 ······························· 276

Nathaniel G.Wade, Brian C. Post, Marilyn A. Cornish

4.2.1 용서에 대해 이해하기 ······································· 276

4.2.2 울분과 용서 ··· 279

4.2.3 용서에 관한 개입 연구··· 283

4.2.4 연구의 함의 ··· 287

4.2.5 결론 ··· 289

　　참고문헌 ··· 290

4.3 | 지혜 심리치료 ·········· 292

Barbara Lieberei, Michael Linden

4.3.1 부정적 삶의 사건들을 다루는 역량으로서의 지혜 ········· 292

4.3.2 지혜의 배움과 가르침 ·········· 295

4.3.3 인지 행동 치료와 지혜 훈련 ·········· 296

4.3.4 결론과 전망 ·········· 305

참고문헌 ·········· 306

4.4 | 북아일랜드 분쟁에서의 울분과 용서 ·········· 308

Ed Cairns, Miles Hewstone

4.4.1 북아일랜드 내의 울분 ·········· 309

4.4.2 울분과 집단 기억 ·········· 311

4.4.3 울분과 용서 ·········· 312

4.4.4 불의와 용서에 대한 이해를 위한 초점 집단 ·········· 314

4.4.5 용서의 결정 요인 ·········· 317

4.4.6 지속적인 정치적 갈등과 정신 병리 ·········· 318

4.4.7 결론 ·········· 320

참고문헌 ·········· 320

5 울분의 분류 ·········· 323

5.1 | PTSD를 넘어서: 울분과 질병분류학의 관련 개념 ·········· 325

Andreas Maercker

5.1.1 간단한 정신병리학 역사 ·········· 325

5.1.2 PTSD 진단의 "성공 사례" ·········· 328

5.1.3 스트레스 반응 증후군의 개념 ·········· 330

5.1.4 우리는 어디에 있는가? ·········· 333

참고문헌 ·········· 336

5.2 | 울분: 살인과 자살에서 ……………………………………………… 338

Kenneth R. Conner, Robert L.Weisman

5.2.1 특성울분 ………………………………………………………… 338

5.2.2 울분, 자살, 살인-자살에 관한 자료와 이론 ………………… 339

5.2.3 울분, 자살, 울분-자살 연구의 향후 방향 ………………… 342

5.2.4 친밀한 파트너 살인에서 PTED의 법적 영향 ……………… 344

5.2.5 결론 ……………………………………………………………… 345

참고문헌 ……………………………………………………… 347

5.3 | 정신 장애에 울분을 포함해야 하는가? ……………………… 349

Norman Sartorius

5.3.1 공식적으로 인정된 정신장에 울분 상태를 포함하는 것과

관련된 고려사항들 ………………………………………… 351

5.3.2 정신장애의 분류 범주에 울분 포함 ………………………… 356

참고문헌 ……………………………………………………… 358

5.4 | 외상 후 울분장애 ……………………………………………… 359

Michael Linden

5.4.1 부정적인 생활사건에 대한 심리학적 반응 ………………… 359

5.4.2 외상 후 울분장애 ……………………………………………… 363

5.4.3 PTED의 "외상" 특성 ………………………………………… 367

5.4.4 다른 정신 질환과의 진단 차이 ……………………………… 370

5.4.5 생태학적 고려사항 …………………………………………… 372

5.4.6 반응성 혹은 적응장애의 분류에 있어서 PTED의 의미 ……… 374

참고문헌 ……………………………………………………… 380

5.5 | ICD 및 DSM의 "반응성" 정신 장애 분류 …………………… 385

Michael B. First

5.5.1 DSM/ICD 장애의 정의에 따른 생태학적 요인 ……………… 385

5.5.2 DSM-IV 및 ICD-10에서 스트레스 요인에 대한 병리적 반응

진단 방법 ·· 389

5.5.3 계층1: 심리사회적 스트레스 요인에 대한 특정 반응 ············· 389

5.5.4 계층2: 비스트레스로 정의되는 장애를 충족하는 준거 역치 ······ 395

5.5.5 계층3: 적응장애 ·· 396

참고문헌 ··· 398

5.6 | 기능적 측면, 장애 그리고 건강의 국제적 분류에서

맥락적 요인과 반응성 장애 ··· 399

Cille Kennedy, T. Bedirhan Üstün

5.6.1 ICF에서 개념화된 맥락적 요인들 ······························· 400

5.6.2 사례를 공식화하는 ICD와 ICF의 관계 ························· 403

5.6.3 반응성 장애와 관련있는 환경적 요인들을 문서화하는데 있어

ICF를 사용함 ··· 406

5.6.4 환경적 요인, 증상 및 증후, 장애를 구체화하고 PTED와

반응성 장애의 사례를 공식화하기 위해 ICF 및 ICD 사용하기   409

참고문헌 ··· 414

5.7 | 반응성 정신 장애: 스트레스 요인, 성격 및 증상 ······················ 415

Patricia Casey

5.7.1 반응성 정신 질환 분류 ·· 415

5.7.2 스트레스 요인 ·· 418

5.7.3 증상 ··· 423

5.7.4 성격 및 취약성 ··· 428

5.7.5 사별에 관한 한마디 ··· 432

5.7.6 결론 ··· 433

참고문헌 ··· 435

찾아보기 ··· 437

저자에 대해서 ·· 451

Borwin Bandelow

Department of Psychiatry
and Psychotherapy
University of Göttingen
Von-Siebold-Straße 5
37075 Göttingen, Germany
sekretariat.bandelow
@med.uni-goettingen.de

Sven Barnow

University of Heidelberg
Department of Clinical Psychology
and Psychotherapy
Hauptstraße 47–51
69117 Heidelberg, Germany
sven.barnow
@psychologie.uni-heidelberg.de

Donald H. Baucom

Richard Simpson Distinguished Professor
of Psychology
Davie Hall, CB #3270
The University of North Carolina
at Chapel Hill
Chapel Hill, NC 27599-3270, USA
don_baucom@unc.edu

Anna K. Berkefeld

Klinik und Poliklinik für Psychiatrie
und Psychotherapie
HSK, Dr. Horst Schmidt Klinik

Ludwig-Erhard-Straße 100
65199Wiesbaden, Germany
anna.berkefeld@hsk-wiesbaden.de

Dieter F. Braus

Klinik und Poliklinik für Psychiatrie
und Psychotherapie
HSK, Dr. Horst Schmidt Klinik
Ludwig-Erhard-Straße 100
65199Wiesbaden, Germany
dbraus@uke.de

Ed Cairns

Psychology Research Institute
School of Psychology
University of Ulster
Coleraine campus
Cromore Road, Coleraine
Co. Londonderry, BT52 1SA
Northern Ireland
e.cairns@ulster.ac.uk

Patricia Casey

Professor of Psychiatry
University College Dublin, Ireland and
Consultant Psychiatrist
MaterMisericordiae University Hospital
62/63 Eccles Street
Dublin 7, Ireland
apsych@mater.ie

Kenneth R. Conner
University of Rochester
Medical Center Department of Psychiatry
Associate Professor and Co-Director
of the Center for the Study
and Prevention of Suicide
300 Crittenden Blvd
Rochester, New York, 14642, USA
kenneth_conner@urmc.rochester.edu

Marilyn A. Cornish
W112 Lagomarcino Hall
Ames, Iowa 50011, USA
mcornish@iastate.edu

Claudia Dalbert
Professor of Psychology and
Chair of Educational Psychology
Martin Luther University
of Halle-Wittenberg
Franckeplatz 1, Haus 5
06099 Halle (Saale), Germany
claudia.dalbert@paedagogik.uni-halle.de

Anja Dodek
University of Heidelberg
Department of Clinical Psychology
and Psychotherapy
Hauptstraße 47–51
69117 Heidelberg, Germany
anja.dodek@psychologie.uni-heidelberg.de

Michael B. First
Professor of Clinical Psychiatry
Columbia University
Research Psychiatrist
New York State Psychiatric Institute
mbf2@columbia.edu

Ira Gäbler
University of Zurich
Psychological Institute
Department of Psychopathology
and Clinical Intervention
Binzmühlestrasse 14/ Box 17
8050 Zurich, Switzerland
i.gaebler@psychologie.uzh.ch

Judith Glück
Department of Psychology
Alpen-Adria University Klagenfurt
Universitätsstraße 65–67
9020 Klagenfurt, Austria
judith.glueck@uni-klu.ac.at

Changsu Han
Associate Professor
of Department of Psychiatry
College of Medicine
Korea University
Seoul, South Korea
hancs@korea.ac.kr,
mindconsult@gmail.com

Astrid Grant Hay

Department of Psychiatry
and Psychotherapy
Medical University Vienna
Währinger Gürtel 18–20
1090 Vienna, Austria
astrid.granthay@meduniwien.ac.at

Kurt Hahlweg

Technical University Braunschweig
Institute of Psychology
Department of Clinical Psychology,
Psychotherapy und Diagnostics
Humboldtstraße 33
38106 Braunschweig, Germany
k.hahlweg@tu-bs.de

Miles Hewstone

Department of Experimental Psychology
South Parks Road
Oxford, OX1 3UD, UK
miles.hewstone@psy.ox.ac.uk

Cille Kennedy

U.S. Department of Health
and Human Services
Office of the Assistant Secretary
for Planning and Evaluation
200 Independence Avenue, SW–
Room 447D
Washington, DC 20201, USA
cille.kennedy@hhs.gov

Barbara Lieberei

Research Group Psychosomatic
Rehabilitation
Rehabilitation Center Seehof
Lichterfelder Allee 55
14513 Teltow, Germany
barbara.lieberei@web.de

Michael Linden

Research Group Psychosomatic
Rehabilitation
Rehabilitation Center Seehof
Lichterfelder Allee 55
14513 Teltow, Germany
michael.linden@charite.de

Andreas Maercker

Department of Psychopathology
and Clinical Intervention
University of Zurich
Binzmühlestrasse 14/17
8050 Zurich, Switzerland
maercker@psychologie.uzh.ch

Anja Mehnert

Department of Medical Psychology
Center of Psychosocial Medicine
UniversityMedical Center
Hamburg-Eppendorf
Martinistraße 52 –W26
20246 Hamburg, Germany
mehnert@uke.uni-hamburg.de

Beate Muschalla

Research Group Psychosomatic
Rehabilitation
Rehabilitation Center Seehof
Lichterfelder Allee 55
14513 Teltow, Germany
fpr@charite.de

Brian C. Post

W112 Lagomarcino Hall
Ames Iowa 50011, USA
bcpost@iastate.edu

Jesse Renaud

Department of Psychology
Centre for Research
in Human Development
Concordia University
7141 Sherbrooke St.West
Montreal, QC, H4B 1R6, Canada
jrenaud@alcor. concordia.ca

Max Rotter

Research Group Psychosomatic
Rehabilitation
Rehabilitation Center Seehof
Lichterfelder Allee 55
14513 Teltow, Germany
maxrotter@gmx.de

Norman Sartorius

President
Action for Mental Health (AMH)
Association for the Improvement
of Mental Health Programmes
14, Chemin Colladon
1209 Geneva, Switzerland
sartorius@normansartorius.com

Beate Schrank

Department of Psychiatry
and Psychotherapy
Medical University Vienna
Währinger Gürtel 18–20
1090 Vienna, Austria
beate.schrank@gmail.com

T. Bedirhan Üstün

World Health Organization
Classifications, Terminologies
and Standards
Geneva, Switzerland
ustunb@who.int

Sigrun Vehling

Department of Medical Psychology
Center of PsychosocialMedicine
UniversityMedical Center
Hamburg-Eppendorf
Martinistraße 52 –W26
20246 Hamburg, Germany
s.vehling@uke.uni-hamburg.de

Nathaniel G.Wade
W112 Lagomarcino Hall, Ames
Iowa 50011, USA
nwade@iastate.edu

Robert L.Weisman
University of RochesterMedical Center
Department of Psychiatry
Associate Professor and Medical Director
of the Strong Ties Community Support
Program
2613West Henrietta Rd.
Rochester, NY 14623, USA
robert_weisman@urmc.rochester.edu

CarstenWrosch
Department of Psychology
Centre for Research
in Human Development
Concordia University
7141 Sherbrooke St.West
Montreal, QC, H4B 1R6, Canada
carsten.wrosch@concordia.ca

Hansjörg Znoj
University of Bern
Institute of Psychology
Gesellschaftsstrasse 49
3012 Bern, Switzerland
hansjoerg.znoj@psy.unibe.ch

Embitterment 울분

사회적

심리학적

임상적 측면들

PART

01

서론

Embitterment

01 서론

Michael Linden, Andreas Maercker

모든 사람들은 "울분"이라는 단어가 무엇을 의미하는지 안다. 많은 사람들이 이미 이러한 마음의 상태를 경험해왔다. 이는 복합적인 감정으로, 전형적으로는 낙담함, 혹은 모욕 받아왔다는 느낌과 패배자가 되었다는 느낌을 포함하며, 이와 동시에 코너에 몰린 듯 하고 무력한 감정을 느끼는데, 여기에는 결과적으로 한 개인이 자기 자신과 주변 환경을 향하여 복수하고 공격하는 환상이 결합되어 있다. 이는 과거로부터 온 인류에 언제나 익숙했던 감정이며, 고대 그리스인은 다음과 같이 묘사하였다:

> "울분에 찬 사람들은 화해할 수 없는 사람들이며, 원한을 품고 있고, 복수가 이루어지지 않는 한 멈추지 않는 흥분*arousal*을 그들 안에 품고 있는 사람들이다. 복수는 흥분을 경감시키고, 고통을 만족으로 바꾼다. 복수가 이루어지지 않으면, 압력은 더 커진다. 내적인 혼란은 다른 사람 앞에서 드러나지 않기 때문에, 누구도 이에 대해 상의하거나 도울 수 없다. 내적인 흥분을 극복하는 데는 시간이 걸린다. 이 사람들은 자기 자신과 사랑하는 사람들에게 짐이 된다."
>
> *– 아리스토텔레스, 니코마코스 윤리학*

3

울분은 우울이나 절망, 불안, 분노와 같은 다른 부정적인 정서들과 결합되어 나타날 수 있지만 이들과는 구별되는 기분 상태이다. 울분은 분노와는 다르게 자기-비난과 부당하다는 느낌을 추가적으로 갖고 있다. 울분은 계속해서 불평^{nagging}하고 스스로를 강화^{self-reinforcing}한다. 이는 끊임없이 계속된다. 울분에 찬 사람들은 모욕적인 사건을 계속해서 반복적으로 회상하는데, 이는 PTSD와 관련된 침습적인 생각들과 유사성이 있다. 울분은 고통스러우며 동시에 보상적이다. 거기에는 촉발 사건의 기억들과 관련되어 중독적이기까지 한 뭔가가 있다. 울분은 절망과 공격성 모두 동시에 연관되어 있을 수도 있다. 즉, 이 조합은 복수에 대한 욕구를 설명할 수 있다. 울분에 찬 사람들은 끔찍한 절망부터 복수에 대한 생각으로 미소 짓는 쾌감까지 시시각각 (기분이) 바뀔 수 있다. 또한 그러한 사람들이 얼마나 자주 이를 행동화 하는가에 대한 의문은 아직 대답된 바가 없다.

불안과 같은 다른 정서들과 유사하게, 심각한 울분은 장애를 유발하는 (disabling) 상태가 될 수 있는데 이는 개인으로부터 자기-조절 능력을 박탈함으로써 울분을 가진 개인과 그 주변 모두에게 지속적인 고통을 야기할 수 있다. 또한 "외상 후 울분장애, PTED"(Linden, 2003; Linden 등, 2007)라는 용어로 설명된 것처럼 치료를 필요로 하는 질병의 상태가 될 수도 있다. 매우 심각한 정신 병리적 특징에도 불구하고, 심각한 병리적 울분 상태는 정신 의학과 임상 심리학계에서 상당히 주목 받지 못했다. 울분은 ICD 10 (WHO, 1992)이나 DSM-IV (APA, 1994)와 같은 진단 체계에 포함되지 못했고, AMDP-system (AMDP, 1995)과 같은 정신병리 용어사전이나 DSM-IV (APA, 1994)의 기술 용어 목록, 심리학 사전(Colman, 2003; Häcker & Stapf, 1998)에 언급조차 되지 않았다.

울분은 개인적인 측면 외에도 사회적인 측면 또한 갖고 있다. 불안처럼, 개인뿐만 아니라 전체 집단 안에서도 발견될 수 있는 정서이다. 나라 전체까지는 아니더라도, 한 사회의 각 집단들은 다른 집단들이나 다른 나라에 대하여 불안을 품을 수 있으며, 이 불안은 어떤 행동을 유발시킬 수 있다. 이와 유사하게, 하나의 원동력^{driving force}으로서 울분이 설명될 때에만 이해될 수 있는 많은 사회적 정치적 갈등이 있는 것 같다. 인터넷에 "울분^{embitterment}"이라고 검색해보는 것 만으로도 이에 대한 충분한 근거가 된다.

요약하자면, 울분은 인간의 아주 깊은 정서로 심각한 정신 병리의 핵심일 수 있고, 사회적 수준에서도 문제를 야기할 수 있다. 우리가 아는 한, 이 책은 학술 서적 분야에서 울분에 관한 최신의 과학적 지식들을 모아서 내놓은 첫 번째 책이다. 이 책의 각 장들은 울분의 정서를 다루되, 각각 부당함 혹은 부정적 삶의 사건으로서 관련된 요소들, 질병의 상태와 이와 관련된 진단적 문제, 굴욕^{humiliation}적인 사회적 기억 맥락 안에서 사회적 현상으로서의 울분, 개인적 수준뿐만 아니라 사회적 수준에서의 치료적 접근을 다루고 있다.

울분은 과학적 탐구에서의 새로운 영역이기 때문에, 각 장의 저자들이 저술을 시작하기 전에 모든 저자들과 모여서 주제를 논의하는 것이 필요해 보였다. 이 책의 모든 저자들은 서로의 관점들을 교환하고 서로서로 개인적인 관점들을 공유할 수 있는 회의에 참여했다.

이 국제적인 회의는 독일 스투트가르트에 있는 Robert Bosch 재단의 넉넉한 지원 덕에 가능했는데, 이 재단은 학제 간의 교류가 있고 새로운 접근을 시도하는 프로젝트들을 지원하는 데 오랜 기간 동안 관심을 갖고 있는 곳이다. 또한 베를린에 위치한 독일 연방 연금청^{Deutsche Rentenversicherung Bund}에서 추가적인 지원을 받을 수 있었다. 이 곳은 많은 경우에서 장기적인 울분이 궁극적으로는 조기 은퇴로 이어진다는 것을 오랫동안 인식해왔고, 울분 반응의 임상적 그리고 사회- 의학적 측면을 명확하게 할 필요가 있으며, 이에 대한 치료법와 해결책을 발달시킬 필요가 있다는 것을 인정하고 있다. 마지막으로,

5

비엔나의 Springer Publishers는 이 책의 출판을 제안하였고, 해외의 독자들도 이 책을 접할 수 있도록 하였다.

이 책의 편집자와 저자들은 이 책이 울분이라는 주제에 관한 더 많은 과학적 논의와 연구를 자극하는 데 도움이 되기를 바란다. 울분에 관한 인식과 이해를 높이는 것 외에도 이 책은 적응, 반응, 외상 후 장애에 관한 장이 특별히 개선의 필요가 있는 만큼, 정신의학적 진단 체계 ICD와 DSM의 개정에 관한 지속적인 논의를 만드는 데 기여하고자 한다.

참고문헌

AMDP (1995) Das AMDP-System.Manual zur Dokumentation psychiatrischer Befunde. Hogrefe, Gottingen

American PsychiatricAssociation (1994) Diagnostic and statistical manual of mental disorders, 4th edn. American Psychiatric Association,Washington

Colman AM (2003) Oxford dictionary of psychology. Oxford University Press, New York

Hacker H, Stapf KH (eds) (1998) Dorsch PsychologischesWorterbuch, 13th edn. Huber, Bern

Linden M (2003) The Posttraumatic Embitterment Disorder. Psychother and Psychosom 72:195–202

Linden M, Rotter M, BaumannK, Lieberei B (2007) ThePost-Traumatic Embitterment (PTED). Hogrefe & Huber, Bern

World Health Organization (1992) The ICD-10 Classification of Mental and Behavioral Disorders. Clinical Descriptions and DiagnosticGuidelines.WorldHealth Organization,Geneva

Embitterment 울분

사회적

심리학적

임상적 측면들

PART

02

울분의 특징

Embitterment

02 울분의 특징

2.1 | 울분 − 잊혀진 감정에 대한 광의적 관점

Hansjörg Znoj

심리학에서 뿐만 아니라 일반 문학에서도 억울함은 종종 감정이라고 불렸다. 억울함은 부당한 것으로 인식되는 사회적 거부의 결과로 여겨졌다. 심리학에서 억울함은 별개의 감정 정체성Emotion identity으로도 보이지 않고 기본적인 감정으로도 보이지 않는다(Ortony & Turner, 1990). 그럼 왜 억울함으로 괴로워할까? 많은 백과사전에서 억울함Bitterness을 맛으로 정의한다. 어떤 이들은 억울함을 다음과 같은 마음의 상태로 본다.

> *"문자적 또는 비유적인 의미에서 쓴bitter, 날카로운sharp, 매운acrid 상태;
> 무자비함; 분개; 극심함severity; 비난이나 빈정거림의 예리함; 마음의 깊
> 은 고통, 슬픔 또는 괴로움"*
>
> *(http://www.selfknowledge.com/10161.htm, 09-27-2009)*

"만성적인 울분"을 장애로 봐야 하는지에 대한 논의는 진행 중이다(Linden et al., 2007). 여기서 나는 만성 질환이 될 수도 있고 되지 않을 수도 있는 인간 기능의 한 형태로서 억울함의 상태와 감정에 초점을 맞출 것이다. 슬픔이나 불안과 같은 다른 감정 상태들도 장애가 될 수 있는 가능성을 가지고 있지만, 보통 우리는 이러한 감정들은 대부분의 사람들에게 기능적이고 관리 가능한 정신 상태로 본다.

2.1.1 특정 스트레스 요인의 맥락에서의 울분

일관성 보호consistency safeguard 가설(Znoj & Grawe, 2000), 심각한 생활 사건 또는 지속적 스트레스 요인은 예상된 인식과 실제 경험된 인식 사이의 불일치에도 불구하고 정서적인 균형을 확보하기 위한 극복 기제를 촉발한다. 그러한 모순은 주로 불안으로 경험되지만, 전반적으로는 분노나 슬픔이 일어날 수 있다. Gray (1982)에 따르면 우리는 행동 활성화 시스템Behavioral Activation Sytems, BAS과 행동 억제 시스템Behavioral Inhibition Systems, BIS을 구별해야 한다. 부정적인 감정은 한편으로는 모순에 대한 정보와 다른 한편으로는 동기 부여 시스템의 활성화 사이의 상호작용의 산물로 볼 수 있다.

BIS의 주요 기능은 유기체가 신기함이나 불일치를 감지할 때 이에 대응하여 행동 억제와 주의 각성을 명령하는 것이다. 이러한 대응에는 억제와 비특정적 방어준비인 불안, 그리고 자발적 활동의 조직체인 집중이 포함된다. 감정은 이 동기시스템에 의해 조절된다(Frijda, 1986). 그러나 동기만이 우리의 기분을 설명할 수 있는 것은 아니다. 동기보다 우리로 하여금 특정한 방식으로 느끼고 행동하게 만드는 것은 변화에 대한 지각된 귀인이다.

만약 그 사람이 현실의 기회를 환경이 더 좋게 바뀔 수 있는 어떤 것, 가령 더 많은 소득을 가지거나 더 만족스러운 관계를 갖는 것과 같은 것으로 본다면, 우리는 희망을 가지고 삶을 살아갈 수 있는데, 이것이 심리적인 기능의 기본 원리이다(Snyder , 2000). 감정에 영향을 미치고 그만큼 똑같이 중요한 심리적 기능의 원리인 두 번째 중요한 축은 상황에 대한 지각된 변화 가능성이다.

스스로를 변화의 원천으로 인식할 때 우리는 환경에 대한 통제력을 발휘하게 되며, 자신이 힘을 가지고 있고 책임질 수 있다고 느낀다. 반대로 통제력이 없을 때, 우리는 무기력하게 느낀다(Rotter, 1966; Seligman, 1980). 그러나 통제하는 데는 단점도 있다. 지휘하던 탐험에서 누군가가 죽는다면, 우리는 죄책감과 수치심을 느낀다. 감정에 대한 인지 이론에서, 감정은 인지적 평가 과정의 산물이며(Lazarus, 1991; Scherer, 2004) 정보 필터링은 특정한 감정 상태를 형성한다. 예를 들어, Lazarus (1991)에 따르면 수치심은 개인적인 목표에 도달하지 못한 결과(높은 개인적 규범 측면에서)이며, 이 목표를 달성하지 못한 것은 자신과 관련성이 있는 것으로 인식되므로, 부조화(스트레스 수준)가 높다. 두 번째 평가에서는 목적을 달성할 수 없었다는 사실을 자기에게, 자신의 실패로 귀인한다. 그 결과로 생기는 감정이 수치심이다. 일차평가 과정은 위협 또는 비위협에 대한 매우 빠른(생래적인) 평가이며, 이차평가 과정은 상대적으로 느리며 상황에 대처할 수 있는 자신의 능력에 대한 평가를 포함한다. 평가 이론에 따르면, 억울함은 (1) 위협으로 인식되는 부정 및 무시, (2) 자원의 상실, 사람의 상실, 목표의 상실 또는 신체 기능의 상실 등으로 인한 결과물이다. 그러한 상황에서 대처할 수 있는 잠재력은 낮은 것으로 평가된다. 다른 감정들과 마찬가지로, 상황에 대한 상호 얽힌 평가와 동기시스템은 울분이라는 핵심 관계적core-relational 주제를 형성한다. 울분이라는 핵심 관계-정서적 주제의 기능은 무엇인가? 예를 들어, 분노는 목표에 대한 장애물을 극복하는 데 도움을 준다.

불안은 주의하도록 할 뿐 아니라 잠재적인 위험으로부터 철수하도록 동기를 부여한다. 울분의 기능은 아마도 분노와 절망의 혼합으로 가장 잘 나타날 것이다. 생존의 가능성이 최소화될 정도로 상황이 험악해지는 상황에서는 자살사고와 절대 용기가 뒤섞인 절망이라는 특별한 감정이 적절할 지도 모른다. 마이클 더글라스^{Michael Douglas}가 연기한 영화 "추락^{Falling down}"에 등장하는 주인공은 실직하고 이혼한 엔지니어로서 일련의 교통체증, 괴롭힘, 안 좋은 사건들을 겪으면서 보이는 감정의 변화가 이 과정을 잘 보여준다.

그는 전처와 함께 사는 딸의 생일에 가는 도중에 무기를 획득함으로써 이런 종류의 사건들을 다루는 법을 배운다. 그의 상황은 완전히 절망적으로 보이며 그가 전 가족의 삶을 파괴하기 전에 결국 경찰관에 의해 살해된다. 울분은 나이의 문제인가? 특히 만성적인 울분의 경우, 나이든 사람들만 그러한 상태를 경험할 것이라고 가정할 수 있지만, 꼭 그렇지는 않다. 아동들조차도 자살사고를 포함하여 앙심과 보복행동으로 반응할 만한 좌절스러운 상태가 존재한다. 예를 들어, 한 8살짜리 아이를 생각해보자. 부모와 심하게 다툰 후 그 부모를 처벌하기 위해 집을 떠나기로 결심하고 죽을 수도 있다. 이런 종류의 환상은 평범해 보이지만, 울분의 특징들을 많이 포함하고 있다.

2.1.2 울분 원형 모형

플루칙^{Plutchik} (Plutchik & Hope, 1997)의 생각에 따라 우리는 원형 모형을 만들었다. 이 원형 모형은 (1) 상황을 변화시키는 힘이 있는지 (2) 상황을 내적 혹은 외적 책임으로 귀인하는 통제소재^{locas of control}에 따라 희망과 절망의 상태를 정의한다.

두 축은 (1) (변화에 대한) 희망과 기쁨의 경험 (2) 분노, 공격성, 혁명 (3) 분리, 불신, 소외, 울분, 미움 (4) 체념, 죄책감, 우울, 자살과 같은 정서, 기분, 왜곡

(즉, 평형에서 벗어난 감정)의 네 사분면으로 이루어진다.

여기서 우리는 공격성과 우울 사이의 누락된 연결고리로서의 울분[embitterment]이라는 새로운 정서적 범주를 소개한다.

이 새로운 범주는 가족, 회사, 또는 문화적으로 정의된 집단과 같이 보람 있는 사회적 경험에서 제외되었다고 느끼는 사람들의 특정한 반응을 이해하는 데 도움을 줄 것이다.

물론 증오와 분노나 회한 같은 혼합된 상태들도 있다. 희망/절망[hopelessness]과 통제/통제 결여의 두 차원의 강도와 정도에 따라 다른 정서 상태를 경험하게 될 것이다. 그러나 동기적 목표와 지각된 현실 간에 스트레스와 불일치가 일어나는 시간에만 그러한 상태를 경험할 것이다. 만약 위협을 받은 동기적 목표가 자기에게 중요하다면, 그러한 불일치로 인해 나타나는 자연스러운 결과가 곧 불안이다(Lazarus, 1991).

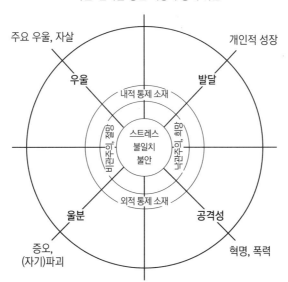

그림 1. 상황적 제약조건과 제약조건에 대한 대처에 따라, 심각한 생활 사건의 결과는 낙관주의와 개인적 성장이 될 수도 있고, 혹은 공격성, 우울, 울분이 될 수도 있다.

13

예: 지난 몇 년 동안 한 로펌의 근무 상황은 점점 더 어려워졌다. 짐Jim은 이상주의적인 젊은 노동자로 이 일을 시작했고 최선을 다했다. 다른 사람들이 술을 마시러 갈 때, 그는 오히려 다음 사건을 준비했고 자주 밤 늦게까지 일했다. 몇 년 후 이러한 것을 좋아하지 않았던 아내와 이혼했다. 나중에 그는 상관에게 해고당했고 훨씬 더 어린(그리고 훨씬 열등하다고 생각한) 상사와 함께 다른 부서에 들어가야 했으며, 결국 좋아하던 자리에서 쫓겨났다. 그는 고립되어 윗사람들에게 거의 눈에 띄지 않는 기록 보관소에서 일했다. 그는 점점 더 울분을 느꼈으며 불경기가 닥쳤을 때, 가장 먼저 해고된 사람 중 한 명이되었다. 그의 울분은 이 모든 사람들에 대한 엄청난 증오로 자라났지만 무력감을 느꼈고 빠져나갈 길이 보이지 않았다. 그는 옛 상사에 대한 엄청난 냉혹한 증오에 시달렸고 그 저주받은 사무실 건물에서 모든 행복한 사람들을 총살하 는(그리고 나중에 평화롭게 죽는) 폭력적인 환상을 꿈꿨다.

이 예는 스트레스를 받는 감정의 역동성을 보여준다. 만약 이 남자가 쉽게 강력한 무기를 얻을 수 있다면, 많은 살인-자살 사례들이 보여주듯이 그의 환상이 현실이 될지도 모른다. 그러나 자신도 모르는 사이에 혹은 게으름 때문에 일어날 수 있는 많은 변화의 기회를 놓쳤다는 사실을 깨닫는 순간 우울해질 수도 있다.

보통 이러한 정서 상태는 일시적이며 우리는 모두 어느 정도 그것들을 경험한다. 동기시스템에서 지속적으로 불일치가 일어나는 상태는 심리적인 유인이 되어 "자기역동eigendynamik"을 발생시킬 수 있다(Grawe, 1998). 따라서 "평형에서 벗어난" 정서상태는 심리적 장애 관련 문헌에 나타나듯이 쉽게 변화하거나 변형되지 않는 상태를 지속한다. 여기 내가 제안하는 모형에서, 우울은 "평형에서 벗어난" 정서 상태가 가져올 수 있는 세 가지 결과들 중 하나일 뿐이다. 스트레스 시기 이후 성장 경험(Calhoun & Tedeschi, 2006)을 하는 대신, 우리는 희망 또는 절망의 정도와 지각된 통제 소재에 따라 완전히 공격적이 되거나 위험하거나, 만성적으로 혼란스러워하거나, 우울해질 수 있다.

결과적인 감정은 그래프로 쉽게 설명할 수 있다(그림 1). 이 그래프에서, "평형에서 벗어난" 감정 상태는 외부 원 밖에 있다. 원 안에서 정서적 상태는 대처 능력, 사회적 지지, 그리고 기타 개인 및 환경 자원, 상황적 도전에 따라 다른 사분면이나 위치 사이에서 쉽게 요동칠 수 있다. 모형의 내적 핵심inner core은 역동의 엔진인 인식과 동기 사이의 불일치를 나타낸다. 모순이 일정 수준을 넘으면 짜증이 나고 불안해진다. 가령, 트라우마처럼 이 모순이 엄청날 때 우리는 당황하게 된다. 대처 능력의 희망/절망 축은 즉각적인 정서적 경험을 형성할 것이다. Lazarus (1991)에 따르면 이것이 이차 평가다. 통제 귀인에 대한 평가도 이차적 성격을 갖는다. 통제 소재는 자신이 무언가를 변화시킬 수 있거나 없다와 같이 내적 또는 외적으로 나뉜다. 자주 인용되는 "싸울 것이냐 도망갈 것이냐fight or flight" 상황은 이 상황에 꼭 들어맞지는 않는다. 그것은 뭔가를 하거나 얼어버리거나 둘 중의 하나이다. 이 모형에서는 상황에 대한 지각된 변화가능성과 통제 소재에 있어 연속성continuum을 제안한다.

만성적인 상태에서 그러한 반응 경향성은 더 이상 개인에게 가치가 없다. 그러한 경향성은 상황에 대한 해결책을 제시하지 않으며, 만성적인 상태에서는 기분과 정서가 실제 상황과 무관하기 때문에 심지어 적절하지도 않다. 그것들은 기능상functionally 독립적으로 움직인다. 그러나, 행동 경향성은 그들을 위험하게 만드는 이러한 감정들에 의해 여전히 촉발된다. 변화를 향한 희망을 보여주는 새로운 정보가 생기면 높은 공격성은 즉시 폭력적인 행동으로 이어질 수 있다.

우울도 마찬가지다. 우울한 사람들은 오래 황폐했던 상태 이후 동기가 생기면 때때로 자살한다. 울분에 찬 사람들은 변화의 희망을 감지할 때(혹은 더 나빠질 때), 완전히 자기파괴적이거나 증오로 가득차거나 복수심에 휩싸일 수 있다. 그러한 파괴적인 역할에 "변화를 향한 낙관주의"를 제공할 때, 이 세 가지 극단적이고 "평형에서 벗어난" 정서적 상태가 기능적으로 따로 움직인다는 사실을 강조하는 것이 중요하다. 어떤 사람은 심지어 "정서적 암"이라고 말할 수도 있다.

요약하면, 억울함이나 울분은 어떤 사람이 지각한 부당한 이야기의 산물로 볼 수 있다. 정서적 특징은 체념(절망)과 분노이다. 이 상태는 우울처럼 자신의 실패로 귀인되는 것이 아니라 다른 것들(사람, 상황)로 귀인된다. 이 점 때문에 울분이 잠재적으로 위험하다. 억울한 사람은 만족을 매우 필요로 하기 때문에 자신의 증오를 치료하기 위한 방편으로 복수를 꾀할 수 있다.

2.1.3 연구 결과

이러한 울분 모형에 따르면, 핵심(흔히 암묵적) 신념의 붕괴가 이 장애의 주요 원인이다. 어떤 통제변수(예: 중대 사건을 부당하다고 인지하는 것)가 주어진 경우, 중대사건은 울분으로 이어질 수 있다. 울분의 구성 요소는 분노, 경멸, 증오, 실망이다. 이 요소들은 정서 도식을 형성한다.

나는 어려운 삶의 상황에 처해 있는 사람들이 울분 척도에서 더 높은 점수를 나타낼 것이라고 가정했다. 학생들과 함께 우리는 원형 모형에 기초한 구체적인 가설을 탐색하기 위해 진단 도구를 개발했다.

베른 울분 검사^{Bern Embitterment Inventory, BEI} 개발

두 명의 학생(Sauser, 2002; Schaad, 2002)과 함께, 문학, 인터넷 및 현지 거주지 등에서 전형적인 억울한 사람들의 진술을 표본으로 추출하여 설문지 초기 버전에 포함하였다. 그리고 나서 이 초기 버전의 설문지는 학생 뿐 아니라 일반인들에게도 적용되는지 확인하기 위해 일반인에게 배부되었다. 일련의 분석과 절차를 거쳐 18개 문항이 작성되었으며, 이는 검사 규준을 만족시키는 것으로 나타났다. 최종 형태(Znoj, 2008)에서 질문지는 울분의 서로 다른 측면을 측정하는 네 가지 척도로 구성되었다. 확인적 요인분석 결과는 수용 가능한 적합성 지수(CFI = 0.99; RMSEA = 0.027)를 보여주었고, 일반요인(울분)과 네 가지 하위척도, 즉 (1) "정서적 울분"(정서), (2) "수행 관련 울분"(노력과 인정 사이의 불균형에 대한 주관적 느낌), (3) "비관주의/절망", (4) "혐오/공격성"(타인에 대한 부정적 사고나 공격성과 복수심) 등이다. 네 하위 척도의 신뢰도는 다음과 같다. 정서적 울분 α = 0.86; 수행 관련 울분 α = 0.81; 비관주의/절망 α = 0.65, 혐오/공격성 α = 0.65. 울분의 측정을 위한 새로운 척도의 전체적인 내적 신뢰도는 Cronbach α = 0.89로, 새로운 척도에서 매우 만족할 만한 점수였다. 전체적인 상관관계를 통해 검사-재검사 신뢰도 r = 0.81로 4주 이상 우수한 것으로 확인되었다(r = 0.74와 r = 0.81 사이의 하위 척도, 모든 p < 0.001). 설문지 원본의 번역한 문항을 표1에 제시하였다.

표 1. BVI 문항

문항		척도
(1)	당신이 한 가지 실수를 하면 아무리 오랫동안 노력을 했다 하더라도 인정받지 못하고 즉각적으로 비난을 받게 된다.	수행관련 (2)
(2)	내가 도달하지 못한 모든 목표를 생각하면 나는 울분을 느낀다.	정서적인 (1)
(3)	나는 삶에 대해 비관적인 입장을 가지고 있다.	비관주의 (3)
(4)	나는 종종 내 삶이 불만이다.	정서적인 (1)
(5)	내가 경멸을 느끼는 많은 사람들이 있다	혐오 (4)
(6)	결국 나의 노력은 결코 진정으로 인정받지 못한다.	수행 (2)
(7)	나는 내 미래에 대해 다소 비관적이다.	비관주의 (3)
(8)	나는 가끔 "난 정말 열심히 일하고 있어." 라고 생각한다.	수행 (2)
(9)	나는 때때로 인류나 적어도 그 일부에 대해 증오심을 느낀다.	혐오 (4)
(10)	이루지 못한 나의 소망을 생각하면 울분으로 가득찬다.	정서적인 (1)
(11)	내 인생에서 겪었던 모든 불행과 불운을 생각하면 울분을 느낀다.	정서적인 (1)
(12)	나는 열심히 일하고 노력한 것에 보상받는다고 생각하는 것을 포기했다.	수행관련 (2)
(13)	나는 때때로 모든 사람들이 나쁘고 부패했다고 생각한다.	혐오 (4)
(14)	나는 때때로 소외감을 느낀다.	수행 (3)
(15)	나는 가끔 울분이 솟구치는 것을 느낀다.	정서적인 (1)
(16)	나는 다른 사람들의 무시에 정말 짜증이 난다.	비관주의 (4)
(17)	나는 가끔 "왜 그렇게 노력하며 괴로워하냐고 하지만, 어쨌든 아무도 나에게 고마워하지 않아"라고 생각한다.	수행관련 (2)
(18)	나는 나의 미래를 고대하고 있다(역문항)	비관주의 (3)

참고: 독일판 BVI는 Hans Huber에 의해 출간되었다(저작권)

다양한 표본에서의 울분

높은 울분 점수는 다른 사람이나 운명으로부터 부당한 대우를 받는다고 느끼는 것을 가정한다. 따라서 일반적인 표본에서 높은 점수를 받은 사람들을 발견할 가능성은 적지만, 무직자, 만성 질환이나 치료(신장 투석)로 고통받는 환자, 삶에 수많은 사건이 있는 사람, 또는 수감자가 높은 점수를 얻을 가능성이 더 높다. Bosshard (2003), Wyler (2003), Zurfluh (2003)는 신장투석 환자를 대상으로 탐색하여 그들이 통제집단보다 울분점수가 더 높다는 것을 발견하였다. Borel (2003), Jakob (2003), Rademacher (2003)는 가까운 이의 상실과 더불어 실직자 집단과 같은 삶에서 다중의 심각한 사건을 겪은 사람들을 탐색했다. 두 모집단의 평균 울분 점수는 일반 모집단의 점수에 비해 상대적으로 높았다(Sauser, 2002; Schaad, 2002). 이와 대조적으로 미혼 학생들은 낮은 울분점수를 보였는데, 이는 그들이 경제적으로 궁핍하더라도 인정과 사회적 인식 면에서 비교적 특권층에 속하기 때문인 것으로 예상되었다.

표 2에는 다양한 표본에서의 울분 점수 결과가 요약되어 있다.

표 2. 다양한 표본에서의 울분 점수

	일반표본 (Sauser and Schaad 2002)	환자(투석) (Bosshard, Wyler and Zurfluh 2003)	통제 (Bosshard, Wyler and Zurfluh 2003)	생활사건 (Borel, Jakob and Rademacher 2003)	무직자 (Borel, Jakob and Rademacher 2003)	대학생 (Lauper 2003)
	N = 216	N = 108	N = 51	N = 133	N = 75	N = 125
연령						
평균	35.83	66.16	64.61	51.05	43.51	26.73
표준편차	13.74	13.78	14.58	13.80	10.55	4.52
성별						
남성	41.2%	53.7%	47.1%	66.7%	48%	27.6%
여성	58.8%	46.3%	52.9%	33.3%	52%	72.4%
울분						
총합	33.07	38.67	37.35	41.51	44.84	16.74
평균	1.84	2.18	1.99	2.32	2.50	0.93
표준편차	0.54	0.73	0.69	0.73	0.87	0.55

울분 및 관련 구인

그러나, 원형 모형에서는 이러한 관련 구인의 완전한 독립성은 기대되지 않는다. 사실, 울분은 ADS(Hautzinger & Bailer, 1993)로 측정했을 때 우울과 정적인 상관이 있었으며, 공격성(Fahrenberg et al., 2001)과 절망^{hopelessness}(FKK, Krampen, 1991)과도 정적인 상관이 있었다. 상관계수는 우울이 r = 0.55, p ⟨ 0.01이며, 공격성이 r = 0.36, p ⟨ 0.01, 그리고 절망이 r = 0.64, p ⟨ 0.01. 이었다.

다중신형 회귀 모형에서 "울분"을 예측하기 위해 다양한 관련 구인이 사용되었다. 이러한 관련 구인 외에도 편집적 사고(SCL-90R 하위척도, Derogatis, 1977), 적대감(분노-적대감 하위척도, SCL-90R, Derogatis, 1977), 정서조절(Znoj, 2008), 운명론적 외부귀인(FKK, Krampen, 1991)이 등식에 포함되었다. 이 모든 변수는 울분의 독립적인 예측 변수였으며, 그 결과는 표 3에 요약되어 있다.

표 3. 울분을 예측하는 관련 구인에 대한 다중회귀분석 결과 요약

변인	B	SEB	β	ΔR^2
편집적 사고	1.28	0.15	0.43	0.48
절망감	0.82	0.09	0.43	0.18
적대감	0.41	0.16	0.12	0.01
정서조절	0.48	0.17	0.11	0.01
운명론적인 외부귀인	0.33	0.15	0.09	0.01
공격성	0.53	0.26	0.09	0.01

N=202, 총 R^2 = 0.70, 총 R^2 = 0.69 ΔR^2 = 각 단계에 대한 설명된 변량의 변화, B = 비표준 회귀 계수, SEB = 회귀 계수의 표준 오차, β = 표준 회귀 계수

2.1.4 논의 및 전망

연구 결과는 울분이 분리될 수 있으나 상관관계가 있으며, 따라서 구별할 수 있는 감정의 상태로 볼 수 있다는 것을 나타낸다. 문학에서, 울분은 때로 자존감을 다시 세우는 방법으로, 분개는 이전의 자부심을 대신하는 방법으로 인식된다(Camus, 1956).

> *"길거리에서 장님들을 괴롭히는 것, 이 비밀스럽고 예상치 못한 기쁨으로부터 나는 내 영혼의 일부가 그들을 얼마나 싫어하는지 알게 되었다. 나는 휠체어의 타이어에 구멍을 내고, 노동자들이 일하고 있는 비계 밑에 가서 형편없는 프롤레타리아를 외치고, 지하철에서 유아들을 때리는 것을 계획했다. '정의'라는 바로 그 단어가 나에게 낯선 격노를 느끼게 했다."*
>
> *– 까뮈*[Camus]*, 전락*[The Fall]

울분은 기본 감정이라고 볼 수는 없지만, 특정 방식으로 평가된 특정 상황이 가령, 많은 사례에서 다른 사람에게 속거나 잘못된 대우를 당할 때 억울함이 유발되고, 만성적일 경우에는 깨어진 신념의 결과로 볼 수 있는 구별가능한 핵심 관계적 주제로 이어진다는 증거가 있다. 만약 울분 구인이 우울, 분노 또는 절망으로 충분히 설명될 수 있다면, 울분 구인에 대한 중요한 반대가 있을 것이다. 제안한 모형에서 느낌으로서의 억울함이나 상태로서의 울분은 X축 상의 희망과 절망의 연속체로, Y축 상의 통제 귀인과 통제 소재의 연속체로 나타난다. 이러한 평가에 따라, 다른 감정들과 상태가 일어난다. 예를 들어, 우울은 전반적이면서 안정적인 내부귀인과 절망으로 여겨진다. 이와 반대로, 공격성은 어떤 상황이 변화할 수 있지만 불쾌해 보일 때 발생하며 통제 소재가 다른 힘이 있는 사람들로부터 온 것으로 인식된다. 울분은 이 패턴에 잘 들어맞는다. 관련 구인과 상관이 있을 때, 한 축의 공유 분산을 반영하는 상관계수가 발견되었다. 물론 이것은 이론의 확증이 아니라 울분이 공격성이나 우울과 같지 않다는 가정을 일부 뒷받침해 주는 것이다. 그러나, 우리가 구인의 작동을 위해 사용했던 문항들 중 일부는 특히 비관주의-절망 척도에서 우울 측정에 사용되는 문항들에 매우 가깝다. 추후 연구는 그런 가능한 교란요인에 대해서 좀 더 면밀하게 살펴봐야 한다. 린덴[Linden]과 동료들(Linden et al., 2007)은 외상 후 울분장애[PTED]의 정의에서 정시조절이 여전히 유효하다는 점을 강조한다. 이것은 아직 우리의 설문지에는 반영되지 않았지만, 우울과 울분 사이의 중요한 구별이 될 것이다. 또 다른 연구결과는 4가지 다른 차원의 울분을 발견했음에도 불구하고, 울분의 측정이 상당히 신뢰할 만하다는 것이다. 울분은 기분상태와 인지를 포함하는 우산[umbrella] 구인으로 볼 수 있다. 핵심 관계적 주제인 타인에 의해 부당한 대우를 받는다는 주제의 감정뿐 아니라 "전형적인 상황과 인지"의 혼합을 나타낸다. 미래에는 더 구체적인 진술이나 다른 모형으로 이어지는 다른 울분의 작동이 있을 수 있다. 그러나 우리가 BVI에서 사용한 진술은 광범위한 문헌 탐색을 통해 도출되었으며, 대중적인 개념에 대한 폭넓은 이해를 반영한다. 울분의 추가적인 타당도는 다양한 모집단에서 서로 다른 평균 점수가 발견되었다는 점이다. 모집단 내에서 참가자의 나이가 울분의 예측 변수가 아니라는 점을 추가하는 것은 중요하다. 이 장에서, 주제별 점수는 서로에 대해 체계적으로 검증된 것은 아니지만, 평균 점수는 울분이 심각한 생활 사건의 후유증이 될 수 있으며 울분의 위험을 높이고 심지어 울분장애를 초래할 수도 있다는 것을 제안한다. 린덴[Linden]과 동료들의 연구(Linden et al., 2007)는 울분이 장애로 인식될 수 있음을 보여준다. 슬픔이나 불안과 마찬가지로, 울분 또한 만성적인 상태가 될 수 있다.

여기서 나는 울분이나 억울함을 정상적인 반응으로 표현하고 싶었다. 연구의 정의와 목표에 따라, 분개^{resentment}, 울분^{embitterment}, 분노^{anger}는 종종 서로 교환할 수 있는 구인으로 인식된다. 그러나, 내 생각에 사람들이 경험하는 구체적인 어려움을 더 잘 이해하기 위해서는 울분에 집중하는 것이 이치에 맞는다. 예를 들어, 이민자들을 보면 변화에 대한 낙관론과 내적·외적 통제 귀인이 가장 중요하다. 많은 사람들이 집을 떠나게 된 것은 안도감이나 경제적 향상에 대한 희망이었다. 그러나 이민의 과정은 잘못될 수도 있고, 이민자의 자녀들은 환멸과 거부감을 경험할 수도 있고, 사람들이 그들을 고립시킬 수도 있고, 심지어 노골적으로 그들을 거부할 수도 있다. 가족 내에서 서로를 이해하는 어려움과 다른 어려움들은 이주 과정 동안 커질 수 있다. 사람들은 "평형에서 벗어난" 정서 상태의 위험이 증가할 정도로 무력하고 절망적일 수 있다. 이론이 예측한 대로, "평형에서 벗어난" 개인이 변화 속에서 희망을 갖는 것은 역설적으로 대처에 영향을 미칠 수 있다. 더 많은 희망을 향한 갑작스러운 변화와 더 많은 외부 통제 소재로의 변화는 돌이킬 수 없는 정서적 지점에 도달한 개인들에게 폭력, 파괴, 그리고 자멸로 이어질 것이라고 예측한다. 최근 2세대의 젊고 성난 이민자들에 대한 관찰은 이 메커니즘을 확인하는 듯하다. 이러한 역동에 대한 이해는 그러한 폭력의 잠재적 피해자들뿐만 아니라 만성적으로 울분에 빠지기 쉬운 사람들에게도 도움이 될 수 있다.

참고문헌

Borel P (2003) Abgrenzung zwischen Verbitterung und Aggression. Ein Beitrag zur Konstruktvalidierung des Berner Verbitterungs-Bogens (BVB). Unpublished Lizentiat, Universitat Bern, Bern

Bosshard-Botorog A (2003) Verbitterung und Copingprozesse bei Dialysepatienten. Unpublished Lizentiat, Universitat Bern, Bern

Calhoun LG, TedeschiRG(eds) (2006)Handbook of posttraumatic growth. Lawrence Erlbaum, Mahwah

Camus A (1956) La chute (the fall). Gallimard, Paris

Derogatis CR (1977) SCL-90, Administration, Scoring, and Procedures. Manual 1 for the R(evised) version and other instruments of the Psychopathology Rating Scale Series. John Hopkins University School of Medicine, Baltimore

Fahrenberg J, Hampel R, Selg H (2001) Das Freiburger Personlichkeitsinventar FPI-R, 7. Aufl. Gottingen: Hogrefe

Frijda N (1986) The emotions. Cambridge University Press, Cambridge New York

Grawe K (1998) Psychologische Therapie (Psychological Therapy). Hogrefe, Goettingen

Gray JA (1982) Neuropsychological Theory of Anxiety: An investigation of the septal-hippocampal system. Cambridge University Press, Cambridge

Hautzinger M, Bailer M (1993) Allgemeine Depressionsskala (ADS). Hogrefe, Gottingen

Jakob P (2003) Abgrenzung zwischen Verbitterung und Depression. Unpublished Lizentiat, Universitat Bern, Bern

Krampen G (1991) Fragebogen zu Kompetenz- und Kontrolluberzeugungen. Hogrefe, Gottingen

Krampen G (1991) Skalen zur Erfassung von Hoffnungslosigkeit (H-Skalen). Hogrefe, Gottingen

Lazarus RS (1991) Emotion and Adaption. Oxford University Press, New York

Linden M, Rotter M, Baumann K, Lieberei B (2007) Posttraumatic embitterment disorder. Definition, evidence, diagnosis, treatment. Hogrefe, Cambridge

Ortony A, Turner TJ (1990)What's basic about basic emotions? Psychol Rev 97: 315–31

Plutchik R, Hope RC (eds) (1997) Circumplex models of personality and emotions. American Psychological Association,Washington DC

Radermacher Vondran U (2003) Verbitterung. Entwicklung eines Zusammenhang-Modells. Ein Beitrag zur Konstruktvalidierung des Berner Verbitterungs-Bogens (BVB). Unpublished Lizentiat, Universitat Bern, Bern

Rotter JB (1966) General expectancies for internal vs. external control of reinforcement. PsychologicalMonographs, vol 80

Sauser M (2002) Verbitterung. Vom alltagspsychologischen Konstrukt zum wissenschaftlichen Forschungsinstrument.Unpublished Lizentiat, Universitat Bern,

Bern

Schaad R (2002) BVB. Berner Verbitterungs-Bogen (Version 2).Unpublished Lizentiat,Universitat Bern, Bern

Scherer KR (2004) Feelings integrate the central representation of appraisal-driven response organization in emotion. In: Manstead ASR, Frijda NH, Fischer H (eds) Feelings and Emotions: The AmsterdamSymposium (pp 136–157). Cambridge University Press, Cambridge

Seligman ME, Weiss JM (1980) Coping behavior: Learned helplessness, physiological change and learned inactivity. 18(5):459–512

Snyder CR (2000) The past and possible futures of hope. J Soc and Clinic Psychol 19:11–28

Wyler R (2003) Verbitterung und Wohlbefinden bei Dialysepatienten. Unpublished Lizentiat, Universitat Bern, Bern

Znoj H (2008) BVI. Berner Verbitterungs Inventar.Manual. Huber Hogrefe, Bern Goettingen

Znoj HJ, Grawe K (2000) Thecontrol of unwanted states and psychological health: Consistency safeguards. In: Grob A,Walter P (eds) Control of Human Behaviour,Mental Processes and Awareness. Lawrence Erlbaum, New York, pp 263–282

Zurfluh S (2003) Empirische Untersuchung uber Neurotizismus und Verbitterung bei Dialysepatienten. Sind Dialysepatienten neurotisch und verbittert? Unpublished Lizentiat, Universitat Bern, Bern

2.2 | 희망과 울분

Beate Schrank, Astrid Grant Hay

2.2.1 희망이란 무엇인가?

희망은 수 세기 동안 문화 전반에 걸쳐 관심을 받아왔다. 예를 들어 그리스 신화에서 희망은 판도라의 상자에 들어 있는 폐해 중 하나였는데, 그것은 신들이 인류를 벌하기 위해 보낸 선물이었다. 반면에 유대교 전통에서 희망은 의심할 여지 없는 좋은 일, 미덕, 신의 영석 선물로서 개념화된다. 희망은 또한 수많은 철학자들이 그 주제에 대해 반성해 온 중요한 철학 주제다.

실제로 20세기 후반까지 희망은 의학이나 사회과학보다는 종교나 철학의 맥락에서 더 적절하게 논의된 것으로 주로 보였다. 의학 분야에 희망을 처음 도입한 사람은 칼 메닝거^{Karl Menninger}였다. 그는 희망을 정신의학에 필수적인 것으로 규명하였는데, 희망은 치료적 변화, 배우려는 의지, 그리고 개인의 웰빙을 시작하는 데 중요하기 때문이다(Menninger, 1959). 그 무렵부터 의학분야에는 심리학이 그러했듯이 희망과 관련한 수많은 논문이 엄청나게 증가했다. 1960년대 이래, 희망은 수많은 방식과 다양한 개념적 배경에 기대어 개념화되었으며, 오랫동안 양적 측면에서 측정할 수 없는 것으로 인식되어 오다가(Day, 1970) 1970년대에 최초의 희망 척도가 발표되었다(Gottschalk, 1974). 희망이 경험적으로 수량화할 수 있는 구인으로 변형되면서 연구할 수 있는 많은 가능성이 열렸다. 이후 수십 년 동안 보건과학에서 개발된 수많은 측정 척도는 희망을 측정하는 것이 적절하고 바람직하지만 정확히 무엇을 측정하고 어떻게 측정되었는지에 대한 논란이 있음을 보여준다.

최근 문헌을 체계적으로 검토한 결과 희망을 개념화한 전체 49개 논문과 이를 바탕으로 만들어진 32개 측정 도구를 확인했다(Schrank et al., 2008).

이 장의 첫 번째 절에서는 기존의 희망 이론에 대한 간략한 개요를 제공하고 서로 다른 개념화에서 나타나는 중요한 희망의 모든 측면을 통합하여 합의된 정의를 제공하고자 하였다.

2.2.2 희망 개념 개요

지금까지 전반적으로 보면, 제안한 희망 이론과 그에 상응하는 척도는 (i) 정서 기반 개념, (ii) 인지 기반 개념, (ii) 정서와 인지를 결합한 개념, (iv) 다차원 개념 등 네 가지의 개괄적이고 서로 중복되는 범주로 분류된다. 희망의 개념에 대한 각각의 접근방식을 보여주는 몇 가지 예를 아래에 제시하였다.

정서 기반 이론

린치[Lynch](1965)는 희망을 "어려움에서 벗어날 방법이 있고, 해결책이 있으며, 인간으로서 어떻게 든 내·외적 현실을 관리할 수 있다는 근본적인 지식과 느낌"으로 정의하고 있다. 이와 유사하게, Lazarus (1999)는 희망을 "현재 자신의 삶에 적용되지 않는 긍정적인 무언가가 여전히 실현될 수 있다고 믿는, 그래서 우리가 갈망하는 그것"이라고 묘사한다. 이러한 개념에서 보면 현재의 불만족스러운 인생 상황은 희망의 근본적인 조건이다. 장애나 생명을 위협하는 질병과 같이 박탈되거나, 피해를 입거나 위협적인 상황에서 더 나은 발전이 있기를 희망한다. Lazarus는 희망을 감정이라고 여기는 두 가지 이유를 제시한다. 첫째, 희망은 부분적으로 다른 상황에 있고 싶은 강한 소망에서 비롯되며, 둘째, 자신의 노력이든 외부의 힘을 통해서든 이것이 가능하다는 인상으로부터 발전한다. 위와 유사한 이론들에 대한 주요 비판 중 하나는 그 이론들이 이미 만족스러운 상황을 더 향상시키는 것에 대한 희망[hopefulness]은 배제한다는 것이다(Snyder, 2002).

어떤 연구자는 희망을 자아강도, 지각된 가족 지지, 종교, 교육, 경제적 자산(희망 오각형이라고도 한다)의 긍정적인 결과에서 비롯되는 마음 상태로 정의한다(Obayuwana & Carter, 1982). 이 경우 희망을 '마음의 상태'라고 부르는 것은 의미 있는 정의가 아니라는 비판을 받아왔다. 또한 필요 조건의 구조가 주관적인 동의어로만 나타낼 수 있으므로 객관적으로 평가할 수 없게 된다(Hammelstein & Roth, 2002). 또 다른 정서 기반 정의로, 힌즈[Hinds](1984)는 희망을 개인이 개인적인 미래를 예측하는 정도라고 매우 광범위하게 정의하였다. 이 정의는 측정 가능한 개념은 말할 것도 없이 명확한 개념을 제공하시 않는다는 비판을 받아왔다(Hammelstein & Roth, 2002). 희망을 가능성의 감정, 내적 성향, 대처 자원으로 규정했던 러스토엔[Rustoen](1995)에게도 같은 비판이 적용된다.

추가적인 예로서 에이브릴[Averil] 외 연구진(1990)은 희망을 "그것을 지배하는 인지적 규칙을 가진 정서적 구인"으로 정의한다. 그들은 주어진 사회의 규칙과 규범을 강조하는 사회구성주의 희망 모형을 제안한다. 이 개념에 따르면 희망의 감정은 그 구체적인 문화적 맥락 또는 사회환경 속에서 이해되어야 한다. 그러한 고려사항은 대부분의 다른 희망 개념과 측정 도구에서 특히 결여되어 있어 문화적으로 유효한 희망 평가를 배제한다(Schrank et al., 2008).

인지 기반 이론

스토트랜드[Storland](1969)는 희망은 단순히 목표달성의 기대를 상징한다고 말한다. 이 개념에 따르면, 목표 달성에 대해 주관적으로 인식되는 확률의 수준은 희망의 정도와 동등하다(즉, 희망은 성공에 대한 높은 기대, 절망은 낮은 기대를 가리킨다). 주된 초점은 지각된 확률의 수준에 있지만, 목표의 개인적 의미 또한 관련이 있는 것으로 간주된다. 스토트랜드[Storland]의 동기이론에 따르면 희망은 적응적 행동 및 긍정적 영향을 수반하는 반면 절망은 부적응적 행동 및 부정적 영향에 관련된다는 점에서 선행사건과 결과를 연결하는 중재 과정으로 간주된다. 여기서 희망이란 개인의 능력을 통해 성취할 수 있는 목표만을 말하며, 따라서 내부적으로 통제 가능한 사건으로 제한된다(Hammelstein & Roth, 2002).

스토트랜드^Stotland의 연구와 일관되게, 넌^Nunn 외 연구진(1996)은 희망을 "지각된 미래(여기에는 가능성이 있다고 주관적으로 평가한 열망이 담겨 있다)에 대한 구인과 지각된 미래에 대한 반응"으로 정의한다. 이 정의에 따라 희망을 작동하기 위해, 그들은 희망과 절망의 양극으로 구성된 HOPES 도구를 개발했다.

벡^Beck외 연구진(1974)은 우울증, 자살 또는 조현병과 같은 정신 질환의 중요한 특징을 자신과 자신의 미래 삶에 관한 부정적 기대(즉, 미래에 대한 부정적 태도)의 체계로 정의하면서 희망이 아닌 절망 척도를 개발했다. 벡^Beck의 이 척도와 상응하는 개념은 단언컨대 정신건강 연구에서 희망과 반대인 절망에 대한 연구가 지배하는 데 기여했다(Cutcliffe & Herth, 2002).

또 다른 인지기반 이론은 희망을 낙관론과 동일시하는 고트첵^Gottschalk(1974)에 의해 제안된다. 정확히 말하면, 그는 희망을 "개인의 세속적인 활동에서뿐만 아니라 우주적 현상에서도 심지어 영적 또는 상상적 사건에서도 호의적인 결과가 일어날 것이라는 낙관주의의 측정"으로 정의한다. 이러한 정의로 그는 정신과 문헌에 희망과 영성의 관계를 소개한다.

브레츠니츠^Breznitz(1986) 또한 희망을 인지적 상태라고 설명하지만 희망의 반대를 절망감^hopelessness과 무력감^helplessness으로 구별한다. 그에게 희망은 무력감 이후에 온다. 희망 관련 인지의 발달에는 구체적인 정보(예: 치료의 전망)가 핵심이 된다. 따라서, 예를 들어, 린치^Lynch와 라자루스^Lazarus의 정서 개념과 유사하게, 이 인지 개념에서는 바람직하지 않은 기저선 상황 또한 필요 조건이다.

인지와 정서를 결합한 개념

스타츠^{Staats}(1987, 1989)는 희망의 구조가 인지적 요소와 정서적 요소를 모두 가지고 있다고 추론했다. 인지적 구성요소는 "발생 가능성이 어느 정도 있는 미래 사건에 대한 기대"로 정의되는 반면, 정서적 구성요소는 "희망하는 일이 즐거운 사건 또는 좋은 결과인 것"으로 설명된다. 따라서 여기서 희망은 미래에 일어나기를 소망하고, 긍정적인 정서를 가지며 일어날 가능성을 인지적으로 지각하는 미래참조 사건을 말한다.

율리크^{Ulrich}(1984)는 희망을 심리학의 기본 범주로 규명하였는데, 이는 정서적, 동기적, 인지적 세 가지 요소로 구성되어 있다. 이 개념에 따르면, 힘, 용기, 자신감의 감정은 "자신을 주장하기를 원한다"는 동기와 함께 미래나 긍정적인 목표에 대한 인지적 관계를 동반한다. 무언가를 희망하는 사람은 (i) 진심으로 바라며 (ii) 그것을 얻을 수 있을지 확신하지 못하며 (iii) 그것을 얻는 것이 자기 통제로만 되는 것이 아니라고 하거나 전혀 자기 통제로 되지 않는다고 표현한다. 율리크^{Ulrich}는 희망에서는 소원이 확실성을 능가하는 반면 기대에서는 그 반대라고 가정한다. 무언가를 기대하는 사람은 그/그녀의 소망이 성취되는 것에 대해 자신감이 있는 반면, 무언가를 희망하는 사람은 그 소망을 믿고 있을 뿐이다. 다른 연구자들은 이 경우 희망은 기대의 특정 범주에 불과하다고 비판한다. 여기서 기대는 불확실한 목표에 대한 기대이다 (Hammelstein & Roth, 2002).

아마도 가장 유명한 희망 모형은 스나이더^{Snyder}와 동료들에 의해 1980년대 이후 발전되고 다듬어진 것이다. 스나이더^{Snyder}는 이전의 희망 이론들이 정서나 인지 중 하나를 강조했다고 비판하며, 두 개의 상호 관련 요소인 "주도성 ^{agency}"과 "경로^{pathways}"로 구성된 개념을 제안한다. 이 두 요소는 상호적이고, 부가적이며 정적 상관이 있지만 동의어는 아니다.

"주도성"은 목표를 달성할 수 있다는 자신감을 반영하여 "목표 지향 결정"으로 정의되는 반면, "경로"는 이러한 목표를 달성하기 위해 활용할 수 있는 하나 이상의 전략에 대한 인식을 반영하여 "목표 충족 계획"으로 정의된다 (예: Snyder 외, 1991, 2004). 나중에, "목표[goal]"가 제3의 구성요소로 포함되었다(예: Snyder, 2000, 2002). 인간의 행동이 목표 지향적이라는 가정과 함께, 목표는 희망의 닻을 내리고, 정신적 행동의 순서에 표적[target]을 제공하는 인지적 구성요소다. 스나이더는 희망을 부분적이지만 중요한 역할을 하는 정서와 함께 일차적으로 사고방식이라고 본다. 부분적인 감정의 역할은 개인적인 목표 추구에 관련하여 성공 (또는 성공의 결여)에 대한 한 사람의 인식이 후속 감정에 영향을 미치는 것을 말한다. 스나이더[Snyder]의 희망 이론에 따라 몇 가지 측정 척도가 개발되었으며, 여기에는 성인용 기질 및 상태희망 척도가 포함된다 (Snyder et al., 1991, 1996).

연구에서 희망 척도에 가장 널리 적용되는 이 척도들은 많은 개념적 비판을 받았다. 예를 들어, 슈바르처[Schwarzer] (1994)는 스나이더[Snyder]의 희망 척도가 절망 척도(Beck et al., 1974)와 부적으로 높은 상관이 있을 뿐 아니라 단순히 일반화된 자기효능감과 결과기대를 측정한다고 비판한다. 하멜스타인[Hammelstein]과 로스[Roth](2002년)는 스나이더[Snyder]의 이론이 목표 지향적 행동이나 계획세우기가 본질적인 조건이 되는 동기 및 자기효능감 개념과 밀접하게 관련이 있다고 주장한다. 이것이 스나이더[Snyder]의 이론을 오바유와나[Obayuwana], 에이브릴[Averill] 또는 브레츠니츠[Breznitz]의 이론과 구별해준다. 후자의 이론은 대상을 향한 희망이 개인 또는 상황 요인에 따라 달라진다. 스나이더[Snyder]의 희망 개념은 주로 외부 요인에 의존하는 목표를 배제한다. 브레츠니츠[Breznitz]의 이론에서와 마찬가지로 무력감과 희망이 동시에 발생하는 것도 불가능하다. 목표를 향한 희망의 성취는 개인적인 행동에 달려 있기 때문이다. 따라서 스나이더

Snyder의 희망 이론은 만성적인 정신 질환과 같은 분야에는 쉽게 적용되지 못할 수 있다.

다차원적 희망 개념

의학분야에서 희망에 대한 또 다른 중요한 관점은 1974년 베일로Vaillot 수녀가 소개한 것이다(Eliott, 2004). 그녀는 한 노부인에 대한 일화를 발표했는데 그녀는 말기 간호를 위해 병원에 입원했지만, "인간의 존엄성, 자기존중감, 살아가기 위한 뭔가를 가진 한 인간으로서" 세상을 떠났다. 베일로Vaillot는 그 원인을 희망(특히 간호사들의 희망)으로 돌렸다. 희망은 가족을 고무시키고 결국 환자 자신을 고무시켜 살도록 한다(Vaillot, 1974). 다른 연구자들과 비슷하게, 베일로Vaillot도 희망은 삶에 필수적이며, 그것은 개인 간의 유대 속에 존재하며, 다른 사람들의 행동에 영향을 받는다고 주장했다. 희망에 대한 그녀의 생각은 치료나 심지어 어떤 특정한 기능의 회복까지도 의미하는 것이 아니라, "단지 다시 존재할 수 있는" 환자의 능력을 가리키는 것이었다(Eliott, 2004).

간호 과학에서는 희망이 각 개인에 의해 고유하게 구조화되고 살아있으며, 엄격하게 측정될 수도 없고 그렇게 측정되어서도 안된다는 견해가 부분적으로 유지되고 있지만(예: Wang, 2000; Farran et al. 1999; Penrod & Morse, 1997), 임상 실제에서는 간호사가 희망을 이해하고 유지하며 육성하는 책임이 있다는 점에 대해 광범위한 합의가 이루어져 있다.

간호 직업 내에서 중요한 희망의 역할을 고려할 때, 정신 건강 환자들뿐만 아니라 중증 및 말기 체질을 가진 환자들에 대한 풍부한 간호 연구는 여러 관련된 희망 저해 및 희망 지지 요소를 포함하는 다차원적 희망 개념을 낳았다.

그러한 다차원 개념을 바탕으로, 희망의 평가를 위한 여러 측정 도구가 간호연구에서 개발되었다. 예를 들어 다차원적 희망 척도(Raleigh, 1994), 밀러 Miller 희망 척도(Miller & Powers, 1988), 허스Herth 희망 척도(Herth, 1991), 허스Herth 희망 색인(Herth, 1992), 노워트니Nowotney 희망 척도(Nowotney, 1989), 그리고 여러 개의 미출간 척도(Herth, 2004) 등이 그것이다. 이들 척도가 모두 추가적인 경험적 연구에 사용되거나 기본 요인 설계가 확인된 것은 아니다(Bryant & Cavengros, 2004).

합의된 정의

희망은 의학, 간호학, 정신 건강 분야에서 중요한 치료적 요인으로 여겨져왔고 최근 수십 년 동안 정신 건강 문헌에서 회복의 중심 요소로서 점점 더 많은 관심을 받았다. 그러나 위에서 설명한 이론과 측정 도구의 부재를 고려하면, 개념적 명확성과 희망 개념의 적용 가능성은 여전히 모호하게 남아 있다.

정신 건강에 있어 희망이 갖는 가치에 대한 건전한 증거 기반을 확립하기 위해 한 가지 필수적인 단계는 희망에 대한 명확하고 유용한 정의와 더불어 적절한 측정 도구를 제공하는 것이다.

이 과제는 발표된 희망의 정의를 모두 통합하고 필수적인 7가지 핵심 차원을 구별한 문헌을 포괄적으로 검토함으로써 이루어졌다(Schrank et al., 2008, 2009). 여기에는 (i) 희망이라는 중요한 미래 참조뿐 아니라 과거 경험을 포함하는 시간, (ii) 대략적 혹은 구체적 목표, (iii) 내적(개인 활동) 그리고/또는 외적(환경적·맥락적 요인) 통제, (iv) 동료의식, 의료적 돌봄이나 치료의 관계적 측면, 신뢰, 영성, 혹은 인생의 의미와 목적에 대한 감각을 포함하는 관계, (v) 자신의 목적을 추구하기 위한 내적인 힘, 동기 또는 에너지와 같은 개인적 특성 등이 있다. 이 개념에는 (vi) 원하는 결과나 목적이 주관적으로 가능

하다고 인식된다는 점에서 현실 참조가 포함되며, (vii) 그것은 희망이 부정적
출발점과 긍정적인 출발점 모두에서 즉, 바람직하지 않거나 이미 만족스러운
상황을 개선하려는 소망으로서 발생할 수 있도록 한다.

2.2.3 정신의학에서 희망은 왜 중요한가?

오늘날 문헌에서 희망이 왜 정신건강 실제 및 연구와 관련되는 변수인지
다음과 같이 최소 세 가지 이유를 찾을 수 있다. 첫째, 희망은 정신 장애로부
터의 회복이라는 개념에 있어 핵심이며(예: Bonney & Stickley, 2008; Andresen,
2003), 둘째, 희망은 회복 탄력성 개념에 있어 핵심이며(예: Edward et al., 2009;
Ong 2006), 마지막으로 희망은 인간의 적응과 심리치료적 변화에 있어 핵심이
다(예: Magaletta & Oliver, 1999; de Jong-Meyer, 1996; Hayes, 2007).

놀랍게도 심리학, 의학, 간호학 연구와는 대조적으로 정신의학 문헌에서는
희망에 대한 경험적 자료가 다소 제한적이다. 그러나 지식기반은 성장하고
있다.

희망을 조사한 연구와 희망이 다른 변인과 갖는 관계를 탐색한 연구들의
높은 변동성과 결과적으로 제한된 비교 가능성을 고려하면서, 우리는 여기서
희망의 예언적 가치뿐만 아니라 트라우마에 노출된 사람들에게 희망이 갖는
유의미성에 대해 지금까지 발표된 결과에 초점을 맞출 것이다.

예언변수로서의 희망

정신의학 연구에서 희망을 예언적으로 탐색하는 연구들은 광범위한 진단,
장면^{settings}, 개입, 추수$^{follow-up}$ 시간 및 성과측정을 다루었다. 전반적으로,
어떤 성과 측정에서도 임상적으로 부정적인 희망의 효과는 발견되지 않았
다. 기저선에서의 희망은 우울증상과 불안(Chavens et al., 2006), 고통(Kraatz

2004; Irving et al., 2004; Magyar-Moe, 2004)의 감소를 예측하였고, 내담자의 더 높은 웰빙과 더 나은 기능(Irving et al., 2004), 대처 행동(Irving et al., 1997), 면역 반응(Udelman & Udelman, 1985) 뿐 아니라 치료 중 일반적인 증상 감소(Irving et al., 2004; Farley et al., 1987)를 예측하는 것으로 나타났다. 기저선에서의 낮은 희망은 또한 장기 치료 중 삶의 만족도가 평균보다 더 높았을 뿐만 아니라 더 높은 의료비 지출도 예측했다(Byrne et al., 1999). 그러나, 다른 연구들은 희망이 치료 중 우울증의 재발(Hart et al., 2001)이나 우울 증상 감소에 유의한 효과가 없음을 발견했다(Kraatz, 2004). 또한 기저선에서 희망은 심리치료 중단(Irving et al., 1997; Talmadge, 2003), 심리치료 동안의 향상 수준 혹은 삶의 질 수준을 예측하는 데 실패했다(Johnson, 2001).

희망과 외상

지금까지 우리가 아는 한, 울분 및 외상 후 울분장애[PTED]에서 희망이 갖는 역할을 연구한 문헌은 부족하다. 그러나 외상을 입은 사람들과 외상 후 스트레스 장애[PTSD] 환자를 탐색한 연구의 결과 외상 후 스트레스 장애 환자와 외상 후 환자의 희망을 탐색한 연구 결과는 희망과 울분장애의 관계에 관한 가설 생성에 관련될 수 있다. 따라서, 우리는 다수의 데이터베이스(Medline, EMBASE, AMED, PsycInfo, British Nursing Index, Applied Social Sciences Index and Abstracts, Sociological Abstracts, and Social Services Abstracts)에서 외상과 관련된 희망에 대한 상당한 문헌을 검색하였다.

수많은 논문(예: Hobfoll 2007; Kleinberg 2007)과 저서에 반영된 바와 같이, 희망의 촉진은 외상에 노출된 사람들의 치료에 있어 탁월하게 중요한 요인으로 간주된다는 것이 문헌 검색 결과에서 매우 분명했다. 그러나, 외상에 대해 희망이 갖는 실제적인 경험적 증거는 드물며, 발표된 많은 연구들은 학위논문에 해당했다.

심각한 외상 및 외상 후 스트레스 장애 환자에 노출된 성인의 희망을 탐색한 발표된 연구의 결과는 아래에 요약되어 있다.[4]

최근 친밀한 파트너로부터 폭력을 경험한 경제적, 교육적, 사회적 약자인 아프리카계 미국인 여성들 중 자살 시도자와 비시도자를 비교한 연구는 희망 수준이 높은 여성들이 낮은 여성들보다 자살 시도 가능성이 상당히 낮다는 것을 발견했다(Meadows 등, 2005). 마찬가지로, 아동학대의 성인 생존자에 대한 연구에서도 희망은 회복 탄력성 규준의 가장 유의미한 예측인자 중 하나로서 큰 효과를 갖는 것으로 나타났다(Parvizian 2005). 그리고 2001년 9월 11일 테러 공격이 있은 지 몇 주 지난 후, 희망은 학생들의 횡단적 표본에서 우울 및 불안 증상과 역상관이 있는 것으로 밝혀졌다(Ai et al., 2005).

비일관적인 결론을 제공하는 여러 횡단연구와 반복측정 연구들은 PTSD를 가진 전투 참전용사들에게서 희망을 탐색했다. 한 연구에서는 희망이 PTSD 치료를 받는 전투에 참전했던 퇴역군인들의 향상 수준에 아무런 영향을 미치지 않는다고 한 반면, 다른 연구에서는 희망이 PTSD 치료를 위한 입원과 비교하여 퇴원 시 더 적응적인 대처 선호도와 정적 상관 관계가 있는 것으로 밝혀졌다. 저자는 퇴역 군인이 치료를 받으면 희망이 유익한 효과를 준다고 결론을 내린다(Irving et al., 1997). 다른 맥락에서, 코소바르[Kosovar] 전쟁 난민들이 재정착하는 동안 평가되었던 희망은, 재정착과 추수[follow-up] 사이에서 채택하는 인지 전략과 함께 외상 후 성장과 연관되었다(Ai et al., 2007). 더욱이 희망은 우울과 역상관관계가 있으며(Irving et al., 1997), 고용 상태(Crowson et al., 2001) 및 사회-인구학적 지위(Jackley 2001)에 따라 달라지는 것으로 밝혀졌다.

---

4) 외상을 입은 사람들에 대한 치료에 초점을 맞춘 회복탄력성 관련 이론 및 실제는 각각의 치료적 문헌을 참조하시오.

　방법론적 단점과 작은 표본 크기 때문에 위의 결과는 예비 증거로만 간주될 수 있다. 그러나 외상 치료에 있어서 희망의 중요성에 대한 광범위한 이론적 합의를 고려할 때, 이러한 확실한 증거의 부족은 이 분야에 보다 양질의 연구가 시급히 필요한 것으로 보아야 한다. 이러한 점에서 특히 중요한 과제는 외상을 입은 사람들에게 미치는 희망의 영향뿐만 아니라 희망의 의미와 개념화 모두에서 지금까지 무시되었던 비교문화적 측면에 대해 고려해야 한다는 점이다.

2.2.4 희망 및 울분장애

　이 장의 마지막 부분은 울분 및 울분장애의 맥락에서 어떻게 왜 희망이 관련될 수 있는지에 대한 질문을 담고 있다. 절망은 울분장애의 "추가 증상" 중 하나일 수 있는 것으로 명시적으로 언급되며, 또 다른 "추가 증상"은 침습적 사고, 자기비난, 공포 또는 자살 경향이다(Linden et al., 2007). 그러나 희망 혹은 희망의 상실은 장애에 대한 진단 준거 목록에서 단순히 하나의 증상 그 이상이다. 희망은 (i) 장애의 발달, (ii) 장애의 과정^{course}, 그리고 (iii) 치료의 중요한 요인이 될 수 있다.

　장애의 핵심 준거로는 "불의하다고 인식되는 예외적인 부정적 생활 사건"이 있다(Linden et al., 2007). 사건의 심리적 영향은 다음과 같은 희망의 여러 차원과 인과 관계가 있을 수 있다. (i) 목표: 중요한 희망이 어떤 사건들을 통해 사라질 수 있고, 개인적으로 중요한 삶의 목표가 배제될 수 있다. (ii) 관계: 관계의 상실은 그 자체로도 부정적인 사건일 수 있으며, 사건은 또한 개인적인 퇴보, 삶의 의미와 목적 상실, 그리고 합리적인 세상에 대한 신념의 상실로 이어질 수 있다. (iii) 통제: 부정적 사건의 성격에 따라 목표 달성을 위한 내부 그리고/또는 외부 자원에 대한 신뢰의 상실을 초래할 수 있다. 즉, 사람은 희망한 목표에 도달할 수 있다는 능력에 대한 신념을 잃을 수 있다. (iv) 시간: 부정적인 사건은 미래 지향의 상실과 과거의 경험에 대한 신뢰의 상실로 이어질 수 있다. 즉, 개인적인 통제 기대를 결정하는 데 중요한 태도인 "나는 과거의 경험을 통해 미래를 잘 준비해왔다"는 인식을 상실할 수 있다.

이는 PTED의 몇 가지 추가 증상에도 유사하게 적용되어 장애 환자의 치료에 있어 희망의 잠재적 중요성을 강조한다.

무엇보다 "환자들은 자신을 희생자로 보고, 사건이나 원인에 대처하는 데 자신을 무력하게 생각한다." 이는 희망의 여러 차원에 있어서의 상실과 관련된다. 이러한 맥락에서 통제감을 되찾는 것은 필수적인 치료 목적이 되며, 이는 대처 전략의 개발, 미래 관점의 재확립 및 목표 설정 능력과 밀접하게 관련되는 것 같다. 대처 행동과 관련된 희망의 중요성은 어빙[Irving] 외 연구진 (1997)에서도 지적된다. 또한 자신의 목표를 추구하기 위한 내적 힘과 동기, 그리고 에너지와 같은 희망과 관련된 개인적 특성의 강화도 무력감을 감소시킬 가능성이 있다.

환자들은 자신을 무력한 피해자로 보고 있을 뿐만 아니라 "그 사건을 막지 못한 것에 대해 자신을 탓하라"고 말한다. 통제 차원에 대한 인식을 강화하는 것은 외부 요인들이 부분적으로만 영향을 미칠 수 있다고 고려하게 함으로써 책임을 줄이는 데 도움이 될 수 있다. 게다가, 비난은 항상 과거나 현재의 경험을 말하는 반면, 희망은 미래를 들여다보고 미래를 위한 목표를 세우는 것을 의미한다. 따라서, 개인의 미래를 향한 환자의 관점의 변화를 촉진하는 것은 외상적인 사건에 대처하는 데 있어 필수적인 것으로 보인다.

PTED에서 환자들은 자살충동을 보고할 수 있다. 위에서 언급한 바와 같이 희망의 수준은 자살시도 이후 외상화가 일어나는지 여부와 관련되며 (Meadeow 외, 2005), 자살사고를 비파괴적인 방식으로 다루는 데 있어 희망의 중요성을 강조한다(Grewal & Porter, 2007). PTED를 앓고 있는 환자들은 또한 "음울한 우울 상태"를 보일 수 있다.

정신의학 연구에는 희망이 우울과 고통에 긍정적인 영향을 미친다는 증거가 있으며(Chavens et al., 2006; Kraatz 2004; Irving et al., 2004; Magyar-Moe 2004), 이는 희망이 우울 증상의 발달과 치료에 역할을 하는 것으로 제안한다. 이는 울분장애의 중요한 동반질환인 물질 및 알코올 남용과 불안장애에도 동일하게 적용되어(Linden 등, 2007년), 울분장애의 의학적 치료에서 고려되는 변인 중 희망이 가장 관련성이 높은 요인으로 여겨진다.

또한 PTED 환자의 추동은 "감소되고 차단된" 것뿐만 아니라 "꺼리는" 것으로 설명된다. 환자들은 신체적인 불만을 포함한 다양한 증상들로 고통받음에도 불구하고, 때때로 그들은 "그 상처들이 치유되기를 원하는지" 알지 못한다. 이 개념은 왜 PTED 환자가 치료에서 협력적이지 않거나(Linden et al., 2007) 전혀 전문가의 도움을 구하지 않는지를 분명하게 해준다. 그러므로 미래를 위한 목표 설정은 울분장애를 극복하는 데 있어 중요한 도전이 될 뿐만 아니라 필수적인 한 걸음이다. 그러기 위해서는 다른 차원의 희망과는 별개로, 다시 한 번 자신의 목표를 추구할 동기와 에너지를 포함한 개인적 특성의 차원이 필수적이다.

결론적으로, 치료사뿐만 아니라 다양한 종류의 정신 건강 상태를 가진 환자들은 정신의학과 심리치료 작업에서 가장 중요한 요소들 중 하나로 희망을 일관되게 인식하기 때문에(예: Lara et al., 2004; Whalan et al., 1996), 희망의 생성은 울분장애 치료의 핵심 요소로 간주될 수 있다. 마지막으로, 부정적인 조건에 대한 반응으로서 울분 대신 희망의 생성은 또한 외상을 입은 사람들의 치료에서 중요한 성과로 간주될 수 있다.

참고문헌

Ai AL, Terrence TN, Whitsett DD, Ishisaka T, Metoo C (2007) Posttraumatic symptoms and growth of Kosovar war refugees:The influence of hope and cognitive coping. J Posit Psychol 2:55–65

Amy LA, Cascio T, Santangelo LK, Evans-Campbell T (2005) Hope, meaning, and growth following the September 11, 2001, terrorist attacks. J Interpers Violence 20:523– 548

Andresen R, Oades L, Caputi P (2003) The experience of recovery fromschizophrenia: towards an empirically validated stage model. Australian New Zealand J Psychiatr, 37:586–594

Averill JR, Catlin G, Chon KK (1990) Rules of hope. Springer, New York Berlin Heidelberg

Beck AT, Weissman A, Lester D, Trexler L (1974) The Measurement of pessimism: the hopelessness scale. J Consult Clinic Psychol 42:861–865

Bonney S, Stickley T (2008) Recovery and mental health: a reviewof the British literature. J PsychiatrMent Health Nurs 15:140–153

Breznitz S (1986) The effect of hope on coping with stress. In: Appley MH, Trumbull R (eds) Dynamics of stress. Physiological, psychological, and social perspectives. Plenum Press, New York

Bryant FB, Cvengros JA (2004) Distinguishing hope and optimism: two sides of a coin or two separate coins? J Soc Clinic Psychol 23:273–302

Byrne C, Brown B, Voorberg N, Schofield R, Browne G, Gafni A, SchusterM,Watt S, Roberts J, Hoxby H (1999) Health education or empowerment education with individuals with a serious persistent psychiatric disability. Psych Rehabil J 22:368–380

Cheavens JS, Feldman DB, Gum A, Scott TM, Snyder CR (2006) Hope therapy in a community sample: A pilot investigation. Soc Indic Res 77:61–78

Cutcliffe J, Herth K (2002) The concept of hope in nursing 2: hope and mental health nursing. Brit J Nurs 11:885–893

Crowson JJ, Frueh BC, Snyder CR (2001) Hostility and hope in combat-related posttraumatic stress disorder: a look back at combat as compared to today. Cogn Ther Res 25:149–165

Day JP (1970) The anatomy of hope and fear. Mind 79(315):369–384

De Jong-Meyer R, Hautzinger M, Rudolf GAE, StraussW, Frick U (1996) Outcome prediction and longitudinal analyses of endogenously depressed patients treated with combined psychological and antidepressant therapies. Z Klin Psychol 25:110–129

Edward KL, Welch A, Chater K (2009) The phenomenon of resilience as described by adults who have experienced mental illness. J Adv Nurs 65:587–595

Eliott J (2004)What have we done with hope? A brief history. In: Eliott J (ed) Interdisciplinary perspectives on hope. Nova Science Publishers Inc, New York

Farley GK, Zimet SG (1987) Can a five-minute verbal sample predict the response to day psychiatric treatment? Int J Part Hosp 4:189–198

Farran CJ, Herth KA, Popovich JM (1999) Hoffnung und Hoffnungslosigkeit. Konzepte fur Pflegeforschung und Praxis. UllsteinMedical,Wiesbaden

Gottschalk LA(1974) AHope Scale applicable to verbal samples. ArchGener Psychiatr 30:779–758

Grewal PK, Porter JE (2007) Hope theory: A framework for understanding suicidal action. Death Stud 31:131–154

Hammelstein P, Roth M (2002) Hoffnung – Grundzuge und Perspektiven eines vernachlassigten Konzeptes (Hope – Basic Characteristics and Foundations of a Neglected Concept). Z Different und Diagnost Psychol 23:191–203

Hart AB, Craighead WE, Craighead LW(2001) Predicting recurrence of major depressive disorder in young adults: A prospective study. J Abnorm Psychol 110:633–643

Hayes AM, Feldman GC, Beevers CG, Laurenceau J-P, Cardaciotto, L, Lewis-Smith J (2007) Discontinuities and Cognitive Changes in an Exposure-Based Cognitive Therapy for Depression. J Cons Clin Psychol 75:409–421

Herth K (1991) Development and refinement of an instrument to measure hope. Scholar Inquir for Nurs Pract: An Int J 5:39–50

Herth K (1992) An abbreviated instrument to measure hoe: Development and psychometric evaluation. J Adv Nurs 17:1251–1259

Herth K (2004) State of the Science of Hope in Nursing practice: Hope, the Nurse, and the Patient. In: Eliott J (ed) Interdisciplinary Perspectives on Hope. Nova Science Publishers Inc, New York

Hobfoll SE,Watson P, Bell CC, Bryant RA, Brymer MJ, Friedman MJ, Friedman M, Gersons BPR, De Jong JTVM, Layne CM, Maguen S, NeriaY, Norwood AE, PynoosRS, ReissmanD, Ruzek JI, Shalev AY, Solomon Z, Steinberg AM,Ursano RJ (2007) Five essential elements of 315

Irving LM, Snyder CR, Cheavens J, Hanke J, Nelson N, Hilberg P, Gravel L (2004) The relationships between hope and outcomes at the pre-treatment, beginning, and later phases of psychotherapy. J Psychother Integrat 14:419–443

Irving LM, Telfer L, Blake DD (1997) Hope, coping, and social support in combat-related posttraumatic stress disorder. J Trauma Stress 10:465–479

Jackley PK (2001) Shame-based identity and chronic post-traumatic stress disorder in helpseeking combat veterans. DissertationAbstracts International: Section B:The Sciences and Engineering, vol 61(9-B):4986

Johnson KL (2001) Therelationship of hope and quality of life in combat veterans seeking treatment for posttraumatic stress disorder. DissertationAbstracts International: Section B:The Sciences and Engineering, 62 (6-B):2958

Kleinberg J (2007) Restoring hope through post-trauma groups. Group 31:293–308

Kraatz RA (2004) Clients' perception of therapeutic alliance as a predictor of increased hope and decreased negative affect and symptoms. Dissertation Abstracts International: Section B: The Sciences and Engineering, 64(7-B):3530

Lara MA, Navarro C, Acevedo M, Berenzon S, Mondragon L, Rubi NA (2004) A psychoeducational intervention for depressedwomen: a qualitative analysis of the process. Psychol and Psychother: Theo, Res Pract 77:4–47

Lazarus RS (1999) Hope: An Emotion and a Vital Coping Resource Against Despair. Soc Res 66:653

Linden M, Baumann K, Rotter M, Schippan B (2007) The Psychopathology of Posttraumatic Embitterment Disorders (PTED). Psychopathol 40:159–165

Lynch WF. Images of Hope (1965) Imagination as healer of the hopeless. Helicon, Baltimore

Magaletta PR, Oliver JM (1999) The hope construct, will, and ways: their relations with selfefficacy, optimism and general well-being. J Clin Psychol 55:539–551

Magyar-Moe JL (2004) Predictors of therapy outcome: An attempt to explain more of the variance. Dissertation Abstracts International: Section B:The Sciences and Engineering 64(9-B):4624

Meadows A, KaslowNJ,ThompsonMP, Jurkovic GJ (2005) Protective factors against suicide attempt risk among African American women experiencing intimate partner violence. Amer J Communit Psychol 36:109–121

Menninger K (1959) The Academic Lecture: Hope. American Journal of Psychiatry 116:481–491

Miller JF, Powers MJ (1988) Development of an instrument tomeasure hope.Nurs Res 37:6–10

Nowotny MA (1989) Assessment of hope in patients with cancer: Development of an instrument. Oncol Nurs Forum 16:57–61

Nunn KP, Lewin TJ,Walton JM, Carr VJ (1996) The construction and characteristics of an instrument to measure personal hopefulness. PsycholMed 26:531–545

Obayuwana AO, Carter AL (1982) The anatomy of hope. J Nation Med Assoc, 74:229–234

Ong AD, Edwards LM, Bergeman CS (2006) Hope as a source of resilience in later adulthood. Pers Indiv Differ 41:1263–1273

Parvizian P (2005) The role of social support in resilience among child abuse survivors. Dissertation Abstracts International: Section B:The Sciences and Engineering 65(12-B):6668

Penrod J, Morse JM (1997) Strategies for assessing and fostering hope: The hope assessment guide. Oncol Nurs Forum 24:1055–1063

Raleigh E (1994) Development of the multidimensional hope scale. J Nurs Meas 2:155–167

Rustoen T (1995) Hope and quality of life, two central issues for cancer patients: A theoretical analysis. Canc Nurs 18:335–361

Schrank B, Stanghellini G, SladeM(2008) Hope in Psychiatry: A Review of the Literature. Acta Psychiatr Scandinavi 118:421–433

Schrank B,Woppmann A, Sibitz I, Lauber C.Development and validation of an integrative scale to measure hope. Submitted for publication

Schwarzer R (1994) Optimistische Kompetenzerwartung: Zur Erfassung einer personellen Bewaltigungsresource. Diagnostica 40:105–123

Snyder CR (ed) (2000)Handbook ofHope:Theory,measures and applications.Academic Press, San Diego

Snyder CR, Cheavens JS, Michael ST (2004) Hope Theory: History and elaborated model. In: Eliott J (ed) Interdisciplinary perspectives on hope.Nova Science Publishers Inc,New York

Snyder CR, Harris C, Anderson JR, Holleran SA, Irving LM, Sigmon ST, Yoshinobu L, Gibb J, Langelle C, Harney P (1991) The Will and the Ways: Development and Validation of an Individual-DifferencesMeasure of Hope. J Pers Soc Psychol 69:570

Snyder CR, Sympson SC, Ybasco FC, Borders TF, Babyak MA,Higgins RL (1996) Development and validation of the State Hope Scale. J Pers Soc Psychol 70:321–335

Snyder CR (2002) Hope theory: Rainbows in the mind. Psychol Inq 14:249–275

Staats S (1989)Hope:A comparison of two self-report measures for adults. J PersAssess 53:366–375

Staats S (1987) Hope: Expected positive affect in an adult sample. J Genet Psychol 148:357

Stephenson C (1991) The concept of hope revisited for nursing. J Adv Nurs 16:1456–1461

Stotland E (1969) The psychology of hope. Jossey-Bass, San Francisco

Talmadge WT (2003) Exploring the hope construct in psychotherapy. Dissertation Abstracts International: Section B:The Sciences and Engineering 63(8-B):3942

Udelman DL, Udelman HD (1985) A preliminary report on anti-depressant therapy and its effects on hope and immunity. Soc Sci Med 20:1069–1072

UlrichD(1984) Psychologie derHoffnung. Z PersonenzentrPsychol und Psychother 3:375–385

Vaillot M (1947) Living and dying: Hope:The restoration of being. Ameri J Nurs 70:268–273

Whalan, GS Mushet, GL (1996) Consumers' views of the helpful aspects of an in-patient psychotherapy group: A preliminary communication. Brit J Med Psychol 69:227–245

Wang CH (2000) Developing a concept of hope from a human science perspective. Nurs Sci Quat 13:248–251

2.3 │ 울분 – 정의^Justice^ 심리학의 관점에서

Claudia Dalbert

2.3.1 부당함^injustice^과 외상 후 울분장애^PTED^

외상 후 울분장애^PTED^는 부정적인 생활 사건 후 장기화되고 손상된 울분반응을 특징으로 하는 적응장애(Linden et al., 2008)의 하위 분류다. PTED는 실업이나 이혼과 같은 예상치 못한 생활사건들에 의해 촉발되는데, 이 사건들은 전형적으로 부당하고^unjust^ 불공정한^unfair^ 것으로 경험되지만 삶을 위협하거나 불안을 자극하는 것은 아니다. 따라서 핵심 병리학적 기제는 기본 신념의 위반이다(Linden et al., 2008). PTED 자기보고식 척도(Linden 등, 2009)는 "과거(약 3~4세 때)에 나는 해로운 삶의 사건에 대처해야 했다. 나의 관점에서 그 일은 부당하거나 불공정했다." 등 19개 문항으로 구성되어 있다. PTSD와 같은 다른 부정적인 상태와는 대조적으로 척도 문항의 요인분석에서 두 가지 요인이 확인되었는데, 하나는 일반적인 심리적 · 사회적 역기능을 나타내는 것이고, 다른 하나는 울분이라는 특수한 부정적 상태를 특징으로 하는 인지-정서 패턴을 나타내는 것이다. 불공정^unfairness^ 문항은 이 요인에 대한 가장 높은 부하량을 보여주었다. 중대 생활 사건을 불의하거나 불공정한 것으로 경험하는 것도 PTED에 대한 표준화된 진단 면접의 핵심 준거이다(Linden et al., 2008). PTED를 특징짓는 인지-정서 패턴은 그 사건을 부당하다고 평가한 것, 복수심과 울분, 그리고 자기비난 경향성의 동반을 포함하여 부당^injust^하다고 느끼는 감정에 초점을 맞춘다. 요컨대 부당한 경험이 PTED의 핵심인 것 같다. 이러한 배경에서 본 장은 정의^justice^ 심리학의 관점에서 PTED를 분석한다. 나는 PTED의 저변에 흐르는 특수한 정신병리 기제는 개인의 정당한 세계에 대한 신념, 즉 한 사람의 삶에서 일어나는 일들이 정의롭다는 신념을 위반하는 것이라고 주장한다.

나는 부당[injustice] 경험에 대한 일반적인 심리학적 역동을 요약하는 것으로 시작할 것이다. 정당하게 대우 받는다고 느끼는 것이 왜 그렇게 중요한가? 개인은 정의에 대한 신뢰를 지키기 위해 어떻게 노력하고 있는가? 이를 위해 정당한 세계[the just world] 가설(예: Lerner 1980)과 정의 동기 이론[justice motive theory](Dalbert 2001)에 대해 개략적으로 설명하겠다. 정당한 세계에 대한 연구사를 간략하게 개괄한 후, 정당한 세계에 대한 신념의 세 가지 기능을 요약하고 정당한 세계에 대한 신념과 주관적인 웰빙의 관계에 대해 요약할 것이다. 마지막으로 개인이 PTED의 위험을 증가시킬 수 있는 부당한 생활 사건에 대처하지 못하는 조건에 대해 논할 것이다.

2.3.2 정당한 세계에 대한 신념[Tje belief in a just world] 구인[construct]

여러 심리학적 이론들이 정의 추동[justice-driven] 반응에 대해 설명한다. 가장 영향력 있는 것 중 하나는 러너[Lerner](1965, 1980)가 도입한 정당한 세계 가설이다. 정당한 세계 가설은 모든 사람이 마땅히 받아야 할 것을 얻으며 누구나 받을 만한 자격이 있는 정의로운 세상을 믿어야 한다고 말한다. 이 신념은 사람들이 사회적 환경을 안정적이고 질서정연하게 다룰 수 있게 해주며, 따라서 중요한 적응 기능을 제공한다. 사람들은 그것이 부당함에 의해 위협받을 때 정당한 세계에 대한 신념을 방어하기 위한 동기를 부여받는다. 가능하다면 현실에서(예를 들어, 피해자에게 보상함으로써) 정의가 회복된다. 그러나 이 부당함이 현실에서 해결될 것 같지 않으면 사람들은 정당한 세계에 대한 신념에 따라 상황을 재평가함으로써 인지적으로 정의를 회복한다. 이 인지 과정을 부당함의 동화[the assimilation of injustice]라고 부른다.

정당한 세계 신념에 대한 상당한 양의 연구는 주로 희생자에 대한 무시와 같은 정당한 세계에 대한 신념의 부적응적 기능에 초점을 두고 있어 그 속성 상 실험적인 성격을 가져왔다(Hafer와 Begue, 2005, 리뷰 참조). 그러나 1970년대 이후, 또 다른 일련의 연구는 정당한 세계에 대한 신념의 개별적 차이를 탐구 했고, 그것이 또한 중요한 적응 기능도 한다는 것을 발견했다(Furnham, 2003, 리뷰 참조). 이 연구 의제^agenda는 루빈^Rubin과 페플라우^Peplau(1973, 1975)가 제작한 정당한 세계 신념 척도의 도입으로 촉발되었다. 세계는 일반적으로 정당한 곳이라는 신념에 있어서 개인차를 평가하였다(Furnham and Procter, 1989, 리뷰 참조).

1990년대 이후, 보다 많은 연구들이 정당한 세계에 대한 신념의 부정적인 사회적 결과뿐만 아니라 긍정적인 결과를 탐색했고, 이러한 탐색의 초점은 신봉자들에 대한 시사점을 다루기 위해 확장되었다. 울분을 이해하는 데 특 히 중요한 것이 바로 이런 종류의 연구다. 이전 연구(Furnham and Procter 1989; Lerner and Miller 1978)에서 발췌한 제안에 근거하면, 이러한 연구는 보통 한 사 람이 공정하게 대우받는 정당한 세계에 대한 개인적인 신념^the belief in a personal just world과 일반적으로 사람들이 받을 만한 것을 얻는 정당한 세계에 대한 일반적 인 신념^the belief in a general just world을 구별할 필요가 있다는 것을 보여주었다(Dalbert, 1999; Lipkus et al., 1996). 일반적으로는 자기고양적 편견^self-serving bias(Taylor 외, 1990)과 특별히는 공정성 추론^fairness reasoning(Messick 등, 1985년)에 맞춰, 연구는 정 당한 세계에 대한 일반적 신념보다 정의로운 세계에 대한 개인적 신념을 더 강하게 지지하는 경향이 있으며, 두 가지 구인이 서로 다른 의미가 있다는 것 을 입증했다. 정당한 세계에 대한 개인적인 신념은 자신의 정의로운 행동(예: Dalbert and Umlauft, 2009)과 주관적 웰빙(예: Correia외, 2009)과 같은 적응적인 성과에 대한 더 나은 예측 변수다. 정당한 세계에 대한 일반적인 신념은 가 혹한 사회적 태도와 같은 부정적인 결과의 더 나은 예측 변수다(예: Begue and

Muller, 2006).

정당한 세계에 대한 일반적인 신념과 정당한 세계에 대한 개인적인 신념을 측정하기 위해 두 개의 동질적 척도가 개발되었다. 댈버트[Dalbert], 몬타다[Montada], 슈미트[Schmitt](1987)는 정당한 세계에 대한 일반적인 신념(샘플 문항: "중요한 결정을 할 때 사람들은 공정하기 위해 노력한다고 나는 생각한다.")을 두드리는 6문항짜리 척도를 구성했는데, 이는 루빈[Rubin]과 페플라우[Peplau] 척도와 수렴타당도를 가지며, 사회적 바람직성과는 무관하며(Loo 2002), 수많은 연구에 사용되어 왔다. 댈버트[Dalbert](1999)의 개인적인 정당한 세계 척도[Personal Just World Scale]는, 7개 문항을 사용하여 주로 피해자 자신에 대한 부당한 경험의 결과에 초점을 맞춘 수많은 연구에서 한 사람의 생활 사건들이 정의롭다는 확신을 담아냈다. 그러므로 정당한 세계에 대한 개인적인 신념은 울분이라는 맥락에서 정당한 세계에 대한 일반적인 신념보다 더 타당해 보인다.

2.3.3 정당한 세계 신념의 기능

지난 수십 년 동안, 연구는 성격적 성향으로서 정당한 세계 신념이 최소한 세 가지의 적응적 기능을 하고 따라서 주관적인 안녕을 유지하는 자원으로 볼 수 있다는 것을 보여주었다(Dalbert, 2001). 이 연구는 다음과 같이 요약된다.

정당한 세계 신념과 정의에 대한 신뢰

정당한 세계에 대한 신념이 강한 사람들은 타인에게 정당하게 대우받을 것으로 확신하며, 이러한 신뢰가 일상생활에서 정당한 세계 신념에 자원의 특성을 부여할 것으로 가설이 세워진다. 정당한 세계 가설에 따르면, 사람들은 마땅히 받아야 할 것을 얻으며 다른 사람들을 속이면 벌을 받을 것으로 기대한다. 이에 따라 정의로운 세상에서는 서로 정직하게 대할 것으로 기대되고, 속아왔던 사람은 어떤 면에서 그럴 만하다고 결론을 내릴 수도 있다. 따라서 정당한 세계 신념이 강한 사람들은 그들이 속았거나 이용당했다고 생각하지 않는 쪽을 선호한다는 가설을 세울 수 있다. 연구는 정당한 세계 신념이 일반적인 대인관계 신뢰(예: Zuckerman and Gerbasi 1977), 사회적 기관에 대한 신뢰(Correia and Vala 2004), 그리고 미래 일터의 정의에 대한 어린 청소년들의 신뢰(Sallay 2004)와 정적 상관이 있다는 것을 확인했다. 미래의 정의에 대한 이러한 신뢰는 많은 시사점을 가지며, 그 대부분은 적응적이고 따라서 실존적으로 유의미^{significant}하다.

정당한 세계 신념을 가진 개인은 좋은 일이 좋은 사람에게 일어나고 나쁜 일이 나쁜 사람에게 일어난다고 확신한다. 개인들은 스스로를 좋은 사람이라고 생각하는 경향이 있기 때문에(예: Brown, 1986; Messick et al., 1985), 정당한 세계 신념은 그들에게 미래에 대한 낙관적인 전망을 준다. 이러한 완충효과는 불공정에 직면할 때 특히 두드러질 것으로 예상된다. 램버트^{Lambert}, 버로프^{Burroughs}, 엔거엔^{Nguyen}(1999)이 처음으로 정당한 세계 신념이 위험인식에 갖는 의미를 연구한 결과, 정당한 세계 신념은 두려움에 처한 개인들(즉, 높은 권위주의 아래 있는 사람들)이 부당한 운명을 피할 수 있다는 확신을 가질 수 있게 한다는 것을 알게 되었다. 그것은 내부 위험-즉, 자신의 통제 하에 있는(즉, 환경이 공정하다는 것에 기댈 수 있는) 위험(예: 자살)-보다 외부 위험-즉, 타인이나 운명에 의해 통제되는 것으로 인식되는 위험(예: 강도)-에 노출된 사람들에게 특히 중요하다. 실제로 댈버트^{Dalbert}(2001)는 두려워하는 개인들에게 정당한 세계 신념의 완충효과는 내부 위험이 아닌 외부 위험만을 위해 보유되고 있다는 것을 발견했다. 결국, 헤이퍼^{Hafer}, 보게르^{Bogaert}, 맥뮬런^{McMullen}(2001)은 강한 정당한 세계 신념을 가졌지만 대인통제가 낮은 개인들이 아마도 낮아진 위험 인식의 결과로서 스스로를 더 큰 위험에 놓는다는 것을 발견했다. 요컨대, 정당한 세계 신념은 그러한 완충장치를 필요로 하는 경향이 있는 사람들에게 외부위험의 인식에 대한 완충장치로서 기능하는 것처럼 보이지만, 이 메커니즘은 현실에서 위험에 더 많이 노출되는 결과를 초래할 수 있다.

정당한 세계 신념은 개인들로 하여금 미래의 어느 시점에서 보상을 받는 그들의 선행에 의존할 수 있게 한다. 모든 사람이 궁극적으로 받을 만한 것을 얻게 될 것이라는 확신은 개인으로 하여금 자신의 미래에 투자하도록 장려한다. 이와는 대조적으로, 정당한 세상을 믿지 않는 사람들은 그러한 투자의 가치를 의심한다. 왜냐하면 그것의 수익은 불확실하기 때문이다. 주커맨^{Zuckerman}(1975)은 정당한 세계 신념을 가진 사람들이 미래에 대해 신뢰할 필요를 느낄 때 자신의 미래에 대한 투자를 선택할 수도 있다는 것을 가장 먼저 관찰했다. 마찬가지로, 학교에서 직업으로의 전환에 직면한 학생(Dette 등, 2004), 젊은 남성 죄수들(Otto & Dalbert, 2005), 그리고 지원 숙소에 살고 있는 젊은이들(Sutton & Winnard, 2007)을 표본으로 수행한 설문 연구는 정당한 세계에 대한 개인의 신념이 자신의 목적이 이루어질 수 있다는 확신과 정적인 상관을 갖는다는 것을 보여주었다.

정당한 세계에 대한 강한 신념을 가진 개인은 미래와 그에 대한 다른 사람들의 행동에 더 많은 신뢰를 보인다. 그들은 성취 상황에서 공정한 과제에 직면할 것으로 예상하며, 그들의 노력이 상당한 보상을 받을 것으로 기대한다. 토마카^{Tomaka}와 블래스코비치^{Blascovich}(1994)는 정당한 세계 신념을 가진 참가자들이 약한 신념을 가진 참가자들보다 도전적이고 덜 위협적이라고 느꼈으며, 실험실에서 성취 과제를 더 잘 수행했다는 것을 증명했다. 이 실험 연구를 학교와 작업 환경으로 확장한 연구는 정당한 세계에 대한 개인의 신념이 학교 성취(Dalbert 2001; Dalbert & Stoeber, 2006)와 직장에서의 자기평가 수행(Otto &

Schmidt, 2007)과 정적 상관이 있다는 것을 밝혀냈다. 따라서 정당한 세계 신념의 신뢰기능은 정의에 대한 신뢰가 개인에게 왜 그렇게 중요한지를 설명한다.

정의 동기[justice motive] 지표로서의 정당한 세계 신념

정당한 세상에서 긍정적인 미래는 자애로운 세상의 선물이 아니라 개인의 행동과 인격에 대한 보상이다. 결과적으로, 더 많은 사람들이 정당한 세상을 믿을수록, 그들은 스스로 정의를 위해 노력해야 한다고 느낄 수밖에 없다. 정당한 세계 신념은 따라서 사적 계약을 나타낸다(Lerner, 1977). 사적 계약이란 개인이 정당하게 행동해야 한다는 조건이다. 따라서, 강한 정당한 세계 신봉자들은, 적어도 희생자가 "결백하거나"(DePalma et al., 1999) 집단 내 구성원으로 보이면, 도움이 필요한 사람을 도울 가능성이 더 높다(Correia et al., 2007). 또한 정당한 세계 신념은 사회적 책임(Bierhoff, 1994), 정당한 수단에 대한 헌신(Cohn et al., 2007; Hafer, 2000; Sutton & Winnard, 2007), 그리고 반대로 규칙을 깨는 행동(Correia & Dalbert, 2008; Otto & Dalbert, 2005)의 중요한 상관관계 중 하나로 나타났다. 마지막으로, 한 실험 연구는 정당한 세계에 대한 개인적인 강한 신념을 가진 사람들에게만 자신의 불의한 행동이 자부심 감소를 통해 검열된다는 것을 밝혀냈다(Dalbert, 1999). 정당한 세계 신념의 동기는 사회공동체 정의에 대한 신뢰가 왜 그렇게 중요한가를 설명해 준다.

정당한 세계 신념[Belief in a just world]과 부당함의 동화[the assimilation of injustice]

정당한 세계 신념이 강한 개인이 현실에서 해결될 수 있다고 믿지 않는 부당함을 경험할 때, 그들은 그 경험을 정당한 세계 신념에 동화시키려 한다. 예를 들어, 이러한 동화는 경험된 불공정[unfairness]을 부분적으로나마 자초한 것으로 정당화함으로써(예: Bulman & Wortman, 1977), 불공정을 과소평가함으로써(Lipkus & Siegler, 1993), 자기 초점적 반추를 피함으로써(Dalbert, 1997), 또는 용서함으로써(Strelan, 2007) 성취될 수 있다. 불공정 경험은 전형적으로 분노 감정을 동반한다(예: Smith & Elsworth, 1985). 정당한 세계 신념이 강한 개인은 정당한 세계 신념에 부당함을 동화할 가능성이 높기 때문에 분노를 덜 경험하게 된다(Dalbert, 2002).

위에서 개괄적으로 설명한 대처기제$^{\text{coping mechanism}}$의 결과, 정당한 세계 신념과 삶의 다양한 영역에서의 정의 판단$^{\text{justice judgement}}$ 간에는 정적인 상관이 관찰되었다. 예를 들어, 정당한 세계에 대한 개인적인 강한 신념을 가진 학교 학생들은 학교 성적과 선생님들, 동료들, 그리고 그들을 대하는 부모의 행동을 정당하다고 평가할 가능성이 더 높은 것으로 밝혀졌다(Correia & Dalbert, 2007; Dalbert & Stoeber, 2006). 마찬가지로, 정당한 세계 신념을 가진 죄수들은 유죄 판결을 이끌어내는 법적 절차의 정의, 교도관들에 의한 대우, 그리고 교도소 문제에 대한 결정을 더 정당하다고 평가할 가능성이 높다(Dalbert & Filke, 2007; Otto & Dalbert, 2005).

공정하고 존중하는 태도로 대우받는 경험을 통해 집단의 중요한 구성원이 된다는 인식이 생겨난다. 정당하게 대우를 받는 것은 사회 집단에 소속됨을 의미하고, 부당하게 대우받는 것은 사회 집단으로부터 제외됨을 의미한다. 그러므로 주관적으로 경험된 정의는 사회적 소속감을 이끌어내고 주관적으로 경험된 부당함은 사회적 소외감을 이끌어낼 것으로 기대할 수 있다(Bude & Lanntermann, 2006; Lind & Tyler, 1988). 전반적으로, 정당한 세계에 대한 개인적 신념의 동화 기능은 부당함의 감정을 억제하고 사회적 소속감을 강화하는 역할을 한다.

정당한 세계 신념과 주관적 웰빙

정당한 세계 신념의 주요 속성 -세계의 공정성에 대해 신뢰하고, 사적 계약에 헌신하며, 생활사건에 대한 해석의 틀을 제공하는 - 은 다양한 적응적 시사점을 가지기 때문에, 정당한 세계 신념은 주관적인 웰빙에 직접적으로든 간접적으로든 긍정적인 영향을 미칠 것으로 기대할 수 있다. 정당한 세계 신념과 주관적 웰빙 사이에 정적 상관이 있다는 증거는 풍부하다. 게다가, 연구는 비희생자 뿐 아니라 다양한 집단의 희생자들의 웰빙을 설명하는 데 있어서도 정당한 세계에 대한 개인적인 신념이 정당한 세계에 대한 일반적인 신념보다 더 중요하다는 것을 보여주었다(Dalbert, 1999; Lipkus et al., 1996; Otto et al., 2006; Sutton & Douglas, 2005).

벌만[Bulman]과 워트맨[Wortman](1977)은 29명의 척수 사고 희생자를 조사하여 현재의 행복에 대한 피해자들의 보고와 정당한 세계 신념 사이의 유의미한 정적 관계를 관찰했다. 오토[Otto] 등(2009)은 정당한 세계 신념이 취업자와 실업자 모두의 자존감과 삶의 만족을 높이는 자원으로써 기능한다는 것을 발견했다. 그러나 심장마비 후 회복에 대한 연구는 엇갈린 결과를 낳았다. 70명의 인디언 남성 표본에서 정당한 세계 신념과 심장마비 후 한 달 후가 아닌 4일 후의 회복 사이에서 정적 관계가 발견되었다(Agrawal & Dalal, 1993). 심각한 화상을 입은 49명의 환자들을 대상으로 한 연구(Kiecolt-Glaser & Williams, 1987)에서, 정당한 세계 신념과 기분, 순응, 고통의 경험 또는 고통 관련 행동 사이의 관계는 관찰되지 않았다. 이와는 반대로 95명의 만성 통증 환자의 표본에서 정당한 세계 신념에 대한 확신은 고통의 강도, 장애, 심리적고통과 부적으로 연관되어 있었다(McParland & Knussen, 2008). 112명의 홍수 피해자 표본에서, 정당한 세계 신념은 정신병리적 증상에 대한 완충제 역할을 했다(Otto et al., 2006). 이같은 자연재해 희생자들이 정당한 세계에 대한 개인적인 신념을 가질수록 그들이 보여주는 불안과 우울, 그리고 일반적인 심리적 고통은 줄어들었다. 홍수로 인한 상당한 스트레스 요인과 상실을 통제했을 때 이러한 결과 패턴은 지속되었다. 마지막으로 드주카^{Dzuka}와 댈버트^{Dalbert}(2007)는 교사의 웰빙이 정당한 세계 신념과 정적 상관이 있으며 학생들의 폭력에 노출될 때 이런 상관이 유지된다는 것을 입증했다. 요컨대, 정당한 세계에 대한 개인적인 신념에 초점을 맞춘 최근의 희생자 연구는 정당한 세계 신념이 정신건강을 보호하는 자원으로 작용한다는 분명한 증거를 제공했다.

2.3.4 무의식적 수준에서 작용하는 정당한 세계 신념

정당한 세계 연구는 사람들이 정의를 믿어야 하며, 정당한 세계 신념을 방어하고 보호하기 위해 정의를 위해 노력해야 한다는 것을 보여주었다(예: Lerner & Miller, 1978). 이러한 정의 동기^{justice motive}는 개인마다 다르며 그 자체로 목적으로서의 정의를 위한 노력을 설명한다. 정당한 세계 가설에 대한 기본적인 생각은 사람들이 부당함에 직면했을 때 고통을 받고 정의를 회복할 필요성을 느낀다는 데 있다(예: Lerner, 1980). 정당한 세계 신념은 이 무의식적인 욕구의 힘을 나타낸다. 따라서 그것은 반영적인 자기개념^{self-concept}의 차원이라기보다 기본적인 도식^{schema}(Epstein, 1990)이다. 실제로, 정당한 세계 신념이 부당함(예: 부당한 운명의 무고한 희생자들을 비난하는 것, Hafer & Begue, 2005, 리뷰참조)에 대한 인지적 재해석과 같은 직관적인 정의 추동^{justice-driven} 반응에 영향을 미치지만, 또한 불의를 저지른 사람들의 자존감 저하와도 관련이 있다는 것을 정당한 세계 연구에서 보여준다(Dalbert, 2001). 즉 이론적 · 경험적 연구는 인간의 다른 암묵적인 동기(McClelland et al., 1989)와 마찬가지로 정당한 세계 신념이 정의 요구^{justice demands}에 대한 본질적이지만 무의식적인 반응의 원천임을 제안한다. 따라서 정의 동기 이론(Dalbert, 2001)은 정당한 세계 신념이 무의식적인 수준에서 작용하는 암묵적인 정의 동기를 나타내는 것으로 해석하며, 따라서 부당함에 대한 직관적인 반응을 의식적인 반응보다 더 잘 설명할 것으로 기대할 수 있다.

2.3.5 외상 후 울분장애^{PTED}의 결론

정의^{justice} 연구는 사람들이 정의, 특히 개인적인 정당한 세계를 믿는 실존적·무의식적 욕구를 가지고 있다는 것을 보여주었다. 결과적으로, 그들은 개인적인 정당한 세계에 대한 기본적인 신념을 유지하기 위해 정의를 향해 노력한다. 이러한 정의 동기는 개인 간 별로 변화하는 정당한 세계 배열에 의해 반영되며, 그 자체로 목적으로서의 정의를 향한 사람들의 노력 차이를 설명한다. 이러한 설명은 그들의 행동 및 관찰되거나 경험된 부당함의 동화라는 양쪽 모두의 용어로 이루어진다. 그 대가로, 정의 동기는 세계의 공정성과 타인으로부터의 정당한 대우를 신뢰하게 한다. 결과적으로, 정당한 세계에 대한 개인적인 신념이 강한 사람들은 사고, 자연재해, 폭력에 노출되는 것과 같은 심각한 부정적인 생활 사건에 직면했을 때조차도 더 나은 정신 건강을 누린다. 종합하면 정당한 세계에 대한 개인적인 신념은 PTED의 발달에 대항하는 자원으로 볼 수 있다.

PTED는 개인이 정당한 세계에 대한 기본적인 개인의 신념을 더이상 유지할 수 없을 때(예를 들어, 부당함이 지속되는 상황에서) 발달할 수 있다. 정당한 세계에 대한 개인적인 신념은 보통 경험의 해석에 영향을 미치는 개인 성향으로 보인다. 그러나 정의로운 세계에 대한 신념에 미치는 정의 경험의 부가적인 역효과를 나타내는 데이터는 이러한 가정을 충족시킨다. 연구 결과에 따르면 학교와 가정에서의 정의 경험은 정당한 세계에 대한 개인적인 신념을 변형시키며(Dalbert & Stoeber, 2006), 수감 기간과 같은 요인(Otto & Dalbert,

2005), 직장에서의 단조로움, 직장에서의 괴롭힘 경험(Cubela Adoric & Kvartuc, 2007; Dzuka & Dalbert, 2007; Otto & Schmidt, 2007)은 정당한 세계에 대한 개인적인 신념과 부적 상관이 있다. 그러므로, 정당한 세계에 대한 개인적인 신념은 일부 경험적인 구인으로 여겨져야 한다(Maes & Schmitt, 2004). 그럼에도 불구하고, 분명한 결과패턴은 정당한 세계에 대한 강한 신념이 사건을 정당한 것으로 평가하는 경향이 있다는 것을 보여준다.

위에서 설명한 바와 같이, 정당한 세계에 대한 개인적인 신념에 대한 부당함의 동화는 부당함이나 자기비난을 과소평가하는 것과 같은 다른 반응을 수반할 수 있다. 부당함은 불공정한 운명의 결과이거나 다른 사람에 의해 의도적으로 발생할 수있는 받지 않아야 할 혐오스러운 결과이다(예: Keltner et al., 1993). 단, 그 의도가 반드시 피해자에게 해를 끼치려는 것은 아니라는 점에 유의해야 한다. 예를 들어 공장 폐쇄를 막기 위해 직원들의 급여를 줄이기로 결정하는 사업주를 상상해 보라. 종업원들은 그/그녀의 사업 상황에 대한 평가에 동의하지 않을 수도 있고 임금 삭감에 의해 부당하게 영향을 받는다고 느낄 수도 있지만, 그들은 여전히 사업주가 그들을 해칠 의도가 아니라 공장을 구할 의도가 있었다는 것을 인정할 수도 있다. 그러므로 해악자의 의도를 과소평가하는 것은 정당한 세계에 대한 자신의 신념에 부당함을 동화시키는 또 다른 방법이다. 정당한 세계 신념이 강한 개인은 가해자에 의해 표적이 되지 않는다고 느낀다(Dalbert, 2002). 반대로 피해자는 가해자의 행위를 고의적인 행위뿐만 아니라 고의적으로 유해한 행위라고 해석함으로써 피해자의 의도를 과장할 수도 있다. 의도적으로 해를 가한 것은 정당한 세계에 대한 개인적인 신념을 심각하게 위협하는 공격 행동이다.

어느 지점에서, 부당 경험은 정당한 세계 신념을 손상시킬 수 있다. 쿠벨라 아도릭Cubela Adoric과 크발투Kvartuc(2007)는 부당 경험이 특수한 정도의 역경에 도달할 때 이런 일이 발생한다고 제안했다. 아직까지 정당한 세계 신념이 어떠한 조건에서 부당함의 동화를 촉진하는지 또 어떤 조건에서 부당함이 더이상 동화되지 못하지만 정당한 세계를 불안정하게 하는지에 대한 연구는 거의 없었다. 후자는 정기적인 부당 경험, 예를 들어, 구직 중에 잦은 거부나 직장에서의 지속적인 괴롭힘(Cubela Adoric, 2004), 장기 실업(Cubela Adoric, 2004; Dzuka & Dalbert, 2002), 사회적 격변(Dalbert & Katona-Sallay, 1996)과 같은 것을 포함한다. 이러한 조건하에 직관적인 수준에서 대처하는 것은 더 이상 불가능할 수 있으며, 정당한 세계 신념이 줄어들거나 무너질 수도 있다. 공산주의 체제가 붕괴된 후 헝가리의 일련의 연구(Dalbert & Katona-Sallay, 1996)에서 정당한 세계에 대한 일반적인 신념의 가능한 발전 순서를 밝혀냈다. 정치개혁 직후 정당한 세계 신념의 총체적 붕괴가 관찰되었고, 이어서 내재된 정의에 대한 약한 신념(예: "기본적으로 세상은 정당한 곳이라고 생각한다.")으로 분화한 시기, 그리고 미래의 보상에 대한 보다 강한 신념(예: "나는 정의가 항상 불의보다 우세할 것으로 확신한다.") 이 뒤따랐다. 이것은 정당한 세계에 대한 동질적 신념이 결국 다시 출현하기 전에 정의 신념을 조정하는 기간으로 볼 수 있다.

그러나, 사람들은 심각하고 지속적인 부당함에 직면할 때에도 다르게 반응한다. 어떤 사람들은 여전히 무의식적으로 그리고 직관적으로 부당함에 대처할 수 있으며, 다른 사람들은 의식적인 수준에서 경험의 부당함을 인정하는 번뜩이는 반응을 보일 수도 있다. 극소수의 사람들만이 PTED를 발전시킨다. 내가 볼 때, PTED의 저변에 흐르는 핵심 병리적 메커니즘은 정당한 세계에 대한 개인적인 신념의 위반으로, 이것은 사람들로 하여금 직관적으로 부당함을 동화시킬 수 없게 만든다. 정당한 세계에 대한 약한 신념(Dalbert, 1997)및 사회적, 개인적 요소들과 결합된 특수한 종류의 불공정 경험이 촉발 기제가 될 수 있다. 따라서, 울분은 정의를 믿는 기본욕구를 고려해야만 충분

히 이해할 수 있다. 따라서 PTED의 발달에 대한 향후 연구는 정당한 세계에
대한 개인적인 신념이 PTED에 어떤 영향을 미치는지 탐색해야 한다.

참고문헌

Agrawal M, Dalal AK (1993) Beliefs about the world and recovery from myocardial infarction. Journal Soc Psychol 133:385–394

Begue L,Muller D (2006) Belief in a just world as moderator of hostile attributional bias. Brit J Soc Psychol 45:117–126

Bierhoff HW(1994) Verantwortung und altruistische Personlichkeit [Responsibility and altruistic personality]. Z Sozialpsychol 25:217–226

Bierhoff HW, Klein R, Kramp P (1991) Evidence for the altruistic personality from data on accident research. J Pers 59:263–280

Brown YD (1986) Evaluations of self and others: Self-enhancement biases in social judgements. Soci Cogn 4:353–376

Bude H, Lantermann E-L (2006) Soziale Exklusion und Exklusionsempfinden [Social exclusion and feelings of exclusion]. Kolner Z Soziol und Sozialpsychol 58:233–252

Bulman RJ, Wortman CB (1977) Attributions of blame and coping in the "real world": Severe accident victims react to their lot. J Pers Soc Psychol 35:351–363

Cohn ES, Modecki KL (2007) Gender differences in predicting delinquent behavior: Do individual differences matter? Soc Behav Pers 35:359–374

Correia I, Dalbert C (2007) Belief in a just world, justice concerns, and well-being at Portuguese schools. Eur J Psychol Educ 22:421–437

Correia I, Dalbert C (2008) School bullying: Belief in a personal just world of bullies, victims and defenders. Eur Psychol 13:249–254

Correia I, Kamble SV, Dalbert C (2009) Belief in a just world and well-being of bullies, victims and defenders: A study with Portuguese and Indian students. Anxiety, Stress and Coping. Advance online publication doi:10.1080/10615800902729242

Correia I, Vala J (2004) Belief in a just world, subjective well-being and trust of young adults. In: Dalbert C, Sallay H (eds)The justice motive in adolescence and young adulthood: Origins and consequences. Routledge, London, pp 85–100

Correia I, Vala J, Aguiar O (2007) Victim's innocence, social categorization, and the threat to the belief in a just world. J Exp Soc Psychol 43:31–38

Cubela Adoric V (2004) Belief in a just world and young adults' ways of coping with unemployment and the job search. In: Dalbert C Sallay H(eds)The justice motive in adolescence and young adulthood: Origins and consequences. Routledge, London, pp 189–214

Cubela Adoric V, Kvartuc T (2007) Effects of mobbing on justice beliefs and adjustment. Eur Psychol 12:261–271

Dalbert C (1997) Coping with an unjust fate: The case of structural unemployment. Soc Justice Res 10:175–189

Dalbert C (1999) The world is more just for me than generally: About the personal belief in a just world scale's validity. Soc Justice Res 12:79–8

Dalbert C (2001) Thejustice motive as a personal resource: Dealing with challenges and critical life events. Kluwer Academic/Plenum Publishers, New York

Dalbert C (2002) Beliefs in a just world as a buffer against anger. Soc Justice Res 15:123–145

Dalbert C, Filke E (2007) Belief in a just world, justice judgments, and their functions for prisoners. Crim Justice Behav 34:1516–1527

Dalbert C, Katona-Sallay H (1996) The "belief in a just world" construct in Hungary. J Cross-Cult Psychol 27:293 314

Dalbert C,Montada L, SchmittM (1987) Glaube an eine gerechteWelt alsMotiv: Validierungskorrelate zweier Skalen [The belief in a just world as a motive: Validity correlates of two scales]. Psychol Beitr 29:596–615

Dalbert C, Stoeber J (2006) Thepersonal belief in a just world and domain-specific beliefs about at school and in the family: A longitudinal study with adolescents. Int J Behav Dev 30:200–207

Dalbert C,Umlauft S (2009) Therole of the justice motive in economic decision making. J Econ Psychol 30:172–180

DePalma M,Madey SF, Tillman TC,Wheeler J (1999) Perceived patient responsibility and belief in a just world affect helping. Basic Appl Soc Psychol 21:131–137

Dette D, Stober J, Dalbert C (2004) Belief in a just world and adolescents' vocational and social goals. In: Dalbert C, Sallay H(eds)The justice motive in adolescence and young adulthood: Origins and consequences. Routledge, London, pp 11–25

Dzuka J, Dalbert C (2002) Mental health and personality of Slovak unemployed adolescents: About the beliefs in a just world's impact. J Appl Soc Psychol 4:732–57

Dzuka J, Dalbert C (2007) Student violence against teachers: Teachers' well-being and the belief in a just world. Eur Psychol 12:253–260

Epstein S (1990) Cognitive-experiential self-theory. In: Pervin LA (ed) Handbook of Personality. Theory and Research. Guilford Press, New York, pp 165–192

Furnham A (2003) Belief in a just world: Research progress over the past decade. Pers Indiv Differ 34:795–817

Furnham A, Procter E (1989) Belief in a just world: Review and critique of the individual difference literature. Brit J Soc Psychol 28:365–384

Hafer CL (2000) Investment in long-term goals and commitment to just means drive the need to believe in a just world. Pers Soc Psychol Bull 26:1059–1073

Hafer CL, Begue L (2005) Experimental research on just-world theory: Problems, development, and future challenges. Psychol Bull 131:128–167

Hafer C L, Bogaert AF, McMullen SL (2001) Belief in a just world and condom use in a sample of gay and bisexual men. J Appl Soc Psychol 31:1892–1910

Keltner D, Ellsworth PC, Edwards K (1993) Beyond simple pessimism: Effects of sadness and anger on social perception. J Pers Soc Psychol 64:740–752

Kiecolt-Glaser JK, Williams DA (1987) Self-blame, compliance, and distress among burn patients. J Pers Soc Psychol 53:187–193

LambertAJ, Burroughs T,Nguyen T (1999) Perceptions of risk and the buffering hypothesis:The role of justworld beliefs and right-wing authoritarianism. Pers Soc Psychol Bull 25:643–656

Lerner MJ (1965) Evaluation of performance as a function of performer's reward and attractiveness. J Pers Soc Psychol 1:355–360

Lerner MJ (1977) Thejustice motive: Some hypotheses as to its origins and forms. J Pers 45:1–52

Lerner MJ (1980) The belief in a just world: A fundamental delusion. PlenumPress, New York

Lerner MJ, Miller DT (1978) Just world research and the attribution process: Looking back and ahead. Psychol Bull 85:1030–1051

Lind EA, Tyler TR (1988) The social psychology of procedural justice. PlenumPress, New York

Linden M, BaumannK, Lieberei B, RotterM(2009)ThePost-TraumaticEmbitterment Disorder Self-Rating Scale (PTED Scale). Clin Psychol Psychother 16:139–147

Linden M, Baumann K, Rotter M, Schippan (2008) Diagnostic criteria and the standardized diagnostic interviewfor posttraumatic embitterment disorder (PTED). Interna J Psychiatry Clin Pract 12:93–96

Lipkus IM, Dalbert C, Siegler IC (1996) The importance of distinguishing the belief in a just world for self versus for others: Implications for psychological well-being. Pers Soc Psychol Bull 22:666–677

Lipkus IM, Siegler IC (1993) The belief in a just world and perceptions of discrimination. J Psychol 127:465–474

Loo R (2002) Belief in a just world: Support for independent just world and unjust world dimensions. Pers Indiv Differ 33:703–711

Maes J, Schmitt M (2004) Belief in a just world and its correlates in different age groups. In: Dalbert C, Sallay H (eds)The justice motive in adolescence and young adulthood: Origins and consequences. Routledge, London, pp 11–25

McClelland DC, Koestner R,Weinberger J (1989) How do self-attributed and implicit motives differ? Psychol Rev 96:680–702

McParland JL, Knussen C (2008) Just world beliefs moderate the relationship of pain intensity and disability with psychological distress in chronic pain support group members. Eur J Pain. Advance online publication doi:10.1016/j.ejpain.2008.11.016

Messick DM, BloomS, Boldizar JP, Samuelson CD (1985) Why are we fairer than others? J Exp Soc Psychol 21:480–500

Otto K, Boos A, Dalbert C, Schops D, Hoyer J (2006) Posttraumatic symptoms, depression, and anxiety of flood victims: Theimpact of the belief in a just world. Pers Indiv Differ 40:1075–1084

Otto K, Dalbert C (2005) Belief in a just world and its functions for young prisoners. J Res Pers 39:559–573

Otto K,GlaserD, Dalbert C (2009) Mental health, occupational trust, and the quality ofworking life: Does the belief in a just world matter? J Appl Soc Psychol 39:1288–1315

Otto K, Schmidt S (2007) Dealing with stress in the workplace: Compensatory effects of belief in a just world. Eur Psychol 12:253–260

Ritter C, BensonDE, Snyder C (1990) Belief in a just world and depression. Sociol Persp 33:235–252

Rubin Z, Peplau LA (1973) Belief in a just world and reaction to another's lot: A study of participants in the national draft lottery. J Soc Issue 29(4):73–93

Rubin Z, Peplau LA (1975) Who believes in a just world? J Soc Issues 31(3):65–89

Sallay H (2004) Entering the job market. Belief in a just world, fairness and well-being of graduating students. In: Dalbert C, Sallay H (eds)The justice motive in adolescence and young adulthood: Origins and consequences. Routledge, London, pp 215–230

Smith CA Ellsworth PC (1985) Patterns of cognitive appraisal in emotion. J Pers Soc Psychol 48:813–838

Strelan P (2007) The prosocial, adaptive qualities of just world beliefs: Implications for the relationship between justice and forgiveness. Pers Indiv Differ 43:881–890

Sutton RM, Douglas KM (2005) Justice for all, or just for me?More evidence of the importance of the self–other distinction in just-world beliefs. Pers Indiv Differ 39:637–645

Sutton RM,Winnard EJ (2007) Looking ahead through lenses of justice: The relevance of justworld beliefs to intentions and confidence in the future. Brit J Soc Psychol 46:649–666

Taylor DM,Wright GC, Moghaddam FM, Lalonde RN (1990) The personal/group discrimination discrepancy: Perceiving my group, but not myself, to be a target for discrimination. Pers Soc Psychol Bull 16:254–262

Tomaka J, Blascovich J (1994) Effects of justice beliefs on cognitive, psychological, and behavioral responses to potential stress. J Pers Soc Psychol 67:732–740

Zuckerman M (1975) Belief in a just world and altruistic behavior. J Pers Soc Psychol 31:972–976

Zuckerman M, Gerbasi KC (1977) Belief in a just world and trust. J Res Pers 11:306–317

2.4 │ 외상 후 보복^{Revenge after trauma}: 이론적 개요

Ira Gäbler and Andreas Maercker

이 장은 보복에 초점을 맞추고 있다. 보복은 외상 및 외상 후 스트레스 장애^{PTSD}와 관련된 것으로 알려진 울분의 맥락에서 종종 발생하지만 다소 소홀히 여겨졌던 심리적 현상이다. 보복에 대한 최근의 이론적 접근과 연구 결과, 그리고 보복과 울분 현상의 구체적인 관계를 요약하고 치료적 의미를 논의할 것이다. 이 장의 주요 목적은 외상 경험 이후 보복 감정과 생각의 발달을 예측하고 또 외상 경험이 외상 후 증상의 유지에 미치는 영향을 예측하는 이론적 과정 모형을 제시하는 데 있다. 보복에 대한 심리학적 문헌에 기반하여, 우리는 보복과 외상 후 스트레스 사이의 관계에 대한 잠재적인 정서적, 인지적, 동기적 매개요인을 찾아내고자 한다.

이 장에서는 보복의 개념을 외상의 맥락에 도입한 후, 보복에 대한 몇 가지 다른 개념화와 이론적 접근법을 개관하고 개념을 정의할 것이다. 이후, 이 연결을 매개하는 과정뿐만 아니라 보복과 PTSD 사이의 관계에 대한 이론적 모형을 제시할 것이다. 이와 같은 맥락에서 우리는 모형에 포함된 변수와 궤적에 대한 경험적^{empirical} 기초를 확립하기 위해 심리학적 문헌을 가져올 것이다. 나아가, 치료적 의미와 연구적 관점뿐만 아니라 복수 현상과 건강 사이의 관계를 고려하고자 한다. 울분과 보복 현상의 구체적인 관계는 이 장의 처음과 끝에서 논의될 것이다.

2.4.1 도입: 울분과 보복

이 장은 울분이라는 주제에서 나온 내용으로 이해될 수 있으며, 외상화 이후 보복의 심리적 양상과 과정을 설명한다. 왜 울분이라는 맥락에서 외상 후

보복 현상을 고려할 필요가 있는가? 독립된 심리현상을 나타내지만 보복은
울분과 관련이 있는 것 같다. 두 개념 사이의 주된 연결고리는 두 개념이 역
기능적 정신반응과 증상 면에서 모두 외상 경험 이후 발생한다는 것이다. 보
복은 종종 울분과 함께 언급되는데, 울분은 동시 발생적인 정서 상태거나 울
분 밑에 깔린 동기인 "격퇴하고 싶은 충동the urge to fight back" 중 하나이다(Linden
et al., 2004). 그것은 심지어 "....환자들....은 보복할 생각에 사로잡혀 있을 때
조차 미소를 지었다"(Linden et al., 2003, 2004)고 하는 외상 후 울분장애PTED의
정의에도 적용된다. 일반적으로 울분은 부낭함에 대한 시각과 핵심 가치판
의 위반과 관련된 외상적인 생활 사건의 여파로 발생하는 심리적 반응이며,
그것은 피해를 입었고 무력하다는 자기 인식을 내포하고 있다(Linden, 2003).
마찬가지로 보복은 대인관계 상처, 사회규범 위반(예: McKee & Feather, 2008),
외상화와 같은 부정적인 경험에 대한 반응으로 여겨진다. 울분과 마찬가지
로, 그것은 부당함, 피해자됨 또는 개인의 권리와 청구권 침해에 대한 주관적
경험과 관련이 있다(Orth et al., 2003). 부가적으로 굴욕이나 정체감에 대한 위
협의 경험을 포함할 수도 있다(Frijda, 1989).

　물론 원치 않는, 통제할 수 없는, 강렬한 보복 감정과 환상은 억울하다는
생각을 훨씬 뛰어넘지만(Horowitz, 2007), 그럼에도 불구하고 이 장에서 보여
지듯 두 구인 사이에는 어느 정도 현질적인 중첩이 있을 수 있다. 울분과 보
복은 모두 정서적 흥분과 관련이 있으며 공격적인 경향(예: Linden et al., . 2004;
Milgram et al., 2006)과 관련이 있다. 그러나, 왜 외상경험 후 보복이나 울분이
생기는지, 두 가지가 병행하여 존재할 수 있는지, 그리고 어떤 구체적인 과정
이 외상 후 보복의 발생에 영향을 미치는지는 불분명하다. 지금까지, 보복은
외상 이후의 장애에 대한 심리학 연구에서 널리 무시되어 왔다. 심리치료자
와 연구자 모두 외상 후의 보복 현상에 익숙하지만(Horowitz, 2007; Orth et al.,

2003; Rose, 1991), 보복과 관련된 구체적인 과정과 요인에 대한 체계적인 탐색은 거의 이루어지지 않았다. 이 장은 이러한 격차를 메우기 위한 첫 번째 단계를 나타낸다.

2.4.2 외상적 맥락에서의 보복

심리학적 연구는 외상, 특히 PTSD로 인한 증상의 발달과 유지에 영향을 미치는 다양한 요인을 밝혀냈으며, 이 장에서 우리는 예시를 중심으로 기술할 것이다. 성별, 연령, 외상화 유형, 주관적인 외상용량$^{trauma\ dose}$(Orth et al., 2003, 2006)을 포함하는 이러한 변수들은 PTSD 변량을 어느 정도는 설명할 수 있지만 결코 모두 설명할 수는 없다. 우리는 보복이(표준 피해자 변수의 예언력을 높이는) 외상 후 증상 예측에 중요한 추가적 요인이 될 수 있다고 제안한다. 가장 강력한 영향 변수가 이미 확립된 것을 감안하면, PTSD의 유지에 기여하는 더 많은 요인을 규명하는 것의 가치는 무엇인가? 이 질문에 대한 답은 간단하지만 꽤 설득력이 있다. 보복 감정과 생각이 아무리 PTSD 유지의 약한 예측변수일 뿐일지라도, 그것들은 치료의 대상이 될 수 있는 심리적 과정을 나타낸다. 그러나 성별, 나이, 외상용량은 바꿀 수 없는 사실이다.

외상 경험 다음으로, 보복 감정과 생각은 가까운 관계에서의 대인관계 갈등(McCullough et al., 1998, 2001), 학교 괴롭힘의 경험(예: Carlisle & Rofes, 2007), 직장 내 갈등(예: Aquino et al., 2001; Bradfield & Aquino, 1999). 그러나 이 장에서는 심각하고 외상적인 위반에서 비롯되는 보복 현상에 초점을 맞춘다. 민간인 잔학 행위, 정치적 폭력, 전쟁과 같은 심각한 외상에서 보복의 문제를 다룬 다양한 연구들이 있다. 다음과 같은 예에서 알 수 있듯이 전쟁이나 군사적 침략에 노출된 후에는 보복 감정이 자주 관찰된다. 코소보^{Kosovo} 전쟁이 끝난 지 1년 후, 전쟁에 노출되었던 코소보의 알바니아인 표본의 약 50%가 강한 보복 감정과 환상을 보고했다(Lopes Cardozo et al., 2000, 2003). 전후 아프가니스탄에서는, 전쟁 중 장애인의 20%가 보복에 대한 열망을 보고하였다(Lopes Cardozo et al., 2004). 전 우간다와 콩고 소년병들은 적으로 간주되는 사람들에 대한 보복 감정을 보고했다(Bayer et al., 2007). 보복 열망은 또한 미디어를 통해 9.11 테러 공격에 간접 노출되면서 일어나는 감정적 반응으로서도 관찰되었다(Brown et al., 2008).

보복 현상은 자연 재해나 범죄와 같은 민간인 외상에서도 비롯될 수 있다. 예를 들어, 1998년 니카라구아의 허리케인 이후, 조사된 청소년 피해자들 중 절반 이상이 정부에 대한 보복 의견을 표명했는데, 그들은 이에 대해 불충분한 경고와 긴급 지원이 제공됐다고 생각했다(Goenjian et al., 2001). 마찬가지로 1999년 그리스에서 심각한 대지진이 발생하고 3개월 후, 인터뷰한 어린이와 청소년들은 보복에 대한 생각을 보고했다(Roussos et al., 2005). 게다가 강간, 폭행, 강도, 자유의 박탈과 같은 범죄의 희생자들은 범행 후 몇 년이 지나도 강력하고 끈질긴 보복 감정을 경험하는 것으로 보고되었다(Orth, 2003; Orth et al., 2006). 예를 들어, 콜롬비아와 페루에서 조직폭력 피해자들은 보복 감정과 앙갚음에 대한 열망을 보고하였다(Elass, 2001).

요컨대, 보복은 인식된 해악과 부당함에 대한 빈번한 반응이며 외상의 맥락에서 중요한 심리적 현상으로 보인다. 그럼에도 불구하고, 위에서 인용한 연구들 중 어느 것도 보복을 자세히 검증하거나 그 기저의 메커니즘을 고려하지 않았다. 오히려 그들은 단순히 보복이 다른 심리적 구인이나 정신 질환과 일치한다고 언급했다. 대부분의 연구는 보복의 발생을 탐지하기 위해 몇 가지 문항이나 한 가지 질문만을 사용했다. 지금까지, 어떤 연구도 심리적인 기능, 개별적인 과정 또는 보복의 특정한 전제조건에 대해 탐색하지 않았다.

게다가, 대부분의 이전 연구들은 전쟁이나 자연 재해와 같은 대규모 외상의 맥락에서 보복을 다루고 있다. 우리가 아는 한, 보복이 외상 유형과 관련 있다는 것이 치료적 맥락으로부터 알려졌음에도 불구하고, 예를 들어, 강간 이나 대인 폭력의 희생자들을 대상으로 복수심을 탐색한 연구는 거의 없다.

심리학적 연구(특히 정신분석적 연구)는 다양한 보복과 관련된 이론과 개념을 제공한다. 그러나 사실 여기서 다룰 수 있는 것보다 보복 개념은 더 많다. 따라서 이 장은 보복 과정 모형과 관련된 개념으로 제한된다. 다음 절에서는 외상 후 보복 발생에 대한 이론적 개념을 제시하고 보복이 개인에게 미치는 영향을 탐색할 것이다.

2.4.3 대처 전략으로서의 보복

최근 이론은 보복을 대처 전략의 의미로 부정적이거나 외상적인 경험에 대해 나올 수 있는 반응이라고 설명한다(예: Bradfield & Aquino, 1999; Orth et al., 2003, 2006). 피해자됨^{victimization}은 일반적으로 신체적 · 정신적 건강에 대한 위협으로 인식되고 심각한 부당 경험으로 인식되기 때문에 그것은 대처반응을 자극한다(Montada, 1994; Orth et al., 2006). 일부 저자들은 보복을 순수한 행동적 대처 전략으로 이해하고 행동의 관점에서 개념화했다(Gollwitzer, 2004). 그러나, 피해자됨은 보복 감정을 경험하거나 보복 환상을 갖고 숙고하는 등 다양한 정서적 · 인지적 과정을 촉발할 수도 있으며, 또는 그 대신에 부당함을 받아들이거나, 사건과 그 결과를 인지적으로 재조명하거나, 자신의 감정을 억제하거나 부정하는 등의 다양한 정서적 · 인지적 과정을 포함할 수도 있다(Berry et al., 2004; Worthington, 2001).

비록 보복 감정과 생각이 폭력과 범죄 행위(예: Pettiway, 1987) 같은 부정적인 사회적 행동(Stuckless & Goranson, 1992)을 향한 필수적인 동기 강화자로 인용되지만, 그렇다고 반드시 행동으로 옮겨지는 것은 아니다. 현재까지, 보복 연구에서는 자기보고로 평정된 보복의 감정/인지와 행동 측정 간에 어떠한 유의미한 관계도 발견하지 못했다(예: Greer et al., 2005). 게다가 실제로 보복을 실행에 옮긴 범죄 피해자들의 수는 알려지지 않았다(Orth, 2006). 따라서 우리는 보복 행동에 초점을 맞추지 않고, 예를 들어, 외상을 입은 개인의 부서진 자기 개념과 통합을 회복시키는 것을 목표로 하는 내부 심리적 과정으로서 보복 감정과 생각에 중점을 둔다(Bayer et al., 2007; Bradfield & Aquino, 1999; Cota-McKinley et al., 2001).

대치 접근에 따라, 우리는 보복을 외상 경험으로 인한 부정적인 개인의 후유증을 관리하려는 시도로 특징짓는다. 자기 개념과 자기 가치를 극복하고 회복하는 맥락에서 보복 감정과 인식은 상처와 고통에 의해 촉발된 정신적 과정에 긍정적으로 영향을 미치는 외상에 대한 유용한 반응으로 볼 수 있다. 실제로 보복 감정이나 환상은 권력과 통제의 만족, 보장, 경험을 제공함으로써 개인에게 이익이 된다. 가해자의 고통을 상상하는 희생자는 적어도 자신의 마음 속에서 정의와 힘을 회복함으로써, 지속적인 부당함[injustice], 무기력[helplessness], 무력감[powerlessness]의 경험으로부터 안도감을 느낄 수도 있다. 외상과 무관한 경험적 연구는 독일군의 구성원들이 자신의 상관이 해를 입는 것을 상상했을 때 긍정적인 감정을 경험하고 적의를 감소시켰다는 것을 보여주었다(Montada & Boll, 1988). 더군다나 실험은 낭만적인 관계에서 가상의 부정행위를 한 후 상상으로 상징적인 보복을 하는 것(부두교의 인형을 밟는 것)이 공격성을 떨어뜨리는 결과를 초래했다는 연구 결과가 나왔다. 그러나, 비공격적 갈등 해결책이 동일한 공격성 감소 효과를 보여준 것처럼, 복수의 완화효과가 이러한 공격적인 반응에 특정되지 않는다는 점을 유의해야 한다(Danzler 외, 2008). 따라서 보복 현상은 그 자체로 피해자에게 부정적으로 보이지는 않는다. 오히려 그것은 적어도 단기적으로 피해자가 취할 수 있는 비교적 문제가 없고 유용한 감정적 대처 반응으로 보인다(Davenport, 1991; Orth et al., 2003). 그러나, 장기간에 걸쳐 지속되는 보복 감정과 인식은 역기능적이 된다는 증거가 있다(Ehlers, 1999). 예를 들어, 이러한 역기능은 수치심이나 비난과 같은 부정적이고 스트레스를 주는 감정의 발달에서 비롯될 수 있다(Horowitz, 2007). 한 실험연구에 따르면, 속임수를 처벌한 후 보고된 가장 강한 감정은 불안과 후회였고, 긍정성은 가장 약한 것으로 나타났다(Worthington et al., 2007). 또한 대처 전략으로서 보복은 장기적으로 안정감, 통제감, 또는 자존감을 회복시키는 데 도움이 되지 않는다. 따라서, 보복은 보복을 추동하는 동기를 충족시키지 못하며, 외상 후 장기적으로 기능적이거나 건설적일 수 없다(Maes, 1994). 더욱이, 보복의 추론적인 성격(Berry et al., 2004; Yseldyk et al., 2007)은 주의력과 집중력에 부정적인 영향을 미칠 수 있다. 피해자의 복수심으로 가득한 태도는 사회환경을 소외시켜 사회적 배제로 이어질 수도 있다. 마지막으로, 보복 감정과 생각은 희생자가 외상에 종지부를 찍고, 절망감을 초래하는 것을 막을 수 있으며, 아래에 기술된 바와 같이 PTSD 증상과 기타 정신적·육체적 장애를 유지하는 데 기여할 수 있다. 결론적으로, 장기간의 보복 감정과 생각은 치료를 필요로 하는 다소 역기능적인 대처 방식을 구성하는 것으로 보인다.

보복에 대한 우리의 이론적 모형을 제시하기 전에, 용어를 정의하고 이 장에서 보복이 의미하는 것이 정확히 무엇인지를 명시할 필요가 있다. 다음 절은 우리가 이해한 보복에 대한 실제적인 정의를 제공한다.

2.4.4 보복의 정의definition를 향하여

현재까지 심리학 문헌에는 보복에 대한 일관되고 널리 받아들여진 정의가 없으며, 보복이라는 용어와 관련 용어의 사용에 있어 다소 혼동이 있는 것 같다. 한편, 보복은 보통 다른 개념과 동일시되기도 하고 다른 한편으로는, 보복과 관련 개념 사이에 매우 미세한 구분이 이루어지기도 한다. 예를 들어, 보복[revenge]과 복수[vengeance]라는 용어는 종종 동의어로 사용되며, 특정 사건에 대한 반응(McCullough 외, 1998, 2001)과 기질 또는 성격특성(Yseldyk et al., 2007) 모두에 적용된다. 그러나 일부 저자들은 복수[vengeance]와 보복[revenge]을 분명히 구분하면서, 그 용어는 그들의 수반되는 감정 즉 원한의 감정(보복하려는 열망[desire for revenge])이나 도덕적 모욕과 분노(복수[vengeance])에 따라 구분되어야 한다고 말했다. 그 밖에 보복에 대한 문헌에서도 비슷한 용어가 사용되고 있다. 예를 들어, 응보[retribution]는 상호적이고 적절한 반응의 질을 강조하며 정의나 도덕적 표준의 회복과 같은 동기에 의해 좌우된다. 원한[retaliation]은 주로 탈리온[talion](역주: 눈에는 눈 이에는 이)의 전통에서 잘못에 대한 반응의 비율에 중점을 둔다(예: Gollwitzer, 2004).

우리는 보복을 실제이 혹은 지각된 부당함이나 심각한 상해에 대한 파괴적인 대응으로 정의하고 있는데, 이것은 보통 범죄의 심각성에 비례하지는 않는다(Nozick, 1981). 상호성을 넘어서는 이 특별한 강렬함, 그리고 높은 정서적 관여(예: Bradfield & Aquino, 1999; Ho et al., 2002)는 보복을 정의하는 중요한 특징이며, 이는 심각한 범죄에 대한 다른 정서적 반응과 보복을 구별해준다. 부가적으로, 문헌은 특정 범죄로 인한 현재의 보복 감정(상태)과 성격 특성 면에서 개인의 공격에 보복(revenge)으로 반응하는 보다 일반적인 성향- 때로는 복수(vengefulness)라고 불리는- 사이를 구분한다. 이 장에서 우리는 보복이라는 용어의 사용을 현재의 상태로 한정하지 않고, 특성의 의미에서 시간과 상황에 따라 안정적인 것으로 개념화한다. 따라서 보복은 보복 감정이나 생각을 품고 있는 비교적 안정된 경향으로 특징지을 수 있으며, 이러한 감정으로 행동할 가능성이 더 높아질 수 있다(McCullough 등, 2001; Stuckless & Goranson, 1992;

Yseldyk 등, 2007). 여러 연구들이 다양한 실험 조건에서도 보복 점수에 있어 안정적인 개인차를 보였고 따라서, 보복을 특성^{trait}으로 개념화하는 것을 지지했다(예: McCullough 등, 2001; McCullough & Hoyt, 2002).

보복 다음으로, 우리는 보복 현상이라는 용어를 더 사용하여 보복의 저변에 흐르는 감정적·인지적 요소에 기여하는 보복 감정과 생각을 언급할 것이다. 다음 절에서는 인지적 과정에 의해 정보를 얻는 감정으로서 보복의 정의를 내리며 이에 대해 보다 상세하게 설명할 것이다.

복합 정서로서의 보복

정서에 대한 인지적 재평가 이론은 정서가 생리적 각성의 기초 위에서 발달한다고 말한다. 생리적 각성에는 지각된 각성의 원인에 대한 인지적 평가와 귀인이 뒤따른다(예: Lazarus 1991; Scherer, 1997). 이런 관점에서 보복은 특정한 전제 조건과 동기로부터 발생하는 다양한 인지적 요소와 영향을 미치는 요소를 포괄하는 복합 정서로 개념화될 수 있다(Emmons, 1992).

인지적 평가 과정은 위반 후의 보복 발달에 필요 조건이라고 볼 수 있다. 불공정·부당에 대한 인식에 따라(Cota-McKinley et al., 2001; Stuckless & Goranson, 1992), 다양한 사건 및 가해자 관련 변수(예를 들어, 비난 귀인, 범죄의 여파 이후 사건과 가해자 행동의 부정적 후유증에 대한 평가)는 이 장의 후반부에 논의할 보복현상의 전개를 알린다. 지각된 부당함 및 상해에 연합된 주요 감정들에는 부정적인 경험에 대한 억울함 뿐만 아니라 가해자에 대한 강렬한 분노 및 증오(Cota-McKinley et al., 2001; Stuckless & Goranson, 1992) 등이 있다. 이러한 감정들은 "PTSD와 보복 현상 사이의 관계" 절에서 다룰 것이다. 보복의 동기적 요소는 피해자의 저변에 흐르는 동기와 목적을 가리킨다. 보복은 고통의 책임이 있다고 판단되는 당사자에게 피해나 불편함을 주고 부정적인 감정과 고통의 경험으로부터 안도감을 주기 위한 것이다(Aquino et al., 2001; Stuckless & Goranson, 1992). 보복을 향한 동기는 정의, 평등, 안정성, 힘, 자존감을 회복하고, 미래의 불의를 방지하며, 가해자를 처벌함으로써 도덕적 기준의 타당성을 확인한다(Cota-McKinley et al., 2001; McCullough et al., 2001).

보복에 대한 정의는 정서적, 인지적, 동기적 요소로 구성된 복합 정서로써 다음 절에 제시된 과정 모형의 기초를 형성한다. 그 모형의 목적은 외상 후 보복의 발달에 기여할 것으로 가설을 세운 개인 내적 과정에 대한 지도를 그리는 데 있다. 우리의 녹적은 선택한 변수에 초점을 누고 외상과 보복을 관련시켜 주요 과정들을 설명기 위해 중요한 경험적 결과를 조직화하는 것이다.

2.4.5 보복의 이론적 과정 모형

보복과 그것이 심리적 건강에 미치는 영향에 대한 논의는 외상 후 가장 관련성이 높은 장애 중 하나로 PTSD에 중점을 둔다. PTSD와 보복 사이의 연관성은 다양한 감정과 인지에 의해 매개된다고 가정한다(그림 1 참조).

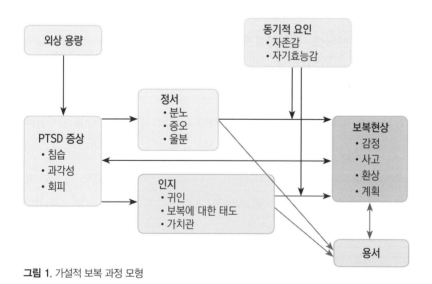

그림 1. 가설적 보복 과정 모형

보복은 내향적이거나 자기 관련적이 아니라 오히려 외향적이며 타인 관련적인 것으로 생각되기 때문에 이 모형은 수치심이나 두려움과 같은 감정을 내면화하기보다는 분노와 같은 외부의 적을 향한 감정에 중점을 둔다. 첫째, PTSD 증상은 특수한 외현화 감정(주로 분노, 증오 및 억울함)의 정도에 직접적으로 영향을 미치는 것으로 가설을 세울 수 있다. 이러한 감정들이 결과적으로 보복 감정이나 생각의 크기를 결정지을 것으로 예상된다. 특수한 인지에 의해 중재된다. 둘째, 우리는 PTSD와 보복 감정 간의 관계가 특수한 인지에 의해 매개된다고 가설을 세운다. 이 때 특수한 인지는 복수를 향한 일반적인 태도, 개인적 가치관, 그리고 심적 외상과 그 후유증에 대한 평가이다. 나아가, 우리는 이 두 경로가 행동조절 성격변수로서 자기 효능감과 자존감에 의해 조절된다고 가설을 세운다.

PTSD와 보복 현상의 상호 관계

PTSD는 압도적인 정신적 외상 후 겪게 되는 가장 흔한 정신의학적 장애 중 하나이다. PTSD가 불안장애로 분류됨에도 불구하고 보복 현상은 PTSD의 일부로 무시되어서는 안된다. 실제로 다음 예에서 볼 수 있듯이 보복과 PTSD의 관계에 대한 경험적 증거가 많이 있다. 지속적인 보복 감정이나 생각은 코소보 전쟁 생존자(Lopes Cardozo et al., 2003), 그리스 지진 생존자(Roussos et al., 2005)와 같은 다양한 외상 집단에서 PTSD 증상의 심각성과 유지를 예측한다고 보고되었다. 우간다 및 콩고의 어린이 병사(Bayer et al., 2007)와 니카라구아 허리케인 피해자(Goenjian et al., 2001)는 이 장의 앞부분에서 언급했었다. 독일 범죄 피해자 자료(Orth et al., 2003, 2006)에 따르면 보복 현상과 PTSD의 상관관계는 시간이 지남에 따라 증가한다. 그들의 임상 경험에 근거하여, 많은 심리 치료사들은 보복 감정과 환상을 배양하는 것이 장기적으로 자기패배적이며 회복을 방해한다고 보고한다(Horowitz, 2007; Lamb, 2005). 또한, PTSD 심각도는 용서하기 어려움 또는 용서할 수 없음과 정적 상관이 있는 것으로 관찰되었다(Hamama-Raz et al., 2008; Kaminer et al., 2001).

기억 연합망 이론the theory of associative networks in memory(Bower, 1981)에 따르면, 외상경험은 전형적인 사고, 기억 및 반응을 서로 연결하는 외상 후 공포 구조를 생성한다(Foa & Kozak, 1986; Riggs et al., 1992). 일부 저자(예: Chemtob et al., 1997)는 이러한 공포 구조가 분노 구조와 밀접하게 연결되어 있다고 제안했다. 분노구조는 기억이나 침습이 공포 구조와 위협의 경험을 활성화할 때마다 공포구조와 마찬가지로 활성화된다. 결과적으로, 외상적 사건의 침습이나 기억을 자극하는 불안은 보복 감정이나 생각 같은 네트워크의 공격적·보복적 요소를 촉발할 수 있다. 게다가 분노 활성화와 분노 초점은 불안이라는 더 불편한 감정을 피하려는 시도라고 언급되어 왔다(Chemtob et al., 1997; Feeny et al., 2000; Foa et al., 1995; Riggs et al., 1992). 이것은 분노와 유사한 보복 감정이나 생각이 공포의 감소에 도움이 될 수 있다는 제안으로 이어진다(참조: Foa et al., 1995).

또한, PTSD와 분노감 사이에 잘 확립된 관계(다음 절 참조)를 감안할 때, 우리는 PTSD와 보복 사이의 비교 가능한 메커니즘을 가정한다. PTSD의 일부로서 과도하게 행동하는 것은 범죄의 특성에 기인한 분노 경험을 강화시킬 수 있다(Taft et al., 2007; Zillmann, 1971). 일부 저자들은 외상 후 침습이 외상 후 과각성과 기질적 분노의 고양을 가져온다고 제안했다(Chemtob et al., 1997; Riggs et al., 1992; Schützwohl & Maercker, 2000). 각성 수준은 분노(Orth et al., 2003) 및 보복 반응(예: Witvliet et al., 2001; Zechmeister et al., 2004)과 관련있는 것으로 나타났다. 이러한 발견에 따르면, 보복은 관련 증상의 배열에서도 발생할 수 있다. 침습과 과각성은 특정 조건(예: 특수한 인지평가 또는 개인 내 전제 조건)에서 보복 감정으로 이어지는 분노를 유발할 수 있다. 많은 연구에서 PTSD와 보복 감정 사이의 관계가 확인되었지만 관계의 방향은 아직 탐색되지 않았다. 보복 현상이 PTSD 증상의 발달과 유지를 결정하는지 또는 PTSD가 보복 감정과 생각을 생성하는지 여부는 불분명하다. 일부 저자들은 보복 감정이 PTSD의 발전에 기여하지 않지만 아마도 증상의 경로^{course}와 유지에 영향을 미치는 중요한 요소라고 가정한다. 예를 들어, 보복과 PTSD 사이의 관계는 피해자됨 이후 시간에 따라 완화되는 것으로 밝혀졌다(Orth et al., 2003, 2006). 대조적으로, 다른 저자들은 PTSD는 보복 감정을 다루고 극복하는 능력을 손상시킨다고 하였다(Bayer et al., 2007). 따라서 PTSD와 보복 현상 사이에 영향의 방향을 명시하기 위해서는 더 많은 연구가 필요하다.

이 장에서 제안한 복수 모형은 PTSD와 심리적인 보복 현상 사이의 상호관계를 가설로 세운다. 한편, 우리는 보복 감정을 활성화하기 위해 PTSD의 구체적인 증상 패턴과 관련 문제(예: 주관적인 고통, 삶의 질 완화, 분노감과 증오감)를 가설로 세운다. 따라서, 우리는 심리적인 증상의 감소가 보복의 필요성을 감소시킬 것으로 기대한다(Baumeister et al., 1998).

다른 한편, 우리는 증상을 지속시키고 피해자들의 회복에 해로움을 주는 보복 감정과 생각을 가설로 세운다(예: Roussos et al., 2005). 다음 절에서는 PTSD와 보복 사이의 관계를 중재하기 위해 가설로 세운 구체적인 감정과 인지 과정을 고려한다.

PTSD-보복 관계의 매개변수로서의 감정

분노^{Anger}. 분노는 종종 보복 현상의 바탕에 깔린 주된 감정이라고 여겨진다. 분노는 일반적으로 혐오적인 경험이나 상처에서 비롯되며 생리적 각성 및 부정적 평가와 관련된 부정적 감정 상태로 정의된다(예: Davenport, 1991). 몇몇 연구자들은 가령, 수감자나 임상 외래환자, 직장의 신입사원 및 대학생 표본에서 분노와 보복 간에 상당한 상관관계가 있다고 보고하였다 (DiGiuseppe & Froh, 2002; Stuckless 등, 1995). 마찬가지로 분노 적대감(다른 부정적 인 감정과 함께 위험함)은 심각한 위반 후 2.5년이 지난 시점에 대학생들의 보복 움직임을 예측하는 것으로 실험에서(Maltby et al., 2008) 예를 들어, 강한 분노 를 경험한 피험자는 기회가 있을 때 임의의 언어 공격에 대응하여 보복한 반 면, 낮은 분노를 경험한 피험자는 그렇지 않았다(Atkinson & Polivy, 1976).

물론 분노의 내용과 보복 감정에는 분명한 중첩이 있다. 두 가지 모두 유 사한 인지 과정("PTSD-보복 관계의 매개변수로서의 인지" 질 참조), 즉 부당함에 대 한 인식, 사건에 대한 부정적 평가, 고의적인 사건으로 해석, 그리고 추론 등 을 포함한다(Barber et al., 2005; Berry et al., 2004; Maxwell et al., 2005). 그럼에도 불구하고, 분노와 보복은 어떤 중요한 점에서 다른 것들과 다르다. 보복 감정 은 항상 특정한 피해나 외상과 관련이 있는 반면(Orth et al., 2003), 분노는 비 특정적이고 비방향적이며 자기 관련적이고 자발적일 수 있는 보다 일반적인 감정인 것 같다. 보복 감정은 공격적이고 파괴적인 경향을 수반하는 반면에 (Harris & Thoresen, 2005), 분노는 많은 표현 방식을 가지고 있으며, 또한 비공 격적이거나 심지어 건설적인 반응을 초래하기도 한다(Stuckless et al., 1995).

한편, 분노는 PTSD와 PTSD 안정화(예: Ehlers et al. 1998; Feeny et al. 2000)에 수반되는 것으로 반복 확인되었으며, 치료 효과를 완화하는 것으로 알려져 있다(Foa et al., 1995; Freyd, 2002). 외상을 겪은 사람들은 고조된 분노(예: Kotler et al., 2001)를 경험하며, 종종 분노 표출 행동이 증가할 수 있다. 39개 연구의 메타분석 결과, 분노가 PTSD 증상의 심각성과 갖는 관계가 명확히 확인되었 다(Orth & Wieland, 2006). 예를 들어, 외상을 겪은 전 동독 피해자들은 지역사 회 표본의 시범 규준보다 훨씬 더 높은 특성 분노 수준을 보고했으며, PTSD 로 진단된 피해자들은 PTSD가 없는 피해자들보다 더 높은 특성 분노를 보였다(Orth et al., 2003, 2006). 분노와 PTSD의 관계는 전쟁 및 전투 참전용사(Novaco & Chemtob, 2002), 폭력적인 외상의 생존자(Connor et al., 2003), 자동차 사고 생존자(Ehlers et al., 1998), 성폭행 여성 피해자(Feeny et al., 2000)에서도 확인되어 왔다. 게다가 심리학적 연구는 외상의 심각성과 분노 경험의 정도 간에 정적 관계를 보여주었다(Riggs et al., 1992; Schützwohl & Maercker, 2000).

몇몇 연구자들은 DSM-IV(Sass et al., 2003)에서 PTSD의 진단 준거인 분노 자체가 성마름 및 분노 폭발과 연결되어 있다는 점에서 분노와 PTSD의 상관관계는 인위적일 수 있다고 지적했다(예를 들어, Novaco & Chemtob, 2002). 실제로 분노와 PTSD의 일반적인 요인은 PTSD 증상군에 포함된 고조된 각성이나 조절 결함으로 간주될 수 있다(Chemtob et al., 1997; Feeny et al., 2000; Novaco & Chemtob, 2002). 그러나 PTSD 척도에서 분노와 성마름 문항을 제거해도 상관관계가 크게 감소하지 않는다는 것이 통계적으로 입증되었다(Novaco & Chemtob, 2002; Orth & Wieland, 2006).

증오^{Hatred}. 증오는 보복 현상과 관련된다고 가정된 또 다른 감정이다. 증오^{hatred}, 또는 미움^{hate}은 특정 인물이나 집단에 대한 극단적 혐오와 적대감의 강렬한 감정이라고 볼 수 있다(Allport, 1971). 여기서 일시적으로 미워하는 감정 상태와 지속적으로 미워하는 성향을 구별하는 것이 타당해 보인다. 증오에는 미워하는 사람에 대해 거리두기, 평가절하, 희미하게 지우기 등 다양한 파괴적 요소들이 포함되어 있으며(Sternberg, 2003), 열등감이나 상처, 무력감을 느끼면 더 그런 것 같다(Montada & Boll, 1988). 분노와 마찬가지로 증오감을 포기하는 것이 연약하고 무방비한 상태가 된다고 지각할 수 있다는 점에 증오의 뿌리가 있다고 생각한다(Davenport, 1991). 증오는 또한 두려움을 감추는 감정이고 위협적인 기억 다루는 것을 멀리한다고 여겨진다(Freyd, 2002). 정신분석 문헌에서는 증오가 오래된 무의식적 증오에서 심화된 것으로 설명하며, 아마도 자신이나 타인에 대한 보복에 바탕을 둔 가장 심각하고 복잡한 정서라고 설명한다(Böhm & Kaplan, 2009).

증오(특히 특성 증오)는 PTSD와 보복 감정 모두에 연관된 것으로 나타났다(자기 증오와는 반대로). 외부로 향하는 증오감이 보복 현상의 발생에 기여하는 것은 그럴듯해 보인다. 실제로, 다양한 심리학적 연구들에서 이에 대한 증거가 발견되었다(Cota-McKinley et al., 2001; Stuckless & Goranson, 1992). 예를 들어, 인터뷰에 응한 코소보 생존자 중 약 90%가 전쟁이 끝난 직후 세르비아인에 대한 강한 증오를 보고했으며, 1년이 지나도 약 60%는 여전히 증오를 느꼈다. 또한 증오의 크기와 보복 욕구가 이 사람들의 전후 정신 증상을 예측하는 것으로 밝혀졌다(Lopes Cardozo et al., 2000, 2003). 마찬가지로, 전후 아프가니스탄 청소년과 성인의 80% 이상이 증오감이 크고 심지어 극단적일 정도라고 보고했다(Lopes Cardozo et al., 2004). 마지막으로, 상당한 폭력에 노출된 콜롬비아 빈민층 어린이들은 다양한 상황에서의 범죄 행위에 대해 도덕적 판단을 내려달라고 요청했으며, 보복 및 증오의 용어로 절도 또는 폭력 행위를 정당화했다(Posada & Wainryb, 2008).

울분^Embitterment. 서론에서 말한 바와 같이, 보복과 울분은 어느 정도 겹치는 관련 개념으로 볼 수 있다. 우리는 울분이 보복 현상의 기초가 되는 중요한 감정일 수도 있다는 가설을 세운다. 울분이라는 용어는 주로 중대한 생활 사건이나 심리적 고통이 있은 후 특성이나 만성적 혼란의 의미에서 만성적인 정서를 설명하는 데 사용되는 반면, 억울함은 현재의 특정한 일시적 정서 상태로 특징지을 수 있다. 울분은 적대감, 원한, 분노, 경멸, 무력감, 체념 등 그 밖의 여러 부정적인 감정 상태와 관련이 있으며(Linden et al., 2004), 보복 감정으로 가득하지만 지속적으로 무력감을 수반하는 것으로 묘사되었다(Linden, 2003). 울분은 분노와 공격하고 보복하려는 경향성과 같은 외부로 향한 행동 경향성과 관련이 있다고 생각된다(Linden et al., 2004, 2007). PTED의 개념화가 보복 사고와 환상을 나타내며(Linden et al., 2004), PTED의 감정 스펙트럼이 보복 사고와 열망을 수반한다고 기술하고 있음(Linden et al., 2007)에도 불구하고, 현재까지 심리학적 문헌에 울분/억울함과 보복 사이의 직접적인 통계적 상관관계는 보고되지 않았다. 그러나 두 개념 사이의 관계는 외상화의 맥락에서 명백해 보인다. 둘 다 예외적으로 부정적인 경험에서 비롯되며 부당함에 대한 주관적인 인식, 개인적 고통, 인정의 부족 등을 포함한다. 두 현상 모두 실패한 대처라는 점에서 분노와 증오, 목표 및 기능의 상실뿐 아니라 손상된 자존감, 불신, 비난의 외부 귀인과 관련된 것으로 보인다. 더욱이 울분과 보복은 모두 현재나 미래보다 과거에 더 초점을 맞춘다. 그러나 두 구조 사이의 한 가지 본질적인 차이점은 다음과 같다. 즉, 울분은 불안과 생명을 위협하는 사건이 아니라 직장 갈등, 실업, 이혼과 같은 예외적이지만 정상적이고 부정적인 생활 사건에서 비롯되는 반면에, 보복은 생명이나 육체적 온전함을 위협하고 강한 공포와 무력감을 유발하는 심각한 외상적 사건의 맥락에서 보고되는 경향이 있다(DSM-IV; Sass et al., 2003)는 것이다. 결론적으로, 외상 심각성은 다른 요소들 중에서 울분이나 보복의 발달에 영향을 미치는 한 요인이 될 수 있으며, 후자는 억울함을 포함한다.

그러므로 우리는 울분이 잠재적으로 보복 현상의 기초가 될 수 있는 감정들 중 하나라고 제안한다. 불공정과 고통의 경험으로 울분을 느끼는 사람은 그 울분이 다른 강렬한 부정적 감정(예: 증오나 분노)과 구체적인 동기와 인지(예: 비난의 귀인, 무력한 상태로부터 편안해지고 싶은 열망)를 동반하면 보복 감정이나 환상을 발달시킬 수 있다.

PTSD-보복 관계의 매개변수로서의 인지

부정적인 평가[Negative appraisals]. 가해자, 가해 및 그 후유증에 대한 부정적 평가는 PTSD의 맥락에서 보복 발달의 기본 조건으로 보인다(Aquino et al., 2001; Bradfield & Aquino, 1999; Orth, 2004). 구체적인 평가 과정에는 위반이 도덕적으로 잘못됐는지(예: Orth, 2004)를 고려하는 것과 비난, 책임 및 고의성을 귀인하는 것이 포함된다(Bradfield & Aquino, 1999; Eaton et al., 2006). 보복 과정에 관여하는 것으로 추정되는 다른 인지에는 위반 심각성[offense severity]의 귀인(Bradfield & Aquino, 1999; McCullough et al., 1998), 자기고통에 대한 인식, 가해자 행동에 대한 평가 등이 있다.

보복에 대한 태도[Attitudes toward revenge]. 일반적으로 보복에 대한 긍정적인 태도 vs. 부정적인 태도는 위반 후의 보복 현상 발달에 또 다른 중요한 요소로 생각된다. 근본적으로 보복을 향한 긍정적인 태도는 보복 감정과 환상의 출현에 결정적인 것으로 간주될 수 있으며 보복 반추와 실제 보복할 확률을 증가시키는 것으로 나타났다(Emmons, 1992; Stuckeless & Goranson, 1992). 보다 친사회적인 태도의 채택은 사람들이 보복 감정을 극복하고 용서를 발달시키기 위해 필요한 것 같다(Ysseldyk et al., 2007). 예를 들어, 르완다 집단 학살의 성인 생존자들(Pham et al., 2004)에서와 같이 화해를 향한 태도와 PTSD의 관계가 보고되었다. 그러나 보복을 향한 태도에 대한 연구는 아직 거의 없었다. 특히 보복을 향한 기존의 긍정적인 태도가 외상화 후 보복 감정의 발달을 촉진하는 것인지 외상 후 스트레스 증상이 보복에 대한 개인의 태도에 영향을 미치는지에 대한 질문은 아직 밝혀지지 않았다.

정당한 세계 신념*Just World Belief*. 정당한 세계에 대한 신념Belief in Just World, BJW은 보복의 맥락에서 타당하다고 여겨지는 또 다른 인지적 요인이다. BJW는 사람들이 마땅히 받아야 할 것을 얻는다는 개인의 확신으로 특징지을 수 있다. BJW는 사람들이 사회적 세계를 질서 있고, 규칙 중심적이며, 안정적이고, 예측 가능한 것으로 인식하도록 돕는다. 이는 부정적인 사건에서 의미를 찾을 수 있는 능력(Kaiser et al., 2004), 그리고 동기부여, 자기효능감, 자존감, 심리적 안녕, 개인의 통제감(예: Janoff-Bulman, 1989)뿐 아니라 불안과 스트레스(Janoff-Bulman, 1989; Lerner, 1980)와 관련이 있는 것으로 나타났다. 외상 사건을 경험하는 것은 BJW를 산산조각 낼 수 있고, 그 결과 정의를 회복하려는 시도에서 보복 감정이 나타날 수도 있다. 이런 의미에서, 보복은 BJW 및 도덕적 질서의 원칙(Lerner, 1980; McCullough et al., 2001)을 보호하거나 회복시키는 데 기여할 수 있다. 예를 들어, 2001년 9월 11일 테러 공격 이전의 BJW가 공격 후 보복 열망과 정적인 상관이 있다는 것이 한 예비 연구에서 밝혀졌다(Kaiser et al., 2004). 이 결과는 BJW의 강력한 위반이 개인 스트레스를 높이는 결과를 낳고, 이는 다시 보복 감정과 사고를 가져온다는 것을 보여준다.

가치지향*Value orientations*. 인간의 기본적 가치관도 보복과 관련하여 중요한 역할을 하는 것 같다. 심한 위반은 피해자에게뿐만 아니라 정체감의 구성과 관련 있는 도덕적 가치에 대해서도 존중하지 않고 평가절하한다(Golwitzer, 2004). 슈바르츠Schwartz의 가치지향 개념은 인간의 가치를 개인이 자신과 환경을 평가하는 기준으로 정의한다(Schwartz, 1992, 2003). 가치는 확실한 동기와 목적의 중요성 또는 상대적으로 안정적인 바람직성의 개념으로 특징 지을 수 있다. 이 때 동기와 목적은 도덕적 원칙으로 작용하며 합리적일뿐 아니라 감정에도 결부되어 있다(Schwartz, 1994). 보편적이고 동기적으로 구별되며,

동기 연속체를 형성하는 10개의 가치가 식별되었다(Schwartz & Boehnke, 2004; Schwartz, 1994). 연구는 정의와 용서 둘다 동일한 가치 영역과 저변에 흐르는 동일한 동기적 목표와 연관되어 있다는 것을 보여주었다(Schwartz, 1992).

문제의 도덕적 가치는 보편주의로 분류되어 왔다. 그것은 모든 인간의 복지에 대한 이해, 감사, 관용, 보호, 모든 사람의 동등한 기회, 사회적 정의, 자연과의 통합에 대한 일반적인 소망을 담고 있는 친사회적 가치다(Feather, 1998; McKee & Feather, 2008; Schwartz, 2007). 보편주의의 가치는 악의에 찬 감정과 보복에 찬 감정 평가와 관련이 있는 것으로 밝혀졌다. 예를 들어, 폭력과 관련된 시나리오에 기술된 가상 범죄의 심각성에 대해 응답자들이 갖고 있는 인식은 보편주의 가치에 대한 주관적인 지지에 영향을 받은 것으로 밝혀졌다(Feather, 1998). 설문 연구는 복수를 향해 긍정적인 태도를 지지하는 사람들이 보편주의와 같은 자기초월적 가치 유형을 덜 강하게 지지한다는 것을 보여주었다(McKee & Feather, 2008). 따라서, 우리는 보편주의에서 높은 점수를 받은 사람들이 위반에 대해 보복하려는 낮은 경향을 보인다고 가설을 세운다. 보다 구체적으로, 우리는 그것이 평등, 평화, 사회정의(자연적 요소와는 반대로)와 관련있는 "사회적 관심" 요소라고 제안한다. 평등, 평화, 사회정의는 본성적으로 사회적이고 대인관계적인 보복 현상의 발생(Schwartz & Boehnke, 2004)과 관련된다.

PTSD-보복 관계의 동기적 요인

피해자가 되는 것은 항상 자기 가치의 상실이나 손상과 관련이 있는 것으로 알려져 있다(예: Exline et al., 2003; Fincham, 2000; Freedman & Enright, 1996). 인간의 안정적 욕구로 간주될 수 있는 자기 가치를 회복하려는 후속 시도는 보복 감정이나 행동에서 그들의 표현을 발견할 수도 있다. 이런 의미에서 보복은 자신의 자부심을 강화하려는 욕구에 의해 동기부여되는 침해에 대한 반발로 볼 수 있다(Eaton et al., 2006; Maes 1994; McKee & Feather, 2008). 보복에 대한 정신분석적 개념 또한 자기가치감 회복의 필요를 보복의 발달에 있어 본질적인 변수로 여긴다(예: Böhm & Kaplan, 2009; Rosen, 2007).

자존감$^{Self-esteem}$. 자존감은 자기 개념의 차원으로, 그/그녀 자신의 가치에 대한 개인의 일반적인 태도로 간주된다. 보복 현상(각자 보복의 포기)은 때때로 개인의 자존감 수준을 암묵적으로 표현하는 것으로 여겨져 왔다(Heider, 1958). 실제로, 보복 현상의 개인차는 적어도 부분적으로 자존감의 기질적 우세의 영향을 받는 것으로 나타났다(Fincham, 2000; Maes, 1994). 실험 연구에 따르면, 안정적인 자존감은 자아의 위협에 대항하는 반면, 방어적인 자존감은 높은 보복과 관련이 있다는 것이 밝혀졌다. 게다가, 자존감은 보복 동기와 부적으로 상관이 있는 반면, 용서와는 정적인 상관이 있는 것으로 밝혀졌다(Eaton et al., 2006). 여성 근친상간 생존자를 대상으로 한 연구에서 가해자를 용서하는 데 성공한 사람들은 높은 자존감으로 나타나는 심리적 행복의 증가를 보였다(Freedman & Enright, 1996). 일반적으로, 개인의 용서 경향이 적어도 추세에 따라 자존감과 정적 상관이 있는 것으로 증명되었다(Brown, 2003; Eaton et al., 2006; Hebl & Enright, 1993; Neto & Mullet, 2004). 보복과정 모형의 견지에서 우리는 자존감이 PTSD와 보복의 관계를 완화시켜 줄 것으로 기대하며, 보복을 촉진하는 감정적 · 인지적 요인이 주어졌음에도 불구하고 자존감이 높은 사람들이 보복 현상을 더 낮게 나타내는 것으로 가설을 세운다.

자기효능감$^{Self-efficacy}$. 또 다른 본질적인 자기 참조 특성인 자기효능감은 어렵고 도전적인 인생 상황에서도 소기의 성과를 내고 대처하는 능력에 대한 사람들의 신념으로 정의된다(예: Smith, 1989). 지각된 자기효능감은 PTSD 및 보복과 관련하여 또 다른 중요한 변수인 것 같다. 다양한 연구결과에 따르면 개인의 자기효능감 수준과 PTSD 증상의 심각성 사이에 부적 관계가 있는 것으로 나타났다(Benight & Harper, 2002; Saigh et al., 1995). 자기효능감은 외상 경험에 의해 손상되고, 반대로 자기효능감의 낮은 기질적 수준은 심각한 상태에 이어 정신장애에 대한 취약성을 증가시킨다고 생각할 수 있다. 외상 또는 외상 소방관 대상의 한 종단 연구는 외상 전 낮은 수준의 자기효능감이 40% 이상을 차지한다는 것을 보여주었다. PTSD 증상의 차이에 따라서 낮은 자기효능감은 삶의 예측 불가능성과 통제 불가능성에 대한 인식과 관련하여 PTSD 발달에 위험요인이 된다(Heinrichs et al., 2005).

보복의 관점에서, 만족스러운 결과를 가져오지 않는 지속적인 보복 감정과 사고는 낮은 자기효능감을 초래할 수 있으며, 그 반대의 경우에도 보복 현상은 무력감, 약점 및 통제 불능에 대처하기 위해 자기효능감의 손상을 회복시키려는 시도로부터 초래될 수 있다. 그러나 현재까지 보복과 자기효능감의 구체적인 관계에 대한 경험적 결과는 거의 없다. 보복 열망이 통제될 때 높은 자기효능감이 분노 변량의 상당 부분을 설명한다는 보고가 있었다(DiGiuseppe & Froh, 2002). 보다 넓은 맥락에서, 건강 관련 행동을 취하는 특정한 자기효능감은 용서와 건강을 연결하는 잠재적인 경로일 수 있다고 제안되었다(Thoresen et al., 2000). 결론적으로, 우리는 자기효능감이 높은 사람들은 대처 전략으로써 보복할 필요를 느끼지 않는다고 가정하며, 자기효능감이 자존감으로서 PTSD-보복 관계에서와 유사한 조절 효과를 갖는다고 가설을 세운다. 왜냐하면 그들은 외상 경험을 보다 긍정적인 방법으로 다룰 수 있다고 느끼기 때문이다.

보복과 용서 간의 관계

자주 논의되는 또 다른 중요한 주제는 보복과 용서의 연관성이다(Brown, 2003). 연구자들은 보복과 용서 사이에 강한 관계가 있으며 두 가지 구조 모두 심리적 건강에 영향을 미친다는 데 동의한다. 이 명백한 합의를 넘어서, 대략 두 가지 주요 이론적 접근으로 분류할 수 있다. 첫째, 보복과 용서는 연속체의 양쪽 반대 끝을 나타낸다(예: Mullet et al., 1998). 이러한 관점에서 용서는 보복에 반대되는 것으로 간주되는데, 보복 욕구와 위반에서 발생한 부정적인 감정을 포기하는 것이다. 이 접근법을 뒷받침하는 경험적 연구 결과는 보복 성향이 나중에 용서의 발전과 부적 상관 관계가 있음을 보여준다(McCullough et al., 2001). 또한, 보복 vs. 용서 요인을 가진 진단 척도는 사람들이 용서를 구하거나 복수하려는 경향이 있는 일반적인 경향을 반영하여 개념화되었다(예: Mullet et al., 1998; Stuckless & Goranson, 1992). 그러나 보복과 용서를 반대 양극으로 개념화하는 것은 보복 개념의 중요한 측면을 부정했다는 점에서 비판받았다(Ho et al., 2002).

두 번째 접근법은 두 가지 구조가 단순한 반대가 아니라 어느 한 쪽도 다른 쪽이 전혀 없다면 존재할 수 없음을 나타낸다(Brown, 2003, 2004). 연구 결과에 따르면 용서와 보복 성향은 중간 정도의 부적 상관관계만 있고(Ysseldyk et al., 2007), 보복과 용서 인지forgiveness cognitions는 부당함injustice에 대처하는 별도의 접근법을 나타낸다(Bradfield a&d Aquino, 1999). 이러한 관점에서 기질적인 용서 성향은 기질적인 보복 성향과 이론적·경험적으로 구별된다고 개념화되었다(Brown, 2004). 개인적인 용서 성향은 최근의 상처를 용서하는 것과 정적 상관이 있지만 위반자를 향한 보복 동기와는 부적 상관이 없는 것으로 나타났다(Wade & Worthington, 2003). 물론 용서는 억울함과 복수심vengeance을 내려놓는 것을 포함하며(Exline et al., 2003), 부정적인 정서, 인지 및 행동을 보다 긍정적인 것으로 대체함으로써 보복의 발생을 예방할 수 있다(예: Bullock et al., 2006; Fincham, 2000; Harris & Thoresen, 2005; McCullough et al., 1998). 그러나 용서하지 않는다고 꼭 보복 욕구가 생기는 것은 아니며 보복을 추구하지 않는다고 해서 반드시 용서를 의미하는 것은 아니다(Brown, 2003).

이런 의미에서 보복보다는 용서치 않음[unforgiveness]이 용서와 반대되는 것으로 간주되어야 한다. 용서치 않음은 일반적으로 분개[resentment], 원한[grudge], 억울함[bitterness], 적대감[hostility], 증오[hatred], 분노[anger], 두려움[fear], 우울[depression]과 같은 부정적인 감정과 관련된 해로운 경험을 지속적으로 용서하지 않는 상태로 특징지을 수 있다(Berry et al., 2004; Neto & Mullet, 2004; Muñoz Sastre et al., 2003; Worthington & Wade, 1999). 용서하지 않는 상태는 부정적인 정서를 줄이고 위반자에 대해 보복하려는 동기로 가득하여(Berry et al., 2004; Worthington & Wade, 1999) 불편하고 스트레스가 많은 것으로 여겨진다(Berry et al., 2004; Worthington & Scherer, 2004). 그것은 보복의 발달에 필요조건이지만 불충분한 전제 조건으로 간주된다. 두 번째 이론적 접근에 따라, 우리는 비록 관련 구인은 있으나, 보복과 용서는 별도의 특징을 가지고 있으며 연속체의 반대 양극이 아니라고 주장한다. 보복 모형과 관련하여, 우리는 보복과 용서가 '유사하지만 그럼에도 불구하고 다른' 심리적 경로를 따른다는 가설을 세운다.

2.4.6 보복 감정의 과정[course]

보복의 발달 단계와 시간에 따른 과정[course]에 대해서는 알려진 바가 거의 없다. 보복의 장기적인 특성을 묘사한 연구는 거의 없다. 공격 후 개인이 위반에 대한 인지적 평가를 형성하고 이에 대응하는 방법을 결정하는 데 중요한 기간이 있다고 생각된다(Kremer & Stephens, 1983). 이 기간은 보복 감정이나 사고의 발달에 중요한 것으로 간주될 수 있다. 또한 보복 현상의 수준과 영향은 시간이 지남에 따라 변하는 것으로 여겨진다. 일반적으로 문헌은 시간이 지남에 따라 보복 감정이 감소한다고 보고한다. 폭력과 잔혹한 희생자 가운데 보복 감정은 몇 년 후보다 외상 직후에 상당히 높아지는 경향이 있었다(Orth, 2004; Orth et al., 2003). 마찬가지로, 대인간 가해를 경험한 심리학 학생들의 표본에서, 가해자를 향한 평균적인 개인내적 복수 동기는 시간이 지남에 따라 선형 감소를 나타냈다(McCullough et al., 2003). 실험 연구에서도 비슷한 패턴의 결과가 보고되었다(Wohl & McGrath, 2007).

시간이 지남에 따라 이러한 강도가 감소함에도 불구하고, 보복 감정과 사고가 장기적으로 완전히 사라지지는 않는다. 예를 들어, 폭력 범죄의 피해자는 희생된 지 몇 년이 지난 후에도 강한 보복 감정을 경험한 것으로 보고되었다(Orth, 2004). 전쟁에 노출된 코소보 알바니아인들에 대한 후속 조사에 따르면, 전반적인 감소에도 불구하고, 보복 감정과 보복 행동 욕구는 외상 후 1년이 지난 시점에서도 현저하게 낮지 않았다(Lopes Cardozo et al., 2003). 이 결과는 보복 감정의 개인 내 안정성이 높다는 것을 나타낸다. 일부 저자들은 현재의 맥락이 얼마나 스트레스가 많은지와 외상의 희생을 상기하는 정도에 따라(Wohl & McGrath, 2007), 보복 감정의 감소가 일시적일 수 있으며 시간에 따라 개인적인 보복 현상의 수준이 변동될 수 있다(McCullough et al., 2003)고 제안했다.

심리학 연구는 이미 장기적인 보복 과정에 영향을 미치는 몇 가지 요인을 확인했다. 관용^{forbearance}과 복수^{vengefulness}의 초기 상태와 책임의 귀인이 핵심 변수인 것 같다(McCullough et al., 2001, 2003). 또한, 주관적으로 인식된 위반으로부터의 일시적인 거리는 용서를 촉진하고 보복현상을 감소시키는 것으로 보고되었으며(Wohl & McGrath, 2007), 희생자가 된 이후 객관적으로 시간이 얼마나 지났는가는 보복 감정의 강도에 큰 영향을 미치지 않는 것으로 나타났다(Orth, 2004). 이러한 발견 외에도, 보복 현상의 장기 과정이나 그것을 조절하는 요인에 대해서는 알려진 바가 거의 없다. 어쨌든, 지속적인 보복 감정과 사고가 건강에 미치는 영향은 다음 절에서 볼 수 있듯이 다양한 연구에서 탐색되었다.

2.4.7 보복과 건강

그럼에도 불구하고 보복은 심리적 장애 그 자체로 이해되어서는 안되며, 외상 경험으로 인한 신체적·심리적 건강 장애는 보복 감정과 사고에 의해 부분적으로 매개될 수 있다. 이러한 맥락에서, 우리는 보복이 왜 부정적이고 파괴적인 감정인 것처럼 보이는지 더 자세하게 설명하고자 한다. 심리학 연구에 따르면 보복 현상은 정신 건강을 악화시키는 것으로 나타났다(예: Lopes Cardozo et al., 2003; McCullough et al., 2001). 건강에 대한 이러한 부정적인 영향은 다양한 방식으로 나타날 수 있다. 즉, 우울한 정서와 같은 부정적인 영향(Ysseldyk et al., 2007), 정신의학적 질병의 발병 위험 증가(Hamama-Raz et al., 2008; Kaminer et al., 2001), 삶의 만족도 감소(Bono et al., 2008; McCullough et al., 2001), 수면의 질 저하(Lawler et al., 2005), 보다 높은 수준의 정서적 고통 (HamamaRaz et al., 2008) 등이다. 보복은 또한 신체 건강을 해치는 것으로 밝혀졌다(Bono et al., 2008). 예를 들어, 보복 사고가 심혈관 활동을 증가시켜 심혈관 질환의 위험을 높인다는 것이 입증되었다(예: Maxwell et al., 2005). 용서 및 원한과 관련된 호르몬 패턴 또는 교감 신경계 활동과 같은 생리적 매개 변수는 스트레스에 따른 생리적 패턴과 비교하여 설명되었다(Harris & Thoresen 2005; Lawler et al., 2005; Witvliet et al., 2001; Worthington & Scherer, 2004; Worthington et al., 2007).

중요하게도 심리학 연구에 따르면 책 2.4.3절에서 설명한 것처럼 보복 현상이 PTSD 증상을 유지하는 것으로 나타났다(예: Lopes Cardozo et al., 2003;

Ysseldyk et al., 2007). 초기의 보복 감정은 외상 후 스트레스와 관련이 없는 반면, 몇 년이 지난 현재의 보복 감정은 그렇지 않다(Orth et al., 2003). 이러한 안정화 효과에 대한 여러 가지 가능한 이유는 고려할 가치가 있다. 격렬한 환상과 복수심으로 고생하는 외상 입은 사람들은 부정적인 태도, 보복적 환상, 통제력 상실에 대한 수치심과 죄책감을 동시에 겪을 수 있으며(예: Horowitz 2007; Rose, 1991), 그것은 결과적으로 정신건강에 부정적인 영향을 미칠 수 있다. 또한 보복의 반추적 성격은 PTSD를 유지시킨다. 지속적인 보복 사고나 환상은 침입적인 외상 기억을 유발할 수 있으며, 반추는 심리적 스트레스와 상관이 있다(Ysseldyk et al., 2007). 또한 장기적인 보복 사고와 같은 비생산적인 사고와 분노나 증오와 같은 동시발생적인 부정 정서가 발생하면 이러한 것들은 PTSD 유지에 기여할 수 있다(Michael et al., 2007). 위에서 설명한 연합망 이론the associative network theory과 관련하여, 두려움 감소를 위해 분노나 보복을 유지하는 것은 관련된 공포 구조의 지속적인 활성화에도 기여할 수 있으며, 따라서 외상성 기억에 대한 습관화 및 PTSD 증상의 개선을 방해한다(Milgram et al., 2006; Riggs et al., 1992).

평등과 정의를 회복한다는 보복 환상과 사고를 지속하면 외상으로부터 놓이지 못하고 피해자가 과거에 갇혀 계속 움직이지 못하게 된다(Ehlers, 1999). 또한, 보복 현상은 PTSD 증상과 관련이 있는 생리적 흥분을 높임으로써 PTSD 안정화에 기여할 수 있다. 보복 현상의 발생은 외상 후 울분장애PTED의 맥락에서 관련이 있는 것으로 보인다. 도입에서 언급했듯이, PTED에 동시발생하는 정서적 상태로서 보복이 있다는 것이 입증되었다. 보복 감정이나 사고는 PTSD 증상과 유사한 방식으로 PTED 증상을 유지하는 것으로 생각할 수 있다. 물론 PTED에서 보복의 특정 역할에 대한 연구가 아직 이루어지지 않았기 때문에 이것은 순전히 추론적인 생각이다.

2.4.8 치료적 시사점 및 추후 연구의 관점

요약하면, 이 장에서는 심리적 보복 현상의 개요를 제공하였고, 이는 PTSD 와 같은 외상 관련 장애, 더 넓은 의미에서는 울분 및 PTED와 관련이 있다. 최근의 심리학 문헌을 바탕으로, PTSD와 보복 현상 사이의 관계에 초점을 맞 추고 이 관계를 매개하는 정서적, 인지적, 동기적 요인을 제안하는 보복의 개 인 내 과정에 대한 이론적 모형을 제시했다. 따라서 외상 후 장애의 발생 및 유지에 기여하는 요인에 대한 연구에 관심을 갖게 되길 희망한다. 제안된 모 형이 연구자와 실무자들에게 보복의 근본적인 과정과 보복 현상이 PTSD에 미치는 영향을 이해하는 데 도움이 되고, 추가 연구뿐만 아니라 개입을 위한 출발점을 제공하기를 희망한다.

***치료적 시사점**Therapeutic implications*. 피해자는 일반적으로 외상 후 사회적 지지 가 필요하다(Maercker & Müller, 2004). 경험된 부당함과 그로 인한 고통에 대해 개인적, 공식적, 사회적으로 인정하는 것 뿐 아니라 전문적인 심리 치료 지원 을 하는 것도 트라우마에서 회복하는 데 중요하다(Lamb, 2005). 보복 현상의 부정적인 정신적, 육체적 건강 결과는 치료적 개입의 중요성을 강조한다. 빈 번하고 강렬한 보복 사고와 보복 욕구가 치유 과정에 역기능을 하고 외상으 로부터의 회복을 방해하는 경우, 보복에 대처하기 위해 목표 지향적 전략을 개발하는 것은 치료효과를 향상시킬 수 있다(Lamb, 2005; Orth et al., 2003). 피 해자가 보복에 대한 욕구와 반박을 포기할 수 있을 때만 외상 후유증이 중단 된다고 제안되었다(Ehlers, 1999; Orth et al., 2003).

많은 연구자와 심리치료사는 치료과정의 목표로 용서를 말한다(예: Freedman & Enright, 1996; Hebl & Enright, 1993; Reed & Enright, 2006). 다른 유형 의 용서 중재나 치료에서 용서의 중요성을 고려하는 것은 이 장의 범위를 벗어난다. 그러나 용서가 건강에 미치는 긍정적인 영향은 가해자에 대한 긍정적 감정의 발달에 의한 것이 아니라, 용서하지 않음unforgiveness의 감소(Harris & Thoresen, 2005; Worthington et al., 2007), 부정적인 영향과 스트레스 감소(Lawler et al., 2005)에 의해 매개된다는 점을 명심해야 한다. 다시 말해, 외상에서 회복하기 위해 위반transgression이나 모욕을 용서하는 것이 필요하지는 않은 것 같다. 실제로 피해자가 보복 감정이나 환상을 인정하고 감정의 복잡성과 모호함을 받아들이고 보복에 대한 집착을 극복하며 정체감의 일관성을 회복하도록 돕는 것은 외상의 맥락에서 주요 치료목표로 간주되어야 한다(Horowitz, 2007; Lamb, 2005). 치료자는 내담자와 함께 고통을 다룰 수 있는 보다 건설적인 방법을 개발해야 한다. 예를 들어, 보복의 저변에 흐르는 분노, 증오 및 억울함을 표현하고 감소시키며 보다 긍정적이고 미래 지향적인 대처전략으로 보복 열망을 대체하는 적절한 방법을 찾아야 한다. 역기능적인 인지적 평가와 신념은 규명되고 재구성되어야 한다. 손상된 자존감과 자기효능감 역시 회복될 필요가 있다.

***추후 연구 관점**Further research perspectives*. 이 장에서 논의된 대부분의 연구는 단면적이며, 보복의 세부적인 측면과 과정process에 대한 연구가 부족하다는 점을 감안할 때 이 주제에 대한 더 광범위한 연구가 필요하다. 특히, 보복 현상과 외상 후 장애, 주로 PTSD 사이의 인과성은 불분명하다. 횡단자료와 소급적 자료를 보강하고 인과적 방향과 보복 과정 및 역학에 대해 보다 유효한 통찰력을 제공해 주는 종단 연구가 필요하다. 게다가 보복과 울분 사이의 특수한 관계와 외상 후 울분장애에서 보복이 갖는 역할에 대한 더 많은 연구가 필요하다. 또한, 피해자가 된 후 장기적인 보복 현상 과정을 예측하는 요인들, 그것의 지속성을 결정하는 요인들, 그리고 개인차가 보복에 미치는 영향에 대

한 통찰력은 이론적으로나 실질적으로 중요하다. 일반적으로, 외상 노출 집단의 위험 평가와 같은 예방적 중재 및 치료적 접근을 위해서는 보복과 특히 보호 요인에 대한 이해가 필수적이다.

2008년에 수행한 연구는 보복의 발생이 PTSD에 미치는 영향을 탐색하고 보복과 관련된 변수를 구별하는 첫 번째 단계를 보여주었다. 이 연구는 감금 중 신체적·심리적 고문을 경험한 동독 정치범의 1995년 드레스덴Dresden 조사에 대한 후속 연구였다(Maercker & Schützwohl, 1997). 우리는 보복의 다양한 측면(예: 보복 감정, 사고, 행동 경향)과 PTSD 증상의 관계뿐만 아니라 이 장에 제시된 보복 모형에 포함된 여러 변수들, 즉 분노, 증오, 울분, 보복에 대한 태도, 기본적인 인간의 가치, 그리고 자기효능감 등의 역할을 탐색했다. 예비 결과는 PTSD가 실제로 보복 현상의 존재와 관련이 있으며, 보복은 모형에 포함된 대부분의 요인과 관련이 있음을 나타낸다(Gäbler et al., 출판중). 이러한 결과가 다른 외상 집단에 일반화될 수 있는 경우, 심리적 보복 현상은 외상 후 PTSD를 예측하는 추가 변수로서 확립될 수 있다. 물론, 단일 모형이 보복과 같은 복합 현상을 적절히 설명할 수 있는지에 대해서는 의문의 여지가 남아 있다. 그러나 이 모형은 최소한 관련 요인의 근사치를 제공할 수 있으며 외상 후 장애 상황에서 보복에 대한 과학적 이해를 향상시킬 것으로 보인다. 또한 우리는 보복 연구를 통해 울분 및 울분장애 현상에 대한 새로운 통찰력을 제공할 수 있을 것이라 생각한다.

참고문헌

AllportGW (1971) DieNatur des Vorurteils.Kiepenheuer&Witsch,Koln [German translation of the original edition: The nature of prejudice (1954) Addison-Wesley, Reading]

American Psychiatric Association (2000) Diagnostic and statistical manual of mental disorders DSM-IV-TR, 4th edn, Text Revision. American Psychiatric Association,Washington

[German translation Sas H,Wittchen HU, Zaudig M, Houben I (2003) DSM-IV-TR Diagnostische Kriterien. Hogrefe, Gottingen]

Aquino K, Tripp TM, Bies RJ (2001) How employees respond to personal offense: The effects of blame attribution, victim status, and offender status on revenge and reconciliation in the workplace. J Appl Psychol 86(1):52–59

Atkinson C, Polivy J (1976) Effects of delay, attack, and retaliation on state depression and hostility. J Abnorm Psychol 85(6):570-576

Barber L,Maltby J,Macaskill A (2005) Angry memories and thoughts of revenge:The relationship between forgiveness and anger rumination. Pers Indiv Differ 39(2):253–262

Baumeister RF, Exline JJ, Sommer KL (1998) The victim role, grudge theory, and two dimensions of forgiveness. In:Worthington EL (ed) Dimensions of forgiveness: Psychological research and theological perspectives. Templeton Foundation Press, Philadelphia, pp 79–104

Bayer CP, Klasen F, Adam H (2007) Association of trauma and PTSD symptoms with openness to reconciliation and feelings of revenge among former Ugandan and Congolese child soldiers. JAMA 298(5):555–559

Benight CC, Harper ML (2002) Coping self-efficacy perceptions as a mediator between acute stress response and long-term distress following natural disasters. JTraumaStress 15(3):177–186

Berry JW,Worthington EL, O'Connor LE, Parrott III L,Wade NG (2004) Forgivingness, vengeful rumination, and affective traits. J Pers 73(1):183–226

Bohm T, Kaplan S (2009) Rache – Zur Psychodynamik einer unheimlichen Lust und ihrer Zahmung. Psychosozialverlag, Giessen

Bono G, McCullough ME, Root LM (2008) Forgiveness, feeling connected to others, and wellbeing: Two longitudinal studies. Pers Soc Psychol Bull 34(2):182–195

Bower G (1981) Mood and memory. Am Psychol 36(2):129–148

Bradfield M, Aquino K (1999) The effects of blame attributions and offender likableness on forgiveness and revenge in the workplace. J Manag 25(5):607–631

Brown RP (2003)Measuring individual differences in the tendency to forgive: Construct validity and links with depression. Pers Soc Psychol Bull 29(6):759–771

Brown RP (2004) Vengeance is mine.Narcissism, vengeance, and the tendency to forgive. J Res Pers 38(6):576–584

Brown RP,Wohl MJA, Exline JJ (2008) Taking up offenses: Secondhand forgiveness and group identification. Pers Soc Psychol Bull 34(10):1406–1419

Bullock M, Fincham FD, Enright R, Luskin F (2006) Forgiveness: Partnering with the enemy. APA 59th Annual DPI/NGO Conference. http://www.apa.org/international/ un-forgive. pdf

CarlisleN, Rofes E (2007) School bullying: Do adult survivors perceive long-term effects? Traumatol 13(1):16–26

Chemtob CM, Novaco RW, Hamada RS, Gross DM, Smith G (1997) Anger regulatory deficits in combat-related posttraumatic stress disorder. J Trauma Stress 10(1):17–36

Connor KM, Davidson JRT, Lee LC (2003) Spirituality, resilience, and anger in survivors of violent trauma: A community survey. J Trauma Stress 16(5):487–494

Cota-McKinley AL,WoodyWD, Bell PA(2001) Vengeance: Effects of gender, age, and religious background. Aggress Behav 27(5):343–350

Davenport DS (1991) The functions of anger and forgiveness: Guidelines for psycho- therapy with victims. Psychotherapy 28(1):140–144

Denzler M, Forster J, Liberman N (2008) How goal-fulfillment decreases aggression. J Exp Soc Psychol 45(1):90–100

DiGiuseppe R, Froh JJ (2002)What cognitions predict state anger? J Ration-Emot Cogn- Behav Therapy 2(2):133–150

Eaton J, Struthers CW, Santelli AG (2006) Dispositional and state forgiveness: The role of selfesteem, need for structure, and narcissism. Pers Indiv Differ 41(2):371–380

Ehlers A (1999) Posttraumatische Belastungsstorung. Hogrefe, Gottingen

Ehlers A, Mayou RA, Bryant B (1998) Psychological predictors of chronic posttraumatic stress disorder after motor vehicle accidents. J Abnorm Psychol 107(3):508–519

Elsass P (2001) Individual and collective traumatic memories: A qualitative study of posttraumatic stress disorder symptoms in two Latin American localities. Transcult Psychiatry 38(3):306–316

Emmons RA (1992). Revenge: Individual differences and correlates. Paper presented at the Annual Meeting of the American Psychological Association.Washington

Exline JJ, Worthington EL, Hill P, McCullough ME (2003) Forgiveness and justice: A research Agenda for social and personality psychology. Pers Soc Psychol Rev 7(4):337–348

Feather NT (1998) Reactions to penalties for offenses committed by the police and public citizens: Testing a social-cognitive process model of retributive justice. J Pers Soc Psychol 75(2):528–544

Feeny NC, Zoellner LA, Foa EB (2000) Anger, dissociation, and posttraumatic stress disorder among female assault victims. J Trauma Stress 13(1):89–100

FinchamFD (2000) Thekiss of the porcupines: Fromattributing responsibility to forgiving. Pers Relationship 7(1):1–23

Foa EB, Kozak MJ (1986) Emotional processing of fear: Exposure to corrective information. Psychol Bull 99(1):20–35

Foa EB, Riggs DS,Masie ED, YarczowerM (1995) Theimpact of fear activation and anger on the efficacy of exposure treatment for posttraumatic stress disorder. Behav Therapy 26(3):487–499

Freedman SR Enright RD (1996) Forgiveness as an intervention goal with incest survivors. J Consul Clin Psych 64(5):983–992

Freyd JJ (2002) In the wake of terrorist attack, hatred may mask fear. Anal Soc Issues Public Policy 2:5–8

Frijda NH (1989) On the functions of emotional expression. http://spitswww.uvt.nl/web/fsw/psychologie/emotions2003/2/h1.pdf

Gabler I, Schutzwohl M,Maercker A (2009) The influence of revenge on PTSD in former political prisoners of the GDR: A follow-up of the Dresden Study 1994–1996. In prep.

Goenjian AK, Molina L, Steinberg AM, Fairbanks LA, AlvarezML, Goenjian HA, Pynoos RS (2001) Posttraumatic stress and depressive reactions among nicaraguan adolescents after hurricane mitch. Am J Psychiatry 158:788–794

Gollwitzer M (2004) Eine Analyse von Racheaktionen und rachebezogenen Reaktionen unter gerechtigkeitspsychologischen Aspekten. Dissertation, Universitat Trier. http://ubt.opus. hbz-nrw.de/volltexte/2004/271/

Greer T, Berman M, Varan V, Bobrycki L, Watson S (2005) We are a religious people; we are a vengeful people. J Sci Stud Relig 44(1):45–57

Hamama-Raz Y, Solomon Z, Cohen A, Laufer A (2008) PTSD symptoms, forgiveness, and revenge among israeli Palestinian and Jewish adolescents. J Trauma Stress 21(6):521–529

Harris AHSThoresen CE (2005) Forgiveness, unforgiveness, health, and disease. In:Worthington EL (ed) Handbook of forgiveness. Routledge Chapman & Hall, pp 321–334

Hebl JH, Enright RD (1993) Forgiveness as a psychotherapeutic goal with elderly females. Psychotherapy 30(4):658–667

Heider F (1958) The psychology of interpersonal relations. JohnWiley, New York

Heinrichs M,Wagner D, SchochW, Soravia LM, Hellhammer DH, Ehlert U (2005) Predicting posttraumatic stress symptoms from pretraumatic risk factors: A2-year prospective followup study in firefighters. Am J Psychiatry 162:2276–2286

Ho R, ForsterLee L, ForsterLee R, CroftsN (2002) Justice versus vengeance: motives underlying punitive judgements. Pers Indiv Differ 33(3):365–377

Horowitz MJ (2007) Understanding and ameliorating revenge fantasies in psychotherapy. Am J Psychiatry 164(1):24–27

Janoff-Bulman R (1989) Assumptive worlds and the stress of traumatic events: Applications of the schema construct. Soc Cogn 7(2):113–136

Kaiser CR, Brooke Vick S, Major B (2004) A prospective investigation of the relationship between just-world beliefs and the desire for revenge after September 11, 2001. Psychol Sci 15(7):503–506

Kaminer D, Stein D, Mbanga I, Zungu-Dirwayi N (2001) The truth and reconciliation commission in South Africa: Relation to psychiatric status and forgiveness among survivors of human rights abuses. Brit J Psychiat 178:373–377

Kotler M, Iancu I, Efroni R, AmirM(2001) Anger, impulsivity, social support, and suicide risk in patients with posttraumatic stress disorder. J Nerv Ment Dis 189(3):162–167

Kremer JF, Stephens L (1983) Attributions and arousal as mediators of mitigation's effect on retaliation. J Pers Soc Psychol 45(2):335–343

Lamb S (2005) Forgiveness therapy:The context and conflict. J Theor Philos Psychol 25(1):61–80

Lawler KA, Younger JW, Piferi RL, Jobe RL, Edmondson KA, Jones WH (2005) The unique effects of forgiveness on health: An exploration of pathways. J Behav Med 28(2):157–167

Lazarus RS (1991) Cognition and motivation in emotion. Am Psychol 46(4):352–367

Lerner MJ (1980) The belief in a just world: A fundamental delusion. PlenumPress, New York

Linden M (2003) Posttraumatic embitterment disorder. Psychother Psychosom 72(4):195–202

Linden M, Baumann K, Rotter M, Schippan B (2007) The psychopathology of posttraumatic embitterment disorders. Psychopathol 40(3):159–165

Linden M, Schippan B, Baumann K, Spielberg R (2004) Die posttraumatische Verbitterungsstorung (PTED). Abgrenzung einer spezifischen Form der Anpassungsstorungen. Nervenarzt 75(1):51–57

Lopes Cardozo B, Bilukha OO, Gotway Crawford CA, Shaikh I, Wolfe MI, Gerber ML, AndersonM (2004) Mental health, social functioning, and disability in postwar Afghanistan. JAMA 292(5):575–584

Lopes Cardozo B, Kaiser R, Gotway CA,Agani F (2003)MentalHealth, Social Functioning, and Feelings of Hatred and Revenge of Kosovar Albanians One Year After theWar in Kosovo. J Trauma Stress 16(4): 351–360

Lopes Cardozo B, Vergara A,Agani F, Gotway CA (2000) Mental health, social functioning, and attitudes of Kosovar Albanians following the war in Kosovo. JAMA 284(5):569–577

Maercker A,Muller J (2004) Social acknowledgment as a victim or survivor: A scale to measure a recovery factor of PTSD. J Trauma Stress 17(4):345–351(236)

Maercker A, Schutzwohl M (1997) Long-term effects of political imprisonment: a group comparison study. Soc Psychiatry Psychiatr Epidemiol 32:435–442

Maes J (1994) Psychologische Uberlegungen zu Rache (Berichte aus der Arbeitsgruppe „Verantwortung, Gerechtigkeit, Moral", Nr. 76). Trier, Universitat Trier

Maltby J, Wood AM, Day L, Kon TWH, Colley A, Linley PA (2008) Personality predictors of levels of forgiveness two and a half years after the transgression. J Res Pers 42(4):1088–1094

Maxwell JP, Sukhodolsky DG, Chow CCF,Wong CFC (2005) Anger rumination in Hong Kong andGreat Britain: Validation of the scale and a cross-cultural comparison. Pers Indiv Differ 39(6):1147–1157

McCullough ME, Bellah CG, Kilpatrick SD, Johnson JL (2001)Vengefulness: Relationshipswith forgiveness, rumination, well-being, and the Big Five. Pers Soc Psychol Bull 27(5):601–610

McCullough ME, FinchamFD, Tsang J (2003) Forgiveness, forbearance, and time:Thetemporal unfolding of transgression-related interpersonal motivations. J Pers Soc Psychol 84(3):540–557

McCullough ME,HoytWT (2002) Transgression-relatedmotivational dispositions: Personality substrates of forgiveness and their links to the Big Five. Pers Soc Psychol Bull 28(11):1556–1573

McCullough ME, Rachal KC, Sandage SJ, Worthington EL, Wade Brown S., Hight TL (1998) Interpersonal forgiving in close relationships: II.Theoretical elaboration andmeasurement. J Pers Soc Psychol 75(6):1586–1603

McKee IR, Feather NT (2008) Revenge, retribution, and values: Social attitudes and punitive sentencing. Soc Justice Res 21(2):138–163

Michael T,Halligan SL, Clark DM, Ehler A (2007) Rumination in posttraumatic stress disorder. Depress Anxiety 24(5):307–17

Milgram N, Stern M, Levin S (2006) Revenge versus forgiveness/forbearance in response to narrative-simulated victimization. J Psychol 140(2):105–119

Montada L (1994) Injustice in harm and loss. Soc Justice Res 7(1):5–28

Montada L, Boll T (1988) Auflosung und Dampfung von Feindseligkeit. Untersuchungen des Psychologischen Dienstes der Bundeswehr 23:43–144

Mullet E, Laumonier S, Giard M (1998) Forgivingness: Factor structure in a sample of young, middle-aged, and elderly adults. Eur Psychol 3(4):289–297

Munoz Sastre MT, Vinsonneau G, Neto F, Girard M, Mullet E (2003) Forgiveness and satisfaction with life. J Happiness Stud 4(3):323–335

Neto F,Mullet E (2004) Personality, self-esteem, and self-construal as correlates of forgivingness. Eur J Pers 18(1):15–30

Novaco RW, Chemtob CM (2002) Anger and combat-related posttraumatic stress disorder. J Trauma Stress 15(2):123–132

Nozick R (1981) Philosophical explanations. Harvard University Press, Cambridge

Orth U (2003) Punishment goals of crime victims. Law Hum Behav 27(2):173–186

Orth U (2004) Does perpetrator punishment satisfy victims' feelings of revenge? Aggress Behav 30:62–70

Orth U, Maercker A, Montada L (2003) Rachegefuhle und posttraumatische Belastungsreaktionen bei Opfern von Gewalttaten. Z Klin Psychol Psychother 32(3):169–175

Orth U, Montada L, Maercker A (2006) Feelings of revenge, retaliation motive, and posttraumatic stress reactions in crime victims. J Interpers Violence 21(2):229–243

OrthU,Wieland E (2006) Anger, hostility, and posttraumatic stress disorder in trauma-exposed adults: A meta-analysis. J Consult Clin Psych 74(4):698–706

Pettiway LE (1987) Arson for revenge: The role of environmental situation, age, sex, and race. J Quant Criminol 3(2):169–184

Pham PN, Weinstein HM, Longman T (2004) Trauma and PTSD symptoms in Rwanda – Implications for attitudes toward justice and reconciliation. JAMA 292(5):602–612

Posada R,WainrybC(2008) Moral development in a violent society:Colombian children's judgments in the context of survival and revenge. Child Dev 79(4):882–898

Reed GL, Enright RD (2006) Theeffects of forgiveness therapy on depression, anxiety, and posttraumatic stress for women after spousal emotional abuse. J Consult Clin Psych 74(5):920–929

Riggs DS, Dancu CV, Gershuny BS, Greenberg D, Foa EB (1992) Anger and post-traumatic stress disorder in female crime victims. J Trauma Stress, 5(4), 613–625

RoseDS (1991)Amodel for psychodynamic psychotherapywith the rape victim. Psychotherapy 28(1):85–95

Rosen IC (2007) Revenge – Thehate that dare not speak its name: a psychoanalytic perspective. J Am Psychoanal Assoc 55(2):595–619

Roussos A, Goenjian AK, Steinberg AM, Sotiropoulou C, Kakaki M, Kabakos C, Karagianni S, Manouras V (2005) Posttraumatic stress and depressive reactions among children and adolescents after the 1999 earthquake in Ano Liosia, Greece. Am J Psychiatry 162(3):530–537

Saigh PA, Mroueh M, Zimmerman BJ, Fairbank JA (1995) Self-efficacy expectations among traumatized adolescents. Behav Res Ther 33(6):701–704

Scherer KR (1997) The role of culture in emotion-antecedent appraisal. J Pers Soc Psychol 73(5):902–922

Schutzwohl M, Maercker A (2000) Anger in former East German political prisoners: relationship to posttraumatic stress reactions and social support. J Nerv Ment Dis 188(8):483–489

Schwartz SH (1992) Universals in the content and structure of values: Theory and empirical tests in 20 countries. In: Zanna M (ed) Advances in experimental social psychology 25, Academic Press, New York, pp 1–65

Schwartz SH (1994) Are there universal aspects in the content and structure of values? J Soc Issues 50(4):19–45

Schwartz SH (2003) Basic human values: Their content and structure across countries. In: Tamayo A and Porto J (eds) Values and work. Vozes, Brasilia. http://www.yourmorals.org/schwartz.2006.basic%20human%20values.pdf

Schwartz SH (2007) Universalism values and the inclusiveness of our moral universe. J Cross Cult Psychol 38(6):711–728

Schwartz SH, Boehnke K (2004) Evaluating the structure of human values with confirmatory factor analysis. J Res Pers 38(3):230–255

Smith RE (1989) Effects of coping skills training on generalized self-efficacy and locus of control. J Pers Soc Psychol 56(2):228–233

Sternberg RJ (2003) A duplex theory of hate: Development and application to terrorism, massacres, and genocide. Rev Gen Psychol 7(3):299–328

StucklessN, FordD,VitelliR (1995)Vengeance, anger and irrational beliefs in inmates:A caveat regarding social desirability. Pers Indiv Differ 18(1):1–6

Stuckless N, Goranson R (1992) The vengeance scale: Development of a measure of attitudes toward revenge. J Soc Behav Pers 7:25–42

Taft CT, Kaloupek DG, SchummJA,Marshall AD, Panuzio J, King DW, Keane TM(2007) Posttraumatic stress disorder symptoms, physiological reactivity, alcohol problems, and aggression among military veterans. J Abnorm Psychol 116(3):498–507

Thoresen CE, Harris AHS, Luskin F (2000) Forgiveness and health: An unanswered question. In: McCullough ME, Pargament KI, Thoresen CE (eds) Forgiveness: theory, research, and practice. Guilford, New York, pp 254–280

Uniacke S (2000)Why is revenge wrong? J Value Inq 34(1):61–69

Wade NG, Worthington EL (2003) Overcoming interpersonal offenses: Is forgiveness the only way to deal with unforgiveness? J Couns Dev 81(3):343–353

WitvlietCVO, Ludwig TE,Vander Laan KL (2001)Granting forgiveness or harbouring grudges: Implications for emotion, physiology, and health. Psychol Sci 12(2):117–123

Wohl MJA, McGrath AL (2007) The perception of time heals all wounds: Temporal distance affects willingness to forgive following an interpersonal transgression. Pers Soc Psychol Bull 33(7):1023–1035

Worthington EL (2001) Unforgiveness, forgiveness, and reconciliation in societies. In: Helmick RG Petersen RL (eds) Forgiveness and reconciliation: Religion, public policy, and conflict transformation. Templeton Foundation Press, Philadelphia, pp 161–182

Worthington EL, SchererM (2004) Forgiveness is an emotion-focused coping strategy that can reduce health risks and promote health resilience: Theory, Review and Hypotheses. Psychol Health 19(3):385–405

Worthington EL,Wade NG (1999) Thepsychology of unforgiveness and forgiveness and implications for clinical practice. J Soc Clin Psychol 18(4):385–418 (190)

Worthington EL,Witvliet CVO, Pietrini P, Miller AJ (2007) Forgiveness, health, and well-being: A review of evidence for emotional versus decisional forgiveness, dispositional forgivingness, and reduced unforgiveness. J BehavMed 30(4):291–302(120)

Ysseldyk R,MathesonK, AnismanH(2007) Rumination: Bridging a gap between forgivingness, vengefulness, and psychological health. Pers Individ Dif 42(8):1573–1584(002)

Zechmeister JS, Garcia S, Romero C, Vas SN (2004) Don't apologize unless you mean it: A laboratory investigation of forgiveness and retaliation. J Soc Clin Psychol 23(4):532–564

Zillmann D (1971) Excitation transfer in communication-mediated aggressive behavior. J Exp Soc Psychol 7(4):419–434 (179)

2.5 | "그녀는 억울함 없이 돌아본다": 울분의 발달적 반대로서의 지혜?

Judith Glück

2.5.1 지혜^{Wisdom}: 울분의 발달적 반대?

지혜는 여러 가지 측면을 통합하는 매우 복잡한 구조이다. 어리석음 (Sternberg, 2005), 경직성, 자기 중심성 및 아마도 울분을 포함하여 "현명하지 않아지는" 많은 방법이 있을 수 있다. 다른 방법으로, 억울하지 않은 다른 많은 방법이 있으며, 지혜는 우리가 어디서도 거의 보지 못하는 것으로, 아마도 가장 희귀할 것이다. 따라서 지혜 연구가 울분 연구에 유용한 방식으로 정보를 제공할 수 있다는 점은 불확실할 수 있다. 그러나 두 구인의 존재를 고려하면, 실제로 비슷한 인생 경험의 반대 결과로서 억울함과 지혜를 보는 두 분야를 살펴보는 것이 유용할 수 있다. 지혜 연구에서 참여자들은 현명한 사람들과의 경험에 관해 보고하도록 요청받았다. 흥미롭게도 이 사람들 중 일부는 지혜에 관해 이야기할 때 억울함에 대해서도 이야기했다.

> *"글쎄, 그녀가 현명하다고 생각하는 이유는 그녀가 살아오면서 정말 힘든 일을 겪었기 때문이에요. 그녀의 남편은 죽었어요. 그리고 그녀의 딸은 매우 아픈 아기를 낳았지요. 정말 나쁜 일들… 하지만 그녀는 결코 억울해^{bitter}하는 적이 없었고, 항상 삶을 감사했어요. 그녀가 사물을 보는 시각에는 이런 종류의 유머가 있어요." "그녀의 지혜는 그녀가 인생을 보는 방식에 있어요. 그녀는 나쁜 일이 일어날 수 있다는 것을 알고 있고, 어떤 일들은 그녀에게 심각한 타격을 주지만, 그녀가 뒤를 돌아볼 때 전혀 억울함이 없고, 단지 약간 분리된 관점, 관찰자의 관점, 다시말해 공감하는 관찰자의 관점이 있을 뿐이에요."*

그러한 인용구들은 어떤 사건들에 대해 억울함이 거의 자연스러운 반응일 것이라는 것을 암시하지만, 어떤 사람들은 다르게 반응한다. 개인이 고통스러운 경험에 대해 성찰, 학습, 성장으로 반응할지 아니면 분노, 탈선, 억울함으로 반응할지 아니면 둘 중 어느 것으로도 아닐지를 예측할 수 있는 개인, 사건 및 인생사의 특징은 무엇인가? 이 장은 지혜 연구의 관점에서 이 질문에 접근할 수 있는 몇 가지 가능성을 제시한다. 그 대부분은 지혜에 관한 것이 될 것이다. 첫째, 지혜 심리학의 현주소에 대해 개관한다. 그런 다음, 지혜의 생애 발달과 관련하여 연관된 아이디어들이 논의된다. 마지막에 억울함 bitterness 연구에 대한 몇 가지 사색적인 결론이 도출된다. 대개 그렇듯이 이는 연구들이 답을 제시한다기보다 더 많은 질문을 던질 것이다.

2.5.2 지혜심리학The psychology of wisdom: 이질적이지만 성장하는 분야

지혜 연구는 지난 20년 동안 상당히 성장해 왔지만(Ardelt, 2005a) 여전히 매우 작은 연구 분야로 대부분의 연구자들은 서로 개인적으로 알고 있다. 지혜 연구 공동체는 이러한 내용 영역에서 예상되듯이 다소 친절하고 관용적이지만, 지혜의 정의와 그것을 측정하는 최선의 방법과 같은 기본적인 문제에 대해서는 구성원들이 상당히 근본적으로 다른 의견을 가지고 있다. 결국 지혜는 매우 복잡한 구인이다. 그리고 연구자(또는 일반인)가 가장 필수적인 요소로서 보는 것은 아마도 그 사람 자신의 성격 및 우선순위와 관련된 것이다. 그러므로 지혜 심리학의 발달은 여전히 흥미진진하고 매우 변증법적인 노력이다.

일반인들이 생각하는 지혜

몇몇 연구자들은 일반인들의 지혜에 대한 개념을 연구했다. 비교적 어린 아이들도 지혜라는 개념의 몇 가지 기본적인 측면을 파악한다. Glück, Bischof, & Siebenhüner(출판중)는 1학년의 60% 이상과 4학년 아이들의 90% 이상이 그 단어를 알고 있었고 지식, 영리함, 혹은 "좋은(nice)"과 같은 필수적인 측면을 포함하는 지혜의 정의를 내렸다. 아이들은 책이나 영화, 혹은 부모로부터 지혜를 알게 되었다고 보고했다. 사실 지혜로운 인물은 어린이 판타지 문학(예: "해리포터" 참조)의 전형적 요소인 것 같다.

지혜에 대해 어른들이 갖는 개념에 대한 대부분의 작업은 서술자 평정 접근이나 경험 기반 접근 중 하나를 취해왔다. 서술자 평정 접근에서, 연구자들은 보통 일차 참여자 표본들에게 그들이 지혜와 연관시킨 특징들을 나열하도록 요청한다. 동의어를 빼고 이러한 특징들은 그들의 지혜에 대한 전형성에 관한 또 다른 표본에 의해 평가된다. 그런 다음 평정은 지혜의 저변에 흐르는 구성요소를 규명하기 위해 통계적으로 분석된다(예: Clayton & Birren, 1980; Jason et al., 2001; Hershey & Farrell, 1997; Holliday & Chandler, 1986; Sternberg, 1985).

경험 기반 접근에서 사람들은 지혜로운 개인, 지혜로운 생각, 또는 지혜로운 행동의 특성을 규명하기 위해 지혜로운 사람들과의 경험이나 자신의 삶에서 지혜를 가진 경험에 대해 질문을 받는다.

비록 서로 다른 연구자들이 다른 수의 구성요소들이 있다고 하였고 또 이들을 다르게 분류했지만, 지혜의 가장 중요한 측면에 대해서는 상당히 동의한다. 문헌연구에서 블럭[Bluck]과 글뤼크[Glück]는 (2005)는 다섯 가지 필수 구성요소를 규명했다. 모든 연구는 지혜가 삶의 지식과 삶의 경험에 초점을 맞추고 있는 동시에 추론 기술과 같은 유동 지능[fluid intelligence]도 포함하는 강력한 인지적 기반을 가지고 있다는 데 동의한다. 두 번째 구성요소인 통찰력은 유동 지능과 관련이 있지만 인지를 넘어선다. 그것은 동기와 더불어 복잡한 문제를 형식적으로나 직관적으로 깊이 이해할 수 있는 능력을 가리킨다. 셋째, 지혜로운 사람들은 성찰적 태도를 가지고 있다. 그들은 사물, 사람, 그리고 자기 비판적인 관점을 포함하여 그들 자신에 대해 깊이 생각한다. 타인에 대한 관심에는 타인에 대한 일반적인 관심어린 태도, 공감, 공정함, 존중 등이 포함된다. 마지막으로, 현실 세계의 문제 해결 능력은 지혜로운 사람이 자신의 지혜를 효과적으로 적용할 수 있도록, 예를 들어, 다른 사람들이 문제를 다룰 수 있도록 돕는다. 여기에는 좋은 판단력, 사회적 기술, 그리고 자신의 한계에 대한 지식이 포함된다.

사람들의 지혜가 담긴 경험에 대한 작업은 그림을 풍부하게 한다. 여러 연구에서 참여자들은 지혜로운 개인들을 지명하고 왜 그들이 지혜롭다고 생각하는지 설명하도록 요청받았다(예: Baltes et al., 1995; Denney et al., 1995; Jason et al., 2001; Montgomery, Barber, McKee, 2002). 대부분의 (그러나 전부는 아님) 지혜 후보자들은 대부분 60세 이상이고, 여성보다 남성이 더 많이 지명되었다. 지명한 사유와 관련해 그 후보가 어려운 상황에서, 즉 종종 그들의 견해를 변화시킨 관점을 참여자들에게 보여줌으로써 그들을 도왔다고 보고했다(Montgomery et al., 2002). 다른 이유로는 추진력, 통찰력, 공감능력 및 영성이 있다(Jason et al., 2001). 글뤼크^{Glück} 등(2005)은 사람들에게 그들 자신이 지혜로웠던 상황에 대해 물었고, 응답에서 세 가지 주요 형태의 지혜, 즉 공감과 타인에 대한 지지, 문제를 다루는 균형과 유연성, 그리고 자기 결정과 주장을 확인했다. 후자의 측면은 사람들이 자신의 삶에서 지혜를 생각할 때에만 나타나는 것 같다.

이 다소 합의된 그림에도 불구하고, 사람들이 현명하다고 생각하는 것에는 개인차가 있다. 지혜 개념은 직업(Sternberg, 1985), 성별(Glück et al., 2009), 나이(Glück & Bluck, 2009), 특히 문화(Takahashi & Bordia, 2000)에 따라 다르다. Takahashi와 Overton (2005)은 지식과 문제해결 등의 인지적 측면에 초점을 맞춘 "서구적인" 지혜관과, 인지·정서·가치를 통합한 "동양적인" 관점을 구분했다. Glück & Bluck (2009)은 GEO 매거진 독자들의 대규모 표본으로부터 서술자 평정을 수집하여 참여자들의 두 군집을 확인했다. 표본의 1/3이 지혜에 대한 인지적 관점을 지지했다. 예를 들어, 그들은 인지적 특성과 성찰적 특성을 핵심이라고 평정했다. 통합적 견해를 갖는 다른 참여자들은 인간에 대한 공감과 사랑 같은 사회 정서적 특성을 인지적 측면과 동등하게 중요하다고 평정했다. 흥미롭게도, 대부분의 나이든 참여자들은 마음견해와 덕목견해[the mind and virtue view]를 지지한 반면 30세 이하의 참여자 대다수는 마음견해[the mind view]를 지지했다. 최초의 장기적 관계, 경력의 시작, 또는 부모됨과 같은 젊은 성년의 인생 경험이 지혜에 대한 우리의 이해에 영향을 미칠 수 있다.

　요약하자면 서구 문화 속에 있는 평범한 사람들은 인지(인생 경험, 복잡성에 대한 통찰, 문제 해결)와 성찰이 지혜의 중심적인 측면이라는 데 동의한다. 그러나 그들은 지혜에 있어 인간에 대한 공감과 사랑의 중요성에 대해서는 동의하지 않는다. 이러한 구별은 Takahashi & Overton (2005)의 "서구적", "동양적" 지혜 개념과 유사하지만, 두 견해 모두 서양의 표본에서도 발견된다. 특히 지혜 심리학자들 사이에서도 비슷한 구분이 발견될 수 있다는 점은 주목할 만하다.

심리학자들이 생각하는 지혜

　1980년대 후반부터 심리학적 지혜 모형이 많이 개발되어 경험적으로 시험되어 왔다. 지난 10년간 지혜의 정의와 측정은 흥미로운 논쟁의 초점이 되어 왔다(예: Ardelt, 2004; Baltes & Kunzmann, 2004). 최근에는 누가 옳은지에 대해 논쟁하는 대신, 그 차이를 인정하기 시작하고 주요 노선(예: Staudinger & Glück, 출판중; Takahashi & Overton, 2005)을 따라 지혜의 개념을 분류하려고 하면서 어떤 합의가 진행되고 있는 것 같다.

심리학적 지혜 이론을 그룹화하는 데 유용한 방법은 위에서 설명한 인지적 개념과 통합적 개념 사이를 구별하는 것과 유사한 노선을 따른다. 한편으로 베를린 지혜 모형(예: Baltes & Staudinger, 2000)이나 스턴버그[Sternberg] (1998)의 지혜 균형이론과 같은 인지 중심 이론이 있다. 반면, 아델트[Ardelt]의 3차원 지혜 모형(2003)이나 에릭슨[Erikson]의 심리사회발달 단계 모형(1959), 혹은 Labouvie-Vief (2003)의 인지와 정서를 통합한 사후[postformal] 발달 모형도 있다. 구별을 예 증하기 위해 베를린 지혜 모형과 아델트[Ardelt의]의 지혜 이론에 대해 설명할 것 이다.

베를린 지혜 모형

1980년대부터, 베를린 소재 맥스 플랑크 인간개발연구소[Max Planck Institute for Human Development]의 폴 발테스[Paul Baltes]와 그의 동료들은 아마도 지혜를 정의하고 측정하기 위해 진지하게 시도한 최초의 심리학자였을 것이다. 그들의 일반 적인 의제는 노화에 대해 만연된 부정적인 관점이 아닌 보다 차별화된 관점 을 개발하는 것이었고, 지혜는 노령과 관련된 사람들이 가지고 있는 몇 안 되 는 긍정적인 특성들 중 하나였다(Heckhausen et al., 1986). 당시 노화 연구자들 은 한 분야의 축적된 전문지식이 인지 기능에 있어 나이와 관련된 퇴보를 어 떻게 보상할 수 있는지에 대해 연구하고 있었다(예: Salthouse, 1984). 이에 따라 베를린 그룹은 지혜를 인간의 삶의 근본적 실용주의에 관한 전문지식으로 정 의하였다(예: Baltes & Smith, 1990; Baltes & Staudinger, 2000). '전문지식'이라는 용 어의 사용은 지혜가 장기적이고 집중적이며 의도적인 실천을 통해 습득한 암 묵적·명시적 지식의 집합체라는 것을 내포하고 있다. 인생의 근본적 실용 주의인 주체 문제[subject matter] 삶의 최종성, 불확실성 하에서의 결정, 그리고 좋 은 삶을 사는 방법과 같은 인간 조건의 어려운 이슈로 정의되었다. 베를린 그룹은 삶의 근본적 실용주의에서 전문지식을 특성화해야 하는 다섯 가지 범주를 다음과 같이 정의하였다. (a) 인간 발달, 사회 관계 및 사회 규범과 같은 주제에 대한 사실적 지식, (b) 문제를 다루는 방법에 대한 절차적 지식, (c) 생애 맥락주의, 즉 맥락적 측면(상황적인 면, 환경, 삶의 단계 등이 행동에 미치는 영향과 같은)을 고려하는 관점, (d) 상대주의, 즉 가치 지향에 있어 개인과 문화적 차이의 수용과 관용, (e) 불확실성의 인식과 관리, 즉, 우리 지식의 많은 부분이 확실성보다는 확률과 이러한 불확실성을 다루는 능력에 기반한다는 사실에 대한 알아차림(예: 자신의 한계를 인식하면서 만회 전략 숙고하기).

베를린 지혜 패러다임은 이 다섯 가지 범주를 바탕으로 지혜와 관련된 지식을 측정하는 방법이다. 참여자들은 어려운 인생 문제에 대해 간략하게 설명하고 주인공이 생각할 수 있고 할 수 있는 일이 무엇인지에 대해 이야기하도록 요청받는다. 응답은 5가지 범주와 관련하여 훈련된 평정자들에 의해 녹음되고 전사되며 평가된다. 이 방법으로 측정된 지혜 관련 지식은 성인 전체 연령과 상관을 보이지 않았다. 즉, 개인이 나이가 들면서 감소하지 않았다(그러나 또한 증가하지도 않았다). 그것은 인지적 양식, 지능, 창의성, 경험에 대한 개방성 같은 성격 변수(Staudinger et al., 1997), 정서적 관여(Kunzmann & Baltes, 2005)와 관련이 있었다.

아델트Ardelt의 3차원 지혜 모형

지혜에 대한 평범한 이론 및 전문가적 이론을 바탕으로, Monika Ardelt (1997, 2000, 2003, 2004)는 지혜가 지식의 본체가 아닌 성격 특성이며, 세 가지 구성요소를 갖는다고 제안했다. 인지적 구성요소는 인간조건, 특히 대인내적·대인관계적 문제와 관련된 인간조건에 대한 진실을 이해하고자 하는 열망에 기초한다. 지혜로운 사람들은 인간 본성의 부정적인 측면뿐만 아니라 긍정적인 측면도 알고 받아들이고 삶에 내재되어 있는 불확실성을 알고 있다. 성찰적 구성요소는 여러 가지 관점을 취할 수 있는 능력으로, 이는 또한 자기 검열과 자기 통찰을 함축하기도 한다. 정서적 구성요소는 타인에 대한 동정심과 연민어린 사랑, 즉 타인에 대한 긍정적이고 공감적인 태도로 정의된다. 성격 평가의 고전적 전통에 따라 Ardelt (1997, 2003년)는 지혜의 3차원을 측정하기 위한 자기보고식 척도(3D-WS)를 개발했다. 기대(예상)와 일치하는 3D-WS의 점수는 웰빙(더 객관적인 삶의 질 지표와 무관하게; Ardelt, 1997), 숙달, 삶의 목적과 관련이 있으며, 우울 및 죽음의 공포와 부적 상관이 있다(Ardelt, 2003).

요약하자면, 지혜에 대한 두 접근법은 인지적 측면에 대한 강조점이 다르다. 베를린 지혜 모형과 같은 인지 중심적 접근법의 지지자들은 지혜는 성격, 정서, 가치와 상관이 있지만, 핵심은 개인이 축적해 온 지식과 삶의 문제를 다루는 데 이 지식을 어떻게 활용하는가에 있다고 주장한다. 통합적 관점의 지지자들은 성격과 감정조절과 같은 비인지적 측면들이 삶의 지식을 지혜로운 방식으로 사용하는 데 없어서는 안 되기 때문에 이러한 것들이 지혜의 본질적인 부분이라고 믿는다. 지혜로운 개인들은 새로운 경험과 관점에 열려 있고, 기꺼이 성찰하며 매우 공감적이다. 양쪽 모두 자신들의 입장을 강화하기 위해 고전적인 철학 문헌을 인용한다(예: Ardelt, 2004 참조). 따라서, 논쟁은 심리학보다 훨씬 더 오래되었을 수 있다.

2.5.3 지혜는 어떻게 발달하는가?

왜 어떤 사람은 삶의 과정에서 지혜롭게 되고, 어떤 사람은 울분에 차며, 또 대부분은 어느 쪽도 아닌 상태가 되는 것일까? 지혜가 무엇인가에 대한 차이가 있듯이, 두 견해는 지혜의 발달에 대해서도 의견이 다르다. Glück &

Bluck (2009)이 확인한 두 그룹에도 발달에 대한 질문이 쏟아졌다. 두 사람은 지혜는 넓은 범위의 경험과 지혜로운 사람들과의 경험을 통해 발전한다는 데 의견을 같이했다. 그러나, 통합적 지혜관을 가진 참여자들은 인지적 관점의 참여자들보다 불확실성, 죽을 수밖에 없음[mortality], 영성과 같은 경험뿐만 아니라 일반적으로 부정적인 경험도 지혜의 발달에 보다 중요하다고 보았다.

지혜 심리학자들의 견해도 비슷한 방식으로 다르다. 지혜에 대한 인지적 관점의 지지자들은 근본적인 삶의 도전이 있는 개인적인 경험을 지혜의 중심으로 보지 않지만, 통합적 관점의 지지자들은 그러한 삶의 경험에 더 중점을 두는 경향이 있다. 예를 들어, 베를린 지혜 모형에 대한 비판적 검토에서 Ardelt (2004)는 심각한 위기를 극복한 사람만이 자기 중심성을 감소시키고 따라서 지혜를 높일 수 있다고 주장했다(Kinnier et al., 2001; Kramer, 2000). 울분은 일반적으로 삶의 위기를 대처하는 덜 긍정적인 방법으로 간주되며, 상황에 대한 구체적인 인지적 평가에 의해 야기될 수 있지만, 그것은 대부분 정서적인 반응이다. 그러므로 지혜에 대한 통합적 관점은 인지적 관점보다 울분에 대해 생각하는 데 더 유용하다.

매우 부정적인 경험조차 개인의 성장을 이끌 수 있다는 개념은 지혜 영역 밖에서 성장하는 연구들의 초점이 되었다. 이를테면, 외상 후 성장(Calhoun & Tedeschi 2006; Tedeschi & Calhoun, 1995; Tedeschi et al., 1998), 스트레스 관련 성장 (Aldwin, 1999; Aldwin & Levensonson, 2001; Park et al., 1996) 혹은 역경을 통한 성장(Joseph & Linley, 2005, 2006)과 같은 용어들이 이러한 현상을 가리킨다. 사고나 생명을 위협하는 질병, 또는 가까운 타인의 죽음과 같은 부정적인 경험 후에, 많은 사람들(때로는 심각한)은 부정적인 결과 외에 긍정적인 성장에 대한 인식을 보고한다. 전형적으로 그러한 성장 보고들은 삶에 대한 더 큰 감사, 타인과의 더 긴밀한 관계, 개인적 힘을 더 크게 느끼는 감각, 새로운 가능성에 대한 인식, 그리고 영성의 증가를 포함한다(Tedeschi & Calhoun, 1995, 2004).

다른 연구들은 자기 인식이 연민, 감정조절, 자기 이해, 정직과 신뢰성, 그리고 지혜 그 자체에 있어도 증가한다고 보고하였다(Park, 2004, p. 70). 따라서, 많은 지혜와 관련된 변수들이 심각하게 부정적인 인생 사건 이후의 발달과 연관되어 왔다.

다른 한편, Linden 등(2008)은 외상 후 울분장애를 개인이 부당하고 굴욕적이라고 인식하는 부정적인(그러나 반드시 외상성인 것은 아님) 사건에 대한 반응으로 설명한다. 정서적인 반응은 격분과 무력감, 부정적인 기분, 짜증, 안질부절못함, 체념, 그리고 경우에 따라서는 자기비난을 포함한다. 울분이 지속적이고 다소 보편화된 '존재의 상태'인 반면, 억울함은 대부분의 사람들이 느끼는 감정의 상태이다. 더 나은 대접을 받을 만한 데서 안 좋은 뭔가가 우리에게 일어났다고 생각할 때 우리는 억울함을 느낀다. 우리는 일반적으로 경직된 사람의 행동이나 "세상이 돌아가는 방식"에 대해 씁쓸하게 느낄지도 모른다. 어떤 경우든 우리의 정당한 세계에 대한 신념은 위반되었다(cf. Dalbert 의 기사). 지혜로운 사람은 아마도 그러한 경험에 다른 방식으로 반응할 것이다. 그 사람의 주된 목표는 그것이 어떻게 된 건지 이해하고 그 경험의 "의미"를 만들기 위해 일어난 일을 성찰하는 것일지도 모른다(자기비판과 타인의 인식을 취하는 것을 포함하여). 그 사람은 분노와 슬픔의 감정을 인정하면서도 사건을 재평가하고 미래를 위해 무언가를 배우려고 노력함으로써 그것을 조절하려고 한다.

근본적인 변화는 사실상 모든 사람의 삶의 일부이다. 왜 어떤 사람들은 부정적인 경험을 그런 성장하는 방식으로 다룰 수 있는가? 반면에 어떤 사람들은 억울함으로 반응하는가? Ardelt (2005b)는 인생에서 가장 유쾌한 사건과 불쾌한 사건, 그리고 불쾌한 사건들을 어떻게 다루었는지를 묻는 지혜 척도에 나타난 각각 세 명의 고득점자와 저득점자를 인터뷰했다. 사건의 종류와 횟수는 비슷했지만, 지혜로운 사람들은 더 적극적인 대처와 그에 따른 성찰을 보고했다. 저득점자들은 자신을 무력하고 수동적으로 묘사했다. 이러한 결과는 어떤 사람들의 경우 사건을 다루고 그것으로부터 배우며 다음의 그러한 경험에 더 잘 대비할 수 있도록 도와주는 어떤 자원을 가지고 온다는 것을 암시한다. 그들은 삶의 과정에서 자원과 지식을 더욱 개발하여 결국에는 지혜를 얻는다는 것을 보여준다. 자원이 거의 없거나 다른 경우의 사람들 또한 자신들의 경험으로부터 무언가를 배울 수 있다. 그들은 세상이 언제든지 예기치 못한 불공정한 일이 일어날 수 있는 곳이며, 그것을 막으려 해도 소용없다는 것을 배울지 모른다. 장기적으로 보면 그들은 억울해하며 냉소적이 될 수 있다. 문제는 어떤 자원이 지혜의 발달을 조성하는지, 그리고 같은 자원의 낮은 수준이 사람들을 억울함의 위험에 빠뜨릴 수 있는지 등이다. 몇 가지 대답은 지혜의 발달에 관한 심리학 연구에서 찾을 수 있을 것이다.

MORE 지혜 모형

사람들이 성장하는 방식으로 인생의 어려움을 다루는 데 어떤 성격 특성과 태도가 도움이 되는가? 두 개의 연구 프로젝트("지혜의 발달과 징후", FWF 오스트리아 연구 기금, J. Glück & I. Strasser 지혜 주도성^{initiative}을 정의하는 "지혜와 삶의 이야기", J. Glück & S. Bluck)에서 우리는 현재 지혜의 전 생애적 발달과 관련이 있다고 생각하는 네 가지 상호 연관된 자원에 대해 고려하고 있다. 이 네 가지 자원은 숙달감^{Mastery}, 경험에 대한 개방성$^{Openness\ to\ experience}$, 성찰적 태도$^{Reflective\ attitude}$, 그리고 정서조절 기술$^{Emotion\ regulation\ skills}$이다. 네 가지 자원은 이 순서로 좋은 약어를 형성하지만, 다음에서 보다 논리적인 순서로 설명된다.

경험에 대한 개방성$^{Openness\ to\ experience}$. 지혜로운 사람들은 모든 현상에 대해 다양한 관점이 있다는 사실을 알고 있으며, 새로운 관점과 타인으로부터의 배움에 관심이 있다. Big 5 성격 요인인 개방성은 새로운 경험과 아이디어에 대한 일반적인 관심과 다양성에 대한 선호로 정의된다(Costa & McCrae, 1992). 개방성은 베를린 지혜 패러다임(Staudinger et al., 1997; Staudinger et al., 1998)에서 지혜와 관련된 지식의 가장 강력한 성격 예측 변수다. Maercker & Zoellner, (2004)의 주장처럼, 개방성이 높은 사람들은 다른 사람들보다 변화를 덜 두려워하기 때문에 부정적인 경험에서 더 잘 성장할 수 있다.

정서 조절 기술$^{Emotion\ regulation\ skills}$. 지혜로운 개인은 전형적으로 차분하고 자기 통제적이지만, 또한 타인에 대해 따뜻하고 공감하는 것으로 여겨진다(Bluck & Gluck, 2005). 자신의 감정에 대한 통제와 타인의 감정 반응에 대한 인식과 관리는 정서조절의 측면으로, 이는 매우 어려운 삶의 상황을 성공적으로 관리하는 것뿐만 아니라 지혜의 핵심(Kunzmann, 2004)으로 제안되어 왔다. 정서조절 기술은 특히 부정적인 사건의 단기적 관리에서 핵심적이이지만(Maercker & Zoellner, 2004), 장기적으로는 더 넓은 시야를 확보하고 의미를 부여하는 데도 도움이 될 수 있다. 또한 너무나도 분명하게, 정서조절 기술은 지혜로운 사람들의 전형적인 자질이기도 한 삶의 위기에 처해 있는 다른 사람들을 돕는 데 있어서도 중요하다.

숙달감$^{Sense\ of\ mastery}$. 숙달감은 일어날 수 있는 모든 일을 완전히 통제하고 있다는 순진한 환상을 의미하지는 않는다. 환상^{illusions}을 통해 보는 것(McKee & Barber, 1999)과 불확실성을 인식하는 것(Baltes & Staudinger, 2000)이 지혜의 핵심 측면으로 제안되었다. 숙달감을 가진 사람들은, 흔히 힘든 경험(Janoff-Bulman, 2004)을 통해 비록 그것을 통제할 수는 없더라도 어떤 일이 일어나든 극복하고 배울 수 있다는 것을 알고 있다. 숙달지향 대처(Mastery-oriented coping)는 스트레스 경험에서 오는 긍정적인 성장의 주요 예측 변수다 (Maercker & Zoellner, 2004).

성찰적 태도[Reflective attitude]. Ardelt (2000, 2004)는 성찰이란 자신을 포함한 어떤 것을 다면적으로 볼 수 있는 능력과 의지라고 정의한다. 성찰적인 태도는 평이론적[lay-theory] 연구 리뷰를 통해 지혜의 핵심 요소라는 점이 확인되었다(Bluck & Gluck, 2005). 성찰은 반추와 다르다는 점에 주목해야 한다. 반추는 부정적인 경험에 대한 지속적인 "곱씹음"(Nolen-Hoeksema & Larson, 1999)으로 지혜보다는 울분 발생에 요인이 될 수 있다. 성찰은 경험의 의미를 만들기 위한 의식적이고 성장 지향적인 노력이다(Zoellner & Maercker, 2006). 부정적인 생활 사건 이후 잃어버린 가능성에 대한 성찰은 자아 발달과 정적 상관이 있다(King & Hicks, 2007).

지혜의 발달과 관련하여 역동적 관점을 유지하는 것이 중요하다(Kramer, 2000; Brugman, 2006; Joseph & Linley, 2005, 2006; Linley, 2003). 우리는 네 가지 자원을 사람들이 가지고 있거나 가지고 있지 않은 안정적인 성격 특성으로 보지 않는다. 오히려, 우리는 그것들이 상호 작용적인 방식으로 발전한다고 믿는다. 예를 들어, 경험에 대한 성찰은 정서조절 기술을 향상시키고 더 높은 숙달감을 갖게 할 수 있으며, 이는 미래의 어려운 상황에서 활용될 수 있다. 따라서 지혜의 발달에 있어 기질[predisposition]과 경험은 상호 작용한다(Baltes & Staudinger, 2000).

관련된 맥락에서, 어떤 요소를 지혜의 구성 요소로 보아야 할지 아니면 지혜의 발달을 위한 중요 자원으로 보아야 할지를 결정하기 어려울 때가 있다.

예를 들어, 비전문가와 몇몇 지혜 이론가들(Ardelt, 2003; Webster, 2003, 2007)은 성찰을 지혜 그 자체의 구성요소로 본다. 우리는 성찰적 태도가 지혜의 발달에 필수 요소라고 믿는다. 즉, 사람들은 궁극적인 수준의 지혜를 발달시키기 전에 매우 성찰적이 될 수 있다. 이 문제는 어느 정도 학문적인 것 외에는 해결하기가 어렵다. 우리 모두는 지혜에 대해 성찰이 필요하다는 데 동의하기 때문이다.

2.5.4 지혜연구는 억울함 연구에 정보를 줄 수 있는가?

이미 논의한 바와 같이, 지혜와 울분은 두 가지 발달 궤도의 성과로 볼 수 있다. 두 가지 발달 궤도란 그것이 포함하는 경험에 있어서는 큰 차이가 없지만, 이러한 경험들이 어떻게 다루어지고 성찰되는지는 현저하게 다른 것을 의미한다(대부분의 사람들은 이 두 가지 조건들 중 어느 것도 개발하지 않는다는 점에 유의해야 한다). 어떤 상황적·개인적 요인들이 개인의 발달이 어떤 방향으로 가는지에 영향을 미치는가? 나는 먼저 상황의 특징에 대해 논하고나서, 관련된 개인적인 특징에 대해 논하고자 한다.

***상황적 요인**Situational factors*. 부정적인 경험, 울분, 외상 후 스트레스 장애PTSD로부터의 성장은 모두 개인의 세계관을 깨뜨리고 우선순위를 재고하도록 강제하는 상황과 관련이 있다(JanoffBulman, 1989, 1992; Linden et al., 2008; Tedeschi & Calhoun, 1995, 2004; Tedeschi et al., 1998). 그러한 깨어짐은 심각한 부정적인 사건의 특징인 것만은 아니다. 첫 아이의 탄생이나 다른 문화권으로의 이주는 세계관에 비슷한 영향을 미칠 수 있다(Aldwin & Levenson, 2004). 다른 한편으로, 극히 예기치 않은 재앙적인 사건은 성장을 이끌 가능성이 낮다(Wortman, 2004). 그렇기 때문에, 우리는 지혜의 발달은 사람들에게 자신의 가정과 우선

순위를 재구성하도록 도전하지만 완전히 파괴하지는 않는, 근본적인 변화의 경험에 의해 가장 잘 조성된다고 제안했다. 그러나 울분을 일으키는 사건과 PTSD를 유발하는 사건 사이에는 중요한 차이가 있으며, 두 가지 유형의 사건이 모두 지혜의 발달을 유발하는 "최선의" 촉발기제[trigger]가 되는 것은 아니다. 울분의 경우, 억울한 사건 경험이 중심이 되는 것 같다. 보다 넓은 관점취하고 그들 자신의 역할을 비판적으로 보며 타인의 관점을 이해함으로써, 지혜 자원이 높은 사람들은 애초에 어떤 사건을 용납할 수 없는 부당한 것으로 보는 경향이 줄어들 수도 있다. 그러므로 사람들은 사건을 다루고 사건으로부터 배우는 능력뿐 아니라 사건에 대한 평가에서 다를 수 있다.

개인적 요인[Personal factors]. MORE 지혜 모형이 "MORE 억울함[Bitterness] 모형"으로 수정될 수 있을까? 이미 개관했듯이, 나는 그것이 네 가지 자원이 어떻게 배치되느냐에 따라 인생의 어느 과정에서 울분을 키울 수도 있고 성장을 조성할 수도 있다고 본다. 인생의 어느 시점에서 울분을 겪게 되는 개인들은 일찍부터 개방성의 수준이 낮았을지도 모른다. 그들은 변화를 기회라기보다는 위협으로 보는 경향이 있을 수 있고, 이러한 관점은 또한 그들이 직면하는 실제적인 변화에 대처하는 그들의 방식에도 영향을 미칠 수 있다. 이에 따라 이들이 전개하는 정서조절 기술은 유연하고 상황에 맞는 방식으로 부정적인 정서를 조절한다기보다 그것을 억제하거나 반추적으로 관여할 수 있다. 울분에 찬 개인은 울분이 통제할 수 없는 느낌이나 무력감과 관련되기 때문에, Ardelt (2005b)가 낮은 지혜 참여자들에게서 발견한 것처럼, 숙달감이 낮을 가능성이 높다. 결국, 울분에 찬 개인은 자신에게 무슨 일이 일어났는지, 어떻게 설명할 수 있는지에 대해 많이 생각할 수 있지만, 성찰을 통해 성장하기보다는 곱씹는 경향이 있다.

MORE 모형이 제안하는 네 가지 지혜 자원은 단지 지혜의 예언인자로만 탐구되고 있다. 즉, 그것들이 울분과 갖는 관계는 아직은 순전히 추측일 뿐이다. 결정적인 삶의 경험들은 시간이 지나며 강화되고 결국 세상과 자신의 삶을 바라보는 일반적인 패턴이 되어 가는데, 지혜는 이러한 결정적인 삶의 경험에 대해 인식하고 평가하며 다루는 특정한 방식이 가져온 성과라고 할 수 있다. 나는 이 네 가지 자원이 지혜와 마찬가지로 울분을 이해하는 유용한 개념이라고 생각한다. 네 가지 MORE 자원이 정말로 울분(또는 그 문제에 대한 지혜)을 설명하는데 가장 중요한 자원인지, 아니면 다른 변수를 포함해야 하는지는 향후 이론적, 경험적 연구들의 연구문제이다.

감사의 글^Acknowledgement. 이 연구는 오스트리아 연구 재단인 FWF와 시카고 대학 지혜주도성 연구소를 통해 John 템플턴 재단에 의해 지원받았다.

나는 "지혜와 실생활"에 대한 10년 동안의 지속적인 협력을 같이 해 온 Susan Bluck에게 감사하고 싶다. 또한, "Klagenfurt 지혜그룹"(Irene Strasser, Susanne König, Katja aschenweng, Uwe Redzanowski, Lara Dorner, and Stefanie Rappersberger)에게도 감사하고 싶다. 이들은 나를 지혜연구로 이끌었으며 지속적인(종종 논쟁이 있는) 지혜에 대한 "내면의 목소리"가 되어 주었다.

참고문헌

Aldwin CM (1999) Stress, coping, and development. An integrative approach. Guilford, New York

Aldwin CM, Levenson MR (2001) Stress, coping, and health at midlife: A developmental perspective. In: ME Lachman (ed) Handbook of midlife development. Wiley, Hoboken, pp 188–214

Aldwin CM, LevensonMR (2004) Posttraumatic growth: A developmental perspective. Psychol Inq 15:19–22

Ardelt M (1997) Wisdom and life satisfaction in old age. J Gerontol: Psychol Sci 52B: P15–P27

Ardelt M (2000) Intellectual versus wisdom-related knowledge:The case for a different kind of learning in the later years of life. Edu Gerontol 26:771–789

Ardelt M(2003) Development and empirical assessment of a three-dimensional wisdom scale. Res on Aging 25:275–324

Ardelt M (2004) Wisdom as expert knowledge system: A critical review of a contemporary operationalization of an ancient concept. Hum Dev 47:257–285

Ardelt M (2005a) Foreword. In: Sternberg RJ, Jordan J (eds) A handbook of wisdom: Psychological Perspectives. Cambridge University Press, Cambridge, pp xi–xvii

Ardelt M (2005b) How wise people cope with crises and obstacles in life. ReVision, 28:7–19

Baltes PB, KunzmannU (2004) Thetwo faces of wisdom:Wisdomas a general theory of knowledge and judgment about excellence in mind and virtue vs. wisdomas everyday realization in people and products. Hum Dev 47:290–299

Baltes PB, Smith J (1990) Toward a psychology of wisdom and its ontogenesis. In: Sternberg RJ (ed) Wisdom: Its nature, origins, and development. Cambridge University Press, New York, pp 87–120

Baltes PB, Staudinger UM (2000) Wisdom: A metaheuristic (pragmatic) to orchestrate mind and virtue towards excellence. Am Psychol 55:122–136

Baltes PB, StaudingerUM,Maercker A, Smith J (1995) People nominated aswise: Acomparative study of wisdom-related knowledge. Psychol Aging 10:155–166

Bluck S, Gluck J (2005) From the inside out: People's implicit theories of wisdom. In: Sternberg RJ, Jordan J (eds) A handbook of wisdom: Psychological perspectives. Cambridge University Press, Cambridge, pp 84–109

Brugman G (2006) Wisdomand aging. In: Birren JE, Schaie KW, Abeles RP (eds) Handbook of the psychology of aging, 6th edn. Academic Press, San Diego, pp 445–476

Calhoun LG, Tedeschi RG (eds) (2006) Handbook of posttraumatic growth: Research & practice. Erlbaum, Mahwah

Clayton VP, Birren JE (1980) The development of wisdom across the lifespan: A reexamination of an ancient topic. In: Baltes PB, Brim OG (eds) Life-span development and behavior, vol 3. San Diego, Academic Press, pp 103–135

Costa PT Jr, McCrae RR (1992) Normal personality assessment in clinical practice: The NEO personality inventory. Psychol Assess 4:5–13

Denney N, Dew J, Kroupa S (1995) Perceptions of wisdom:What is wisdom and who has it? J Adult Dev 2:37–47

Erikson EH (1959) Identity and the life cycle. Psychol Issues 1:1–173

Gluck J, Bischof B, Siebenhuner L (2010) "Knowswhat is good and bad," "Can teach you things," "Does lots of crosswords:"Children's knowledge aboutwisdom. Eur JDev Psychol (in press)

Gluck J, Bluck S (2009) Individual differences in conceptions of wisdom:What it is and where it comes from. (Manuscript submitted for publication)

Gluck J, Bluck S, Baron J, McAdams D (2005) The wisdom of experience: Autobiographical narratives across adulthood. Int J Behav Dev 29:197–208

Gluck J, Strasser I, Bluck S (2009) Gender differences in implicit theories of wisdom. Res Hum Dev 6(Special Issue: Gender and Wisdom):27–44

Heckhausen J, Dixon R, Baltes P (1989)Gains and losses in development throughout adulthood as perceived by different adult age groups. Dev Psychol 25:109–121

Hershey DA, Farrell AH (1997) Perceptions of wisdom associated with selected occupations and personality characteristics. Curr Psychol: Dev, Learn, Pers, Soc 16:115–130

Holliday SG, Chandler MJ (1986) Wisdom: Explorations in adult competence. Karger, NewYork

Janoff-Bulman R (1989) Assumptive world and the stress of traumatic events: Applications of the schema construct. Soc Cogn 7:113–136

Janoff-Bulman R (1992) Shattered assumptions: Towards a new psychology of trauma. Free Press, New York

Jason LA, Reichler A, King C,Madsen D, Camacho J,MarcheseW (2001) The measurement of wisdom: A preliminary effort. J Community Psychol, 29:585–598

Joseph S, Linley PA (2005) Positive adjustment to threatening events: An organismic valuing theory of growth through adversity. Rev Gen Psychol 9:262–280

Joseph S, Linley PA (2006) Growth following adversity: Theoretical perspectives and implications for clinical practice. Clin Psychol Rev 26:1041–1053

King LA, Hicks JA (2007) Whatever happened to 'Whatmight have been'? Regrets, happiness, and maturity. Am Psychol 62:625–636

Kinnier RT, Tribbensee NE, Rose CA, Vaughan SM (2001) In the final analysis: More wisdom from people who have faced death. J Couns Dev 79:171–177

Kramer DA (2000) Wisdom as a classical source of human strength: Conceptualization and empirical inquiry. J Soc Clin Psychol 19:83–101

Kunzmann U (2004) Approaches to a good life: The emotional-motivational side to wisdom. In: Linley PA, Joseph S (eds) Positive psychology in practice. Wiley, Hoboken, pp 504–517

Kunzmann U, Baltes PB (2005) The psychology of wisdom: Theoretical and empirical challenges. In: Sternberg RJ, Jordan J (eds) A handbook of wisdom: Psychological Perspectives. Cambridge University Press, New York, pp 110–135

Labouvie-Vief G (2003) Dynamic Integration:Affect, cognition, and the self in adulthood. Curr Dir Psychol Sci 12:201–206

Linden M, Baumann K, Rotter M, Schippan B (2008) Diagnostic criteria and the standardized diagnostic interviewfor posttraumatic embitterment disorder (PTED). Int J Psychiatry Clin Pract 12:93–96

Linley PA (2003) Positive adaptation to trauma:Wisdom as both process and outcome. J Traumatic Stress 16:601–610

Maercker A, ZoellnerT (2004) TheJanus face of self-perceived growth: Toward a two-component model of posttraumatic growth. Psychol Inqu 15:41–48

McKee P, Barber C (1999) On defining wisdom. Int J Hum Dev 49:149–164

Montgomery A, Barber C, McKee P (2002). A phenomenological study of wisdom in later life. Int J Aging Hum Dev 52:139–157

Nolen-Hoeksema S, Larson J (1999) Coping with loss. Erlbaum, Mahwah

Park CL (2004) Thenotion of growth following stressful life experiences: Problems and prospects. Psychol Inqu 15:69–76

Park CL, Cohen LH,Murch R (1996) Assessment and prediction of stress-related growth. Journal of Personality 64:71–105

Salthouse TA (1984) Effects of age and skill in typing. J Exp Psychol: Gen 13:345–371

Staudinger UM, Gluck J (2010) Wisdom and Intelligence. In: Sternberg RJ, Kaufman SB (eds) Cambridge handbook of intelligence (in press)

Staudinger UM, Lopez D, Baltes PB (1997) The psychometric location of wisdom-related performance: Intelligence, personality, and more? Pers Soc Psychol Bull 23:1200–1214

Sternberg RJ (1985) Implicit theories of intelligence, creativity, and wisdom. J Pers Soc Psychol 49:607–627

Sternberg RJ (1998) A balance theory of wisdom. Rev Gen Psychol 2:347–365

Sternberg RJ (2005) Foolishness. In: Sternberg RJ, Jordan J (eds) A handbook of wisdom: Psychological perspectives. Cambridge University Press, Cambridge, pp 331–352

Takahashi M, Bordia P (2000) The concept of wisdom: A cross-cultural comparison. Int J Psychol 35:1–9

Takahashi M,OvertonWF (2005) Cultural foundations of wisdom: An integrated developmental approach. In: Sternberg RJ, Jordan J (eds) A handbook of wisdom: Psychological perspectives. Cambridge University Press, Cambridge, pp 32–60

Tedeschi RG, Calhoun LG (1995) Trauma & transformation: Growing in the aftermath of suffering. Sage,Thousand Oaks

Tedeschi RG, Calhoun LG (2004) Posttraumatic growth: Conceptual foundations and empirical evidence. Psychol Inqu 15:1–18

Tedeschi RG, Park CL, Calhoun LG (1998) Posttraumatic growth: Positive changes in the aftermath of crisis. Erlbaum, Mahwah

Webster JD (2003) An exploratory analysis of a self-assessed wisdom scale. J Adult Dev 10:13–22

Webster JD (2007) Measuring the character strength of wisdom. Int J Aging Hum Dev 65:163–183

Wortman CB (2004) Posttraumatic growth: Progress and problems. Psychol Inqu 15:81–90

Zoellner T, Maercker A (2006) Posttraumatic growth in clinical psychology – A critical review and introduction of a two component model. Clin Psychol Rev 26:626–653

2.6 │ 울분반응에 있어 위험 및 회복탄력성으로서의 성격

Anja Dodek and Sven Barnow

2.6.1 서론

억울함은 사람의 기본적 신념에 대한 위협으로 혹은 억울하다고 인식되는
상황이나 생활 사건에서 생긴다. 억울함이란 정서는 분노와 절망의 혼합물
로, 억울함을 느끼는 사람은 비난을 외부(타인, 상황)로 돌리지만, 변화에 대한
희망은 거의 없다(이 책 Znoj, 2.1장 참조).

직장 내 갈등, 예상치 못한 해고, 배신, 이혼, 자녀의 배은망덕 등 억울함을
가져올 수 있는 많은 상황들이 있다. 하지만, 사람들이 그러한 경험에 반응하
는 방식은 다양하다. 어떤 사람은 울분에 차고, 어떤 사람은 분노하거나 후회
하며 우울해하거나, 혹은 그저 실망할 뿐이다. 그들은 또한 감정적 반응의 범
위와 지속시간에서도 차이가 있다. 보통 초기의 강한 감정은 점점 줄어들지
만 때로는 울분 상태가 만성적이 된다.

그래서 개인의 배경(심리학적 생물학적 요인, 개인사)은 항상 스트레스를 받는
생활 사건이나 다른 상황적 요인(예: 사회적 지지와 연결, 재정 상태 등)과 상호작용
을 한다. 상호작용적 스트레스 조절 모형^{Interactional Stress Moderation Model}(그림 1 참조)
의 관점에서, 우리는 잠재적인 스트레스 상황에 대한 평가와 대처에 성격요
인이 영향을 미침으로써, 스트레스적 생활 사건이나 지속적인 스트레스 요인
에 대해 나타나는 반응을 조절한다고 가정한다.

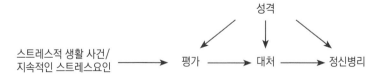

그림 1. 상호작용적 스트레스 조절 모형

성격에서의 개인차는 다음과 같은 세 수준의 분석으로 설명할 수 있다. (1) 탈맥락적인 "특성trait": 종종 일반적인 반응 성향으로 정의됨, (2) "개인적 관심 personal concerns": 보다 맥락화된 인지적·동기적 구인, 전략 및 계획(예: 대처전략, 영역별 기술과 가치)으로 구성됨, (3) "통합적인 인생 이야기integrative life stories": 정체성을 구성함(McAdams, 1995)."

이 틀을 사용하여 우리는 여러 영역(보편적 성격 특성, 사회인지적 구인, 정서 조절과 대처)에서의 개인차가 울분에 반응할 확률을 증가시킨다고 보는 체험적 차원 모형a heuristic dimensional model을 제안한다. 따라서, 일차적으로 위험요인에 초점을 맞추어 울분 반응으로부터 보호할 수 있는 잠재적 자원만 고려하고자 한다. 회복 탄력성 요인에 대해 보다 구체적으로 다루는 것은 이 논문의 범위를 넘어서지만, 그렇다고 해서 우리가 그것을 덜 중요하게 여기는 것은 아니다.

다음 장에서, 우리는 울분반응을 조절하고 매개하는 데 중요할 것으로 예상되는 서로 다른 수준의 성격 관련 구인에 대해 기술할 것이다. 여기에는 보편적인 성격 특성(2.6.2절), 사회인지적 구인(2.6.3절), 정서조절과 대처과정(2.6.4절)이 포함된다. 2.6.5절에서 우리는 모든 면을 체험적 차원 모형으로 통합할 것이다. 이 모형은 추후 연구의 지침이 될 수 있다. 이 모형을 뒷받침하기 위해, 관련 구인("관련 구인에 대한 연구: 용서하지 않음unforgiveness"절)에 대한 몇 가지 연구 결과를 간략히 검토하고 이 모형의 몇 가지 측면("시범연구 결과" 절)을 테스트하기 위해 수행했던 시범연구 결과를 보고할 것이다. 마지막으로 모형의 강점과 한계에 대해 논의하고 몇 가지 임상적 시사점을 제시하도록 하겠다(2.6.7절).

2.6.2 성격특성의 수준

성향[temperament] 요인이 성격과 정신병리 발달에 모두 핵심적인 역할을 한다고 가정하면서(Clark, 2005), 우리는 외향성/긍정적 정서와 함께 신경증/부정적인 정서로 시작하고자 한다. 이 요인들은 생물학적 · 환경적으로 보다 광범위한 성향 및 성격 구인에 기반하고 있으며, 그레이[Gray](1987)의 행동억제 및 행동활성화 개념과 밀접하게 관련되어 있는 것으로 여겨진다. 그런 다음 우리는 이 광범위한 특성 안에서 특별한 면에 초점을 맞추어 그것들이 어떻게 울분반응에 영향을 미치는지 설명할 것이다.

신경증[neuroticism]

신경증은 대체로 부정적인 정서와 심리적 고통을 경험하는 경향으로 정의된다. 5 요인 모형에서, 신경증에는 불안, 성난 적대감, 우울증, 자의식, 충동성 등이 포함된다(Costa & McCrae, 1992). 신경증은 유전학적으로 전체 범위의 정서장애와 관련이 있는 것으로 간주되는데, 매우 신경증적인 개인은 부정적인 정서를 경험하는 역치가 낮으며, 부정적인 자극에 더 주의를 기울이고(Derryberry & Reed, 1994), 스트레스 대처능력에 대한 자신감이 낮으며, 비합리적인 생각에 빠지기 쉽다(Clark, 2005). 이러한 점을 볼 때, 높은 신경증은 울분반응의 위험도 높이게 된다. 부정적인 감정로부터 자신을 보호하기 위해 신경증이 높은 사람들은 높은 기준을 충족시키고 타인의 기대를 내면화함으로써 부정적인 경험을 피하려고 한다. 엔스[Enns] 등(2005)에 따르면, 신경증은 사회적으로 부과된 완벽주의와 관련이 있으며, 린덴[Linden] 등(2007)은 외상 후 울분장애(PTED)를 유발하는 성격을 "직장이나 사회적 역할에 있어 큰 자기 희생과 헌신을 보여주는 엄격한 신념을 가진 성취 지향적이고 헌신적인 사람들"(29페이지)로 설명한다.

그러나, 왜 신경증이 높은 사람이 우울이나 불안 뿐 아니라 울분반응을 일으키는지 이해하기 위해서는 신경증이라는 보다 넓은 특성 안에서 구체적인 면들을 살펴볼 필요가 있다. 울분은 외부 통제 귀인과 관련되기 때문에, "성난 적대감[angry hostility]", "특성 분노[trait anger]", "특성 적대감[trait hostility]"은 각각 이러한 맥락에서 상당히 중요한 것으로 보인다.

특성 분노와 적대감

특성 분노는 다른 사람들보다 더 자주, 그리고 더 오랜 기간 동안 분노를 경험하는 경향으로 정의될 수 있다(Deffenbacher et al., 1996). 불공평하게 비판받고 부당한 대우를 받거나 나쁘게 대우받는 상황에서, 특성 분노가 높은 개인은 분노로 반응하기 쉽다(Bettencourt et al., 2006; Spielberger et al., 1983; van Gozen et al., 1994). 특성 분노는 울분반응의 감정적 질을 설명할 수 있는 반면, 적대감은 사건의 평가와 귀인에 영향을 미칠 수 있다. 적대감은 냉소주의(타인이 이기적으로 동기화되었다는 신념), 불신(타인이 상처를 주고 의도적으로 자극할 것이라는 과일반화), 타인 폄하(타인을 부정직하고 추악하고 비열하며 비사회적인 것으로 평가함) 등을 특징으로 하는 태도적 특성[attitudinal trait]으로 정의된다(Eckhardt et al., 2004; Miller et al., 1996).

분노와 적개심 모두 공격적인 행동과 밀접한 관련이 있으므로(AHA 증후군, Spielberger et al., 1985) 그러한 성격 특징이 왜 울분으로 반응하고 공격적이지는 않은지 설명하는 것이 중요하다. 우리는 정서 조절과 사회인지적 구인의 개인차가 이러한 구별을 설명한다고 가정한다. 이에 대해 다음 장에서 설명하도록 하겠다.

2.6.3 사회인지적 구인의 수준

탈맥락적인 성격 특성은 울분반응을 일으킬 수 있는 개인차에 대해 더 깊은 통찰력을 얻기에는 너무 대략적이다. 따라서 다음 단계에서, 우리는 사건에 대한 개인의 인식과 그에 대한 반응을 형성하는 보다 맥락적인 인지적·동기적 구인에 대해 살펴보고자 한다. 여기에는 다음 장에서 기술할 일반화된 기대와 인지적 신념 구조 등이 포함된다.

외부 통제 소재와 비관주의

즈노즈^{Znoj}의 원형 모형에 따르면, 울분은 비관주의/절망의 외부 통제 소재의 결과일 수 있다(이 책 Znoj, 2.1장). 기질적 수준에 대해, 로터^{Rotter}(1966)는 사건이 개인의 (내부) 통제 하에 있는지 여부에 대한 일반화된 기대에 있어서의 개인차를 탐구했고, 슈나이더^{Scheier}와 카버^{Carver}(1985)는 낙관주의와 비관주의를 일반화된 긍정적·부정적 결과 기대로 정의했다. 이러한 일반화된 기대는 특히 한 사람이 이전에 경험하지 않았거나 전혀 예상치 못한 상황에서 그 사람의 반응을 결정하는 데 중요한 역할을 한다. 일반적으로, 기질적 낙관주의는 스트레스적인 만남에서의 성공적인 적응을 예측해 주는 변수다. 반면, 비관론자들은 그 문제와 거리를 두고 가능한 한 오랫동안 어떤 일도 하지 않으며 미룰 가능성이 높다(Schiier et al., 1986).

과잉도식$^{Hypervalent\ schemas}$

도식은 관련된 자극을 해석할 때 자동으로 활성화되는 개인의 기본 신념과 가정을 포함하는 인지 구조다(Beck 1976). 도식은 이전 경험을 기반으로 하며, 이러한 경험들은 아이의 기질, 가정 환경 및 주요 생활 사건들의 복잡한 상호작용의 결과이다. "세상은(타인은) 위험하다", "나는 무력하고 취약하다"

와 같은 과잉된 역기능적 도식은 타인과 환경을 더 적대적이고 위험한 것으로 평가하도록 이끌 수 있으며(Barnow et al., 2009), 불쾌함에 대한 과민감성을 만들기도 한다. 이는 결과적으로 실제의 혹은 지각된 위반에 반응하여 부적응적인 감정 반응과 대인관계 행동의 가능성을 증가시킬 수 있다. 예를 들어, Young 등(2003)은 여러 개의 초기 부적응적인 도식을 세분화하였는데, 여기에는 타인들 사이에서 울분반응에 대한 특정 위험 패턴을 만들 수 있는 부정주의^{negativism}/비관주의^{pessimism}, 정서적 억제, 속박과 불신 등이 포함된다.

2.6.4 정서조절과 대처

앞서 언급한 요인들이 초기 감정 반응의 강도와 질을 설명하는 데 결정적인 역할을 할 수 있는 반면, 우리는 사람들이 이러한 정서를 다루는 방식에 있어서의 개인차가, 정상적이고 기능적인 감정 반응이 어떻게 지속적이고 더 병리적인 형태로 변형되는지를 이해하는 데 중요하다고 가정한다. *그렇다면 무엇이 억울한 경험을 만성적인 울분으로 바꾸는가?*

세 명의 동료들이 그들의 주방장으로부터 변함없이 불공정하게 비판받았다고 상상해 보라. 첫 번째 사람은 주방장의 결점을 찾으려고 하고 반복해서 비난에 대해 생각하며, 두 번째 사람은 사무실에서 나와 체육관으로 곧바로 가며, 세 번째 사람은 비난을 주방장 개인의 문제 탓으로 돌린다.

이 예는 다음과 같은 세 가지의 서로 다른 정서조절 방식을 보여준다. (1) 반추: 부정적 정서 상태와 문제에 대해 반복적이고 재귀적으로 사고함. (2) 분산: 자신의 주의를 사건에서 관련없는 중립적인 내용으로 옮겨감. (3) 인지적 재평가: 새로운 정보를 고려하거나 다른 관점을 취함으로써 사건의 의미를 재해석하는 과정.

연구에 따르면 사람들은 이러한 전략을 습관적으로 사용하는 데 있어서 저마다 다르며, 이것은 심리적 · 정서적 안녕에 영향을 미친다. 다음으로 이러한 정서조절 전략에 대해 자세히 설명하도록 하겠다.

반추[Rumination]

반추가 부정적인 감정을 심화시키고 연장시킬 수 있음을 보여주는 연구가 점점 늘어나고 있다. 울분 분야에서 널리 사용된 카프라라[Caprara] 등의 소멸 반추[Dissipation Rumination] 구인은 억울한 쓰라린 경험을 다루는 데 있어서의 개인차를 설명해준다. Caprara (1986)는 공격적인 행동의 조절과정과 기제에 관심이 있었다. 소멸과 반추는 단일 차원의 양극단으로 간주되는데, 이 단일차원은 "고통스러운 모욕적 경험과 연합된 보복 욕구를 다소 급격하게 극복하고 포기하는" 경향으로 정의된다(p. 763). 높은 소멸자-낮은 반추자는 나쁜 감정이나 보복 열망을 빨리 극복하는 반면, 낮은 소멸자-높은 반추자는 시간이 지남에 따라 보복 감정과 열망이 지속되거나 더 커지는 것으로 예측된다.

또 다른 관련 구인은 분노 반추[Anger Rumination]로, 이는 "분노경험을 하는 동안 출현하여 이후까지 지속되는 비의도적이고 반복적인 인지 과정에 관여되는 경향"으로 정의된다. 분노경험에는 자동적으로 분노의 순간을 재현하는 것과 보복의 환상이 포함된다(Sukhodolsky et al., 2001). 린덴[Linden] 등(2007)은 PTED의 진단 기준에서 그러한 침습적인 환상을 보고했다.

재평가[Reappraisal]와 억제[Suppression]

정서조절 과정모형에서 그로스[Gross](1998)는 감정의 발생과정 중 서로 다른 지점에서 작용하는 다음의 다섯 가지 정서조절 전략-(1) 상황 선택 (2) 상황 수정 (3) 주의[attention] 이동 (4) 인지적 변화 (5) 경험적, 행동적, 생리적 반응의 조절-에 대해 말하였다. 엄청나게 다양한 가능한 전략들에서 그로스[Gross]와

존[John] (2003)은 널리 사용되는 두 가지 예시에 초점을 두었다. 두 가지는 인지적 변화의 한 형태인 재평가와 반응 조절의 한 형태인 억제로 이는 정서 조절 질문지[Emotion Regulation Questionnaire, ERQ]와 함께 기질적 차원에서 측정되었다. 여러 연구들은 재평가와 억제를 습관적으로 사용하는 데 있어서의 개인차가 정서적, 사회적, 일반적 웰빙 성과에 미치는 효과를 보여줄 수 있다. 예를 들어 재평가자는 우울증상이 거의 없고, 자존감이 높으며, 삶의 만족도가 높은 것으로 나타났다(Gross & John, 2003).

이렇게 정신 건강과 정서 경험에 대해 재평가 전략이 중요한데, 재평가는 관점을 바꾸거나 분노 완화 상황에 대해 고려함으로써 모욕 이후에 느낀 분노와 억울함을 조절하는 데 도움을 줄 수 있다. 반대로, 억제는 부정적인 감정의 경험을 감소시키지 않고 감정표현을 수정할 뿐이라 분노와 억울함은 여전히 개인 안에서 타오르면서 매일의 기능을 방해한다.

2.6.5 통합: 위험 및 회복 탄력성 요인에 대한 체험적 모형

이어서, 우리는 앞 장에서 검토한 개념들을 체험적 차원 모형으로 통합할 것이다. 이 모형은 성격이 어떻게 울분반응을 조절하고 매개하는지 보여준다. 그림 2는 울분반응에 대한 성격 위험 요소에만 초점을 맞추어 모형의 개요를 보여준다. 아래에서 그것을 더 자세히 설명하도록 하겠다.

어떤 사건을 부당하다고 인식하는 것은 억울함의 핵심적인 특징인 것 같다. 우리 모형에서는 주어진 상황에 대한 평가(예: "부당한" vs. "위협적인")와 그것에 대한 정서적 반응(예: 다소 울분에 차거나 화가 나거나 슬픈)을 성격이 모두 조절한다고 가정한다. 차원적 접근에 기반하면, 몇몇 성격 영역의 개별 특성이 사건을 부당하다고 평가하며 억울함을 경험할 확률을 결정할 것으로 예상할 수 있다.

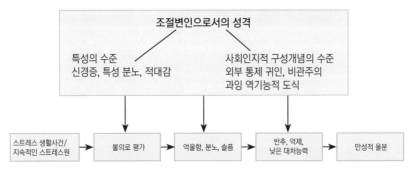

그림 2. 울분반응의 위험요인으로서의 성격: 체험적 모형

    우리가 앞의 절에서 언급했듯이, 높은 신경증과 특성 분노, 그리고 적대감은 울분반응의 위험을 증가시킬 것이다. 반면에 외향성, 우호성 또는 특성 공감trait empathy, 특히 관점 취하기와 같은 성격특성은 한 사람을 억울함으로부터 보호할 수 있다. 예를 들어, 외향성은 긍정적인 정서 및 더 많은 사회적 지지와 관련된다(Kitamura et al., 2002).

    사회인지 구인의 수준에서 우리는 울분반응의 위험요인으로 외부통제소재, 비관주의, 여러 과잉도식을 예상한다. 반면, 낙관주의뿐만 아니라 다른 인지적-동기적 구인(예: 자기효능감) 혹은 대인관계 자원(예: 애착, 용서, 유머)은 탄력성 요인으로 기여할 수 있다. 우리의 모형에서는 정서조절과 대처의 개인차에 특별히 초점을 둔다. 개인차가 재평가와 일차 정서를 조절할 뿐 아니라 린덴Linden 등(2007)이 PTED라고 한 보다 심각한 정신병리의 발달을 결정한다고 가정하기 때문이다. 간단히 말해서, 반추, 억제, 역기능적 대처가 정상적이며 심지어 적응적인 감정반응이 결국 병리적으로 될 수도 있는 지속적 울분상태로 변형되는 과정을 매개한다고 가정한다. 다른 한편, 재평가 및 행동 지향은 보다 기능적인 반응으로 이어지고 개인이 울분을 발달시키는 것을 방지할 수 있다. 전체 그림을 완성하기 위해서는 정서 조절과 대처의 개인차가 다른 성격 요인에 의해 조절된다고 가정할 수 있다. 예를 들어, 낙관주의는 보다 문제 중심적인 대처 및 긍정적인 재해석(Schiier et al., 1986)과 관련된다.

2.6.6 연구결과

지금까지 성격과 울분반응에 대한 경험적 자료는 거의 존재하지 않는다. 그림 2에서 가정된 가설은 여전히 매우 예비적이다. 모형을 뒷받침하기 위해 관련 구인("용서하지 않음")에 대한 몇 가지 연구 결과를 간략히 검토하고, 모형의 몇 가지 측면을 테스트하기 위해 수행한 시범 연구의 결과에 대해 보고하도록 하겠다.

관련 구인 연구: 용서하지 않음unforgiveness

용서는 부당하게 대했던 사람들에 대한 원망, 억울함, 심지어 증오까지 극복하는 방법으로 여겨진다(예: Enright & Fitzgibbons, 2000). 기질적 수준("용서"(forgivingness); Roberts, 1995)에서 용서는 시간, 관계, 상황에 따라 타인을 용서하는 경향의 개인차를 말한다. 에몬스Emmons(2000, p.159)에 따르면, "용서하는 사람은 분노를 완화시킬 만한 상황을 알아차리는 경향이 있고 분노를 조절할 수 있으며 감정관리 기술이 고도로 발달했으며 용서와 억제 감정을 잘 연결시키는 사람이다." 그러나 위반과 그 결과에 대한 반추 및 지속적인 사고(Berry et al., 2005; Berry et al., 2001; McCullough et al., 2001), 부정적인 정서를 하향 조절할 수 없는 무능함(Allemand et al., 2008), 모욕 이후의 즉각적인 감정(예: 분노)은 더욱 지속적으로 용서하지 못하는 상태로 변할 수 있다. 용서하지 못함unforgiveness의 상태는 "위반자에 대한 동기화된 회피나 보복과 함께 분개, 억울함, 증오를 수반하는 차가운 감정"으로(Worington & Wade, 1999, p. 386), 기질적 개념으로는 "용서하지 않음^{unforgivingness}"(Berry et al., 2005)으로 정의되었다.

우리는 용서하지 못함이 대인관계 위반이라는 특별한 사례에서 울분과 관련될 수 있다고 가정한다. 그러므로 성격 요인과 용서에 대한 연구는 부분적으로 우리의 모형을 뒷받침할 수 있을 것이다. 예를 들어, 연구는 신경증이 -0.10부터 -0.32 범위의 상관으로 용서와 부적 상관을 보인다(예: Berry et al., 2005)는 것을 일관되게 입증해 왔다(Mullet et al., 2005). 더욱이 잘 용서하지 않는 사람들은 더 많이 반추할 가능성이 높았으며, 적대감과 원한 같은 특성 분노와 관련 성향에서 더 높은 점수를 받고(Thompson et al., 2005), 우호성, 외향성, 특성공감에서 더 낮은 점수를 받았다(Berry et al., 2005).

예비연구^{pilot test} 결과

이어서, 예비 가족 연구 자료를 사용하여 예비 연구결과에 대해 보고할 것이다. 이 방법은 뒤에 방법론 절에서 설명할 것이다. 이 연구의 목적은 우리 모형에 의해 제안된 몇 가지 가정을 검증하는 것이다(그림 2 참조). 이러한 맥락에서, 연구문제는 다음과 같다. 첫째, 울분반응(EMB+)이 있는 개인은 울분이 없는 개인(EMB-)보다 적대감, 분노, 짜증 같은 부정적인 감정을 더 자주 보고하는가? 둘째, EMB+ 개인은 신경증에서 점수가 높아지고 우호성 수준이 떨어지는가? 셋째, EMB+ 개인의 암묵적 도식(예: "세상은 불공정하고 다른 사람들은 나를 거부한다")을 고려할 때, EMB+ 그룹의 사람들이 EMB- 그룹의 사람들보다 그들의 부모를 더 거부적이고 덜 따뜻하다고 인식할 것이라 가정한다.

표본 기술^{sample description}

이번 연구의 표본은 독일 포메라니아^{Pomerania}의 인구기반 건강 연구^{the} ^{population-based Study of Health (SHIP)}에서 가져온 것이다. SHIP에서는 1997년 3월부터

2000년 5월까지 각 지역사회의 인구규모에 비례하고 연령과 성별에 따라 계층화하여, 20세부터 79세까지 3,748명의 참여자proband를 무선으로 선정하였다. 이 표본 중 11세에서 18세 사이의 최소 1명의 자녀가 있는 가족 가운데 527가족을 선정했다. 무응답자나 참여를 거부한 경우를 제외하고 최종 표본은 부모 480명과 생물학적 자손 381명(평균 15.3세, SD = 2.2)을 포함하는 315가족이었다. 표본에 관한 보다 자세한 정보는 이전 논문(예: Barnow 등, 2009, 출판 중)에서 확인할 수 있다.

약 5년 후 이들에 대한 첫 후속조치(T1)가 실시되었다. T1에서는 411명의 부모(T0에서 조사된 사람의 85.6%)와 그 자녀(N=334, T0에서 조사된 사람의 87.7%, 평균 나이 19.6세, SD = 2.4)가 다시 조사되었다. 이 연구의 결과는 두 측정 지점에서 완전한 자료를 제공한 334명의 젊은이들에 근거한다.

평가

빅5 성격 특성(신경증, 외향성, 경험에 대한 개방성, 우호성, 성실성)은 독일판 코스타Costa와 맥크래McCrae(1992)가 개정한 NEO 성격척도NEO Personality Inventory(Ostendorf and Angleitner 2004)로 평가하였다. NEO-PI-R은 널리 사용되고 신뢰성이 있으며 타당한 측정도구이다. 알파값은 0.87~0.92 범위로 모든 척도에서 높은 내적 일치도를 보였다.

*긍정적 · 부정적 정서*는 *PANAS* 척도(Watson et al., 1988)의 번역본으로 측정되었다. 참여자는 지난 4주간 10가지 긍정 정서(예: 신나는, 뿌듯한, 단호한)와 10가지 부정 정서(예: 불안한, 괴로운, 초조한)를 얼마나 자주 경험했는지 5점 척도로 평가했다. 긍정 정서에 대한 내적 일치도(α = 0.78)와 부정 정서에 대한 내적 일치도(α = 0.81) 모두 만족할 만하였다.

양육자의 지각된 양육 스타일은 지각된 거부, 정서적 따뜻함, 과잉보호와 같은 부모의 양육 경험에 대한 기억을 평가하는 자기 보고식 질문지인 EMBU("양육에 관한 기억"을 의미하는 스웨덴어 약자, Perris et al., 1980) 축약판을 통해 측정하였다. 모든 질문은 4점 리커트형 척도로 평가되었다. EMBU는 하위 척도별로 Cronbach α가 0.72에서 0.85 범위로 적절한 타당도와 신뢰도를 보여주었다.

*축 I 장애*는 정신장애 진단 전문가 체계(the Diagnostic Expert System for Psychiatric Disorders, DIA-X Wittchen, Pfister 1997)를 사용하여 결정되었다. 이 체계는 국제 질병 분류the International Classification of Disorders 10차 개정판(ICD-10) 및 정신장애진단편람(DSM-IV) 규준에 근거한 반구조화 면접이다. DIA-X의 선행 연구는 0.49~0.83 범위의 만족할 만한 평정자간 신뢰도를 보였다.

외상사건 자료는 10가지 외상 유형을 구분하는 구조화된 DSM-IV(SCID-I) 임상 면접(Wittchen et al., 1997)의 PTSD 모듈을 사용하여 수집되었다. PTSD 모듈의 평정자간 신뢰도는 높고(0.88), 재검사 신뢰도는 0.78이다(Zanarini 외, 2000).

결과

첫 번째로 전체 표본에서 두 집단을 추출하였다. 집단 1(EMB+)에는 NEO에서 가져온 문항-"때때로 나는 화가 나고 울분을 느낀다."(리커트 척도 1-5, 1: 나는 전혀 동의하지 않는다, 5: 나는 강력하게 동의한다)-에 그렇다고 답한 개인들(값 4 또는 5, 이하 참조)이 포함되었다. 또한, 그들은 구조화된 임상면접the Structured Clinical Interview for DSM-IV, SCID-I 면접에서 적어도 한 번의 외상적인 경험을 보고했다. 이 집단은 45명으로 구성되었고, 58%가 여성이며 평균연령은 19.8세였다. 집단 2 (EMB-)에는 NEO 문항에 동의하지 않고(값 1 또는 2), SCID-I 외상 면접을 통해 평가된 외상 경험이 전혀 없는 72명이 포함됐다. 이 집단의 평균 연령은

19.9세로 42%가 여성이었다. 이 사람들에 대한 인구통계학적 특성과 정신
진단은 표 1과 같다.

표 1. EMB 집단의 인구통계학적 특성 및 진단

	EMB- N = 72		EMB+ N = 45		F/x^2	p
평균 연령(표준편차)	19.76	(2.71)	19.91	(2.36)	0.77	0.381
성별, 남자, %	45.8		37.8		0.73	0.391
별거 중인 부모, %	20.8		51.1		11.58	0.001
부모의 학력, %						
중학교	2.9		11.4		3.94	0.139
실업학교	50.0		52.3		0.09	0.01
고등학교	47.1		36.4			
정신병리 진단						
F1: 정신적 약물사용에 기인한 정신 및 행동장애	18.1		48.9		12.56	0.000
F3: 기분(정동)장애	5.6		31.1		13.89	0.000
F4: 신경증, 스트레스관련 신체화 장애	19.4		35.6		3.77	0.043
F43.1: 외상 후 스트레스 장애	0.0		6.7		4.93	0.055

가장 중요하게는, EMB+ 집단의 사람들이 물질사용장애, 정서장애, 스트레
스 관련 문제를 포함한 정신장애 빈도가 유의미하게 더 높다는 것을 보여주
었다. EMB+ 집단의 약 6%가 PTSD를 가지고 있었다. 또 다른 흥미로운 결과
는 EMB+ 집단의 젊은이들이 약 50%가 어머니하고만 살고 있는 "깨어진 가
정" 가족 출신이라는 점이다.

적대감, 분노, 짜증과 같은 부정적 감정의 빈도와 관련하여 차이를 검증하
기 위해(가설 1 참조), 카이스퀘어 검증을 계산했다. EMB+집단의 개인이 EMB-
집단의 사람들보다 이러한 부정적인 감정을 유의미하게 더 자주 경험한다는

것을 보여주었다(그림 3 참조). 예를 들어, EMB- 집단의 약 25%가 지난 4주간 자주 또는 매우 자주 화가 났다고 보고한 데 비해, EMB+ 집단은 약 60%가 그렇다고 보고하였다.

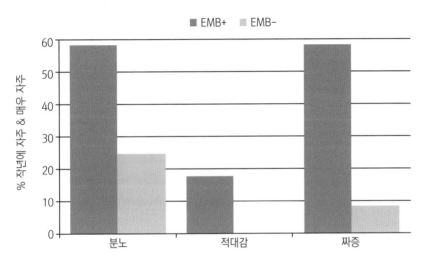

그림 3. 작년 부정적인 감정의 빈도: 분노, 적대감, 짜증(PANAS)
주석: 분노, x^2 = 7.17, p = 0.007; 적대감, x^2 = 6.89, p = 0.009; 짜증, x^2 = 18.27, p< 0.001

다음 단계에서는 NEO 차원인 신경증, 외향성, 개방성, 우호성 및 성실성을 종속 변수로 하고 집단(EMB- vs. EMB+)을 요인으로 하여 다변량 분산분석(MANOVA)이 수행되었다. 표 2에서 보듯이, 일변량 검사에서는 신경증과 우호성 척도에서 EMB-와 EMB+ 집단 간 유의한 차이를 나타냈다. EMB-에서보다 EMB+에서 신경성 점수는 높아졌고 우호성 점수는 감소하였다(주석: 신경증의 총합은 집단 배정에 사용되었던 다음의 NEO 문항-"때때로 나는 화가 나고 울분을 느낀다."-을 제외하고 계산되었다. 다중 비교를 위해 p>0.01로 본페로니 수정을 거친 후에도 결과는 유의하였다).

표 2. 빅5 성격 요인의 집단 비교

	EMB- N = 72		EMB+ N = 45		F	p
신경증	75.44	(16.70)	97.89	(21.14)	40.66	0.000*
외향성	116.21	(18.24)	112.44	(22.80)	0.97	0.327
개방성	106.21	(17.54)	109.91	(18.89)	1.16	0.283
우호성	113.82	(14.66)	105.76	(15.19)	8.15	0.005*
성실성	114.06	(20.18)	105.42	(18.73)	5.35	0.022

각주: *는 5가지 비교에 대한 Bonferroni 수정 후 유의도를 의미한다(p < 0.01).

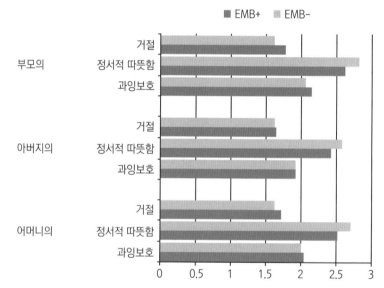

그림 4. 약 15세 때 지각된 양육 스타일에 대한 네 집단 비교(평균)

주. 부모: 정서적 따뜻함, F = 3.23, p=0.075, 어머니: 거부, F = 5.08, p=0.026; 정서적 따뜻함, F = 3.56, p=0.062; 기타 p > 0.10

이 분석은 또한 그림 3에서 보인 것과 같이 지각된 어머니 양육 스타일 척도에서도 유의한 차이를 보였다. EMB- 피험자와 비교했을 때, 울분반응을 보인 젊은이들은 그들이 약 15세일 때 어머니를 더 거부적인 것으로 인식했으며(p < 0.05), 양친을 정서적으로 덜 따뜻했다고 인식하였다(p < 0.1). 과보호에 대한 유의미한 효과는 발견되지 않았다. 지각된 아버지 양육 스타일에 대한 측정도 유의미한 효과를 나타내지 않았다. 이 결과는 그림 4에 제시하였다.

논의 및 결론

이 결과는 체험적 모형(그림 2)에서의 몇 가지 가정을 뒷받침해준다. 첫째, 자료는 EMB+ 집단의 개인이 분노, 적대감, 짜증과 같은 부정적인 감정을 더 높은 빈도로 보인다는 가설을 지지한다. 둘째, EMB+ 집단의 사람들은 EMB- 집단보다 신경증 점수가 높고 우호성을 덜 보였다. 이러한 결과는 SCID-I 외상면접에서 모두 외상 경험이 있는 것으로 평가된 사람들을 울분이 높은 사람 vs. 낮은 사람으로 비교하여 외상 효과를 통제한 후에도 안정적으로 유지되었다. 이는 적어도 성격 특성이 부정적 경험과 울분반응 사이의 연관성을 조절할 수 있다는 가설을 간접적으로 지지한다. 세 번째 주요 결과는 EMB+ 집단의 개인들이 약 15살 무렵에 어머니가 더 거부적이고 부모는 모두 덜 따뜻하다고 지각했다는 것이다. 이 연구의 한 가지 장점은 이러한 양육 스타일이 직접 평가되었고(자녀가 여전히 가족에 살고 있을 때), 기억 효과와 대처로 인해 종종 신뢰하기 어려운 "회상적" 측정을 포함하지 않았다는 점이다. 흥미롭게도, 오직 어머니만이 더 거부적인 것으로 인식되었다. 그러나, 이는 EMB+ 집단에서 50% 정도만 부모와 함께 생활했기 때문일 것이다. 우리 집단의 또 다른 연구는 어머니의 거절이 자녀의 낮은 자존감과 높은 내면화 문제와 관련이 있다는 것을 보여준다(Barnow et al., 2005). 그러나 우리는 지각된 어머니의 거절이 아이에게서 부정적인 암묵적 도식(예: "나는 거부될 것이며 타인은 신뢰할 수 없다")으로 이어지는지, 그리고 결과적으로 대인관계 위반 후 울분에 대한 반응 취약성을 증가시키는지에 대해서는 어떠한 진술도 할 수 없다. 그러나,

안정애착이 분노하는 반추를 줄이고 용서를 촉진한다는 것을 보여주는 연구들이 있다(Burnett et al., 2007). 반면 불안정 애착은 종종 역기적인 분노와 정서조절 문제를 일으킨다(Mikulincer, 1998; Shaver et al., 2007).

결론적으로, 우리 자료는 울분을 느끼는 개인이 그렇지않은 사람보다 분노, 짜증, 적대감 같은 부정적인 감정을 더 많이 보인다는 증거를 제공한다. 또한 EMB+ 사람들은 높은 신경증과 낮은 우호성의 특징이 있으며, 정서적 불안정과 부정적 자극에 대한 높은 민감도를 보여줄 뿐 아니라(Derryberry & Reed, 1994) 보다 공격적인 경향도 보인다(Bettencourt et al., 2006). 결국, EMB+ 개인들 역시 자신의 어머니가 울분없는[non-embittered] 개인보다 더 거부적이라고 인식했다. 여기서 우리는 지각된 어머니 거절의 결과로서 자녀가 타인으로부터의 거절에 더 민감하고(Barnow et al., 2005), 보다 적대적인 대인 행동을 보여줌으로써 스스로를 보호하려 하며, 결과적으로 이는 타인에 의한 적대감을 증가시킨다고 가정할 것이다. 그러나, 가족 연구는 그림 2에서 제시한 모형의 가정을 검증하도록 고안되지 않았기 때문에, 연구결과의 해석은 상당히 추론적이며 울분에 대한 종단적 자료와 구체적인 측정이 추후 연구에서 필요하다.

2.6.7 전체 논의와 개관

우리는 성격이 어떻게 울분적 반응을 완화시키고 중재할 수 있는지에 대한 체험적 차원 모형을 제안했다. 성격에 대한 보다 넓은 개념화에 의지하여 개인차를 몇 가지 수준의 분석(전반적인 성격 특성, 사회인지적 구인, 정서조절과 대처)으로 기술했다. 상호 스트레스 완화 모형[Interactional Stress Moderation Model]을 가정할 때, 우리는 성격이 외부 사건에 대한 평가와 정서적 반응 모두를 더 잘 완화한다고 제안했다. 또한, 정서조절 장애와 대처기능 장애는 정상적인 감정 반응을 더 오래 지속하거나 심지어 병적인 울분 상태로 바꾸어 가는 과정을 중재하는 잠재적인 메커니즘으로 기능할 수 있다.

종합하면, 울분하기 쉬운 성격은 기질상 신경질적인 부정 정서를 경험하는 경향이라 할 수 있으며, 여기서 부정 경험은 외부 요인(어머니에 대한 거부감)을 지나치게 암묵적인 도식("세상은 불공평하고 나를 배척한다")에 기인한 초기 경험과 결합하여 이끌어간다. 이는 결국 남들보다 더 자주 분노를 경험하고 적대적인 태도를 보이는 일반적인 성질을 낳게 된다. 부정적인 경험으로부터 자신을 보호하기 위해 높은 기준을 충족시키고 엄격한 신념 체계를 개발하려고 노력할 것이다. 스트레스적 생활 사건에 대응하여 그들은 그 사건을 불공정하다고 평가할 가능성이 더 높으며 억제와 성난 반추 같은 역기능적인 정서 조절 전략을 사용하는 경향이 있다.

우리의 모형은 우울이나 공격성과 같은 다른 장애에서 설명되어 온 몇 가지 위험 요인을 포함하고 있지만, 전체적으로 우리는 울분에 특화된 패턴 embitterment specific pattern을 가정한다. 예를 들어, 그것은 외적 통제 소재와 다른 반추의 내용으로 특징지을 수 있는 우울증과는 다르다. 울분과 반대로 공격성은 덜 억제하는 것과 연합되며, 신경증보다는 우호성에 더 의존하는 것 같다 (Bettencourt et al., 2006). 아직 우리 모형은 직접적인 실증적 지지가 부족하다. 따라서, 가정과 가설은 상당히 예비적이고 추론적이다. 이러한 한계에도 불구하고 우리 모형에는 몇 가지 강점이 있다. 차원적 접근은 정서적 반응에 대한 병리적인 형태의 진술뿐 아니라 정상적인 형태의 진술도 가능하게 한다. 혼란된 반응을 이끌어내는 결정적인 요인이 하나만 있는 것이 아니라, 여러 영역의 개별적인 특성이 울분반응의 확률과 범위를 결정한다. 이것은 보상과 훈련을 위한 충분한 여지를 남긴다.

임상적 시사점

우리 모형이 기질적 요인, 부적응 도식, 정서조절 기술의 중요성을 강조함에 따라, 일반적인 인지 행동 치료 접근법은 심각한 형태의 울분을 다루기에는 너무 부족할 수 있다. 울분 환자와의 경험으로부터 Schippan 등(2004)은 PTED를 위해 특별히 설계된 새로운 치료 접근법으로 "지혜 치료[wisdom therapy]"를 개발하였다. 문제 해결과 조망 수용 기술을 훈련하는 것도 도움이 되지만, 감정에 초점을 맞춘 개입과 감정관리 기술을 훈련하는 것이 가장 효과적일 것으로 가정한다. 그린버그[Greenberg](2002)의 정서 중심 치료[emotion-focused therapy]에 따르면, 표현되지 않고 과잉조절된 분노(와 슬픔)는 사람 안에서 해결되지 않은 화상을 원한으로 남겨 한 발짝씩 분노의 벽을 쌓아 무너트리기 어려운 거리를 만든다고 한다. 중대한 위반은 너무나 자극적이고 압도적이어서 그 사람은 그것을 이해할 수 없었고(그리고 아직도) 세상에 대한 이해에 동화할 수 없었다. 시간이 지남에 따라 희미해지더라도 강렬한 감정이 정서 기억 속에 저장되면서 그것을 계속해서 느낀다. 이 치료에서 환자는 이전에 허용되지 않았거나 가능했던 것을 충분히 느끼고 표현할 수 있도록 허용된다. 이러한 감정에 대한 타당화와 위반의 정도에 대한 인정의 과정에서, 의미 변화가 촉진되고 사람들은 그것을 이해하기 시작한다. 또한 정서중심치료는 건강하지 않은 자기 자신 및 세계 그리고 감정표현의 위험성에 접근하는 것을 도우며, 사람들은 감정의 중요한 기능성에 대해 배우게 된다.

노인들을 위한 단기 집단 치료 개입(Kämmerer et al., 2009)에서 베른 울분 척도(Znoj 2008)로 측정한 사후 비교에서 울분 점수의 현저한 감소를 산출할 수 있었다. 그 효과는 주로 '감사 부족' 척도에서의 변화에 기인했는데, 이는 정서적 경험의 타당화와 같은 기본적인 치료적 개입에 민감한 것으로 보인다.

결론 및 추후 연구

스트레스적 생활 환경에 노출되는 것은 세상을 보는 우리의 관점과 자신을 정의하는 방법 모두에 영향을 미칠 수 있다. 따라서, 성격과 감정 반응의 관계에 대한 편견 없는 결론을 도출하기 위해서는 종단 연구가 필요하다. 우리 모형에서 제안한 바와 같이, 추후 연구는 성격에 대한 보다 폭넓은 개념화를 고려해야 하며 정서조절과 과잉도식의 역할을 염두에 두어야 한다.

참고문헌

Allemand M, JobV,Christen S,KellerM (2008) Forgivingness and action orientation. Pers Indiv Differ 45(8):762–766

Barnow S, Lucht M, Freyberger HJ (2005) Correlates of Aggressive and Delinquent Conduct Problems in Adolescence. Aggress Behav 31(1):24–39

Barnow S, Stopsack M, Grabe HJ,Meinke C, Spitzer C, Kronmuller K, et al (2009) Interpersonal evaluation bias in borderline personality disorder. Behav Res Therapy 47(5):359–365

BeckAT (1976)Cognitive therapy and the emotional disorders. InternationalUniversities Press, Oxford

Berry JW, Worthington EL Jr, O'Connor LE, Parrott III L, Wade NG (2005) Forgivingness, vengeful rumination, and affective traits. J Pers 73(1):183–225

Berry JW,Worthington EL Jr, Parrott III L, O'Connor LE, Wade NG (2001) Dispositional forgivingness: Development and construct validity of the Transgression Narrative Test of Forgivingness (TNTF). Pers Soc Psychol Bull 27(10):1277–1290

Bettencourt BA, Talley A, Benjamin AJ, Valentine J (2006) Personality and aggressive behavior under provoking and neutral conditions: A meta-analytic review. Psychological Bull 132(5):751–777

Burnette JL, Taylor KW, Worthington EL, Forsyth DR (2007) Attachment and trait forgivingness: The mediating role of angry rumination. Pers Indiv Differ 42(8):1585–1596

Caprara GV (1986) Indicators of aggression:TheDissipation-Rumination Scale. Pers Indiv Differ 7(6):763–769

Carver CS, Scheier MF (1985) Self-consciousness, expectancies, and the coping process. In: Field T,McCabe PM, SchneidermanN (eds) Stress and coping. Erlbaum,Hillsdale, pp 305–330

Clark LA (2005) Temperament as a Unifying Basis for Personality and Psychopathology. J Abnorm Psychol 114(4):505–521

Costa PT,McCrae RR (1992) Revised NEO-Personality Inventory (NEO-PI-R) and NEO Five-Factor Inventory (FFI) manual. Psychological Assessment Resources, Odessa

Deffenbacher JL, Oetting ER, Thwaites GA, Lynch RS, Baker DA, Stark RS, et al (1996) Statetrait anger theory and the utility of the trait anger scale. J Couns Psychol 43(2):131–148

Derryberry D, Reed MA (1994) Temperament and attention: Orienting toward and away from positive and negative signals. J Pers Soc Psychol 66(6):1128–1139

Eckhardt C,Norlander B, Deffenbacher J (2004) Theassessment of anger and hostility:A critical review. Aggress Viol Behav 9(1):17–43

Emmons RA (2000) Personality and forgiveness. In:McCullough ME, Pargament

KI, Thoresen CE (eds) Forgiveness:Theory, research, and practice.Guilford Press,NewYork, pp 156–175

EnnsMW, Cox BJ, Clara IP (2005) Perfectionism and neuroticism: A longitudinal study of specific vulnerability and diathesis-stressmodels. Cogn Therapy Res 29(4):463–478

Enright RD, Fitzgibbons RP (2000) Helping clients forgive: An empirical guide for resolving anger and restoring hope. American Psychological Assoc,Washington

Gray JA (1987) The psychology of fear and stress, 2nd edn. Cambridge University Press, New York

Greenberg LS (2002) Emotion-focused therapy:Coaching clients towork through their feelings. Washington, DC US: American Psychological Association

Gross JJ (1998) The emerging field of emotion regulation: An integrative review. Rev Gen Psychol 2(3):271–299

Gross JJ, John OP (2003) Individual differences in two emotion regulation processes: Implications for affect, relationships, and well-being. J Pers Soc Psychol 85(2):348–362

Kammerer A, Dodek A, Dos Santos V (2009) Learn to recover pleasure – Group therapy for elderly persons. Unpublished manuscript, University of Heidelberg, Heidelberg

Kitamura T,Watanabe K, TakaraN,Hiyama K, Yasumiya R, Fujihara S (2002) Precedents of perceived social support: Personality, early life experiences and gender. Psychiatry Clin Neurosci 56(2):169–176

Linden M, Rotter M, Baumann K, Lieberei B (2007) Posttraumaticembitterment disorder: Definition, evidence, diagnosis, treatment. Hogrefe & Huber Publishers, Ashland

McAdams DP (1995)What do we know when we know a person? J Pers 63(3):365–396

McCullough ME, Bellah CG, Kilpatrick SD, Johnson JL (2001)Vengefulness: Relation-shipswith forgiveness, rumination, well-being, and the Big Five. Pers Soc Psychol Bull 27(5):601–610

Mikulincer M (1998) Adult attachment style and individual differences in functional versus dysfunctional experiences of anger. J Pers Soc Psychol 74(2):513–524

Miller TQ, Smith TW, Turner CW, Guijarro ML, Hallet AJ (1996) Meta-analytic review of research on hostility and physical health. Psychol Bull 119(2):322–348

Mullet E,Neto F, Riviere S (2005) Personality and its effects on resentment, revenge, forgiveness, and self-forgiveness. In: ELWorthington Jr (ed) Handbook of forgiveness. Routledge, New York, pp 159–181

Ostendorf F,AngleitnerA (2004) NEO-PI-RNEO-Personlichkeitsinventar nachCosta undMc-Crae, Revidierte Fassung. Hogrefe, Gottingen

Perris C, Jacobsson L, Lindstrom H, von Knorring L, Perris H (1980) Development of a new inventory for assessing memories of parental rearing behaviour. Acta Psychiatrica Scandinavica 61(4):265–274

Roberts RC (1995) Forgivingness. Am Philosoph Quart 32:289–306

Rotter JB (1966) Generalized expectancies for internal versus external control of reinforcement. PsychologicalMonographs: General & Applied 80(1):1–28

Scheier MF, Weintraub JK, Carver CS (1986) Coping with stress: Divergent strategies of optimists and pessimists. J Pers Soc Psychol 51(6)1257–1264

Schippan B, Baumann K, Linden M (2004) Weisheitstherapie – Kognitive Therapie der posttraumatischen Verbitterungsstorung. Verhaltenstherapie 14(4):284–293

Shaver PR, Mikulincer M, Gross JJ (2007) Adult Attachment Strategies and the Regulation of Emotion. In: Handbook of emotion regulation. Guilford Press, New York, pp 446–465

SpielbergerCD, JacobsG, Russell S, Crane RS (1983) Assessment of anger:The State-Trait Anger Scale. In: Spielberger CD, Butcher JN (eds) Advances in personality assessment, vol 2. Erlbaum, Hillsdale, pp 161–189

Spielberger CD, Johnson EH, Russell SF, Crane RJ, Jacobs GA, Worden TJ (1985) The experience and expression of anger: Construction and validation of an anger expression scale. In: Chesney MA, Rosenman RH (eds) Anger and hostility in cardiovascular and behavioral disorders. Hemisphere Publishing Corporation,Washington, pp 5–30

Sukhodolsky DG, Golub A, Cromwell EN (2001) Development and validation of the Anger Rumination Scale. Pers Indiv Differ 31(5):689–700

Thompson LY, Snyder CR, Hoffman L, Michael ST, Rasmussen HN, Billings LS, et al (2005) Dispositional forgiveness of self, others, and situations. J Pers 73(2):313–359

van Goozen SHM, Frijda NH, Kindt M, van de PollNE (1994) Anger proneness in women: Development and validation of the Anger Situation Questionnaire. Aggress Behav 20(2):79–100

Watson D, Clark LA, Tellegen A (1988) Development and validation of brief measures of positive and negative affect: The PANAS scales. J Pers Soc Psychol 54:1063–1070

WittchenHU, PfisterH (1997) Diagnostisches Expertensystem fur psychische Storungen. DIAX Interviews: Harcourt Test Service

Wittchen HU, Wunderlich U, Gruschwitz S, Zaudig M (1997) Strukturiertes Klinisches Interview fur DSM-IV. Achse I: Psychische Storungen (SKID-I). Hogrefe, Gottingen

Worthington EL Jr,Wade NG (1999) The psychology of unforgiveness and forgiveness and implications for clinical practice. J Soc Clin Psychol 18(4):385–418

Young JE, Klosko JS, Weishaar ME (2003) Schema therapy: A practitioner's guide. Guilford Press, New York

ZanariniMC (2000) Childhood experiences associatedwith the development of borderline personality disorder. Psychiatric Clinics of North America 23:89–101

Znoj H (2008) BVI. Berner Verbitterungs-Inventar.Manual. Huber Hogrefe, Bern Gottingen

2.7 | 사회적 배척과 사회적 고통의 신경생물학적 상관

Anna K. Berkefeld and Dieter F. Braus

인간의 삶은 매일의 신체적 사회적 경험, 감정, 의사결정, 그리고 그에 따른 행동으로 특징지어진다. 이러한 것들을 신경가소적[neuroplastic] 방식으로 처리하는 분산된 신경망, 세포 기능, 유전자 기능이 있다. 삶에서 가장 강력한 경험 중 하나는 고통이다. 이 고통은 동물과 인간 안에 있는 생존을 위한 복잡한 기초 과정으로 이 과정이 신체적 · 사회적 본성이 될 수 있다. 신체적 고통은 대부분 불쾌한 감각과 정서적 경험을 유발하는 실제적이거나 잠재적인 조직 손상이다. 사회적 고통은 사회적 또래로부터의 실제적 또는 잠재적 분리나 부정적인 사회 비교로 인해 느끼게 되는 고통이다.

최근 신경과학자들은 뇌가 유사한 신경망과 세포 메커니즘을 이용하여 두 종류의 고통을 처리한다는 가설을 세웠다(Panksepp, 2003). 이로 인해 인간의 뇌는 유사한 물질에서 신체적 · 사회적 고통을 인식할 뿐만 아니라 이와 동등하게 강력한 정서적 반응과 신경 가소적 변화를 형성한다. 유사한 정서감각에 유사한 신경경로가 모이는 것은 매우 효율적일 수 있다. 리버만[Lieberman]과 아이젠버거[Eisenberger](2009)는 한 종의 생존에 대한 기본적인 욕구를 충족시키는 데 있어 신체적 · 사회적 경험 모두 중요하기 때문에 이에 대한 설명으로 진화적 압력[evolutionary pressure]을 제시했다. 예를 들어, 인간 유아는 물과 음식, 신체적 온전함[integrity]이 없이 생존할 수 없으며, 또한 어머니나 부모로부터 분리되어서도 결코 생존할 수 없다. 여러 경험들이 고통의 동일한 보호감각에 따라 행동을 수정하도록 하기 위해 진화는 고통 처리에 있어서 유사한 내부 기제를 사용한다.

한편, 고통을 없애는 것은 즉각적으로 보상이 있으며, 고통과 쾌락이 서로 영향을 미치는 상반된 신경 반응으로 정의된다는 점을 지지한다. 이것은 인간이 신체적 욕구뿐만 아니라 사회적 욕구를 충족시키는 것이 중요함을 강조한다.

고통과 욕망의 저변에 흐르는 신경 메커니즘을 발견하는 몇 가지 방법이 있다(Braus, 2003, 2010). 행동 연구는 지각적 처리와 정서적 처리의 세부사항을 밝혀낼 수 있다. 인간 뇌에 대한 동물 연구와 신경 이미지생성 도구는 기능적·해부학적 연결성뿐만 아니라 특정한 경험으로 인해 활성화를 변화시켰던 뇌 영역을 식별하는 데 도움을 줄 수 있다(Friston, 2009). 세포 수준에서, 특수 추적기를 사용하는 분자 이미징molecular imaging 뿐 아니라 동물연구도 근본적인 신경 전달 경로를 자세히 설명할 수 있으며, 유전자-환경 간의-상호작용을 강조할 수 있다. 영상 유전학은 유전자 변이가 뇌 기능에 미치는 영향을 이해하는 데 도움이 될 수 있다(Eisenberger et al., 2003).

이 장에서 우리는 신체적·사회적 고통 처리뿐만 아니라 소속감과 사회적 배척의 신경생물학적 상관관계에 대한 간략한 개요를 소개할 것이다. 또한 우리는 신경 고통 체계neural pain system에 영향을 미치는 몇 가지 요인에 대한 최근 데이터를 보고할 것이다.

2.7.1 고통 처리 신경망Neural network of pain processing

체계 수준

물리적 고통의 처리는 가장 많이 탐색된 신경 경로 중 하나이다(Braus et al., 1994; Christmann et al., 2007). 주변부와 척수 이외에도 중추신경계의 고통망 pain network(고통매트릭스라고도 함)은 시상하부thalamus, 전측 대상피질anterior cingulate cortex, ACC, 섬피질insular cortex, IC, 특히 입쪽 무과립 섬피질rostral agranular insular cortex, 1·2차 체성감각 피질(S1과 S2), 중뇌 수도관 주변 회백질periaqueductal gray, PAG로 구성된다.

PAG는 척수 전달 및 억제의 2상 하강 조절^{biphasic descending modulation}을 보여주는 진통성 뉴런과 뇌간을 포함한다(Zhou, 2008) (그림 1). 시에^{Xie} 등(2009)은 다른 뇌 부위를 두 개의 주요 고통 체계로 분리했다. 내측 고통 체계는 ACC와 섬피질로 구성된다. 외측 고통 체계는 1·2차 체성감각 피질을 포함하며 외측 시상핵을 통해 투사를 받는 다른 뇌 영역도 포함한다.

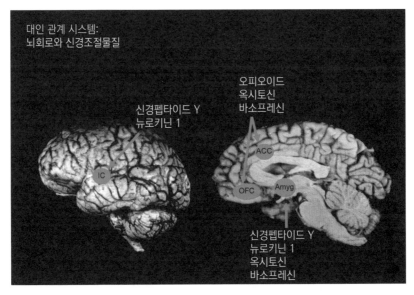

그림 1. 고통과 보상 체계

고통망(빨간색)은 체성감각 피질(SSC), 섬(Ins), 시상(Thal), 수도관주변 회백질(PAG), 등쪽 전대상피질(dACC)로 구성된다. 신경전달물질은 글루타민산과 GABA뿐만 아니라 오피오이드와 감각 신경펩타이드도 포함한다. 정서적 처리(파란색)는 복내측 안와전두피질(vmOFC), 편도체(Amyg), 해마(Hippo)에서 발생한다. 중요한 신경전달물질은 도파민, 오피오이드, 세로토닌, 노르에피네프린, 옥시토신 등이다. 보상망(녹색)은 복측 피개부(VTA)와 복측 선조체(VS)를 포함한다. 중요한 신경전달물질은 도파민과 오피오이드다.

ACC와 IC가 고통인식, 불쾌감, 그리고 생리학적·병리적 고통에 반응하는 여러 형태의 고통에 가장 많이 관여하는 것 같다. S1과 S2는 고통의 위치 파

악, 고통 형태에 대한 정보 처리 및 고통 정보를 다른 뇌 영역으로 전송하는
데 중요하다.

다른 여러 뇌 구조도 고통 경험과 상관관계가 있지만 직접적인 고통 처리
에는 관여하지 않고 정서조절에 관여한다. 안쪽 안와전두 영역(OFC)뿐 아니
라 복외측 안와전두 피질(vlOFC)은 고통 경험의 인지적 측면에 필요하다. 해
마는 고통과 관련된 공간적 기억력과 동반 기분장애를 일으키는 역할을 한
다. 편도체는 고통 조절뿐만 아니라 고통과 관련된 각성, 공포, 불으로 인해
활성화된다.

세포 수준

세포 수준에서 고통 신호의 전달 및 억제에 관여하는 주요 신경전달물질
과 신경조절물질은 글루타민산, GABA, 도파민, 노르에피네프린, 세로토닌,
내인성 오피오이드, 그리고 뉴로키닌이나 신경펩타이드 Y와 같은 감각 신경
펩타이드들이다. 글루타민산은 주요 흥분성 전달물질이며, 빠른 흥분성 시
냅스 후 전류를 생성한다. GABA는 주로 시냅스 후 $GABA_A$와 $GABA_B$ 수용
체를 통해 작동하는 주요 억제 전달물질이다. 도파민 체계와 글루타민산 체
계 간에는 역동적 상호작용이 있다. 도파민 체계는 대사성 글루타민산 수
용체(mGluR)를 포함하는 글루타민산, 자극을 모니터링하는 NMDA 수용체
(Belforte et al., 2010), 그리고 보상 체계 및 편도에서의 혈압 및 강장 신호뿐만
아니라 D1(안정성)과 D2 수용체 사용(역동성)을 통해 작동하는 도파민을 포함
한다(Fiorillo et al., 2003). 세로토닌과 노르에피네프린은 편도체의 고통 신호
와 정서적 처리의 하강 억제를 전달한다. 내인성 오피오이드는 등쪽 ACC나
PAG와 같은 선택적 영역에서 방출되고, 뮤 오피오이드[mu-opioid] 수용체와 상
호 작용하여 주체에 의한 감각 및 정서적 고통 등급의 감소를 초래하고 사회

적 고통의 영향을 매개한다. 이것은 고통 경험의 조절에서 내인성 오피오이드의 주요 역할을 강조한다. 뉴로키닌 1과 같은 감각 뉴로펩티드는 편도체amygdala, 중격핵nucleus accumbens, 또는 섬엽insula 같은 변연계 구조의 반응성에 영향을 미친다.

고통 처리에서 흥분성 전달의 한 가지 근원적인 형태는 장기 강화(LTP)와 억제를 위한 장기 우울(LTD)이다(Zhou, 2008). 글루타민산을 통한 NMDA 수용체 활성화는 수지상 척추dendritic spines에서 시냅스 후 Ca^{2+}의 증가를 초래한다. Ca^{2+}는 세포 내 신호 전달에 중요하며 LTP에 관여하는 신호 전달 경로를 자극할 수 있다. Ca^{2+}는 칼모둘린calmodulin에 대한 결합과 같은 여러 생화학적 사건을 촉발하여 시냅스 신경 가소성의 결과를 낳는다. 칼로둘린은 뇌 유래 신경영양 인자Brain-Derived-Neurotrophic-Factor, BDNF 같은 여러 단백질에 관여하는 추가 신호 전달을 활성화하는 것이다(Kandel & Squire, 2000). Zhuo (2008)는 이를 수행할 수 있는 다양한 방법, 특히 시냅스 전 글루타민산 방출의 상승, 시냅스 후 AMPA 수용체-매개 반응의 상승, 이전에 침묵하는 시냅스의 모집 또는 시냅스 수송 또는 AMPA 수용체의 삽입 및 구조적 변화를 제안하였다. LTP는 뉴런의 지속적인 흥분의 한 형태이며 만성 고통의 발달에 있어 가장 많은 역할을 한다. 급성 통증과는 달리 만성 신경통에서 생리학적 차별 기능은 하향 조절되는 반면 고통 관련 활동은 증가한다(Hofbauer et al., 2006; Kwan et al., 2005; Witting et al., 2006).

고통지각과 초기 고통 경험

만성 통증 환자에 대한 연구는 통증 회로에 미치는 장기 신경 가소성 효과에 대한 아이디어를 뒷받침한다. 문제는 인간이 미리 형성된 통증 경로를 가지고 태어났는지 또는 고통 정보를 연결하는 경로가 가소성이 있는지 경험에 의해 변경될 수 있는지에 관한 것이다. 초기 발달 과정에서 통증을 경험한 어린이의 통증 민감성 연구에서 가능한 답변을 얻을 수 있다. 허만[Hermann] 등 (2006)은 신생아 기간 동안 되풀이되는 고통 경험이 나중에 생애 고통 반응을 변화시킨다는 것을 보여주었다. 고통 지각은 열과 기계적 자극을 통해 학령기 아동에게서 테스트되었다. 그들은 신생아 집중 치료실(NICU) 경험이 있는 만삭 아동을 NICU 경험이 없는 만삭 아동 대조군과 비교했다. 결과는 NICU 경험이 있는 아동에게서 긴 고통 자극이 지각 감각의 상승을 야기하는 반면, 짧은 고통 자극은 통증 역치 상승 및 통각 저하를 가져오는 것으로 나타났다. 신생아 기간은 특히 신경 가소성에 민감할 수 있으며 조기에 오래 지속되는 고통스러운 사건은 고통의 신경적 처리에 있어서 장기적인 변화를 일으킬 수 있다. 생애 초기 경험에서 일어난 신경 신호 전달의 변경을 강조하는 또 다른 연구는 유아기 동안 중증 화상을 경험한 취학 연령 아동의 고통 지각을 탐색했다. Wollgarten-Hadamek et al., (2009)는 화상 아동에서 기계적 탐지 역치가 유의하게 더 높다는 것을 보여 주었다. 역치를 찾기 위해 기계적 자극은 본 프레이 모발[von Frey hairs]을 사용하여 낮은 강도에서 높은 강도로 힘을 가했다. 화상을 입은 아이들은 대조군에 비해 더 강한 힘을 감지했다. 또한 반복적인 자극에 대한 지각 민감도는 더 컸다. 감지 역치가 높을수록 감각 결함이 있음을 나타낸다. 이 변경된 민감도는 통증의 감각 처리에 있어 변화가 일어났음을 시사한다.

요약하면, 결정적인 뇌 발달 단계 동안 통각 입력이 통증의 지각을 영구적으로 변경시키는 경험 유발 신경 가소성[experience-induced neuronal plasticity]을 야기한다는 것이 명백해진다. 고통망은 신경 기능과 구조를 변화시키는 고통스러운 경험의 힘을 강조하며 일생 동안 그에 따라 변경되는 것 같다. 비슷한 결과가 해마의 시냅스 및 신경 가소성이 변하는 청소년기뿐 아니라(Schubert et al.

2009), 또 어린 시절의 많은 스트레스적 생활 사건의 경험에서 묘사되기 때문에, 이것은 전두엽 피질에서 편도체의 민감도 및 미세 구조 또는 도파민 시스템의 미세 조정 뿐만 아니라 기본 메커니즘인 것으로(Kuramochi & Nakamura, 2009). 이 세 가지 뇌 영역은 정서적 처리의 핵심 영역이며 불안과 우울증과 같은 스트레스 관련 정서 장애에서 혼란해지며 고통체계와 어느 정도 중복된다.

2.7.2 연합affiliation, 배척, 사회적 고통 시스템의 신경적 상관

대인관계 시스템

세포 수준뿐 아니라 시스템 상에서 고통과 사회 생활(Stanley and Siever 2010) 사이에는 밀접한 관련이 있다. 대인관계 시스템(그림 2)은 고통 체계에도 중요한 뇌 영역인 편도체와 섬엽뿐 아니라 안와전두피질(OFC)과 ACC로 구성된다. 세포 수준에서, 오피오이드는 사회적 정서와 안녕을 매개하는 것으로 나타난다. 도파민은 보상 경험을 전달한다. 옥시토신은 모성행동, 파트너십 및 다양한 기타 친사회적 행동에서뿐만 아니라 고통 억제에 중요한 역할을 한다. 또한 스트레스 반응을 줄이고 신뢰를 유의하게 향상시키는 역할을 하며, 편도체의 민감성을 약화시킨다(Domes et al., 2007). 바소프레신은 보호 및 부성 돌봄을 포함한 사회적 행동을 촉진하고 공격성에 중요한 역할을 한다. 뉴로펩티드 Y 및 뉴로키닌 1과 같은 감각 뉴로 펩타이드는 편도체 및 섬엽의 반응성뿐만 아니라 통증 처리에도 영향을 미친다.

중첩되는 뇌 고통망 영역

이러한 데이터를 바탕으로 볼 때, 신체적·사회적 고통을 처리하는 중첩된 경로와 인간 두뇌의 대인관계 시스템의 교란으로 인해 사회적 배척 또는 고립이 상처가 된다고 가설을 세울 수 있다(Eisenberger & Lieberman, 2004).

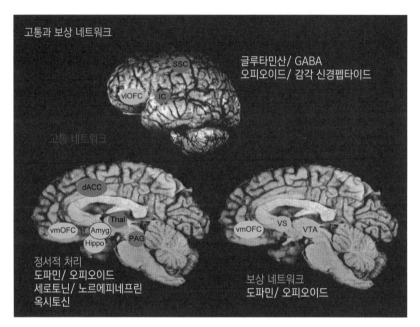

그림 2. 대인관계 시스템

뇌 회로는 편도체 및 전측대상피질(ACC)뿐만 아니라 섬엽과 안와전두피질(OFC)을 포함한다. 이 영역들 사이의 상호 연결은 대인 관계에서 중요하다. 그만큼 주요 신경 조절자는 뇌 네트워크 내에서 정보를 전송하는 사회성 옥시토닌 및 바소프레신을 위한 펩티드뿐만 아니라 뉴로키닌 1 또는 신경 펩티드 Y와 같은 감각 신경 펩티드이다.

이를 시스템 수준에서 탐색하기 위해 인간의 뇌 영상 연구는 피험자가 fMRI 스캐너에 누워서 참여하는 가상의 공 던지기 게임을 사용했다(Eisenberger et al., 2009). 그들은 게임에서 다른 두 명의 플레이어가 다른 MRI 스캐너의 실제 주체이며 컴퓨터가 실제로 공던지기 게임을 만든다고 안내받는다. 대상이 경험하는 상황은 소속 vs. 배제 조건에 따라 조작된다. 게임 중에 피험자가 거부되면 사회적 배제가 일어나는 것이다. fMRI 스캔의 분석은 배제 vs. 소속 과제를 하는 동안 ACC와 우심실 안와전두 피질 (rvlOFC)의 활동 증가를 보여주었다(Eisenberger et al., 2003). 배제 대상자들은 사회적 고립으로 인한 고통을 경험했다. 실험 후 사회적 고통 수준을 평가해야 할 때, 신체적 고통 시스템의 일부인 ACC 활동과 정적인 상관 관계가 있었으며, 이는 사회적 배제와 자기보고된 고통에 대한 반응으로 설명되었다. 자기보고 고통과 rvlOFC의 고통 및 활성화 사이 뿐 아니라, rvlOFC와 ACC 활성화 간에는 부적 상관이 나타났다. rvlOFC는 통증의 고통을 중재하는 데 조절 역할을 할 수 있다. 사회적 배제의 정서적 고통은 육체적 고통을 경험하는 동안 활동하는 영역과 유사한 곳을 활성화시키기 때문에 공통의 신경 해부학적 기초를 공유한다. 따라서, 섬엽과 강하게 연결된 ACC는 인간 두뇌의 신체적·사회적 통증 시스템의 상호 연결에 핵심적인 역할을 한다. ACC는 특히 배측 부분(dACC)이 고통의 불쾌한 감각을 완화하는 데 중요한 역할을 하는 것으로 보인다. 이 부위의 병변이 있는 만성 통증 환자에서 통증은 여전히 느껴졌지만 괴로운 정도로 평가되지는 않았다(Foltz & White, 1968). 반면에, dACC 활성이 상승한 개인은 특히 통증에 민감하고 통증 자극 후 증가된 불쾌감을 나타냈다(Coghill et al., 2003). 고통스러운 경험을 심리적 느낌 요소와 감각 지각 요소로 나눌 때 dACC는 고통스러운 사건의 불쾌감을 바꿀 수 있는 능력을 가짐으로써 전자에서 더 큰 역할을 하는 것으로 보인다.

신체적·사회적 고통 체계의 상호작용

신체적·사회적 고통 체계가 서로 겹치는 신경망을 이용하고 있다면 그것은 서로에게 영향을 줄 수 있을까? 아이젠버거Eisenberger 등(2006)은 공 던지기 게임에서 참여자들에게 고통스러운 자극과 사회적 배제를 동시에 가함으로써 행동 수준에서 신체적 고통과 사회적 배제의 중첩을 검증했다. 그들은 연구대상이 사회적으로 배제될 때 사회적 고통이 증가하는 것을 발견했으며, 연구대상이 고통스러운 열 자극에 노출될 때 고통 불쾌도의 증가를 발견했다. 또한, 기저선에서 신체적 고통에 대해 더 높은 민감성을 갖는 연구대상은 또한 사회적 배제 후 더 높은 사회적 통증 평정으로 측정되는 사회적 거부에 대한 민감성이 증가한 것으로 나타났다. 이것은 어떤 유형의 고통에 대한 민감도가 다른 유형의 고통에 대한 민감도에 영향을 준다는 가설에 대한 증거를 제공한다. 신체적·사회적 통증은 직접적인 관련이 있으며 고통스러운 경험의 심각성에 영향을 줄 수 있다.

동물 데이터와 사회적 고립

사회적 고립으로 인해 행동 변화를 일으키는 근본적인 신경 과정에 대해 더 깊이 이해하고 사회적 고통 노출 후에 신경 해부학적 가소성도 발생하는지 탐색하기 위해 동물 연구가 수행되었다. 슈버트Schubert 등(2009)은 용적 변화의 형태로 뇌의 리모델링을 관찰했다. ACC의 양은 집단사육 쥐에 비해 사회적으로 격리하여 기른 쥐에 영향을 미치지 않았지만 분리된 쥐가 비정상적으로 발달하여 선택적 전전두엽 피질의 용적 감소를 유발했다. 용적 손실은 수지상 위축 및 수지상 척추 밀도의 감소와 관련이 있다. 전전두엽 피질은 감각 경험의 다양한 양식을 통합하는 데 중요하며, 용적의 감소는 행동 변화를 유발할 수 있다. 사회적 배제 속에 양육된 쥐는 새로운 환경에 도입되었을 때 운동 과잉행동과 청각적 경련 반사의 감소된 전율 억제, 조현병 환자에서도 발견되는 결손을 보여주었다(Schubert et al., 2009).

세포 수준에서 사회적 고립 가운데 사육된 쥐는 모노아민 신경monoaminergic neurons의 밀도에서 변화가 일어났다. 편도체의 중심핵과 기저 측핵 및 해마의 CA3에서 5-HT 축삭 밀도의 현저한 감소는 Kuramochi & Nakamura (2009)에 의해 발견되었다. 사회적 배척 사육 후 신경 감소가 가져온 행동 결과는 우울증 모형인 강제 수영 테스트에서의 부동성immobility 증가로 나타났다. 인간의 뇌는 또한 신경 형태의 변화를 유도할 수 있는 능력을 가지고 있기 때문에, 모노아민성 축삭의 변경은 우울증의 발달에 관여할 수 있고 항우울제는 축삭의 밀도에 능동적으로 작용함으로써 관여할 수 있다(Nakamura, 1991; Zhou et al., 2006). 사회적 배제로 인한 행동에서의 변화가 어른 설치류에서도 발견되었다(Wallace et al., 2009). 장기간 고립은 비정상적인 운동 습관 및 강제 수영 행동과 같은 불안 및 무감각 같은 행동을 유발했으며, 성(sex) 및 설탕에 대한 반응으로 측정되는 자연적인 보상 관련 행동을 감소시켰다.

또한 사회적 고립에 기인한 변화는 유전자 수준에서 생성되었다. 고립은 보상체계의 일부인 측좌핵 세포에서 분자 변화를 유발했다(Wallace et al., 2009). 전사transcription 요인과 관련된 단백질(CREB)을 결합시키는 cAMP 반응 요소에서의 감소는 CREB의 전체적인 감소를 초래했다. 더욱이 상이한 단백질 키나제 및 몇몇 유형의 K + 채널은 DNA 발현을 통해서도 변경되었다. K + 채널의 증가된 발현은 과분극화hyperpolarization를 야기하고, 신경의 각성을 감소시킨다. 감소된 전기 각성은 측좌핵 신경에서 발생할 수 있으며, 따라서 사회적으로 고립된 설치류에 의해 나타나는 행동 증상에 책임이 있다.

요약하면, 연구결과는 세포와 유전자 수준에서 뇌에 여러 가지 재형성 과정이 진행되고 있음을 시사한다. 이 예는 모든 수준의 뇌에서 사회적 경험이 얼마나 강력한지를 보여준다. 그들은 뇌의 발달과 가소성에 환경이 얼마나 중요한지 강조한다.

인간 데이터와 사회적 배제

마스텐Masten 등(2009)은 청소년이 발달 과정 전반에 걸쳐 사회적 배제에 의해 강력한 신경적 영향을 받는다는 증거를 제공했다. 청소년기 동안 또래관계는 특히 중요하다. 또래의 승인과 의견, 조언은 특히 또래집단 내에서 특정

사회적 지위를 얻으려고 할 때 중요하다. 결과적으로 청소년들은 사회적 거부에 대한 민감도가 높아진다. 이것은 거부 이후 살아가는 삶의 심리 사회적 대처에 강력한 부정적인 영향을 줄 수 있다. 발달단계에서 또래 거부는 자녀가 겪을 수 있는 가장 부정적인 경험 중 하나이다. 자신을 또래 거부에 더 민감한 것으로 평가한 피험자는 dACC 및 전외쪽 전두엽 피질(PFC)에서 증가된 활성화를 나타냈다. dACC에 더하여 ACC (sgACC)의 하위 부분과 섬엽은 사회적 배제 동안 더 큰 사회적 고통을 보고한 피험자에게서 더 활성화되었다 (Masten et al., 2009). 편도체와 강한 상호작용을 갖는 sgACC (Heinz et al., 2005)는 사회적 배제 동안 성인에게서 활성화되지 않는 영역이다. 그것은 학습에 특별한 역할을 하는 방식으로 아이들에게 독특하게 작용할 수 있다. 사회적 배제 동안 청소년들은 거절감과 고통을 느낀다. 그들은 이러한 감정과 관련된 사회적 상황이 거의 없었기 때문에 관련된 새로운 정보를 처리하기 위해 추가적인 뇌 영역을 활성화시킬 수 있다. 몇몇 뇌 영역은 배제가 일어나는 동안 사회적 고통을 느끼는 것과 부적인 상관관계가 있었다. 오른쪽 복측 전두엽 피질(vlPFC), 도파민성 보상 시스템의 일부인 복부 선조체(VS) 및 배 측면 PFC는 낮은 수준의 고통을 보고하는 피험자에게서 사회적 배제가 일어나는 동안 더 활성화되었다. 이러한 영역들은 섬엽, sgACC, dACC 및 편도체와 부적으로 상관이 있었으며, 청소년기 동안 사회적 배제 시 느끼는 고통의 감정을 조절하는 데 중요한 역할을 할 수 있다(Eisenberger & Lieberman, 2004; Eisenberger et al., 2003; Masten et al., 2009).

2.7.3 고통 체계에 미치는 주요 영향 요인

신체적 · 사회적 고통 처리 체계뿐 아니라 관계 및 사회적 배제와 관련된 신경생물학적 상관 관계에 대해 간략하게 개관한 후, 신경발달 요인 및 개별 유전적 배경 이외 고통 체계의 민감성에 영향을 미치는 많은 환경적, 심리적, 생물학적 요인들이 있다는 점이 강조되어야 한다.

사회적 지지

두 시스템의 중복은 암 환자의 사회적 지지 체계가 암 통증을 덜 경험하게 하는 이유를 설명할 수 있다(Zaza & Baine, 2002). 다른 예로는 관상 동맥 우회 수술을 받은 환자가 가슴 통증을 덜 느끼거나 출산 중 통증을 겪는 산모가 덜 고통받는 경우들이 있다(Kennel et al., 1991; King et al., 1993; Kulik & Mahler, 1989). 실험에서 사회적 지지를 제공하는 다른 사람의 존재는 전기쇼크에 대한 피험자의 인내를 증가시켰고 냉압 과제 동안 자기가 보고하는 통증의 수준을 감소시켰다(Buck & Parke,1972; Brown et al., 2003). 결과적으로 사회적 지지 또는 공정한 대우의 증가는 사회적 고통을 완화시키는 데 도움이 될 뿐만 아니라 육체적 고통에도 긍정적인 영향을 미친다. 단순히 사회적 지지를 받는 것만으로도 심한 통증을 조절할 수 있다. 이러한 발견은 지지적인 타인의 존재가 통증 지각에 그러한 영향을 미친다면, 신체적인 질병 외에 아마도 사회적 스트레스 요인을 치료할지도 모른다는 질문으로 이어지게 만든다. 특히 보상 시스템의 활성화나 아편제 기반 약물은 신체적 통증뿐만 아니라 사회적 통증을 감소시켜 세포 수준에서 중첩되는 영향을 나타낸다.

신체적 따뜻함과 차가움

사회적 거절 후의 고통스러운 감정은 온도의 단순한 변화에 의해 영향을 받을 수 있다. 아마도 지각된 통증과 온도의 수준은 동일한 섬유소에서 처리되기 때문이다. 거절은 실제로 차갑게 느껴진다. 사회적 배제 실험에서 피험자들은 거부된 후 추위를 느끼고 추위를 진정시키기 위해 따뜻한 음료를 선호했다(Zhong & Leonardelli, 2008). 다른 한편, 사회적 소속 과제에 참여한 개인들은 실내 온도를 실제 수치보다 낮게 평가하지 않았다. 따뜻한 음료에 대한 갈망도 커지지 않았다. 배제 과제는 피험자들이 사회적 고립 경험의 결과로 추위를 느끼도록 유도했다. 신체적 반응인 추위를 느끼는 것은 사회적 거부감과 상응하였다. 그러나 따뜻한 차 한잔으로 편안해질 수 있다. 피험자가 따뜻한 환경에 있으면 실제로 덜 거부당했다고 느끼는지 알아보는 것은 흥미로운 일이다. 연구 결과에 따르면 따뜻한 커피 한 잔으로 따뜻함을 느끼는 피험자들이 다른 사람들을 따뜻한 성격으로 평가하였다(Williams & Bargh, 2008). 냉커피를 들고 있으면 반대 효과가 나타난다. 육체적인 따뜻함은 또한 대인관계의 따뜻함을 증가시켰다. 따뜻하다고 느끼는 피험자는 춥다고 느끼는 피험자보다 누군가에게 선물을 줄 가능성이 더 높았다. 추가 실험에서, 자연 환경에 몰두한 참여자는 사회적인 가치 지향성에 대한 높은 평가를 보고한 반면, 비자연 환경에 몰두한 참여자의 경우 자기 중심적 가치 지향에 대한 평가가 증가하였고 본질적 열망의 변화가 없다고 보고했다(Weinstein et al., 2009).

집과 같은 비자연적인 환경과 비교했을 때 신체적 온기나 자연을 경험하는 것과 같은 사소한 세부 사항이 우리의 사회적 지향과 대인 상호작용을 어떻게 변화시킬 수 있는지 흥미롭다.

돈의 상징적 힘

언급된 영향 요인 외에도 일상 생활의 측면은 우리가 어떻게 느끼는지에 영향을 미친다. 특히 산업 국가나 근로 환경에서는 물질적인 것들이 우리의 기분에 상당한 영향을 미친다. 돈이 세상을 지배한다고 믿고 싶지 않다 하더라도 돈은 그러한 것들 중의 하나이며, 한 사람의 인생에 영향을 미치는 가장 큰 요인 중 하나이다. 돈이 고통이나 고통의 완화와 관련될 때 그것은 더 분명해진다. 돈은 고통의 경험과 관련될 때 거대한 주관적인 힘이 있다. 사람들이 고통스러운 경험을 겪을 때 이용 가능한 자금이 더 있다면, 그 고통을 덜기 위해 더 많은 돈을 기꺼이 쓸 것이다. 고통이 심할수록 고통 완화에 더 많이 소비한다. 주^{Zhou} 등(2009)은 돈이 육체적 고통과 관련이 있을 뿐만 아니라 사회적 고통을 감소시키는 사회적 자원으로도 작용한다는 것을 보여 주었다. 사회적 거절로 인한 육체적 고통과 사회적 고통은 돈에 대한 갈망을 높였다. 돈이 있거나 단순히 돈을 소유했다는 신념은 육체적 고통의 경험을 줄이고 사회적 배제 후 느끼는 고통을 감소시켰다. 반대로 돈이 부족하면 배제 후 통증의 느낌이 높아지고 사회적 고통이 악화되었다(Zhou et al., 2009). 돈은 사회적일 뿐 아니라 육체적 사건에 대처하는 수단으로도 볼 수 있다. 그것은 사람들을 더 강하게 느끼게 하고 자존감을 키워준다. 돈으로 무엇이든 얻을 수 있다는 말에는 진실이 있다. 돈은 그 사람에게 힘과 만족감을 부여함으로써 사회적 수용을 대신할 수 있다. 돈은 사람이 사회적 시스템에서 원하는 것을 얻을 수 있게 하며 타인의 생각에 대해 덜 걱정하게 만든다. 결과적으로 가난하면 사회적 배제와 사회적 고통에 대한 감각이 높아진다. 돈이 거의 없는 사람은 사회적 지지 체계에 더 크게 의존한다. 그들이 경험한 고통의 대체물로 쓸 돈이 없기 때문에 사회적 고립은 그들에게 극심한 것이다. 돈은 여전히 사랑을 살 수 없지만 집단 내에서 사회적 인정을 사는데 도움이 되고 사회적 고통을 덜어준다. 그것은 심리 사회적 이익을 가진 사회적 자원으로서 작용하고 일반적인 안녕을 향상시킬 수 있다.

대인 유능성

대인관계 유능성은 개인의 사회적 기술 수준으로 측정된다. 이러한 사회적 기술은 그들이 더 큰 인기, 더 많은 우정, 더 높은 자존감을 얻을 수 있도록 해주며 보호 요인이 될 수 있다. 흥미롭게도, 시스템 수준에서 대인관계 능력이 높은 개인은 dACC, sgACC, 섬엽 활성화(Masten et al.) 외에도 vlOFC, 후방 PFC, 보상 체계(VS)에서 활성화가 증가하였다(Masten et al., 2009). 따라서 대인관계 유능성이 뛰어난 개인은 다른 사람의 감정을 해석하고 자신을 성찰해야 하는 사회 감정적 상황에 부합할 뿐만 아니라 그들의 감정 처리를 더 강력하게 조절할 수 있다. 청소년기는 아이의 발달에 있어서 매우 민감한 시기이며, 기술된 바와 같이 또래 배척 후 느끼는 사회적 고통의 처리 과정에서 추가적인 뇌 영역이 활발하다. 어렸을 때 가족 스트레스를 받은 아이들의 정서적 이름 붙이기 연구는 위험 가족의 자손이 자신의 정서를 관리하는 데 뿐 아니라 다른 사람의 정서에 이름을 붙이는 데에도 어려움을 겪는다는 것을 밝혀냈다(Camras et al., 1988). 이러한 정서적 정서를 이상조절^{dysregulation}은 관리하는 데 뿐 여전히 감정의 관찰과 이름 붙이기에 있어 비정상적인 활동과 규제를 보이는 위험한 가정 환경에서 자라는 성인에게서도 발견될 수 있다(Taylor et al., 2006). 이것은 심지어 어린 시절의 사건들도 감정이 지각되고 처리되는 방식에 강한 영향을 미친다는 것을 시사한다.

성별 효과

사회에서 여성들은 일반적으로 더 민감하고, 더 공감하며, 더 사랑스럽고, 보살핌을 받는 것으로 관찰된다. 그들은 다른 사람들에게 손을 내밀고 거절에 의해 쉽게 상처를 받는 감정적인 존재로 묘사된다. 이러한 민감성은 우울이나 불안과 같은 정신 질환에 더 취약하게 만드는 한 요인이 될 수 있다. 우울증과 다른 정신 질환들도 항상 사회적 요소를 가지고 있다. 어쩌면 사회적 배제 경험은 여성들에게 더 강렬하게 작용하여 결국 정서적 병폐를 야기할 수 있는 사회적 고통의 심화를 초래할 수도 있다. 염증성 사이토카인이 우울증 피험자의 발달에 미치는 영향을 시험하기 위해 공 던지기 게임(Eisenberger et al., 2009)에서 사회적 배제를 경험하였다. 염증성 사이토카인이 활성화된 여성은 사회적 배제에 따른 사회적 고통 관련 뇌 네트워크 활동 증가와 우울한 기분 증가를 보였다. 반면 남성들은 사회적 고통 네트워크의 활성화를 보였지만 비슷한 우울 증가는 없었다. 남성과 여성 모두 동일한 신경 경로에서 활성화를 보였지만 여성들만이 우울한 기분을 증가시켰다. 그러므로 여성들은 실제로 감정 처리의 급격한 변화와 그들의 기분에 영구적인 변화를 초래하는 사회적 배제의 사회 정서적 영향에 더 민감할 수 있다.

유전인자

감정 처리에 대해 생각할 때, 환경과 성별에 더하여 사회적 고통이 어떻게 인식되는지에 영향을 미치는 유전적 소인이 있을 수 있는지에 대한 의문이 발생한다. 이는 일부 사람들이 다른 사람보다 사회적 고립의 영향을 더 많이 받을 수 있다는 것을 의미한다. 사회적 고통에 대한 반응에 영향을 미치는 미리 결정된 유전적 요인이 있을 수 있다는 첫 번째 증거가 Eisenberger 등(2006)의 연구진에 의해 발견되었다. 그들은 모노아민 산화효소-A(MAOA) 유전자 다형성^{polymorphism}과 사회적 배제에 대한 뇌의 반응 사이의 연관성을 탐색했다. MAOA는 고통과 감정 처리의 핵심 주체인 세로토닌, 도파민, 노르에피네프린 등의 신경전달물질을 분해하는 효소다. 이 효소의 결핍은 공격/불안 행동과 연관되어 있다(Shih et al., 1999). 남성과 여성 둘 다 발현력이 낮은 대상(MAOA-L)은 발현력이 높은 대상(MAOA-H)보다 공격성 발현과 대인관계 과민성 보고가 더 많았다. MAOA-L 개인은 사회적 배제에 대응하여 dACC를 활성화시키고 자체 보고된 고통을 증가시켰다. dACC는 사회적 고통의 처리에 관여하고 사회적 배제 후에 느끼는 불쾌감으로 인해 강화된 대인관계 과

민중은 dACC 활성화를 더 크게 일으킬 수 있다. 이것은 MAOA-L 다형성 및 증가된 대인관계 과민증을 사회정서 처리를 조절하는 뇌 메커니즘과 연결시킬 것이다.

이 시스템의 상향 조절은 좀 더 공격적인 행동의 원인일 수 있다. 결과적으로 MAOA-L 다형성증을 가진 개인은 민감성의 부족 때문이 아니라 오히려 사회적·정서적 경험 민감성의 증가로 인해 더욱 공격적일 수 있다 (Eisenberger et al., 2006). 사회적 배제를 받을 때 그들은 다른 방식으로 사회적 고통을 경험할 수 있고 따라서 그것에 다르게 반응할 수 있다. 그들의 유전적 성향은 그들이 사회적 상황을 겪고, 처리하고, 대응하는 방식에 영향을 미칠 수 있다. 사회적 고통을 인식하는 방식에 놀라운 영향을 미치는 근본적인 유전적 위험, 발달 과정, 그리고 초기 삶의 경험에 대해 아직 배울 것이 많다는 것은 명백해진다.

2.7.4 결론

사회적 배제와 사회적 고통은 육체적 고통에 중복되는 신경망(그림 1)을 활용하는데, 이는 유전적·발달적 구성요소를 가지고 있으며 뇌는 만성적 육체적 고통에 버금가는 시냅스적 가소성으로 극단적인 형태의 사회적 고통에 반응할 수 있다(Rodriz-Rayke et al., 2009). 한편, 사회적·신체적 고통 네트워크는 도파민성 보상 네트워크(그림 1)에 의해 긍정적인 영향을 받을 것이다. 사회적 지지뿐만 아니라 신체적 보상도 고통 매트릭스를 성공적으로 조절할 수 있다.

묘사된 육체적 고통과 사회적 고통의 중첩은 새로운 것이 아니다. 작가와 시인들은 그것을 깨어진 심장의 고통pain of a broken heart으로 공통되게 표현한다. 많은 사람들의 의견으로는 이런 종류의 비육체적 고통은 공허함과 수리해야

할 고장난 마음으로 남겨질 때 최악으로 느껴진다. 다리가 부러졌을 때 신체 손상을 견뎌낸 뒤 회복되는 것처럼 "실연"의 마음은 심리적 상처에서 회복해야 한다. 사랑하는 사람과의 이별은 사회적 배제의 한 형태일 뿐이다. 사랑하는 사람을 잃거나, 집단에서 고립되거나, 근무 환경에서 사별하거나, 또래나 가족의 거절도 똑같이 고통스럽다. 이것은 인간의 뇌가 영구적인 변화를 견디지 못하도록 이 형태의 고통을 완화하는 것의 중요성을 강조한다. 인간은 사회적 동물이며, 그러한 사회적 배제와 그에 따른 사회적 고통과 부상은 뇌의 가소성뿐만 아니라 인간의 삶에 미치는 영향에서도 극적이다. 부러진 다리를 다시 제자리에 놓고 깁스를 하고 통증을 줄이기 위해 약을 처방한다. 울분의 치료를 위해 이와 유사하면서 빠르고 효과적인 약은 없다. 글루타민산, GABA, 도파민, 노르에피네프린, 세로토닌 또는 내인성 오피오이드를 조절하는 복합적인 정신 약물 요법뿐만 아니라 시간, 사회적·심리적 지지도 고통을 견딜 만하게 만들어준다. 생물학적 중첩으로 인해 정서 장애, 불안 또는 신경병성 통증처럼 사회적 고통과 울분의 공통적인 동반 질환은 집중할 필요가 있다.

최근 몇 년 동안 육체적 고통 완화에 대한 많은 연구가 진행되었다. 미래의 신경생물학 연구는 이제 울분, 약리학 및 특수한 심리학적 요인에 대한 취약성과 회복력 요인을 알아내는 데 초점을 맞추어야 한다. 이 모든 것을 종합하면 환자들의 고통을 다루기 위해 좀 더 개인화되고 복합적인 접근법으로 사회적 고통을 완화하는 데 도움을 줄 수 있다.

참고문헌

Braus DF (2010) Ein Blick ins Gehirn, 2nd edn. Stuttgart, Thieme

Braus DF (2003) A picture of the mind. Nuclear magnetic resonance tomography gives the first view of the somatic basis of psychic processes.MedMonatsschr Pharm 26(2):45–51

Braus DF, Krauss JK, Strobel J (1994) The shoulder-hand syndrome after stroke: a prospective clinical trial. Ann Neurol. 36(5):728–33

Belforte JE, Zsiros V, Sklar ER, Jiang Z, Yu G, Li Y, Quinlan EM, Nakazawa K (2010) Postnatal NMDA receptor ablation in corticolimbic interneurons confers schizophrenia-like phenotypes. Nat Neurosci 13(1): 76–83

Buck RW, Parke RD (1972) Behavioral and physiological response to the presence of a friendly or neutral person in two types of stressful situations. J Pers Soc Psychol 24(2):143–153

Brown JL, Sheffield D, Leary MR, Robinson ME (2003) Social support and experimental pain. PsychosomMed 65(2):276–283

Camras LA, Ribordy S, Hill J,Martino S, Spaccarelli S, Stefani R (1988) Recognition and posing of emotional expression by abused children and their mothers. Dev Psychol 24(6):776–781

Christmann C, Koeppe C, Braus DF, Ruf M, Flor H (2007) A simultaneous EEG-fMRI study of painful electric stimulation. Neuroimage 34(4):1428–37

Coghill RC, McHaffie JG, Yen YF (2003) Neural correlates of interindividual differences in the subjective experience of pain. Proc Natl Acad Sci USA 100(14):8528–8542

DomesG,Heinrichs M,Glascher J, Buchel C, BrausDF,Herpertz SC (2007) Oxytocin attenuates amygdala responses to emotional faces regardless of valence. Biol Psychiatry 62(10):1187–1190

Eisenberger NI, Inagaki TK, Rameson LT, Mashal NM, Irwin MR (2009) An fMRI study of cytokine-induced depressed mood and social pain: the role of sex differences. Neuroimage 47(3):881–890

Eisenberger NI, Way BM, Taylor SE, Welch WT, Lieberman MD (2007) Understanding genetic risk for aggression: clues fromthe brain's response to social exclusion. Biol Psychiatry 61(9):1100–1108

EisenbergerNI, Jarcho JM, LiebermanMD,Naliboff BD(2006)An experimental study of shared sensitivity to physical pain and social rejection. Pain 126(1–3):132–8

Eisenberger NI, Lieberman MD (2004) Why rejection hurts: a common neural alarm system for physical and social pain. Trends Cogn Sci 8(7):294–300

Eisenberger NI, Lieberman MD, Williams KD (2003) Does rejection hurt? An FMRI study of social exclusion. Sci 302(5643):290–2

Fiorillo CD, ToblerPN, SchultzW(2003) Discrete coding of reward probability and uncertainty by dopamine neurons. Sci 299(5614):1898–902

Foltz EL,White LE (1968) Therole of rostral cingulotomy in 'pain' relief. Int JNeurol 6:353–73

FristonKJ (2009) Modalities,modes, andmodels in functional neuroimaging. Sci 326(5951):399–403

Heinz A, Braus DF, Smolka MN, Wrase J, Puls I, Hermann D, Klein S, Grusser SM, Flor H,

Schumann G, Mann K, Buchel C (2005) Amygdala-prefrontal coupling depends on a genetic variation of the serotonin transporter. Nat Neurosci 8:20–21

Hermann C, Hohmeister J, Demirakca S, Zohsel K, Flor H et al (2006). Long-term alteration of pain sensitivity in school-aged children with early pain experiences. Pain 125(3):278–85

Hofbauer RK, Olausson HW, BushnellMC (2006) Thermal and tactile sensory deficits and allodynia in a nerve-injured patient: a multimodal psychophyscial and functional magnetic resonance imaging study. Clin J Pain 22(1):104–108

Kandel ER, Squire LR (2000) Neuroscience: breaking down scientific barriers to the study of brain and mind. Sci 290(5494):1113–1120

Kennell J, Klaus M, McGrath S, Robertson S, Hinkley C (1991) Continuous emotional support during labor in US hospital: a randomized control trial. J Am Med Assoc 265(17):2197–2201

King KB, Reis HT, Porter LA, Norsen LH (1993) Social support and long-term recovery from coronary artery surgery: effects on patients and spouses. Health Psychol 12(1):56–63

Kulik JA,Mahler HI (1989) Social support and recovery fromsurgery. Health Psychol 8(2):221–238

Kuramochi M, Nakamura S (2009) Effects of postnatal isolation rearing and antidepressant treatment on the density of serotonergic and noradrenergic axons and depressive behavior in rats. Neurosci 163(1):448–55

Kwan CL, Diamant NE, Pope G, Mikula K, Mikulis DJ, Davis KD (2005) Abnormal forebrain activity in functional bowel disorder patients with chronic pain. Neurol 65(8):1268–1277

Lieberman MD, Eisenberger NI (2009) Neuroscience. Pains and pleasures of social life. Sci 323(5916):890–891

Masten CL, Eisenberger NI, Borofsky LA, Pfeifer JH, McNealy K, Mazziotta JC, Dapretto M (2009) Neural correlates of social exclusion during adolescence: understanding the distress of peer rejection. Soc Cogn Affect Neurosci 4(2):143–57

Nakamura S (1991) Axonal sprouting of noradrenergic locus coeruleus neurons following repeated stress and antidepressant treatment. Prog Brain Res 88:587–598

Panksepp J (2003) Neuroscience. Feeling the pain of social loss. Sci 302(5643):237–239

Rodriguez-Raecke R, Niemeier A, Ihle K, RuetherW,May A (2009) Brain gray matter decrease in chronic pain is the consequence and not the cause of pain. J Neurosci

29(44):13746–13750

Schubert MI, Porkess MV, Dashdorj N, Fone KC, Auer DP (2009). Effects of social isolation rearing on the limbic brain: a combined behavioral and magnetic resonance imaging volumetry study in rats. Neurosci 159(1):21–30

Shih JC, Chen K, Ridd MJ (1999) Monoamine oxidase: From genes to behaviour. Annu Rev Neurosci 22:197–217

Stanley B, Siever LJ (2010) The interpersonal dimension of borderline personality disorder: toward a neuropeptide model. Am J Psychiatry 167(1):24–39

Taylor SE, Eisenberger NI, Saxbe D, Lehman BJ, Lieberman MD (2006) Neural responses to emotional stimuli are associated with childhood family stress. Biol Psychiatry 60(3):296–301

Vlaev I, Seymour B, Dolan RJ, Chater N (2009) The price of pain and the value of suffering. Psychol Sci 20(3):309–17

WallaceDL,HanMH,GrahamDL,GreenTA, VialouV, Iniguez SD, CaoJL, KirkA, Chakravarty

S, Kumar A, Krishnan V, Neve RL, Cooper DC, Bolanos CA, Barrot M, McClung CA,

Nestler EJ (2009) CREBregulation of nucleus accumbens excitability mediates social isolationinduced behavioral deficits. Nat Neurosci 12(2):200–209

Weinstein N, Przybylski AK, Ryan RM (2009) Can nature make us more caring? Effects of immersion in nature on intrinsic aspirations and generosity. Pers Soc PsycholBull 35(10):1315–1329

Williams LE, Bargh JA (2008) Experiencing physical warmth promotes interpersonal warmth. Sci 322(5901):606–607

Witting N, Kupers RC, Svensson P, Jensen TS (2006) A PET activation study of brush-evoked allodynia in patients with nerve injury pain. Pain 120(1–2):145–154

Wollgarten-Hadamek I, Hohmeister J, Demirakca S, Zohsel K, Flor H, Hermann C (2009) Do burn injuries during infancy affect pain and sensory sensitivity in later childhood? Pain 141(1–2):165–72

Xie YF, Huo FQ, Tang JS (2009) Cerebral cortex modulation of pain. Acta Pharmacol Sin 30(1):31–41

Zaza C, Baine N (2002) Cancer pain and psychosocial factors: a critical review of the literature. J Pain Symptom Manag 24(5):526–542

Zhong CB, Leonardelli GJ (2008) Cold and lonely: does social exclusion literally feel cold? Psychol Sci 19(9):838–42

Zhou X, Vohs KD, Baumeister RF (2009) The symbolic power of money: reminders of money alter social distress and physical pain. Psychol Sci 20(6):700–6

Zhuo M (2008) Cortical excitation and chronic pain. Trends Neurosci 31(4):199–207

Zhou L, Huang KX, Kecojevic A, Welsh AM, Koliatsos VE (2006) Evidence that serotonin reuptake modulators increase the density of serotonin innervation in the forebrain. J Neurochem 96(2):396–406

PART

03

울분장애의 배경

Embitterment

03 울분장애의 배경

3.1 │ 관계와 울분장애

Kurt Hahlweg and Donald H. Baucom

3.1.1 개요

국가와 문화를 막론하고 대부분의 사람들은 결혼이나 동거 여부와 상관없이 자신의 삶에서 어느 정도의 친밀한 남녀관계를 맺고 살아간다(Buss, 1995). 친밀한 남녀관계란 서로 사랑하고 함께하며 충실하고 싶은 욕구와 서로를 통해 정서적이고 성적인 일치감을 얻고 싶은 인간의 욕구를 가장 잘 만족시키는 관계로 이해된다. 산업화된 서구 국가에서는 일반적으로 찾아볼 수 있는 친밀한 남녀관계만큼이나 흔하게 결혼생활은 약 40~50%가 이혼으로 끝나고 있다. 그나마 안정적으로 결혼생활을 하는 약 10~20%의 부부도 이러저러한 이유로, 예를 들어 이혼에 따르는 경제적 부담을 이기지 못하거나, 이혼에 대한 개인적이고 문화적인 가치관을 거부하지 못해서, 혹은 다른 파트너를 만날 가능성이 없어서 행복하지 못한 결혼생활을 유지하고 있는 것으로 알려져 있다(Hahlweg et al., 2010).

관계는 갈등을 전제로 한다. 간혹 상대방은 말로 상처를 주거나 세탁소에서 옷을 찾아오는 일을 잊어버릴 수도 있으며 차를 빌려 탄 후 기름을 채워 놓지 않을 수도 있다. 이러한 상황에서 대부분의 커플은 서로에게 발생하는 갈등을 지속적으로 해결해 나감으로써 자신들의 삶에 부정적인 영향을 미칠 수 있는 감정을 남기지 않도록 노력한다. 하지만 좀 더 심리적이며 신체적인 공격성을 포함한 관계갈등이 발생할 수도 있다. 예를 들어, 거의 매일 상대를 비난하고 무시한다거나, 중요한 사안에 대해 서짓말을 한나거나, 혹은 독단적으로 경제적 문제를 결정하는 등 서로에 대한 이와 유사한 경멸과 배신의 상황이 발생할 수도 있다(Gordon et al., 2009). 만일 이처럼 심각한 갈등으로 인해 서로가 용서를 할 수 없고 효과적으로 갈등을 해결하지 못하게 되면 부부 및 커플들의 관계는 지속적으로 정서적 상처를 받게 되고 특히 심리적 친밀감과 관련하여 심각한 문제가 발생할 수 있다.

임상적 관점에서 서로에게 불만을 가진 커플이나 이혼한 배우자들은 손상된 자신들의 관계를 "부당한" 관계로 느끼게 되면 이에 따른 부정적 감정을 호소하게 된다. 배우자의 행동이 정당하지 않다는 느낌으로 인해 이들은 상대를 향해 화를 내거나 분노나 증오의 감정을 갖게 된다. 또한 상실에 대한 경험을 통해 자신에 대해 슬픔과 비애를 체험하게 된다. 그러나 흥미로운 사실은 많은 배우자들이 자신이 겪은 피해자로서의 무력감과 상처를 호소하고 있음에도 불구하고, 전통적으로 부부치료 회기 안에서는 이들의 상태를 울분장애라는 개념으로 접근하지 않았다는 사실이다. 사실, 우리가 남녀관계를 다룬 연구문헌 안에서 유일하게 찾을 수 있는 단서는 Rosenbaum (1981)의 *"헤로인이 등장할 때 사랑은 사라진다: 여성의 중독적 사랑에 관하여."* 이라는 비경험주의적 연구를 통해서였다.

"중독적 사랑에 빠진 커플들은 종종 돈과 약물에 대한 논쟁을 시작한다. 서로는 상대방으로부터 부당한 대우를 받는다는 사실을 인지한 결과로 울화[bitterness], 분노, 그리고 간헐적인 폭력을 경험하게 된다. 결과적으로 대부분의 중독적 사랑의 관계는 슬픔과 비통으로 끝을 맺는다. 여성이 점차로 중독적인 상태로 접어들 때, 일반적으로 남성으로부터 특히 중독적 사랑에 빠진 남성으로부터 울분을 느끼게[embittered] 된다. 이렇게 울분장애[embitterment]를 지닌 여성은 때에 따라서는 남성과의 관계를 완전히 끊어버리고 자신에게 맡겨진 몇 가지 역할들 중 하나인 가정주부로서의 삶을 포기하게 된다."

(p. 197, 이탤릭체는 논문저자에 의함)."

3.1.2 배우자 부정[Infidelity]

관계에 있어서 울분장애의 개념과 연관되어 있는 가장 파괴적인 갈등 유형 중 하나는 배우자의 부정이다. 선행연구에서는 배우자 부정을 다양한 용어로, 예를 들어 비독점적 연애[non-monogamy], 비배우자 연애[extradyadic involvement], 혼외관계[extramarital coitus], 그리고 다자연애[polyamory] 등으로 표현했다. 여기서 우리는 배우자 부정[infidelity], 불륜[affair], 그리고 혼외관계[extramarital sex]를 결혼관계에 있는 배우자나 동거하는 동안 성적으로 서로에게 헌신을 서약한 파트너들이 다른 사람과 관계를 맺는 의미로 사용하였다.

불륜은 여성에게 있어서는 이혼의 두 번째 원인으로, 그리고 남성에게는 세 번째 원인으로 작용하고 있지만(Whisman, Dixon & Johnson, 1997), 160여 사회 전반에서 부부가 이혼하는 가장 공통적인 원인으로 알려져 있다(Betzig, 1989). 미국, 독일, 네덜란드, 노르웨이의 연구에 의하면 배우자 부정은 남성의 약 25~50%, 여성의 20~25%가 일생 중 한 번을 경험하게 되는 일반적으로 만연되어 있는 현상이다. 게다가 불륜은 우울과 불안장애를 발생시킬 위험이 높다라는 사실과 밀접하게 연관되어 있다.

배우자 부정에 대한 다음의 두 사례는 불륜이 배우자들에게 어떤 영향을 미치는지를 잘 설명해 주고 있다(Kröger et al., 2007).

사례 1. 부부(43세, 46세)가 모두 의사로서 15년 동안 결혼생활을 유지하고 있으며 두 명의 10대 어린이를 두고 있다. 남편은 1년 동안 병원에서 직장 여성 동료(아내가 잘 아는)와 부적절한 관계에 있었고, 야간 근무 중에 여러 건의 성적 접촉이 있었다. 남편의 고백이 있은 후, 아내는 깊은 상처를 입게 되었고 부부관계에서 불륜에 대한 상상이 그녀를 괴롭혔다. 또한, 수면장애를 경험하고 감정을 통제하지 못했으며 극심한 분노로 소리치며 울부짖는 행위를 반복했다. 남편은 수치심과 죄책감으로 몇 주간 일에 집중할 수 없었고 우울한 상태를 경험했다. 아내는 남편을 결코 용서할 수 없다는 생각을 하게 되었다.

사례 2. 부부(40, 46세)가 결혼한 지 20년 됐으며 성인 자녀가 두 명을 두고 있다. 아내는 우연히 남편이 3년 동안 직장 동료와 부적절한 관계를 통해 2살짜리 아이를 낳았다는 사실을 알게 되었다. 사실이 알려진 후 남편은 정기적으로 자신의 아들을 보려고 그 여인을 만나게 되었다. 아내는 남편이 오랜 시간동안 자신에게 거짓말을 했다는 사실을 참을 수 없었다. 수면장애가 생겼으며 지속적인 불쾌한 감정과 분노가 밀려왔다. 종종 상대여자가 타고 있는 자동차 모형명을 듣거나 그 여자 아들의 이름만 들어도 부정적 감정이 밀려들고 과거의 사건이 떠올라 울부짖으며 괴로워했다. 그때마다 남편은 죄의식을 느꼈지만 그렇다고 자신의 애인과 부적절한 관계를 정리하기를 거부했다.

종종 이 부부는 서로 부정적 감정이 고조되면서 육체적 실랑이를 벌이기도 하였다. 이러한 상황은 울분장애가 무엇인지를 쉽게 이해할 수 있는 기초를 제공한다.

부부치료사는 배우자 부정이 문제의 본질상 트라우마에 가깝기 때문에 부부상담의 주제들 중 세 번째로 다루기 어려운 문제로 본다(Whisman et al., 1997). 일반적으로 배우자의 부정을 알고 난 이후와 정신적 외상trauma을 체험한 이후의 대처방법에는 몇 가지 유사점이 있다. 외적으로 나타나는 부정한 배우자에 대한 분노와 내적으로 느껴지는 수치심, 우울, 무기력, 피해의식, 그리고 버림받은 느낌들 사이를 오가며 부부들은 심각한 정서적 체험을 하게 된다. 피해를 입은 배우자가 느끼는 첫 번째 부정적 경험은 배우자의 부정한 사건과 관련된 갑작스럽고 지속적인 반복적 생각rumination이다. 이 반복적 사고는 압도적이며 통제할 수가 없기 때문에 일상에 집중하지 못하게 하고 정상적인 활동을 방해한다.

배우자 부정에 수반하는 중요한 인지적 반응은 부정한 배우자 자신과 그와의 관계에 대한 기본적인 믿음의 변화이다. 즉 배우자를 더 이상 신뢰할 수 없으며 그와의 관계가 안전하지 않다고 느끼게 된다. 따라서 배우자와의 신뢰와 서로에 대한 헌신 그리고 관계가 영원히 지속될 것이라는 믿음은 이 부정한 사건으로 인해 모든 근거를 상실한다. 배우자의 부정한 사건 이후에 나타날 여파가 두려운 나머지 서로의 관계를 곧바로 정리하기도 한다. 그렇지 않은 경우는 극도로 예민해진 상태에서 강박적으로 질문을 계속하거나 극단적으로 부정적이며 처벌적인 행동을 교환한다(Gordon et al., 2005). 앞서 언급했던 시나리오와 같이 배우자 부정이 지니고 있는 외상적 본질로 인해 피해를 입은 배우자뿐 아니라 피해를 입힌 배우자에게까지도 부정한 사건으로부터 극도의 상처를 느끼게 된다는 사실은 그리 놀라운 것이 아니다.

3.1.3 배우자 부정의 PTED 유병률

앞서 언급한 것처럼, "울분장애"란 개념은 원래 부부치료나 배우자 부정과 관련되어 사용되지 않았다. 따라서 최근 연구의 목적은 Linden과 동료들(2008)이 기술한 "외상 후 울분장애"Post Traumatic Embitterment Disorder, PTED"의 유병률을 평가하는 것이었다. PTED 증상을 일으키는 촉발사건은 종종 실업, 이혼, 별거, 혹은 직장의 문제들처럼 일상의 사건들이다. 따라서 PTED의 유병률은 배우자 부정으로 상처를 받은 배우자에게 매우 높을 것이다.

Kröger와 동료들(곧 출판예정)은 무작위 통제집단 연구를 수행하기 위해 신문광고를 이용하여 한 편 혹은 양 편의 배우자 부정을 경험한 35명의 부부를 대상으로 연구하였다. 대상자들은 Baucom과 동료들(2009)이 개발한 통합적 개입법integrative intervention을 통해 치료를 받았다. 파트너의 평균 연령은 약 47세였으며, 평균적인 관계의 지속 기간은 16년이었다. 부부들 중 86%가 적어도 6개월 이전에 배우자 부정을 경험하였다. Lieberei와 Linden (2007)이 제공한 PTED의 독일판 기준에 의거하여 인지행동 치료기법을 사용하는 5명의 치료사가 부부들의 PTED 증상의 빈도를 평가하였다. 인지치료사들은 울분장애를 측정하는 도움이 될 만한 특정 인터뷰를 하지 않은 상태에서 자신들의 일반적인 지식에 기초하여 평가를 하였다. 울분장애를 지니고 있다고 평가된 부부들은 평균적으로 최소 10회의 치료를 받았다. 부부들은 초기 치료를 위한 진단 단계 이후 사후평가를 받았다.

배우자 부정의 피해자 혹은 상처를 입은 배우자 35명 중 27명(77%)은 아내였고, 8명(23%)이 남편이었다. 피해를 입은 배우자의 19명(54%)이 온전한 PTED 진단을 받았으며, 이들 중 14명(52%)은 아내였고 5명(62%)은 남편이었다.

표 1. 피해자의 PTED 진단 기준(Linden과 동료들, 2008년)

주 영역 A군(3개 항목 충족 필요)	N	%
A1 울분, 분노, 무력감을 동반한 예외적인 단일 사건의 경험; 기본적 신뢰 위반	35	100
A2 부당하거나 모욕적이며 혹은 굴욕적인 사건의 경험	30	86
A3 그 사건이 질병의 원인이 될 수 있음을 인식	34	97
A군 기준 충족	29	83
주 영역 B군(2개 항목 충족 필요)	**N**	**%**
B1 반복된 침습적 기억	32	91
B2 과거의 사건이 기억과 함께 동반된 감정적으로 각성된 반응	30	86
B3 울분감으로 인한 부정적인 영향을 경험	18	51
B군 기준 충족	30	86
관련된 영역 C군(4개 항목 충족 필요, 순차적으로)	**N**	**%**
C6 자주 우울한 기분	27	77
C2 가족활동의 감소	26	74
C7 자주 짜증나는 기분	24	69
C4 여가활동의 감소	20	57
C5 광범위한 자기비난과 자신에 대한 분노	15	43
C1 사건을 상기시키는 상황이나 관련된 사람에 대한 회피	12	34
C3 직무성과의 감소	10	29
C8 감정조절의 정상적 작동, 정신없는 상황에서도 정상적 감정을 유지	8	23
C군 기준 충족	27	77

표 1은 PTED 평가기준에 대한 응답률이다. 피해를 입은 부부들 중 83%는 A군의 핵심기준(한 가지 특별한 삶의 체험, 부당함에 대한 체험, 질병의 원인이 되는 사건으로 인식)에 해당되었다. 86%는 B군(침습적 기억, 회상할 때 일어나는 부정감정, 울분), 77%는 C군(관련된 증상들)에 해당하였다.

상처 입은 배우자의 약 51%는 울분장애(B2)의 부정적인 영향을 받고 있다고 기술하였다. 흥미로운 사실은 아내보다 남편이 훨씬 더 울분을 체험하고 있는 것으로 나타났다(88% vs 41%, p = 0.02. 다른 증상에는 성별 차이가 없었다).

가장 빈번히 평가된 관련된 증상은 우울감(C6: 77%)이었고, 그 뒤로 가족 활동의 감소(C2: 74%), 잦은 짜증(C7: 69%), 여가 활동의 감소(C4: 57%), 자신에 대한 분노(C5: 43%)가 뒤를 이었다.

연구결과를 요약하면 다음과 같다. 배우자 부정을 통해 PTED를 경험하는 비율은 아내와 남편에게서 각각 50%로 진단되었다. 흥미롭게도 남편의 약 90%가 울분감에 대한 정서적 체험을 보고했지만, 아내의 경우 약 40%만이 울분을 체험했다고 스스로 평가하였다.

3.1.4 배우자 부정의 치료

많은 부부들에게 있어서 배우자의 부정에 대한 인식은 치명적인 결과로 이어지며 당사자 모두 정서적이고 행동적인 기능에 문제가 발생하게 된다. 그 결과 부부는 개인 및 부부치료를 받고자 전문가에 도움을 청하게 된다. 그러나 경험이 많은 부부치료사들이라 하더라도 이러한 배우자 부정과 관련하여서는 다소 무기력하거나 명확한 치료계획을 가지지 못할 수 있다. 배우자의 부정한 사건을 두고 피해자들의 반응은 천차만별이다. 어떤 이들은 차분한 마음으로 사건을 이야기하지만("우리는 관계에 대해서 터놓고 이야기하기로 약속했습니다."), 어떤 이들은 분노를 참지못하거나 행동으로나 정서적으로 통제가 안 되는 상황을 만들기도 한다. 부정을 저지른 상대에 대한 분노와 자신에게서 느껴지는 수치심, 우울, 무력감, 피해의식 및 버려진 감정들 사이에서 강력한 정서적 충돌을 경험하게 된다. 게다가 정서적 혼란은 명확한 사고를 방해하며 치료회기 안에서 제시되는 새로운 정보와 통찰을 내면적으로 통합하는데 어려움을 제공한다. 한 쪽 배우자는 상대 배우자나 치료사에게 비협조적이거나 언어적으로 공격적인 표현을 사용함으로써 치료사의 역할을 매우 복잡하게 만들기도 한다(Baucom et al., 2009).

배우자 부정과 관련한 울분장애에 대한 최근의 설명은 PTED의 개인치료에서 설명된 어려움들과 다소 유사한 데가 있다(Linden, 2008). "울분장애는 종종 도움을 거절하는 태도와 일치한다(예: "나에게 저지른 일을 세상이 알게 될 것이다." 더욱이 치료는 내담자의 숙명론적이고 공격적인 태도로 말미암아 간혹 복잡해지는 경우가 있는데, 이것은 삶의 새로운 관점 혹은 발생한 사건에 대한 새로운 관점을 개발해 내는데 방해요인이 된다(p. 7)." 임상적 경험과 PTED의 원인에 대한 이론적 모형 그리고 경험적 발견들을 기초로 Linden과 동료들(2008)은 "지혜요법(Wisdom Therapy)"을 개발하였다. 그러나 배우자 부정과 관련한 치료는 부부에게 특화된 방식으로 자신의 배우자를 향한 부정적인 감정이 해소될 수 있는 방식이어야 한다.

Baucom, Snyder & Gordon (2009)은 세 단계로 구성된 배우자 부정을 체험한 부부를 위한 특별한 상담적 개입방법을 개발하였다.

(I) 충격을 흡수하기

(II) 의미를 부여하고 새로운 가설을 설정하기

(III) 앞으로 나아가기

이 치료는 배우자 각각을 향해 진행되며 대부분의 경우 적어도 20회기 동안 진행된다. 치료사를 위한 치료매뉴얼과 별도로 저자들은 부부들이 스스로 참조할 수 있는 책, "외도 극복하기: 함께 또는 각자 대처하고, 치유하고, 앞으로 나아가도록 돕는 프로그램Gettig past the affair: A program to help you cope, heal, and move on-together or apart" (Snyder et al., 2007)을 저술하여 치료에 참고할 수 있도록 하였다.

성공적인 치료 과정의 목표는 다음과 같다: 사건에 대한 보다 완전하고 균형 잡힌 이해를 한다. 충격적 사건에 대한 선입견을 극복한다. 잘못한 배우자를 끊임없이 벌주려는 권리를 포기한다. 부부관계를 유지할 것인가 혹은 그만둘 것인가에 대한 사려깊고 잘 준비된 결정을 내린다. 비록 외상 후 울분장애^{PTED}의 맥락 안에서 개발되지는 않았지만, 이 목표들은 확실히 외상 후 울분장애^{PTED}의 가능성을 줄이기 위한 것으로 볼 수 있다. 보다 구체적으로 각 단계의 목표와 개입은 다음과 같다.

1단계: 충격을 흡수하기

부정한 사건을 인지한 이후 상처 입은 배우자는 극도의 스트레스를 경험하며 전형적으로 비생산적인 결과를 낳는 부정적인 언쟁과 토론을 자주 주고받게 된다. 따라서 첫 번째 상담의 목적은 두 사람 모두 각자의 일상과 서로의 관계가 정상적이지 않음을 체험하고 있기 때문에 어떤 방식이든 "평정심^{equilibrium}"을 유지하도록 도와주는 것이다. 부분적으로 이 평형성은 부적절한 관계에 있는 상대방과 명확한 경계를 형성하거나 혹은 더 이상 그 관계를 유지하지 않겠다는 확신을 표현하면서 이루어질 수 있다. 따라서 안정감은 부정한 관계에 있는 상대방을 가능한 한 이 부부의 삶으로부터 배제하는 과정에서 형성될 수 있다. 배우자가 부정을 인지하게 되면 또한 함께 식사를 한다거나 서로 도와주는 것과 같은 부부의 일상이 정상적으로 기능하지 않게 된다. 따라서 치료사는 부부가 예상할 수 있는, 두 부부 모두를 위한 일상의 형식^{routines}을 다시 설정하도록 도울 수 있다. 예를 들어 누가 어디에서 자는지, 부정한 관계를 맺은 상대가 연락해 오면 어떻게 행동할 것인지, 혹은 육체적인 접촉을 어떻게 다룰 것인지 등에 대한 구체적인 행동 형식을 수립하는 것이다. 1단계 개입의 두 번째 목표는 각자 혹은 두 부부 모두가 또 다른 상처를 받지 않도록 그 영향력을 최소화하는 것이다. 몸싸움을 하는 것과 같은 유해한 행동은 금지되어야 하며 부부 이외의 사람에게 이 사실이 폭로되는 것은 최소화되어야 한다(예: 배우자 부정의 사건을 회사 상사에게 혹은 이웃들에게 폭로하는 행위).

이 치료의 단계에서는 두 부부에게 부정한 사건이 미치는 영향력과 이들의 관계에 대해 진지한 토론이 이루어진다. 부부들은 서로 자신의 감정을 표현할 필요가 있고 그 사건과 연관된 모든 과정을 이해하기 부정한 배우자가 자신을 설명할 수 있는 기회가 필요하다. 대부분의 부부들이 이 과정에 참여하지만 사실 대부분 이성을 잃어버리고 비생산적인 방식으로 수행하게 된다. 따라서 부부에게 어떻게 서로 자신의 감정을 표현해야 하는지 그리고 어떻게 서로 상대의 말을 들어야 하는지에 대한 기능하는 대화기술을 가르치는 것이 중요하다. 따라서 치료사는 부부가 던질 수 있는 질문을 미리 제안하고 각자의 역할을 유지하기 위한 구조를 제공하며 서로가 자신의 감정을 공유하고 경청할 수 있는 기회를 허락함으로써 부부가 어떻게 대화할 수 있는지를 지도하게 된다. 이 과정은 상처받은 배우자가 대화를 하기 전에 미리 하고 싶은 말을 글로 써서 상대 배우자에게 전해주고 난 후 이루어질 수도 있다.

플래시백 현상^{flashback}에 대한 가이드라인 역시 두 부부와 함께 논의되어야 한다. 즉 때때로 피해를 당한 배우자에게 일어날 수 있는지(예: 호텔 주차장을 들어갈 때 과거의 사건이 생각날 수도 있다), 그리고 그러한 상황에서 어떤 행동이 필요한지(예: 자신을 추스르기, 홀로 머물기, 그 생각에 대해 이야기하기)를 알려준다.

전체적으로 볼 때, 배우자 부정이 드러났을 때 배우자들의 우선적인 반응은 스스로의 삶을 정상적으로 살지 못하고 위기를 체험하며 서로 어떻게 행동하고 대화해야 하는지를 알지 못한다는 것이다. 치료사는 부부에게 평정심^{equilibrium}을 제공하고 예측가능하면서 안정적인 부부의 행동패턴을 다시 형성시켜 주면서 부부가 자신의 어려운 상황을 어떻게든 헤쳐나가기 위해 필사적으로 노력하는 가운데 발생할 수 있는 부정적 감정과 폭력성을 줄여나가도록 도울 수 있다.

2단계: 의미를 부여하고 새로운 가설을 설정하기

일단 부부가 초기 위기 단계를 통과하면, 이들은 이러한 사건이 일어난 원인을 이해하기 위해 노력하고 이후에 함께 살고자 하는 원의가 있는지를 확인하게 된다. 두 부부 모두 결혼관계의 취약성이나 불륜의 위험성에 대처하는 종합적이고 함께 대화를 통해 이끌어져 나온 자신들만의 사건경위서 formulation를 만들도록 도와주는 것이 중요하다. 이 목적이 완성되면 부부들은 다음과 같은 이익을 얻을 수 있다:

(a) 피해를 입은 배우자는 결혼생활에서 "예측가능성predictability"의 감각을 다시 회복할 수 있다. 만일 배우자 부정의 사건이 여전히 모호하고 설명될 수 없는 방식으로 남아있게 되면 이 일은 언제 어디서 어떤 사전인식이 없는 상태에서 재발할 수 있을 것이다. 예측가능성은 안정성을 부여하게 된다. 또한 - 불륜을 저지른 배우자participating partner, PP와 관련하여 - 상처입은 배우자는 불륜을 저지른 배우자를 어떤 보상도 관심이 없는 사악한 짐승처럼 생각하는 1차원적인 관점에서 벗어나 비록 자신에게 최악의 상처를 남겼지만 여전히 근본적으로는 좋은 사람으로 기억하는 관점으로 나아갈 필요가 있다.

(b) 불륜을 저지른 배우자의 결정에 대한 책임성을 통감하고 부정한 사건에 기여한 자신의 내적인 요인들을 인식하면서도 부정한 사건의 위험을 높이게 된 외적인 요인들을 자발적으로 탐색하면서 부정한 사건 전반에 대해 설명할 필요가 있다. 이 설명에는 결혼관계와 상처입은 배우자 및 자신의 외부세계에 대한 내용이 포함될 수 있다. 치료사는 배우자 부정의 사건 이전에 부부관계가 어떠했는지에 대해 생각할 수 있는 과제를 내줄 수 있다. 즉, 얼마나 서로 시간을 함께 공유했는지, 결혼생활은 어떠해야

한다고 생각했는지, 결혼생활 이외의 스트레스(직장생활, 재정적 문제, 바람을 피운 상대를 포함한 사회적 시스템)는 무엇인지, 결혼생활 내에서는 어떤 갈등이 존재했고 친밀성의 수준은 어떠했는지를 생각하는 과제를 내주는 것이다. "불륜을 저지른 배우자[PP]가 개입되어 부정한 사건이 일어나기 3-4개월 전 결혼생활은 어떠했는가?"이 작업을 통해 얻을 수 있는 것은 항상 PP가 부정한 사건에 대한 책임을 유지하는 상태에서 이 사건이 어떻게 일어났는지에 대해 함께 공유하고 종합적으로 논의된 사건경위서[formulation]이다. 이 사건경위서를 통해 "이 일이 어떻게 일어나게 되었는지"에 대한 답을 얻을 수 있다. 또한 "이러한 일이 재발되지 않도록 예방하기 위해 우리는 어떻게 살아야 하는가?"에 대한 답을 얻을 수 있다.

(c) 2단계의 성공적인 완성은 계속 부부가 함께 결혼을 유지할 것인지 혹은 헤어질 것인지, 그리고 부부로서 살아갈 것인지 아니면 개인적으로 살아갈 것인지를 결정하도록 준비를 시켜준다.

3단계: 앞으로 나아가기

3단계의 목표는 (a) 불륜을 저지른 배우자[PP]를 용서할 수 있는 가능성을 논의하고, 만일 상처입은 배우자가 용서의 준비가 되지 않았다면 용서에 방해가 되는 것이 무엇인지를 논의한다. (b) 부부관계를 지속할 것인지의 여부를 결정한다. (c) 관계를 재건하기 위해 필요한 변화가 무엇인지 혹은 서로 우호적으로 관계를 정리하는데 필요한 사항이 무엇인지를 논의한다.

이 3단계 치료는 공개적인 임상 스터디를 반복실험하는 방식을 사용하여 그 효용성을 검증하였다. 그 결과 2/3 부부들에게서 치료의 효과가 나타났고 지속되었다. 피해를 입은 배우자는 외상 후 증상, 분노, 그리고 부부관계와 심리내적인 상태에서 느껴지는 스트레스 수준이 현저하게 감소하였다. 부정을 저지른 배우자 역시 우울 증상이 현저하게 감소하였다(Baucom et al., 2009). 결과적으로 이 치료법에 대한 실험결과는 배우자 부정을 체험한 부부에게 적용할 수 있다는 긍정적 전망을 가능하게 했다.

그러나 좀 더 많은 연구가 필요하다. 특히 무작위 통제집단 실험이 필요하며 비교실험 연구, 즉 이 치료기술 단독, 일반부부치료 단독, 그리고 이 치료기술과 일반부부치료를 통합한 치료를 비교분석하는 연구가 필요하다. 왜냐하면 "울분장애"는 부부치료 영역에서 지금까지 다루지 않은 새로운 개념이며 아직 어떠한 평가가 이루어지지 않았기 때문이다. 이 치료기술이 또한 울분장애라는 핵심 요인을 줄이는 데 기능하는지를 알아보는 것도 가장 흥미로운 일이 될 것이다. 이 치료 안에 포함된 많은 중재개입interventions은 울분장애를 감소시키기 위한 목적과 일치한다. 마찬가지로 상처받은 배우자로부터 외상, 분노, 부부관계와 개인의 삶에서 발생하는 스트레스가 줄어드는 효과는 결국 외상 후 울분장애PTED를 줄이는 결과로 연결될 수 있다고 볼 수 있다. 하지만 향후에 이러한 직접적 효과에 대한 테스트가 필요하다.

3.1.5 결론

울분장애는 부부치료 영역에서 흥미로운 주제였지만 지금까지는 간과되었던 개념이다. 실험 표본에서 50%의 외상 후 울분장애PTED 유병률이 발견되었다는 사실을 감안할 때, 치료 과정에서 이 변수를 좀 더 자주 평가하여 특정 커플에 대한 맞춤형 개입이 가능할 수 있게 하는 것은 의미있는 일이라고 볼 수 있다. 아마도 울분장애는 커플 치료에서 부정적인 예측변수로 보인다. 왜냐하면 울분의 감정은 부부치료를 더 어렵게 만들 수 있기 때문이다. 즉, 울분장애는 상대방을 향한 장기간 지속된 부정적 감정을 의미하기에 부부가 서로의 관계개선을 위한 노력을 어렵게 만들 수 있다.

가장 흥미로운 사실은 배우자 부정의 피해자인 남편의 울분장애 비율(90%)이 아내(40%)보다 두 배나 높다는 점이다. 비록 이러한 성별의 차이는 예상되지 않았지만, 이 연구결과는 상처받은 남성들이 자신의 슬픔 혹은 무기력함에 대한 감정을 회피하기 위한 방어적 반응으로서 시간이 흐름에 따라 극단적인 분노와 울분으로 자신의 부정적인 감정을 다루고 있었음을 의미할 수 있다. 확실히 여성들은 오랫동안 괴로운 감정을 가진 불륜의 상처와 배신을 다루는 비율이 낮았으며 아마도 치료시기에 와서는 다른 부정적인 감정이나 용서를 경험했을 가능성이 있다. 이러한 해석은 비록 가설에 불과하지만, 동일한 사건을 경험한 남녀가 배우자 부정의 사건을 통해 어떤 경험을 하고 그것을 어떻게 설명하는지, 또한 어떠한 방식으로 울분장애로부터 자신을 방어하고 있으며 결과적으로 어떤 영향을 받게 되는지를 연구하기 위한 중요한 통찰을 제안하고 있다. 위에서 제시한 해석은 또한 남성이 여성보다 더 적극적으로 외도를 추구하며(유전자의 확산을 위해), 여성은 정서적 외도에 대해 더 부정적으로 반응하지만, 남성은 성관계가 포함된 외도에 대해 더 부정적으로 반응한다는 진화 심리학(Buss 2000)의 가정과 일치한다. 남성은 여성에 비해 다른 남성의 아이를 돌볼 수도 있다는 두려움으로 인해 여성 배우자의 외도에 대해서는 더 높은 울분장애 유병률을 지니고 있다고 설명할 수 있다는 것이다. 그러나 이러한 결과는 작은 표본으로부터 시행된 예비실험이므로 예상치 못한 사후발견이 있을 수 있는 가능성을 고려해야 한다. 즉, PTED의 측정은 치료를 수행하는 과정에서 치료사에 의해 소급적용된 방식으로 평가되었고, 구조화된 인터뷰가 사용되지 않았으며, 신뢰도 검사도 실시되지 않았고, PTED와 연관된 합병증 유발률도 평가되지 않았다. 그러므로 향후 연구에서는 부부치료에서 울분장애가 지니고 있는 역할을 보다 상세히 탐구하는 것이 바람직할 것이다.

참고문헌

Baucom DH, Snyder DK, Gordon KC (2009) Helping couples get past the affair. Guilford, New York

Baumann K, LindenM(2008)Weisheitskompetenzen undWeisheitstherapie. Pabst, Lengerich Betzig L (1989) Causes of conjugal dissolution: A cross-cultural study. Curr Anthropol 30:654–676

Buss DM (2000) The dangerous passion:Why jealousy is as necessary as love and sex. Bloomsbury Publishing, London

Gordon KC, Baucom DH, Snyder DK (2005) Treating couples recovering from infidelity: An integrated approach. J Clin Psychol Sess 61:1393–1405

Gordon KC, Hughes FM, Tomcik ND, Dixon LJ, Litzinger SC (2009)Widening spheres of impact: The role of forgiveness in marital and family functioning. J Fam Psychol 23:1–13

Hahlweg K, BaucomDH, Grawe-Gerber M, Snyder DK (2010) Strengthening couples and families: dissemination of interventions for the treatment and prevention of couple distress. In: Hahlweg K, Grawe-Gerber M, Baucom DH (eds) Enhancing couples: The shape of couple therapy to come. (pp. 3–30). Hogrefe, Gottingen pp 3–30

Kroger C, Vasterling I, Schutz K, Plack, K, Gordon KC, Baucom DH, Snyder DK (2007) Kognitive-behaviorale Paartherapie nach Affare: Zwei Fallbeschreibungen. [Cognitive-behavioral couple therapy after an affair: Two casuistic contributions]. Verhaltenstherapie 17:271–277

Lieberei B, LindenM (2007) Die posttraumatischeVerbitterungsstorung (PTEB) eine spezielle Form einer Anpassungsstorung.Med Sach 103:157–159

LindenM (2008) Posttraumatic embitterment disorder andwisdomtherapy. JCogn Psychother: An International Quarterly 22:4–14

Linden M, Baumann, K, Rotter M, Schippan B (2008) Diagnostic criteria and the standardized diagnostic interview for posttraumatic embitterment disorder. Int J Psychiatry Clin Pract 12:93–96

RosenbaumM (1981) When heroin come into the picture, love flies out of thewindow:Women addicts' love relationships. Int J Addict 16:197–206

Snyder DK, Baucom DH, Gordon KC (2007) Getting past the affair: A program to help you cope, heal, and move on - together or apart. Guilford, New York

Whisman MA, Dixon AE, Johnson B (1997) Therapists' perspectives of couple problems and treatment issues in couple therapy. J Fam Psychol 11:361–366

Whisman MA, Snyder DK (2007) Sexual infidelity in a national survey of American women: Differences in prevalence and correlates as a function of method of assessment. J Fam Psychol 21:147–154

3.2 | 삶의 전반에서 울분 감정을 조절하기

Carsten Wrosch and Jesse Renaud

이 장은 울분 경험과 관련된 심리적 과정을 다루고 있다. 특히, 목표 실패가 어떻게 울분감을 이끌어내며 개인의 주관적인 행복과 신체적인 건강에 영향을 미칠 수 있는지를 논의하고 있다. 또한 한 사람의 삶의 질과 관련된 울분감의 역효과를 예방하기 위해 울분감정이 일어날 때 발생하는 귀인양식을 통제하는 역할과 적응적 자기조절의 중요성을 탐색하였다. 마지막으로 성인들의 전반적인 삶에서 나이가 듦에 따라 증가하는 도전과 실패의 경험 안에서 울분감이 어떻게 경험되는지를 연구하였다.

3.2.1 목표실패, 울분감, 그리고 삶의 질

울분 감정은 자신의 목표가 좌절되었거나 어려움을 당할 때 혹은 부정적 사건을 접했을 때 그것이 옳지 않거나 혹은 부당하다고 생각되는 경우 발생할 수 있다(Linden et al., 2007). 울분감정이 일어나는 과정은 목표설정과 실패 경험이 감정상태와 연결되어 있음을 강조하는 자기통제 이론$^{\text{theories of self-regulation}}$으로 설명될 수 있다(예: Carver & Scheier, 1981, 1998). 목표와 관련된 과정은 한 사람이 원하는 목표가 무엇을 판단하는 중요한 참조값$^{\text{reference values}}$이 되며 개인이 현재의 상황을 어떻게 인지하고 있는지와 비교를 통해 결정된다는 피드백 루프$^{\text{feedback loops}}$ 구조를 따르게 된다. 만일 비교과정에서 인식되는 상황이 원하는 상황과 부정적인 차이를 나타나게 되면(예를 들어, 한 개인이 자신의 목표를 달성하는 데 실패했거나 혹은 충분히 성과가 없다는 것을 알아차렸을 경우), 높은 수준의 정서적 고통을 경험할 가능성이 있다(Carver & Sheyer, 1990). 이와 같이 목표에 대한 실패는 기능적으로 사람의 정서적 경험과 관련이 있다. 이 가설을 뒷받침하기 위해 여러 이론들에 기초한 연구가 제시되고 있다. 이 연구에 의하면 부정적 감정들은 종종 목표를 추구해 나가는 과정에서 나타나는 어려운 상황들 안에서 발견되고 있음을 알려준다(Carver & Scheier, 1990, 1998; Higgins, 1987; Taylor & Brown, 1988; Watson et al., 1988).

비록 기존 연구의 대부분은 울분 감정이 아닌 다른 감정들에 초점을 맞추어 진행되었다 하더라도, 이 연구 결과들은 한 개인이 자신의 목표를 달성하는데 장애를 경험하거나 삶의 부정적 사건에 처할 때 울분감이 일어날 수 있음을 확인해 준다. 너욱이 정서적 문제가 생물학적 조절장애(예: 호르몬 체계나 면역계)와 신체질환(Cohen 1996; Carver & Scheier, 1990, 1998; Lupien et al., 1998; Heim et al., 2000; Wrosch et al., 2004; Willerson et al., 2004; Miller et al., 2007; Miller & Wrosch, 2007)을 예측할 수 있다는 연구결과들을 고려해 본다면, 높은 수준의 그리고 지속적인 울분감은 개인의 신체적 건강에 부정적 결과를 초래할 수 있음을 알 수 있다.

3.2.2 통제 귀인과 울분 체험

목표달성의 실패와 삶의 어려움들은 슬픔, 분노, 후회 혹은 울분을 포함한 부정적 감정들을 촉발시킬 수 있다. 서로 다른 감정들의 유형과 그 관련성에 관한 초기 연구에 의하면, 개인은 이 부정적 감정 단어들을 매우 원형적인 감정 경험prototypical emotional experiences으로 평가하고 있음을 알려준다(Shaver et al., 1987). 이 연구들에 의하면 후회는 슬픔의 경험과 밀접히 연관되어 있는 반면, 울분은 분노 경험과 짝을 이룰 수 있음을 보여주고 있다(Shaver et al., 1987). 이 사실은 서로 다른 부정 감정들이 경험적인 방식 안에서 서로 구별될 수 있음을 알려준다. 게다가 실패를 똑같이 경험한 사람이라 하더라도, 어떤 사람은 후회와 슬픔을 경험하지만 어떤 사람은 분노와 울분을 체험할 수 있음을 알게해 준다.

　따라서 울분감정의 본질을 더 잘 이해하기 위해서는, 같은 상황에서 어떤 사람은 울분을 느끼고 어떤 사람은 후회를 체험하는지 그 근본적인 심리 요인을 탐구하는 것이 중요하다. 울분에 대한 경험적 연구가 부족한 상황에서 우리는 후회라는 감정을 연구한 자료들을 살펴봄으로써 울분과 관련될 수 있는 정보를 확인해 보고자 한다. 즉 후회감정에 대한 연구는 울분감정을 일으키는 요인들에 대한 심리적 과정을 추론해 줄 수 있는 자료로 활용될 수 있을 것이다.

　연구자들은 후회가 일반적으로 경험되는 감정이며 수많은 사람들이 자신의 삶에서 한번쯤 심각하게 후회해 본 경험이 있다는 사실을 알게 되었다 (Landman, 1987; Wrosch et al., 2005). 후회는 절망감, 당황스러움, 혹은 후회하고 있는 특정 사건과 관련된 부정적 감정들과 연결되어 있다(Gilovich et al., 1998). 사람들은 종종 원치 않는 상황에 직면하여 그 사건이 일어나기 전의 행동과 자신의 결정을 회고하면서 후회를 하게 된다. 일반적으로 후회를 경험하게 되면 사람들은 대체로 과거에 일어날 수도 있었던 대안적 시나리오를 떠올리면서 사후가정사고counterfactual thoughts(예: 만일~했다면 어땠을까? Kaneman, 1995; Roese, 1997)에 빠지게 된다. 이러한 사후가정사고는 한 사람이 다른 결정을 내렸거나 혹은 다른 행동을 했다면(즉, 상향적 사후가정사고upward counterfactuals), 더 좋은 결과가 발생할 수 있었을 것이라는 가능성과 연결되어 있다. 따라서 후회경험은 원치 않는 삶의 상황에 대해 어느 정도의 책임감을 포함한 사후가정사고에 의해 생겨난다(cf. Roese 1997). 이러한 가정을 뒷받침하면서 연구자들은 후회의 경험이 본질적으로 자신의 계획 또는 통제 가능한 행동과 연관되어 있다는 것을 보여주었다(Gilovich & Medvec 1995; Kahneman 1995). 이것은 나이든 성인의 내부통제귀인internal control attributions(예: 후회하는 사건에 대해 책임을 지거나 자신의 탓을 인정하기)이 보다 강렬한 후회와 더 높은 수준의 침투적 사고와 정적으로 연결되어 있음을 증명한 Wrosch와 Heckhausen(2002)의 연구 결과와 일치한다.

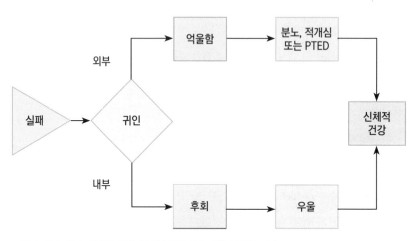

그림 1. 실패, 감정, 신체적 건강 사이의 연관성에 대한 귀속성 이론

그림 1에서 볼 수 있듯이, 이전의 논의는 내부통제위[internal locus of control]를 포함한 사후가정사고는 사람들이 시련을 맞거나 실패 했을 때 후회를 경험하게 되는 결정적 요인이 된다는 사실을 알려주고 있다. 이러한 상황에서 내부통제위는 후회 감정을 이끌어낼 수 있는데, 이 후회 감정에 오랜 기간 동안 지속적으로 노출되게 되면, 우울증상학[depressive symptomatology]처럼 전반적인 스트레스 상태를 예측할 수 있게 되고, 개인의 신체적 건강에 해가 될 수도 있다.

그러나 우리는 울분이 후회와 같은 메커니즘을 통해 경험된다고 생각하지는 않는다. 사실, 일반적으로 울분감정은 공평하지 않거나 정의롭지 않다는 인식과 연결되기 때문에, 단순히 자신의 실수나 부정적 사건에 대한 자신의 책망이 울분을 일으킨다고 말할 수는 없다. 그와는 대조적으로, 울분감정은 부정적 사건이 일어난 책임을 타인의 탓이나 외부환경으로 돌리는 반대 귀인 과정에 의해 생겨난다. 자신이 다르게 행동할 수 있었다는 시나리오를 떠올리기보다는 실패의 원인을 외부로 돌리는 사후가정사고를 만들어 낼 수 있다는 것이다. 이러한 사후가정사고는 만일 사람들이 다르게 행동했더라면 이미 벌어진 원치 않는 삶의 상황을 미리 예방할 수 있었을 것이며 따라서 발생하지 않았을 것이라는 대안행동에 대한 가정을 포함하고 있다. 예를 들어, 상사가 다른 직원보다 자신을 승진시켰을 수도 있었다거나 자신의 배우자가 관계회복을 위해 더 노력했었을 수도 있었을 것이라고 생각한다. 이 논의와 일맥상통하는 관점에서 울분감과 개념적으로 유사한(cf. Feather, 2002) 분노의 감정 역시 타인의 행동이 의지적이었다든지 혹은 자신을 조정하기 위한 목적으로 이루어졌다는 대안적 인지 시나리오와 연결될 수 있는데 이 경우에 분노의 감정은 더 강렬해 진다(Folger, 1987; Martin-Cook et al., 2003).

이러한 사실은 후회감과 마찬가지로 울분감 역시 인지와 감정이 서로 복잡하게 연관된 현상임을 알려준다. 특히 실패를 외부로 돌리는 사후가정 시나리오들은 울분감정을 이끌어낼 수 있다(그림 1). 따라서 만약 자신은 포함되지 않은 상태에서 타인에게만 현재의 원치 않은 상황에 대한 귀인이 이루어지게 되면 울분감을 느끼게 된다. 또한 울분감이 오랫동안 지속되면 더 광범위한 분노와 적개심 혹은 정신병리적 현상(예: PTED, Linden et al., 2007)으로 이어질 수 있으며 결국 개인의 신체적 건강에 해를 끼칠 가능성이 있다.

3.2.3 울분의 자기조절

우리는 목표를 이루지 못하거나 시련을 겪을 때, 혹은 인생에서 부정적인 일들을 경험할 때 울분감정이 생겨날 수 있으며 한 개인의 장기적인 행복과 건강에 부정적 영향을 미칠 수 있음을 주장해 왔다. 심리적이며 육체적인 건

강에 미치는 부정적 영향력을 예방하기 위해서는 어려움에 처하거나 목표달
성에 실패했을 때, 혹은 부정적 감정과 연관된 사건을 마주했을 때 적응할 수
있는 자기조절 능력이 필요하다. 자기조절과 관련된 몇몇 이론에 따르면 목
표달성에 실패한 경우 개인은 크게 두 가지 범주 안에서 자기조절을 수행할
수 있다고 한다(Carver & Scheier, 1990, 1998; Heckhausen et al., 2010; Kukla, 1972;
Wright & Brehm, 1989; Wrosch et al., 2003a).

개인이 선택할 수 있는 첫 번째 자기조절의 방법은 문제해결을 위해 지속
석으로 시간과 노력을 투자함으로써 시련을 극복하는 목표참여goal engagement
과정에 참석하는 것이다. 미래의 성공이 충분히 예상되는 경우 이러한 지속
적인 목표참여는 긍정적인 결과를 촉진할 수 있다. 실제로 수많은 상황에서
사람들이 더 많이 노력하고, 심리적인 헌신을 강화하며, 목표가 위협받는 상
황에서 대안적인 방법을 찾을 수만 있다면 실패를 극복할 수 있다. 이 경우
사람들은 스트레스의 원천을 제거함으로써 장기적인 삶의 질을 증가시킬 수
있다. 이 관점을 유지하는 많은 연구들이 발표되고 있는데, 문제극복에 초점
을 맞추고 목적달성을 촉진하는 과정은 한 개인의 삶의 질을 높일 수 있음을
밝혀주고 있다. 예를 들어, 문제를 극복해 나가는 데 자신이 있고, 미래를 낙
관적으로 예상하며, 목표를 달성하기 위해 지속적으로 시간과 노력을 투자
하는 사람들은 높은 수준의 주관적 행복과 신체적 건강을 경험하는 것으로
나타났다(Bandura, 1997; Folkman et al., 1986; Freund & Baltes 2002; Heckhausen &
Schulz, 1995; Scheier et al., 1989; Taylor & Brown, 1988; Wrosch & Schulz, 2008).

두 번째 자기조절의 방법은 정확히 정반대의 결과를 목표로 삼는다. 원
하는 목표를 버리고 다른 의미 있는 활동에 참여하는 것이다(Brandtstädter
& Renner, 1990; Carver & Scheier, 1990; Heckhausen & Schulz, 1995; Wrosch et al.,
2003a). 이러한 목표조정goal adjustment 과정은 어떤 자기보호self-protective 과정(예:

긍정적인 재평가 또는 전략적 사회적 비교, Wrosch et al., 2003; Heckhausen et al., 2010)에 의해 촉진될 수 있다. 즉, 이 목표조정 과정은 목표달성의 기회가 불리해지고 목표 자체가 달성 될 수 없는 상태에서 더 이상 목표추구가 가능하지 않을 때에 사용되기 때문에 적응적인 성격을 지녀야만 한다. 예를 들어, 우리는 아이를 원한다고 마음대로 가질 수 없거나 원하는 직장에 마음대로 들어가지 못할 수 있다. 또한 원하는 직장에 마음대로 들어가지 못하거나 안 좋은 사건(예: 실직이나 사고)으로 인해 중요한 목표(예: 주택구매나 특별한 여가활동, Heckhausen et al., 2001; Wrosch & Heckhausen, 1999; Wrosch et al., 2003a)를 더 이상 추구하지 못할 수도 있다.

원하는 목표를 달성할 수 없게 된 이유와 상관없이, 사람들은 독립적인 두 과정을 거치게 되면 이러한 상황에서 성공적으로 적응할 수 있다(Wrosch et al., 2003a; Wrosch et al., 2007b). 첫째, 목표를 해제해야 한다. 이것은 성취할 수 없는 목표를 추구하지 말고 그것을 얻으려는 모든 노력과 헌신을 철회하는 것을 말한다. 목표를 포기할 때에는 목표의 실패가 반복되어 부정적인 감정을 느끼지 않도록 적응적이어야 한다. 또한, 목표포기를 통해 그곳에 초점이 맞추어져 있었던 자원을 다른 중요한 활동을 추구하는 데 사용될 수 있어야 한다. 둘째, 이룰 수 없는 목표에 직면한 사람은 다른 의미 있는 목표로 전환하여 목표추구를 지속적으로 이행해 나갈 필요가 있다. 새로운 목표를 성공적으로 추구하기 위해서는 대안으로 제시될 목표를 확인하고 그 목표를 위해 노력하겠다는 다짐을 하며 목표추구를 시도해야 한다. 새로운 목표에 참여하는 것은 삶의 목적의식을 유지하는 데 도움이 되기 위해서라도 그 사람에게 적응적이어야만 한다. 또한, 목표 재설정은 원하는 목표가 잘 성취되지 못할 때 나타나는 부정적 감정을 감소시켜줄 수 있다(더 포괄적인 논의를 위해, Wrosch et al., 2003a 참조).

이 분야에 대한 연구는 성취될 수 없는 목표를 경험하는 사람들이 많지만 그 불가능한 목표에 적응하는 방법은 개인마다 상당한 차이가 있다는 사실을 알려준다(Bauer, 2004; Wrosch et al., 2003b). 또한 횡단 및 종단연구와 실험적 연구에 의하면, 목표해제goal disengagement와 목표 재참여goal reengagement 과정이 삶의 질 지표에 독립적으로 영향을 미칠 수 있다는 것을 알려주었다. 불가능한 목표에서 벗어날 수 있는 개인은 목표해제에 어려움을 겪는 개인보다 주관적인 웰빙 수준이 높고, 코르티졸 분비가 낮으며, 전신염증systemic inflammation 수준이 낮고, 질병징후를 적게 경험하고 있는 것으로 보고된다(Miller & Wrosch, 2007; Wrosch et al., 2007a; Wrosch & Heckhausen, 1999; Wrosch & Miller, 2009; Wrosch et al., 2007b; Wrosch et al., 2003a). 유사한 맥락에서, 목표 재참여 과정은 높은 수준의 주관적 웰빙(예: 인생 만족도, 낮은 우울증 또는 자살 생각 감소, Duke et al., 2002; O'Connor & Forgan, 2007; Wrosch et al., 2003a, Wrosch et al., 2007b)을 예측하는 것으로 나타났다.

지금까지의 논의를 통해 우리는 목표실패에 따른 부정적 정서를 완화시키려 노력하며, 감당할 수 있는 문제를 해결하는 데 참여하면서도, 그로 인한 고통의 원천을 제거하거나, 달성 불가능한 목표로부터 벗어나 다른 의미 있는 활동에 참여하게 된다는 사실을 알 수 있었다. 많은 연구가 이 가설을 지지하는 충분한 증거를 제시하고 있지만 울분감정에 관련해서는 다루지 않고 있다. 이러한 점에서 우리는 자기조절 과정이 고통을 체험한 개인에게 이익을 가져다줄 수 있다고 생각한다.

그림 2에서 설명한 것처럼, 후회 감정과는 반대로 울분 감정은 실패의 원인을 외부환경에 돌리게 될 때 경험하게 된다. 이 경우, 또 다른 목표를 추구하거나 현재의 목표를 포기하는 적응적인 행동을 취하느냐 그렇지 않느냐는 이후의 성공을 향한 기회를 얻을 것인지 그렇지 않을 것인지를 좌우하게 된

다. 예를 들어 승진에 제외되거나 친한 친구가 빌려준 돈을 갚지 않았을 때
느끼게 되는 울분감은 앞으로 문제를 해결할 수 있는 기회를 제공해 줄 수도
있다. 이 경우, 새로운 목표를 세워 헌신하고 지속적으로 노력을 기울이게 되
면(예: 다음 승진을 위해 준비하거나 친구에게 상환기일을 연장해 주는 등) 울분 감정의
원천을 성공적으로 제거해 나갈 수 있다.

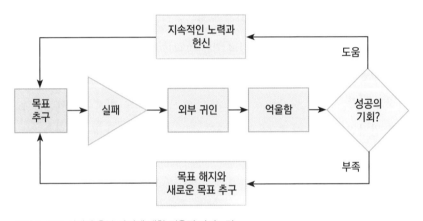

그림 2. 목표 실패와 울분 감정에 대한 적응적 자기조절

그러나 한편으로는 미래의 성공을 위한 기회가 주어지지 않거나 지속적으
로 목표에 참여하는 과정이 성공적이지 않을 수 있다. 예를 들어, 또 다른 승
진을 위한 필수교육을 이수하지 못했거나 언어능력을 갖추지 않은 경우, 그
리고 돈을 빌려간 친구가 자취를 감추었을 경우가 여기에 해당한다. 이 경우
문제를 극복하기 위한 혹은 목표를 이루기 위한 헌신과 노력을 포기하고 대
신 또 다른 의미 있는 활동을 찾아 헌신을 약속하고 참여할 필요가 있다(예:
즐거운 여가활동에 시간을 투자하거나 또 다른 인간관계를 맺어간다)(그림 2 참조). 이전
의 목표를 포기함으로써 울분 감정과 연관된 실패의 경험을 반복하지 않을

수 있다. 게다가 새로운 목표를 설정하고 추구하게 되면 의미 있는 활동에 지속적으로 참여하며 긍정적 감정을 활성화시키고 울분 감정을 완화시키도록 도와준다(cf. Carver & Scheier, 1990).

우리는 목표참여와 목표해제 모두가 높은 수준의 울분 감정을 개선시킬 수 있다는 주장을 펼치고 있다. 하지만 이런 상황에서 울분 감정에 성공적으로 적응하기 위해 고려되어야 할 특수한 측면이 있다는 점을 잘 알고 있다. 특히, 우리는 울분 감정과 관련된 상황을 적극적으로 극복할 수 있는 좋은 기회가 있다 하더라도, 사람들이 자신의 귀인 방식을 바꾸지 않으면 목표 참여 과정의 성공이 저해될 수 있다는 점에 주목한다. 원치 않는 상황이 발생할 때 이것을 다른 사람의 탓으로 돌리고 그들을 지속적으로 비난하는 태도는 앞으로 펼쳐질 사회적 상호작용을 방해할 수 있으며 그 결과 문제상황을 적극적으로 극복해 나가는 것을 더욱 어렵게 만들 수 있다. 따라서 과거의 사건에 대해 어느 정도 자신의 책임을 인정하거나 상대방을 용서하게 되면 목표참여 과정은 더 성공적일 수 있다. 바꿔서 말하면 문제의 원인을 타인이나 외부요인들로 돌리게 되면 상황을 통제할 수 있는 힘을 상실하기 때문에 자신이 울분 감정을 다루는 데 있어서 부분적으로만 기능할 수 있다는 것을 의미한다. 따라서 우리는 울분이 느껴지는 상황을 직접적으로 바꾸기 위한 조치를 취하는 것이 불가능하지 않은 경우라면 아무리 어려운 상황들이 많다 하더라도 그리 당황하지 않을 수 있다. 이러한 경우 원하는 목표를 포기하고 다른 의미 있는 활동에 참여할 필요성을 인정해야 한다.

3.2.4 성인기 생애주기 안에서의 울분

성인기에 접어든 누구나 원하지 않은 생활환경으로 인해 울분을 체험할 수 있지만, 생애발달이론theories of lifespan development은 어려움을 극복하고 개인적

인 목표를 달성할 수 있는 기회가 연령대 별로 주어진다는 사실을 시사한다
(Baltes et al., 1979; Carstensen et al., 1999; Heckhausen & Schulz 1995; Heckhausen et
al., 2010). 이러한 관점에서, 발달적 결핍과 목표와 관련된 시련은 일반적으
로 나이가 진행됨에 따라 증가하고, 문제를 해결하기 위한 기회들은 나이
가 들어감에 따라 감소한다는 사실을 고려하는 것이 중요하다(Heckhausen
1999; Heckhausen et al., 1989; Heckhausen & Schulz 1995; Wrosch et al., 2005; Wrosch
& Freund, 2001). 예를 들어, 나이가 들어가면서 생겨나는 생물학적 변화는 여
성이 일정한 연령이 지나면 아이를 낳을 수 없게 만들거나 비교적 어린 성년
기와 비교했을 때 신체적 건강을 그만큼 유지하지 못하도록 만든다. 게다가
사회적 시효(societal prescription: 여성이 사회적으로 일할 수 있는 시간)는 자신의 경
력 및 출산과 관련된 발달적이며 시기적절한 목표를 추구하지 못하도록 만
드는 규범적 제약이 될 수 있다(Neugarten & Hagestad, 1976). 이러한 상황은 나
이가 들어감에 따라 사람들이 자신의 개인적 목표를 성공적으로 달성하거나
목표와 관련된 도전을 쉽게 극복하지 못하도록 하는 원인이 된다(목표달성에
서 나이와 관련한 기회에 영향을 미치는 요인들에 대한 전반적인 논의는 Baltes et al., 1979;
Brandtstädter, 1990; Heckhausen, 1999를 참조).

나이가 많은 사람들이 시련과 상실 그리고 목표실패 같은 경험을 더 많이
하게 됨에 따라 노년기에 접어든 사람들은 울분 감정을 더 많이 체험할 수 있
다. 하지만 정서적 웰빙과 관련된 기존 연구들은 이러한 개념에 대한 정보를
제공해 주지 못하고 있다. 이와는 대조적으로, 성인이 나이가 들어감에 따라
정서적 행복 수준이 안정되고 때로는 증가한다는 것을 입증하는 충분한 경
험적 증거들이 있다(Charles et al., 2001; Kunzmann et al., 2000; Lawton et al., 1992).
이러한 가설을 뒷받침하기 위해, 최근 노화와 정서적 행복에 관련된 연구들
을 리뷰한 결과를 보면 나이가 든다는 것 자체가 삶의 부정적인 영향력을 증

가시키는 것이 아니라는 사실을 확인해 주었다(Charles et al., Carstensen, 2004, 2007).

나이와 관련된 시련과 상실 수준이 증가하는 과정에서도 정서적 안녕이 유지된다는 이 역설적 사실은 부분적으로는 감정과 목표와 관련된 문제들을 스스로 조절하는 개인적 역량 변화 때문이라고 설명되어 왔다. 이와 관련한 연구에 의하면, 나이가 든 사람들은 젊은 사람들에 비해 목표조정 과정(Brandtstädter & Renner, 1990; Heckhausen, 1997; Wrosch et al., 2003b, 2007b)에 더 많이 참여함으로써 문제를 잘 해결한다는 사실을 알려준다. 또한, 나이가 들어갈수록 연륜이 깊어진 사람들은 부정적 감정상태를 조절하기 위해 자기보호를 위한 2차 조절과정(self-protective secondary control process), 예를 들어, 긍정적으로 재평가하는 기술이나 혹은 자신의 눈높이를 낮춰 사회적인 비교를 수행하는 기술을 사용함으로써 젊은 사람에 비해 더 자주 자신을 보호하고 있음을 알 수 있다(Bauer et al., 2008; Wrosch et al., 2000). 또한 노인들은 젊은이들에 비해 자신의 삶과 연결된 부정적인 정보보다는 긍정적인 정보를 더 많이 떠올리는 편견을 지니고 있음을 알 수 있다(Carstensen & Mikels, 2005). 이처럼 나이가 들어가면서 더욱 증가하는 자기보호적 감정조절의 능력은 노년의 도전과 상실에 연결된 정서적 고통을 개선하고 있는 것으로 판단된다(예를 들어, Heckhausen & Schulz, 1995; Heckhausen et al., 2010; Wrosch et al., 2006 참조).

그러나 나이가 들어간다고 모든 사람들이 모두 자기보호와 목표조정 과정에 참여함으로써 정서적 안녕을 관리할 수 있는 능력을 갖추는 것은 아니다. 이러한 과정은 일반적으로 나이가 들어감에 따라 평균적으로 증가하는 것은 사실이지만, 일련의 연구에 의하면 노년기의 웰빙과 자기조절 과정 지표의 분산도가 청년기와 중년기 성인 집단들과 비교해 볼 때 그 편차가 더 크게 나타나고 있음이 밝혀졌다(e.g., Wrosch et al., 2000; Wrosch et al., 2005). 이것은 나이가 들어감에 따라 마주하게 되는 어려움을 적응적으로 관리하지 못하는 노인들의 비율이 높다는 것을 의미하고 동시에 이들은 높은 수준의 부정적인 영향력을 체험하고 있다는 것을 암시한다. 연령에 따른 삶의 후회감에 대한 비교연구는 이러한 주장을 뒷받침해 준다. 노인들은 후회의 감정이 강렬할수록 높은 수준의 우울증상과 신체적 건강문제를 체험하게 되지만 젊은이들은 비교적 그렇지 않다는 사실을 알려준다. 게다가 노인들 중에서도 자신의 삶의 후회감으로부터 벗어난 집단보다는 자신의 후회 감정으로부터 자유롭지 못한 노인들이 훨씬 더 높은 수준의 우울증상과 건강적인 문제를 체험하고 있는 것으로 나타났다(Wrosch et al., 2005).

이러한 연구결과들은 성인기 생애 전반에 걸친 울분 감정에 대한 중요한 함의를 지니고 있다. 첫째, 나이가 들어감에 따라 자연스럽게 증가하는 나이와 관련된 시련과 상실을 체험한다 하더라도, 평균적으로 나이가 들어갈수록 청년기나 중년기 성인과 비교해 볼 때 더 높은 수준의 울분 감정을 경험하고 있는 것 같지는 않다. 게다가 이렇게 울분에 대한 나이와 관련된 안정성이 나타나는 것은 나이가 들어감에 따라 목표조정 과정에 참여하는 수준이 높아지고 효과적으로 자신의 감정을 통제하는 수준이 높아지기 때문으로 보인다. 둘째, 우리는 노인들 집단 안에서도 자기조절 과정에 참여하는 수준이 사람들 마다 편차가 심하며 따라서 울분을 체험하는 정도도 사람들 마다 차이가 심하게 나타날 수 있다고 본다. 울분을 삭이고 그 감정으로부터 벗어나는 데 실패할 뿐 아니라 새로운 의미의 목표를 설정하고 추구하는 데 어려움을 느끼는 사람들은 높은 수준의 울분감정을 경험하게 된다. 반면에 성공적으로 목표를 조정하고 자신의 감정을 조절하는 노인들은 비교적 낮은 수준의 울분을 느끼게 된다. 이러한 사실은 직면한 시련을 극복하기 어렵고 그것을 적응적인 방식으로 조절하는 데 실패하는 취약한 노인집단이 존재하고 있음을 암시한다. 이러한 노인집단은 높은 수준의 울분을 체험할 수 있으며 생물학적인 조절장애와 신체적인 건강문제를 발생시키는 역기능적 패턴이 발생할 위험요인을 지니게 된다.

3.2.5 결론

우리는 울분 감정을 경험하고 그 결과가 어떤 것인지에 대한 심리학적인 과정을 탐색해 보았다. 특히, 우리는 목표달성에 실패하고 시련에 봉착하며 부정적인 삶의 경험들에 처했을 때 울분 감정을 경험할 수 있음을 알 수 있었다. 이와 관련하여, 우리는 스스로 통제할 수 없는 어떤 제약에 직면할 때, 그리고 주변사람이 다르게 행동했더라면 원하지 않는 이러한 일이 발생하지 않았을텐데 라고 생각하는 사후가정사고가 일어날 때 울분을 체험할 수 있음을 알 수 있었다. 이것은 울분이 다른 감정들, 특히 후회라는 감정과 명확히 구별되고 있음을 알 수 있다. 울분이 타인에 대한 사후가정사고의 결과라면 후회는 자신의 행동과 결정에 밀접히 연결된 사후가정사고에서 생겨나기 때문이다. 또한 다른 부정적인 감정들처럼 울분 역시 생물학적 시스템의 조절기능을 약화시킴으로써 신체적 질환을 예측할 수 있는 변인이 된다는 사실도 확인했다.

울분이 이처럼 부정적인 결과로 이어지지 않도록 대처하기 위해서, 우리는 만약 상황이 변화를 수행하기 위한 좋은 기회로 작용한다는 전제 하에서 울분을 일으키는 감정의 근원을 제거함으로써 울분을 조절할 수 있음을 알 수 있었다. 하지만 외부요인과 타인과 관련된 변인은 심리적 결과에 지대한 영향을 미치기 때문에 종종 이러한 과정은 성공하지 못할 수 있다. 따라서 울분을 일으키는 원인을 외부상황으로 돌리는 자신의 귀인양식을 적극적으로 변화시킴으로서 울분을 해결할 필요가 있다. 즉, 많은 경우에 울분 감정은 원하지 않는 상황을 변화시킬 수 있는 기회가 허용되지 않는 상황에서 발생하며 따라서 문제를 해결하기 위한 과정을 포기하고 더 의미 있는 활동에 적극적으로 참여하도록 자신의 조절능력을 필요로 한다는 사실을 확인하였다. 이러한 성공적인 목표조정 과정은 특정한 자기보호 과정(예: 긍정적 재평가 또는 사회적 비교)의 기술을 통해 촉진될 수 있으며, 개인의 삶의 질을 향상시킬 수 있는 요인이 될 것으로 예상된다.

마지막으로, 생애발달 연구에 의하면, 나이가 들어갈수록 문제를 극복하고 목표를 달성할 수 있는 기회가 급격히 낮아지기 때문에, 노년기로 접어들수록 적극적인 목표참여를 통해 울분을 다루는 것이 특히 더 어렵다는 것을 알 수 있었다. 이러한 사실로부터 우리는 노년기에 접어들수록 더 이상 달성될 수 없는 목표에 대한 집착을 포기하고 새로운 의미 있는 활동을 찾아 수행하는 것이 점점 더 중요하다는 사실을 확인하였다. 일반적으로 개인은 나이가 들수록 이러한 자기조절 능력을 자연적으로 향상시킨다. 하지만 어떤 노인들은 울분 감정에 적응하는 데 어려움을 느끼고 장기적으로는 주관적 행복과 신체적 건강을 해치게 되는 상황에 처하게 된다.

요약해 보면, 울분은 학계에서 주목할 만한 독특하고 중요한 심리적 현상이라는 사실에 동의한다. 따라서 지금까지 제기된 연구와 이론들의 대부분이 울분 감정에 대해 명시적으로 고려하지 않았다는 점을 고려할 때, 우리가 제시한 가설을 입증하기 위해서는 더 많은 연구가 필요하다고 생각한다. 이러한 일련의 연구들은 실패와 상실의 과정에서 체험되는 정서적 경험을 좀 더 잘 이해하도록 도와줄 것이며 성인기 전 생애에 걸쳐 주관적인 행복과 신체적인 건강을 어떻게 이루어나갈 수 있는지에 대한 통찰을 제시해줄 것이다.

알림: Carsten Wrosch and Jesse Renaud, Department of Psychology, Concordia University, Montreal, Quebec, Canada. 이 논문은 일부 캐나다 보건 연구소와 캐나다의 사회 과학 및 인문 연구 위원회의 보조금과 상금으로 지원을 받아 연구되었다.

참고문헌

Baltes PB, Cornelius SW, Nesselroade JR (1979) Cohort effects in developmental psychology. In: Nesselroade JR, Baltes PB (eds) Longitudinal research in the study of behavior and development. Academic Press, New York, pp 61–87

Bandura A (1997) Self-efficacy: The exercise of control. Freeman, New York

Bauer I (2004) Unattainable goals across adulthood and old age: Benefits of goal adjustment capacities on well-being. Mater thesis. Concordia University, Montreal

Bauer I, Wrosch C, Jobin J (2008) I'm better off than most other people: The role of social comparisons for coping with regret in young adulthood and old age. PsycholAging, 23:800–811

Brandtstadter J (1990) Entwicklung im Lebenslauf: Ansatze und Probleme der Lebens-pannen-Entwicklungspsychologie [Development across the life course: Approaches and problems of life-span psychology]. Koln Z Soziol Sozialpsychol 31:322–350

Brandtstadter J, Renner G (1990) Tenacious goal pursuit and flexible goal adjustment: Explication and age-related analysis of assimilative and accommodative strategies of coping. Psychol Aging 5:58–67

Carstensen LL, Mikels JA (2005) At the intersection of emotion and cognition: Aging and the positivity effect. Curr Dir Psychol Sci 14:117–121

Carstensen LL, Isaacowitz DM, Charles ST (1999) Taking time seriously: A theory of socioemotional selectivity. Am Psychol 54:165–181

Carver CS, Scheier MF (1981) Attention and self-regulation: A control-theory approach to human behavior. Springer Verlag, New York

Carver CS, Scheier MF (1990) Origins and functions of positive and negative affect: A controlprocess view. Psychol Rev 97:19–35

Carver CS, Scheier MF (1998) On the self regulation of behavior. Cambridge University Press, New York

Charles ST, Carstensen LL (2004) A life-span view of emotional functioning in adulthood and old age. In: Costa P (ed) Recent advances in psychology and aging, vol 15. Elsevier, Amsterdam, pp 133–162

Charles ST, Carstensen LL (2007) Emotion regulation and aging. In: Gross J (ed) Handbook of Emotion Regulation. Guilford Press, New York, pp 307–320

Charles ST, Reynolds C, GatzM (2001) Age-related differences and change in positive and negative affect over 23 years. J Personal Soc Psychol 80:136–151

Cohen S (1996) Psychological stress, immunity, and upper respiratory infections. Curr Dir Psychol Sci 5:86–89

Dickerson SS, KemenyME (2004) Acute stressors and cortisol responses: A theoretical integration and synthesis of laboratory research. Psychol Bull 130:355–391

Duke J, Leventhal H, Brownlee S, Leventhal EA (2002) Giving up and replacing activities in response to illness. J Gerontol: Psychol Sci 57B:367–376

Feather NT, Sherman R (2002) Envy, resentment, schadenfreude, and sympathy: Reactions to deserved and undeserved achievement and subsequent failure. Personal and Soc Psychol Bull 28:953–961

Folkman S, Lazarus RS, Dunkel-Schetter C, DeLongis A, Gruen RJ (1986) Dynamics of a stressful encounter: Cognitive appraisal, coping, and encounter outcome. J Personal Soc Psychol 50:992–1003

Freund AM, Baltes PB (2002) Life-management strategies of selection, optimization and compensation: Measurement by self-report and construct validity. J Personal Soc Psychol 82:642–662

Folger R (1987) Reformulating the preconditions of resentment: A referent cognitions model. In: Masters J, Smith W (eds) Social comparison, social justice, and relative deprivation: Theoretical, empirical, and policy perspectives. Hillsdale, NJ, England: Lawrence Erlbaum Associates, pp 183–215

Gilovich T, Medvec VH (1995) The experience of regret: What, when, and why. Psychol Rev 102:379–395

Gilovich T,Medvec VH,KahnemanD (1998) Varieties of regret:Adebate and partial resolution. Psychol Rev 105:602–605

Heckhausen J (1997) Developmental regulation across adulthood: Primary and secondary control of age-related challenges. Dev Psychol 33:176–187

Heckhausen J (1999) Developmental regulation in adulthood.CambridgeUniversity Press,New York

Heckhausen J, Dixon R, Baltes PB (1989) Gains and losses in development throughout adulthood as perceived by different adult age groups. Dev Psychol 25:109–121

Heckhausen J, Schulz R (1995) A life-span theory of control. Psychol Rev 102:284–304

Heckhausen J,Wrosch C, FleesonW (2001) Developmental regulation before and after passing a developmental deadline: The sample case of "biological clock" for child-bearing. Psychol Aging 16:400–413

Heckhausen J,Wrosch C, Schulz R (2010). A motivational theory of lifespan development. Psychol Rev 117:32–60

Heim C, Ehlert U, Hellhammer D (2000) The potential role of hypocortisolism in the pathophysiology of stress-related bodily disorders. Psychoneuroendocrinology 25:1-

35

Higgins ET (1987) Self-discrepancy: A theory relating self and affect. Psychological Review 94:319–340

Kahneman D (1995) Varieties of counterfactual thinking. In: Roese NJ, Olson JM (eds) What might have been: The social psychology of counterfactual thinking. Hillside, England: Lawrence Erlbaum Associates, pp 375–396

Kukla A(1972) Foundations of an attributional theory of performance. Psychol Rev 79:454–470

Kunzmann U, Little T, Smith J (2000) Is age-related stability of subjective well-being a paradox? Cross-sectional and longitudinal evidence fromthe BerlinAging Study. PsycholAging 15:511–526

Landman J (1987) Regret:Atheoretical and conceptual analysis. JTheory Soc Behav 17:135–160

Lawton M, Kleban M, Rajagopal D, Dean J (1992) Dimensions of affective experience in three age groups. Psychol Aging 7:171–184

Linden M, Baumann K, Rotter M, Schippan B (2007) The psychopathology of posttraumatic embitterment disorders. Psychopathol 40:159–165

Lupien SJ, de Leon M, De Santi S, Convit A, et al (1998) Cortisol levels during human aging predict hippocampal atrophy and memory deficits. Nat Neurosci 1:69–73

Martin-Cook K, Remakel-Davis B, Svetlin D, Hynan LS,Weiner MF (2003) Caregiver attribution and resentment in dementia care. Am J Alzheimer's Dis Other Dement 18:366–374

Miller GE, Chen E, Zhou ES (2007) If it goes up, must it come down? Chronic stress and the hypothalamic-pituitary-adrenocortical axis in humans. Psychol Bull 133:25–45

Miller GE,Wrosch C (2007) You've gotta know when to fold'em: Goal disengagement and systemic inflammation in adolescence. Psychol Sci 18:773–777

Neugarten BL, Hagestad GO (1976) Age and the life course. In: Binstock R, Shanas E (eds) Handbook of aging and social sciences. Van Nostrand Reinhold, New York

O'Connor RC, Forgan G (2007) Suicidal thinking and perfectionism: The role of goal adjustment and behavioral inhibition/activation systems. J Rational-Emotive Cogn Behav Therapy 25:321–341

Roese NJ (1997) Counterfactual thinking. Psychol Bull 121:133–148

ScheierMF,Magovern GJ, Abbott RA,Matthews KA, Owens JF, Craig Lefebvre R, Carver CS (1989) Dispositional optimism and recovery fromcoronary artery bypass surgery:Thebeneficial effects on physical and psychological well-being. J Personal Soc Psychol 57:1024–1040

Shaver P, Schwartz J, Kirson D, O'Connor C (1987) Emotion knowledge: further exploration of a prototype approach. J Personal Soc Psychol 52:1061–1086

Taylor SE, Brown JD (1988) Illusion andwell-being: A social psychological perspective onmental health. Psychol Bull 103:193–210

Watson D, Clark LA, Tellegen A (1988) Development and validation of brief measures of positive and negative affect: The PANAS Scales. J Personal Soc Psychol 54:1063–1070

Willerson JT, Ridker PM (2004) Inflammation as a cardiovascular risk factor. Circulation 109:2–10

Wright RA, Brehm JW (1989) Energization and goal attractiveness. In: Pervin LA (ed) Goal concepts in personality and social psychology. Erlbaum, Hillsdale, pp 169–210

Wrosch C, Bauer I, Miller GE, Lupien S (2007a) Regret intensity, diurnal cortisol secretion, and physical health in older individuals: Evidence for directional effects and protective factors. Psychol Aging 22:319–330

Wrosch C, Bauer I, Scheier MF (2005) Regret and quality of life across the adult life span: The influence of disengagement and available future goals. Psychol Aging 20:657–670

Wrosch C, Dunne E, Scheier MF, Schulz R (2006) Self-regulation of common age-related challenges: Benefits for older adults' psychological and physical health. J BehavMed 29:299–306

Wrosch C, Freund AM (2001) Self-regulation of normative and non-normative developmental challenges. Hum Dev 44:264–283

Wrosch C, Heckhausen J (1999) Control processes before and after passing a developmental deadline: Activation and deactivation of intimate relationship goals. J Personal Soc Psychol 77:415–427

Wrosch C, Heckhausen J (2002) Perceived control of life regrets: Good for young and bad for old adults. Psychol Aging 17:340–350

Wrosch C, Heckhausen J, Lachman ME (2000) Primary and secondary control strategies for managing health and financial stress across adulthood. Psychol Aging 15:387–399

Wrosch C, Miller GE (2009) Depressive symptoms can be useful: Self-regulatory and emotional benefits of dysphoric mood in adolescence. J Personal Soc Psychol 96:1181–1190

Wrosch C, Miller GE, Scheier MF, Brun de Pontet S (2007b) Giving up on unattainable goals: Benefits for health? Personal Soc Psychol Bull 33:251–265

Wrosch C, Scheier MF, Carver CS, Schulz R (2003a) The importance of goal disengagement in adaptive self-regulation:When giving up is beneficial. Self Ident 2:1–20

Wrosch C, Scheier MF, Miller GE, Schulz R, Carver CS (2003b) Adaptive self-regulation of unattainable goals: Goal disengagement, goal reengagement, and subjective well-being. Personal Soc Psychol Bull 29:1494–1508

Wrosch C, Schulz R (2008) Health engagement control strategies and 2-year changes in older adults' physical health. Psychol Sci 19:536–540

Wrosch C, Schulz R, Heckhausen J (2004) Health stresses and depressive symptomatology in the elderly. A control-process approach. Curr Dir Psychol Sci 13:17–20

3.3 | 암 환자: 의미상실, 의기소침 그리고 울분

Anja Mehnert and Sigrun Vehling

이번 장에서는 암 환자의 투병기간 동안 발생하는 다양한 정신사회적 문제를 간략하게 설명하고 만성질환의 실존적 문제들과 관련된 개념적 틀을 제공한다. 새로 제안된 울분장애라는 정신 증후군을 언급하면서 우리는 임상적으로 실존적 고통과 절망에 연결된 증후군으로서 의기소침^{demoralization}이란 개념을 소개하고자 한다. 또한 우리는 삶의 의미와 복적을 유지하거나 향상시키는 데 도움이 되는 심리치료적 개입에 대해 논의할 것이다. 일부 중복된 개념이 발견된다 하더라도 의기소침은 침습적 기억, 비난, 불쾌감^{dysphoria}, 그리고 스트레스를 일으키는 일상에 대한 반응으로 발생하는 신체화 증상과도 구별된다. 왜냐하면 의기소침은 무능력과 실패감, 무력감, 절망감, 불쾌감, 낙심과 삶의 의미를 잃어버린 느낌 등을 동반한 심각한 질병에 걸렸을 때 어떤 의미를 찾는 인간의 보편적 특성을 의미하기 때문이다.

3.3.1 암 생존자들의 정신사회적 문제

여전히 암은 세계적으로 질병과 사망의 주요 원인 중 하나로 꼽히고 있지만, 초기 암 검진의 발전, 암 치료 프로그램의 개발, 다양한 방식의 치료적 기술의 발전은 최근 몇 년 동안 많은 암 환자들의 예후를 개선시켰다. 2006년 한 해동안 유럽에서는 약 3,191,600명의 암 환자가 발생하였다(Ferlay et al., 2007). 암의 가장 흔한 형태로는 유방암(전체 암의 13.5%), 대장암(12.9%), 그리고 폐암(12.1%)으로 나타났다. 독일의 암 발병률을 보면 전체 암 진행 단계들을 모두 포함하여 매년 436,500명의 새로운 암환자들이 발생하고 있으며 여성의 경우 60%, 남성의 경우 53%가 향상된 5년 생존율을 보이고 있다(Robert

Koch-Institut & Gesellschaft der epidemiologischen Krebsregister in Deutschland, 2008).

지금까지 연구자들은 암과 암 치료법이 개인의 삶의 전제, 의미와 관련된 대처방식, 울분이나 의기소침과 증상은 물론 새로운 의미를 찾고 발견하려는 노력에 어떤 영향을 미치는지에 대해서는 관심을 가지지 않았다. 따라서 암 질병과 암 치료법이 삶의 전제와 의미의 변화나 붕괴와 같은 다양한 삶의 측면에 어떤 장단기적 영향을 미치는지에 대한 충분한 조사가 이루어지지 않았다.

최근 몇 년 동안, 암 생존자cancer survivor라는 용어가 국제 학술지에 널리 사용되어 왔다. 미국 국립암연구소(NIH 2006)에 따르면, 개인은 "암 진단 시점부터 삶의 균형을 통해" 암 생존자로 간주된다. 또 다른 정의로 진단 후 최소 5년을 생존한 환자들은 장기생존자라는 용어로 표현된다(Knobf, 2007). Mullan (1985)과 Bloom (2002)과 같은 저자들은 생존자를 시간적 단계에 따라 다음과 같이 나눌 것을 제안했다. (a) 진단 후 1차 암치료를 통해 첫 해를 넘긴 사람은 단기적 생존자(acute survival). (b) 암 재발 가능성이 가장 높은 치료 후 1년에서 3년까지 살아있는 경우, 장기적 생존자(extended survival), (c) 진단 후 3년째부터 지속적으로 생존하며 장기간의 적응기간을 살아가는 경우, 지속적 생존자permanent survival.

수많은 연구 결과들은 암과 암 질병과 그 치료법이 환자와 그 가족에 미치는 중요한 심리적, 정서적, 그리고 사회적 영향력이 암 생존자의 여러 단계에 맞추어 다양하게 발생한다는 사실을 밝혀주고 있다(Holland, 2002). 대부분 만성질환을 앓고 있는 사람들처럼, 암 환자들 역시 질병 과정에서 발생하는 여러 가지 문제들 때문에 고통을 경험하고 환자의 다양한 삶의 영역에 영향을 받고 있다. 암의 치료와 돌봄 그리고 재활에서 지속적인 발전이 있음에도 불구하고, 암을 선고받은 사람은 신체적, 정신사회적, 재정적 그리고 직업과 관

련된 다양한 생활영역에서 고통을 겪고 있다. 일반적으로 암으로 입원한 환
자들은 평균적으로 10여 가지의 고통 증상을 겪고 있으며, 외래환자들은 환
자의 삶의 질과 직접 연결된 질병을 겪고 있는 동안 평균적으로 다섯 개 정도
의 고통 증상을 보고하고 있다(Chang et al., 2000).

심리적 어려움은 심각성에 따라 다르게 느껴지면 질병의 여러 단계에서 발
생할 수 있다. 환자는 고통, 피로, 그리고 다양한 장애를 포함한 신체적 증상
들과 그에 따른 문제들을 겪고 있으면서도 동시에 사회적 역할과 직무에 관
련된 불확실성, 배우자 및 자녀들과의 분리, 죽음에 직면하면서 발생하는 실
존적이며 영성적인 문제들, 의미와 위로를 추구하는 문제들을 경험하게 된
다. 특히 McCormick과 Conley (1995년)는 암의 몇 가지 단계를 거치는 동안 발
생하게 되는 스트레스 차원을 설명한다. 이들은 암 진단, 초기 치료, 치료의
종료와 성공적 치료에 대한 희망의 시기, 암의 재발, 마지막으로 암의 실존적
위기 단계로서 말기 암 단계와 함께 고통완화를 위한 치료 시기 등으로 나눈
다. 환자들은 일반적으로 두려움과 걱정 및 슬픔의 감정을 느끼지만 정확히
확인하고 진단하며 적절히 치료받아야 할 몇 가지 심리사회적 문제와 정신장
애를 경험하기도 한다. 설문을 통해 자기보고식 연구를 진행한 결과에 의하
면, 진단 및 치료 후 최대 50% 수준의 암 생존자들 중에 평균 1/4에서 1/3까
지 고통과 불안 및 우울증을 보고하였다(Aapro & Cull, 1999; Zabora et al., 2001;
Burgess et al., 2005; Knobf, 2007; Mehnert & Koch, 2008).

3.3.2 인생의 목적과 의미를 위한 개념적 틀

만성 질환 환자의 의미와 실존적 위기를 다루는 개념과 기법을 이해하고
개발하며 적용하기 위한 이론적 모형은 실존주의 철학적 전통, 로고테라피,
인지와 발달 심리학, 그리고 자전적 기억과 기억력에 관련한 연구들에서 찾

을 수 있다. 또한 실존적 문제들은 대처와 인지적 적응, 영성과 종교적 믿음, 자기초월, 스트레스나 외상 후 성장 그리고 의기소침과 같은 다양한 연구에서 논의되고 있다.

이론적인 관점이 다르고 사용되는 언어도 다양한 상황이기에 실존적 위기에 대한 서로 다른 철학적 그리고 심리학적인 접근방식이 존재하고 있으며 삶의 의미와 목적과 관련해서 일반적으로 통용되는 정의를 찾기 어려운 실정이다. 그러나 이론적으로는 의미를 향한 의지를 인간의 보편적 동기로 기술하고 있는 Viktor E. Frankl (1955, 1969)의 설명에서 출발하여, 개인적인 의미는 일관적 느낌ª sense of coherence, 고유하게 중요한 느낌ª sense of unique significance, 선택할 수 있는 힘, 책임감, 삶의 목적, 내적평화를 유지하는 능력, 만족감, 삶의 소중함을 체험하는 것으로 정의되고 있다(Breitbart, 2002). Reker와 동료들(1987, 1988)은 선택과 헌신, 성취, 그리고 개인적인 최상의 목적에 통합된 대인관계와 같은 능동적인 행동 패턴으로 만들어진 의미를 통해 자신의 개인적 의미를 도출해 내는 것으로 인식했다. 이들은 의미가 경험되는(인지적, 의지적 혹은 정서적인) 방법과 범위, 의미의 잠재적 원천, 그리고 의미를 경험하면서 서로 다른 차원에서 질적 차이가 어떻게 발생하고 있는지를 설명하고 있다(Reker, 1996, 2000).

스트레스 경험을 일관되게 자신의 자전적 삶의 이야기 안에 통합하는 능력은 인생을 의미있게 경험하고 자기-연속성self-continuity을 확립하기 위한 필수적인 전제조건이다(Baumeister & Newman, 1994). 개인은 과거를 회상하며 기억된 일상과 자신의 삶의 역사와 관련된 정보를 일관성있게 자전적 용어로 정리하면서 자신을 이해하고 표현한다(Brewer, 1996; Baltes & Staudinger, 1996). 이것은 자기 삶의 사건들을 자신과 연결하는 연결고리를 만들고 자신의 과거를 현재와 연결하기 위한 자기반영적 사고 및 대화의 과정(a process of self-reflective thinking & talking)으로 묘사되어 왔다(Bluck & Levine, 1998). Habermas와 Bluck (2000)에 의하면, 모든 사람들, 특히 청소년들은 4가지 유형의 보편적 일관성, 즉 시간적, 인과적, 주제적 일관성과 자신의 삶에 대한 문화적 개념the cultural concept of biography을 확립해 나가는 과정을 통해 자신의 삶의 의미를 창조해 나간다고 설명한다. 시간의 일관성temporal coherence은 자신이 기억하고 있는 인생의 사건들이 간혹 배경적 정보에 기초하여 다른 인생의 사건들과 시간적으로 연결되어 있음을 의미한다. 어떤 특정 삶의 경험들에 대한 외부적이며 내부적인 원인들이 제시된다면 그것은 인과의 일관성이란 용어 안에 포함될 수 있다. 따라서 인과적 일관성causal coherence이란 자기 삶의 이야기에 핵심적인 부분으로 이해된다. 삶의 사건을 인과적으로 설명할 수 없다면 인생은 우연으로 결정되어 온 사건들의 연속이기 때문에 삶의 의미를 찾을 수 없기 때문이다. 주제적 일관성은 다양한 삶의 요소들 사이에서 암묵적으로 혹은 명시적으로 구성된 비슷한 주제들을 확인함으로써 생겨난다. 자기 삶에 대한 문화적 개념은 자전적 일관성을 유지하기 위해 삶의 이야기들 안에 포함된 여러 인생의 사건들뿐 아니라 삶의 단계들을 결정하는 문화적 규범들을 기술하고 있다.

3.3.3 암의 실존적 문제

암과 같이 생명을 위협하는 질병에 대한 진단 결과는 자아인식, 생활태도, 개인적 삶의 전제와 가치관 체계를 파괴할 수 있으며 자전적 연속성과 일관성을 저해할 수 있다(Janoff-Bulman, 1992). 따라서 치명적인 질병에 걸리게 되면 삶의 목적과 의미를 유지하기 어렵고 특히 장기적 생존(Holland & Reznik, 2005)에 부정적인 영향을 미치게 된다. 최근 심리사회적 암 연구에 의하면, 암 환자의 실존적 관심, 특히 정신사회적 적응의 과정에서 의미를 통해 대처하는 역할이 학문적으로 중요한 관심의 대상이 되고 있다(Lee, 2008). 생명을 위협하는 질병에 적응하기 위한 실존적 의미가 중요하게 대두된 이유는 암 판명을 받거나 그와 연관된 문제를 겪게 되면 환자는 기존에 지니고 있었지만 이미 붕괴된 삶의 전제와 근본적 본질에 대한 믿음에 기초하여 삶의 의미를 찾으려 하기 때문이다(Holland & Reznik, 2005). 따라서, 삶의 목표와 죽음에 대한 태도를 재평가하고 스트레스를 받는 사건들을 일관성 있는 자전적 일화 안에 통합하는 것은 암 투병 과정에서 중요한 관심사가 될 수 있다(Breitbart et al., 2004; Westman et al., 2006; Xuereb & Dunlop, 2003).

특히 암처럼 생명을 위협하는 질병이 DSM-IV 1994 (APA, 1994)에서 잠재적인 외상 사건으로 포함되었기 때문에, 암의 의미와 목적에 대한 연구는 심리-종양학적 연구와 암 생존 연구 안에서 점차로 증가하고 있다. 그 결과, 외상 후 스트레스 장애[PTSD]는 암 환자 사이에서 추가적 질병으로 진단된다. 암과 관련된 PTSD의 유병률은 0~32%에 이른다(Kangas et al., 2002; Palmer et al., 2004; Mehnert & Koch, 2007). 생명을 위협하는 질병을 잠재적 외상 사건으로 간주하는 것은 많은 암 환자들이 실제로 암을 겪으면서 주관적인 외상고통을 경험하고 있음을 반영한다. 스트레스의 원인이 되는 기준을 개념적으로 확대하게 되면 암과 같은 질환도 본질적으로 외상 스트레스 범주 안에 포함될 수 있는 기준을 충족시키는 지에 대한 타당성 논란이 발생한다. 하지만 만일 이러한 개념적 확대가 가능하다면 암의 부정적이며 긍정적인 결과에 대한 연구와 삶의 의미와 목적의 측면에서 개인에게 위협적인 치료법들에 대한 연구가 가능하게 된다. 심각한 위기를 극복한 이후에 발생할 수 있는 긍정적인 변화는 향상된 대인관계, 새로운 삶의 가능성, 삶에 대한 더 큰 감사, 그리고 더 확장된 개인적 역량과 영적발달을 포함한 외상 후 성장[posttraumatic growth]과 같은 개념으로 묘사되어 왔다(Tedeschi & Calhoun, 1996; Calhoun & Tedeschi, 1998).

심각한 질환으로 투병중에 있으면서도 질병에 적응하고 심리적 행복을 추구하는 과정에서 의미를 발견하는 것이 얼마나 중요한지를 강조하는 스트레스 대처방안에 대한 수정된 거래 모형^{transactional model}이 있다(Folkman, 1997; Park & Folkman, 1997; Folkman & Folkman & Greer, 2000). 보편적 의미^{global meaning}는 의미 모형의 기초 프레임을 만들어주는 핵심 구성요소가 된다(Park & Folkman). Reker (1997)에 의하면, 개인적 의미의 본질적인 구성요인은 일관성과 목적이라는 두 가지 종합적 차원에 의해 구성된다. 이 일관성과 목적은 질서의식과 개인적 정체성을 구성하고, 논리적으로 일관된 방식 안에서 삶의 사건들을 연결해 주며, 존재하는 이유를 이해할 수 있도록 도와준다. 여기에 가치 있는 목표를 추구하고 사명감을 가지며 삶의 방향감각을 유지하는 것과 같은 또 다른 구성요인들도 여기에 포함된다. Frankl (1969)의 이론을 염두에 두면서, Reker (2000)는 개인이 의미를 창조하는 과정은 자신의 기본적인 동기로부터 시작된다고 보았다. 인간의 기본적인 동기는 삶이 제시하는 다양한 가능성으로부터 개인적인 의미를 창조하고 의미의 기본적 잠재력을 더 큰 목적에 통합시킴으로써 개인적 삶의 의미를 발견하도록 도와준다.

Frankl에 의하면, 인간은 살아있는 동안 자신만의 유일한 의미를 창조 혹은 발견하기 위하여 삶의 가능성을 실현해야 할 책임을 지고 있다.

따라서 죽음은 삶에 의미를 부여할 수 있는 주제가 될 수 있다. 죽음을 삶의 의미로 이해해 보려는 방식은 죽음을 수용할 수 있게 해주는 중요한 자원이 되며 바로 여기서 자기초월과 의미향상을 위한 본질적인 삶의 태도가 생겨난다(Frankl, 2005). 그림 1에 제시된 모형은 암에 적응하는 과정에서 보편적 의미는 어떤 역할과 의미와 연결된 삶의 태도를 설명하고 있다. 이 모형은 보편적 의미의 역할과 의미에 연결된 삶의 태도를 설명하고 있다. 이 모형은 보편적 의미와 의미와 관련된 삶의 태도를 더 큰 적응과 대처를 위한 이론적 틀 안에 통합하고 있다. '의미중심대처meaning-focused coping'라는 용어는 '의미부여대처(meaning-making coping: 즉 보편적 의미의 재수정과 창조)'와 '의미기반대처(meaning-based coping: 상황적 의미에 대한 적응)'라는 용어를 포함하고 있다(Park et al., 2008).

개정된 모형에는 해결되지 않은 문제와 지속되는 고통의 결과로서 '의미중심대처meaning-focused coping'라는 개념이 포함되었다. 의미중심대처는 더 이상 유효하지 않은 목표를 포기하고 새로운 목표를 수립하도록 도와준다. 또한 현재 무슨 일이 일어나고 있는지를 이해하고 지금 여기서 가능한 이익이 무엇인지를 평가하도록 도와준다(Folkman & Greer, 2000). 의미중심대처는 현재 발생하는 상황에 대한 긍정적인 재평가를 포함하여 목표 지향적이며 문제 중심적인 대처, 영성적인 믿음과 실천, 그리고 일상의 평범한 사건 안에서 긍정적인 의미를 발견하는 전략들을 제시한다. 그러므로 보편적 의미와 의미와 관련된 삶의 태도는, 이전에 이미 존재했던 개인의 특징으로서, 특히 의미부여대처 과정에서 (a) 초기 평가과정에 영향을 미칠 수 있고, (b) 특히 의미 중심 대처 과정에서 개인의 대처 행동에 영향을 미칠 수 있다. 게다가 이들은 (c) 변화된 의미부여대처 과정을 촉진하여 이 과정에서 발생할 수 있는 성과를 체험하도록 도와줄 수 있다. 결과적으로 보편적 의미와 의미와 관련된 삶의 태도는 (d) 병 중에서도 의미를 유지하거나 회복하는 능력이 긍정적인 조정과 관련이 있다는 전제 하에서 심리적 상태를 직접적으로 예측할 수 있는 근거가 된다. 도표 1은 부정적인 심리적 상태를 예방하는 것보다는 보편적 의미를 발견하는 것이 일반적으로 더 긍정적인 감정과 직접적으로 연결되어 있음을 강조하고 있다. Folkman (1997), 그리고 Folkman과 Moskowitz (2000)에 의하면, 이 모형은 스트레스 상황에서 긍정적인 영향을 발생시키는 의미기반대처의 중요성을 설명해 주고 있다.

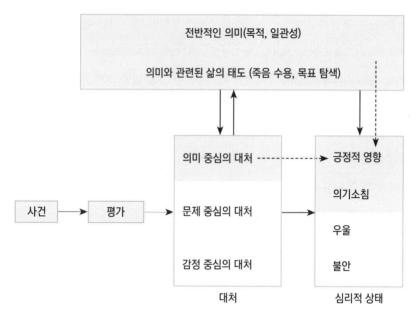

그림 1. Folkman(1997)과 Reker(2007)의 연구를 바탕으로 한 암 적응에 대한 보편적 의미 및 의미와 관련된 삶의 태도 연구 모형

연구자들은 의미를 평가하는 적절한 방법에 관해서 각기 다른 해법을 제시하고 있기 때문에 현재 특정 연구 결과들을 비교할 수 있는 상태는 아니다. 하지만 일반적으로 암 환자들 사이에서 보편적 의미와 심리적 웰빙 사이에 긍정적인 관계가 있다는 증거들은 광범위하게 제시되고 있다(Jim et al 2006, Jim & Andersen, 2007, Lethborg et al 2007, Simonelli et al., 2008).

3.3.4 암 투병 중의 의기소침과 울분

Irvin Yalom (1980)은 그의 저서 '실존심리치료Existential psychotherapy'에서 인간의 기본적인 네 가지 실존적 문제, 즉 죽음, 자유, 실존적 소외, 그리고 무의미함을 다루었다. 죽음의 문제는 인간 삶의 필연적인 죽음의 과정과 한계를 의미한다. 자유는 본질적으로 체계가 없는 세상에서 모든 개인이 스스로 추구해야 나가야 한다. 소외는 궁극적인 외로움, 무의미함은 삶에 대한 명백한 의미를 느끼지 못하거나 불확실한 세계 안에서 의미를 추구하는 개념과 연결되어 있다.

암 환자들의 정신질환 및 사회심리적 스트레스의 높은 유병률과 암 투병과정에서 나타나는 다양한 실존적 문제들을 염두에 두면서, Kissane와 동료들(2001)은 심각한 신체질환을 앓고 있는 환자들의 의기소침, 즉 실존적 고통과 절망이라고 하는 임상적 증후군에 대해 설명하고 있다(Clarke & Kissane 2002). Kissane과 Yates (2003)는 Yalom이 묘사한 실존적 문제인 죽음, 상실, 소외, 그리고 무의미함을 다루고 있다. 저자들은 환자에게 나타나는 실존적 주제와 관련된 고통의 유형, 즉 죽음의 불안, 복잡한 슬픔, 깊은 외로움, 의기소침 그리고 이러한 기본적인 실존문제와 연결되어 발생할 수 있는 또 다른 유형의 문제들을 설명하고 있다. Kissane과 Yates (2003)는 이런 고통에 대한 치료적 접근법을 표 1에 제시하고 있다.

의기소침은 삶에서 기쁨을 경험할 수 있는 능력을 상실하여 그 결과 삶에 대해 무관심해지는 무감각증anhedonia을 말한다. 또한 의기소침은 죽음과 고통 그리고 슬픔과 연결되어 있는 상실에 대한 침습적 사고와 연결되어 있다. 이 때 느낄 수 있는 감정은 상황에 대처할 수 없는 느낌, 괴로움, 불안, 무력감, 절망감, 개인적 실패와 소외감 등을 포함한다. 의기소침한 환자들은 무감각증을 앓고 있는 우울증 환자(우울과 불안을 측정하는 General Health Questionnaire 측정도구로 확인된)보다 더 고통을 느끼지만 사회적 기능장애는 이들보다 낮았다(Kissane et al., 2001, 2004). 수리분류학numeric taxonomy적 방법론을 사용하면서 드러난 이 연구결과는 같은 우울증이라도 명백한 무감각증anhedonia, 의기소침, 그리고 슬픔에 의해 특징지워질 수 있는 서로 다른 유형의 우울증이 존재하고 있음을 알려준다. 의기소침은 삶의 목적의식과 더불어 무능력함과 실패감, 무력감, 무망감, 절망감, 그리고 낙담과 의미상실 등의 차원을 포함하고 있다(표 2).

Kissane와 동료들(2001)은 깊은 정서적 고통과 절망을 야기하는 의기소침 증후군은 특히 말기 암환자나 죽음을 눈앞에 둔 환자들을 이해하는데 유용한 개념으로 보았다. 이들은 의기소침이 비록 임상적 우울증과는 전혀 다른 차원의 증상이지만(Kissane et al., 2001; Clarke & Kissane, 2002), 질병을 앓고 있는 환자들 내부분에게서 공통석으로 찾아볼 수 있는 승후군이며 결과적으로 불안과 우울 수준을 증가시킨다는 사실을 밝혀냈다(Grassi et al., 2005). 일부 개념적 중복에도 불구하고, 의기소침은 우울증과 임상적으로 구별되면서도 암과 같이 의료적인 질병을 앓고 있는 상황에서 자신은 무능하고 가치없으며 존엄하지 않다고 생각하는 문제들을 이해하는 데 중요한 개념이 되고 있다.

그러나 의기소침이란 개념은 DSM-IV나 ICD-10처럼 정신장애의 보편적 분류체계에서 적절히 다루어지지 않았다. 게다가 불쾌감^{dysphoria}과 절망감을 이해하기 위한 중요한 개념임에도 불구하고 암환자가 겪고 있는 의기소침의 빈도와 특징에 대한 경험적 연구는 거의 이루어지지 않았다. 비록 암환자를 대상으로 한 울분증후군의 빈도와 강도에 대한 연구가 아직 이루어지고 있지 않지만, 암환자들이 체험하는 울분과 분노에 연결될 수 있는 요인들은 다음과 같이 열거해 볼 수 있다.

표 1. 암과 관련되어 있는 실존적 문제와 고통(Kissane and Yates, 2003)

실존적 문제	성공적 적응의 특징	실존적 고통	일반적인 증상	연관된 정신질환	적합한 치료 모형
상실	병이 발생한 사실을 수용하면서도 상실에 대한 슬픔을 느낌	복잡한 슬픔	강렬한 눈물을 동반한 슬픔의 감정이 우울증상으로 진행	우울장애	정신과 약물치료와 함께 지원심리치료와 대인심리치료
죽음	죽음을 용기 있게 인식하고 받아들임	죽음에 대한 불안	죽음에 이르는 과정 혹은 죽음과 신체적 증상에 대한 두려움, 불확실성에 대한 괴로움	불안감을 동반한 적응장애, 불안장애에, 적응장애	심리교육, 인지행동치료, 실존치료, 정신역동치료
의미	충만한 느낌	의기소침	무망감, 절망감, 하무함, 역할상실, 죽고 싶은 마음	의기소침 증후군, 우울장애	대인심리치료, 이야기심리치료, 존엄보존치료, 의미중심치료, 실존심리치료
자유	쇠약해지고 의존적인 상태를 수용함	통제력 상실	통제력 상실에 대한 분노; 강박적인 주체의식, 치료에 대한 민온적이고 비참여적인 태도, 의존에 대한 두려움	공포증 편집강박장애에, 약물남용장애에, 적응장애	지원심리치료, 대인심리치료, 정서역동치료
존엄	미관상 결함이나 장애에도 불구하고 자신의 가치를 인정	무가치함	수치심, 공포, 외형적 신체변화에 대한 적정, 부담을 감수해야 하는 두려움	조정장애	이야기심리치료, 존엄보존치료, 지지심리치료
외로움	가족과 친구들의 지지를 받음	실연의 외로움	소외감과 고립감	역기능적 가족관계, 대인관계 문제	대인심리치료, 가족중심치료, 지지그룹치료
신비	알 수 없는 신성함에 대한 관심	영적인 의심과 절망감	죄의식, 신념의 상실, 초월적 관계의 상실감	조절, 불안, 우울장애	의미중심치료, 이야기치료

표 2. 의기소침 증후군에 대한 진단 기준 (Kissane et al., 2001)

	진단 기준
A	무망감이나 삶의 의미 및 목적의 상실감 처럼 실존적 고통을 일으키는 증상들
B	비관주의, 무력감, 갇혀 있다는 느낌, 개인적 실패, 가치 있는 미래를 놓치는 인지적 태도.
C	다르게 대처하기 위한 추진력이나 동기가 없는 상황.
D	사회적 소외 또는 고립과 지원 부족의 관련 특징.
E	감정 강도의 변동 허용(이러한 현상은 2주 이상 지속된다).
F	다른 정신 질환의 주요 우울증은 일차적인 질환으로 나타나지 않는다.

— 인생은 공평하지 않고 정의롭지 않다는 감정

— 도움이 필요하고 절망적인 느낌

— 다른 사람에게 부담이 될 것 같은 두려움

— 품위와 신체적 온전성을 잃어버린 느낌

— 다양한 상실감(예: 신체기능 상실, 개인적 강점, 사회적 역할, 직업적 변화, 통제력
  상실 등)

— 치료의 실패에 대한 실망감

— 외로움과 고립감

— 영적인 실망감

— "흑백논리"적인 태도("치료가 불가능하면 어떤 것도 의미가 없다").

암 환자들의 의미 상실과 사기 저하에 관한 이전 연구 결과는 의미와 목적
의식, 그리고 가치 있는 삶의 목표를 발견한 것이 암 환자들의 전반적인 안녕
을 설명하는 유일한 요인이며 동시에 실존적인 절망과 의기소침 그리고 울분
의 정서상태에 맞설 수 있는 대안이 될 수 있음을 알려준다. 이것은 정신-종
양학psycho-oncology 분야에서서 의미중심치료를 중점적으로 사용하고 있는 이유

를 이해할 수 있도록 도와준다. Frankl의 기본적인 인간관에 의하면 인간은 극도로 스트레스를 받는 조건에서도 의미를 지속적으로 추구해 나갈 수 있는 가능성을 지닌 존재이다. 따라서 이 인간관에 기초한 다양한 암환자 치료 프로그램들이 개발되었다. 예를 들어 의미중심집단치료(Meaning-Centered Group Therapy: MCGT, Breitbart et al., 2009) 혹은 인지실존집단치료(Cognitive-Existential Group Therapy: CEGT, Kissane et al., 2003) 등이 개발되었다. 이 치료적 개입방법은 개인적인 삶의 이야기, 삶의 순수성, 가치를 기반으로 한 의미의 원천 등과 같은 주제에 초점을 맞추면서 삶의 의미와 목적의식을 유지시키고 향상시키는 데 목적을 두고 있다.

참고문헌

AaproM, CullA(1999) Depression in breast cancer patients: the need for treatment. AnnOncol 10:627–36

American Psychiatric Association (APA) (1994) Diagnostic and Statistical Manual of Mental Disorders, 4th edn. American Psychiatric Association,Washington

Baltes PB, Staudinger U (1996) Interactive minds in a life-span perspective. In: Baltes PB, Staudinger U (eds) Interactive minds: Life-span perspectives on the social foundation of cognition. Cambridge University Press, New York, pp 1–34

Baumeister RF, Newman LS (1994) How stories make sense of personal experiences: Motives that shape autobiographical narratives. Pers Soc Psychol Bull 20:676–690

Bloom JR (2002) Surviving and thriving. Psycho-oncology 11:89–92

Bluck S, Levine LJ (1998) Reminiscence as autobiographical memory: A catalyst for reminiscence theory development. Ageing Soc 18:185–208

Breitbart W (2002) Spirituality and meaning in supportive care: spirituality- and meaningcentered group psychotherapy interventions in advanced cancer. Support Care Cancer 10:272–80

Breitbart W, Gibson C, Poppito SR, Berg A (2004) Psychotherapeutic interventions at the end of life: a focus on meaning and spirituality. Can J Psychiatry 49:366–372

Breitbart W, Rosenfeld B, Gibson C, Pessin H, Poppito S, Nelson C, Tomarken A, Timm AK, Berg A, Jacobson C, Sorger B, Abbey J, Olden M (2009) Meaning-centered group psychotherapy for patients with advanced cancer: a pilot randomized controlled trial. Psychooncology doi:10.1002/pon.1556

Brewer WF (1996) What is recollective memory? In: Rubin DC (ed) Remembering our past. Studies in autobiographical memory. Cambridge University Press, Cambridge, pp 19–65

Burgess C, Cornelius V, Love S, Graham J, Richards M, Ramirez A (2005) Depression and anxiety in women with early breast cancer: five year observational cohort study. BMJ 330:702–06

Calhoun LG, Tedeschi RG (1998) Posttraumatic growth: future directions. In: Tedeschi RG, Park CL, Calhoun LG (eds) Posttraumatic Growth: Positive Changes in the Aftermath of Crisis. Lawrence Erlbaum Associates Publishers,Mahwah, pp215–238

Chang VT, Thaler HT, Polyak TA, Kornblith AB, Lepore JM, Portenoy RK (2000) Quality of life and survival: the role of multidimensional symptom assessment. Cancer 83:173–179

Clarke DM, Kissane DW (2002) Demoralization: its phenomenology and importance. Aust N Z J Psychiatry 36:733–42

Ferlay J, Autier P, Boniol M, Heanue M, Colombet M, Boyle P (2007) Estimates of the cancer incidence and mortality in Europe in 2006. Ann Oncol 18:581–92

Folkman S (1997) Positive psychological states and coping with severe stress. Soc Sci Med 45:1207–1221

Folkman S, Greer S (2000) Promoting psychological well-being in the face of serious illness: when theory, research and practice inform each other. Psycho-oncology 9:11–19

Folkman S, Moskowitz JT (2000) Positive affect and the other side of coping. Am Psychol 55:647–654

Frankl VE (1955) Man's search for meaning, 4th edn. Beacon Press, Bostin

Frankl VE (1969) The will to meaning. Foundations and applications of logotherapy, exp edn. Penguin, New York

Frankl VE (2005) Arztliche Seelsorge. Grundlagen der Logotherapie und Existenzanalyse.Zehn Thesen uber die Person, 11th edn. Deuticke,Wien

Grassi L, Sabato S, Rossi E, Biancosino B, Marmai L (2005) Use of the diagnostic criteria for psychosomatic research in oncology. Psychother Psychosom 74:100–107

Habermas T, Bluck S (2000) Getting a life: the emergence of the life story in adolescence. Psychol Bull 126:748–69

Holland JC (2002) History of psycho-oncology: overcoming attitudinal and conceptual barriers. PsychosomMed 64:206–21

Holland JC, Reznik I (2005) Pathways for psychosocial care of cancer survivors.Cancer 104:2624–2637

Janoff-Bulman R (1992) Shattered Assumptions: Toward a New Psychology of Trauma. Free Press, New York

JimHS, Richardson SA,Golden-KreutzDM, AndersenBL (2006) Strategies used in copingwith a cancer diagnosis predict meaning in life for survivors. Health Psychol 25:753–761

JimHS, Andersen BL (2007) Meaning in lifemediates the relationship between social and physical functioning and distress in cancer survivors. Br J Health Psychol 12:363–381

Kangas M, Henry JL, Bryant RA (2002) Posttraumatic stress disorder following cancer. A conceptual and empirical review. Clin Psychol Rev 22:499–524

Kissane DW, Clarke DM, Street AF (2001) Demoralization syndrome – a relevant psychiatric diagnosis for palliative care. J Palliat Care 17:12–21

Kissane DW, Bloch S, Smith GC, Miach P, Clarke DM, Ikin J, Love A, Ranieri N, McKenzie D

(2003) Cognitive-existential group psychotherapy for women with primary breast cancer: a randomised controlled trial. Psycho-oncology 12:532–546

Kissane DW, Yates P (2003) Psychological and existential distress. In: Aranda S, O'Connor M (eds) Palliative care nursing: A Guide to Practice. Ausmed, Melbourne, pp 229–244

Kissane DW, Grabsch B, Love A, Clarke DM, Bloch S, Smith GC (2004) Psychiatric disorder in women with early stage and advanced breast cancer: a comparative analysis. Aust N Z J Psychiatry 38:320–326

KnobfMT (2007) Psychosocial responses in breast cancer survivors. SeminOncolNurs 23:71–3

Lee V (2008) The existential plight of cancer: meaning making as a concrete approach to the intangible search for meaning. Support Care Cancer 16:779–785

Lethborg C, Aranda S, Cox S, KissaneDW (2007) Towhat extent does meaning mediate adaptation to cancer?Therelationship between physical suffering, meaning in life, and connection to others in adjustment to cancer. Palliat Support Care 5:377–388

Linden M (2003) Posttraumatic embitterment disorder. Psychother Psychosom 72:195–202

Linden M, Baumann K, Rotter M, Schippan B (2008) Posttraumatic embitterment disorder in comparison to other mental disorders. Psychother Psychosom 77:50–56

McCormick TR, Conley BJ (1995) Patients' perspectives on dying and on the care of dying patients.West J Med 163:236–243

MehnertA,KochU (2007) Prevalence of acute and post-traumatic stress disorder and comorbid mental disorders in breast cancer patients during primary cancer care: a prospective study. Psycho-oncology 16:181–8

Mehnert A, Koch U (2008) Psychological comorbidity and health-related quality of life and its association with awareness, utilization and need for psychosocial support in a cancer register based sample of long-term breast cancer survivors. J Psychosom Res 64:383–391

Mullan F (1985) Seasons of survival: reflections of a physician with cancer. N Engl J Med 313:270–273

National Institutes ofHealth (NIH) (2006) www.cancer.gov (http://dccps.nci.nih.gov/ocs/).Accessed 02.09.2010

Palmer SC, Kagee A, Coyne JC, DeMichelle A (2004) Experience of trauma, distress, and posttraumatic stress disorder among breast cancer patients. PsychosomMed 66:258–264

Park CL, Folkman S (1997) Meaning in the context of stress and coping. RevGen Psychol 1:115–144

Park CL, Edmondson D, Fenster JR, Blank TO (2008) Meaning making and psychological adjustment following cancer: the mediating roles of growth, life meaning, and restored justworld beliefs. J Consult Clin Psychol 76:863–875

Reker GT, Peacock EJ,Wong PT (1987) Meaning and purpose in life and well-being: a life-span perspective. J Gerontol 42:44–49

Reker GT,Wong PTP (1988) Aging as an individual process:Toward a theory of personal meaning. In: Birren J, Bengtson V(eds) Emergent theories of aging. Springer, New York, pp 214–246

Reker GT (1996) Manual of the Sources of Meaning Profile – Revised. Students Psychologists Press, Peterborough

Reker GT (1997) Personal meaning, optimism, and choice: existential predictors of depression in community and institutional elderly. Gerontologist 37:709–716

Reker GT (2000) Theoretical Perspective, Dimensions and Measurement of existential meaning. In: Reker GT, Chamberlain K (eds) Exploring existential meaning. Optimizing human development across the life span. Sage Publications,Thousand Oaks, London, pp 39–55

Robert Koch-Institut, Gesellschaft der epidemiologischen Krebsregister in Deutschland e. V. (Hrsg) (2008) Krebs in Deutschland 2003–2004. Haufigkeiten und Trends. Berlin

Simonelli LE, Fowler J, Maxwell GL, Andersen BL (2008) Physical sequelae and depressive symptoms in gynecologic cancer survivors: meaning in life as a mediator. Ann BehavMed 35:275–284

Tedeschi RG, Calhoun LG (1996) The PosttraumaticGrowth Inventory: measuring the positive legacy of trauma. J Trauma Stress 9:455–471

Westman B, Bergenmar M, Andersson L (2006) Life, illness and death – Existential reflections of a Swedish sample of patients who have undergone curative treatment for breast or prostatic cancer. Eur J Oncol Nurs 10:169–176

XuerebMC,Dunlop R (2003) Theexperience of leukaemia and bonemarrow transplant: searching for meaning and agency. Psycho-oncology 12:397–409

Yalom I (1980) Existential Psychotherapy, Basic Books, New York

Zabora J, Brintzenhofeszoc K, Curbow B, Hooker C, Piantadosi S (2001) The prevalence of psychological distress by cancer site. Psychooncology 10:19–28

3.4 │ 울분장애 및 일터

Beate Muschalla and Michael Linden

3.4.1 직장 내 스트레스 요인

일터는 사람들이 인생의 많은 부분을 보내는 곳으로 생계유지의 측면도 있으나 개인의 자기정체감을 위해서도 중요하다. 직원들은 사내 규칙과 복잡한 사회관계 속에서도 존경받고 성취를 이루면서 통합되어간다. 직장은 많은 보상과 긍정적인 경험을 제공하지만, 심각한 부담, 실망, 갈등 심지어 생명이 위협당하는 경험을 하기도 한다. 일터는 불가피하게 스트레스와 관련된 특수한 일이 있다. 대개 일터에서 받는 스트레스와 관련된 특성의 예를 들어보면, 성취에 대한 과욕, 위계질서 안에서 느끼는 압박, 경쟁과 직장 내 괴롭힘, 집단 상호작용 속에서의 갈등, 고객이나 그 외 다른 3자의 공격성, 고용불안정과 경제적 문제 또는 직급 문제 등이 있다.

열망과 성취*Aspirations and achievement*. 어떤 일터이든 직원들은 최소한의 성과를 달성해야 한다. 실패의 가능성은 내재 되어 있다. 예를 들어, 상급자나 동료에 의해 업무 성과의 질이나 양이 부족하다고 판단될 경우, 실직과 같은 결과를 초래할 수 있다. 개인이 자신의 행동에 대하여 상급자나 동료들이 주는 성과에 대한 보상이 부정확하거나 부당하다고 인식될 때, 불편감이 생길 수 있다.

이러한 맥락에서 일터에서의 관계와 노력-보상의 불균형이 일어나는 것은 질병 및 병가로 이어지는 조직적 요소이며(Head et al. 2007), 이는 울분, 보복, "사내 조직이동" 등으로 나타날 수 있기 때문에 유의해야 한다.

역기능적인 의사소통$^{Dysfunctional\ communication}$. 조직은 근무 분위기와 의사소통 방식에 따라 달라진다. 직급이나 직책 간의 의견 불일치에 대한 논의는 가능한 경우와 불가능한 경우가 있을 수 있다(Perlowand Williams, 2003; Thomas & Hynes, 2007). 직장에서의 상호작용 방식은 집단의 응집력, 사회적 갈등 또는 불안감에 영향을 미칠 수 있다(Muschalla et al., 2009). 또한, 문제해결이나, 기간 연장, 결과를 악화시키는 데 일조할 수 있다. 또는 오해를 불러일으키기도 한다. 이는 울분 반응을 장기화하거나 고착시키는 과정의 한 원인이 되기도 한나.

계급투쟁$^{Rank\ fights}$. 인간의 모든 집단에는 필연적으로 위계질서가 있다. 이것은 알파, 베타, 오메가 위치가 정해진 개인이 있다는 것을 의미한다. 사람들 간의 계급 다툼, 누가 승진할 것인가, 누가 더 큰 사무실을 사용할 것인가, 누가 비주류 업무를 수행해야 할 것인가 등의 문제는 일상에서도 접할 수 있다. 집단의 계급 질서는 (1) 오랫동안 이어져 온 심리 현상임을 시사하는 "상사 갑질"로 알려져 있으며, (2) 계급투쟁은 항상 공격성을 포함하며, (3) 불안과 스트레스는 어떤 상황과도 관련이 있다(Thomas & Hynes, 2007; Yalom, 1970). 이러한 맥락에서, 공격성의 대표적인 한 가지 형태를 살펴보는 것은 의미가 있다. 직장 동료에게 불의한 공격성을 가한 갈등의 결과는 그들 중 한 명이 굴욕적으로 된다는 것이다. 그러므로 계급투쟁에서 진 경우에는 울분 장애를 겪게 되는 것이다.

사회적 갈등이나 폭동$^{Social\ conflicts\ or\ mobbing}$. 개인들은 업무 시간의 대부분을 좁은 사무실 공간에서 보내며 함께 생활한다. 이런 환경에서 사회적 갈등이 발생하는 것은 놀라운 일이 아니다. 동료들은 서로 좋아할 수도 있지만 싫어할 때도 있다. 그들은 서로를 지지하기도 하고 반대하기도 한다. 일터에서 갈등과 논쟁이 있을 때 이러한 상황을 피할 수 없는 경우가 많다. 어떤 경우에는 동료보다 배우자와의 분리가 더 쉽기도 하다. 익숙한 환경이 지속적이고 특수한 방법으로 갈등과 문제를 일으킬 수 있다. 이러한 유형의 현상은 지배, 폭동, 왕따, 직장 내 괴롭힘 등으로 드러나고 있으며 심리적·신체적인 건강에 부정적인 영향을 미치는 것으로 나타났다. Bilgel et al., (2006) 직장 내 괴롭힘을 당했다고 신고한 사람에게서 고강도의 불안과 우울증을 발견했다. 이러한 문제는 개인의 수동공격적 성격 특성(Girardi et al., 2007)과 같은 특질들에 의해 악화 될 수 있지만, 역기능적 직장 환경에 의해서도 악화할 수 있다 (Albini et al., 2003; Ferrie et al., 2006; Yildirim & Yildirim, 2007; Marin et al., 2009). 갈등으로 인한 굴욕, 부당함이 생기면 울분 반응을 일으킬 수 있다. 더욱이 정의에 대한 기대가 높거나 울분하기 쉬운 사람은 사회적 갈등에 휘말릴 위험성이 더 높다.

제 3자와의 갈등^{Conflicts with third parties}. 문제가 되는 상황은 고객, 환자, 학생 또는 동료나 상사에 의해 야기될 수 있다. 고객은 부당한 갑질을 할 수 있으며, 고객의 행동에 서비스 직원(Rupp & Spencer, 2006)은 반발하기도 한다. 고객 서비스 담당자를 대상으로 한 현장 조사 결과, 고객으로부터의 부당한 대우가 고객 중심주의를 방해하거나 고객을 보복하는 것과 상관관계가 있는 것으로 나타났다(Skalricki et al., 2008). 이따금 어려운 학생과 학부모에게 때로는 대처해야 하는 교사의 직업도 또 다른 예다. 교사들은 종종 목적이 다른 단체와 합의해야 하는 갈등 상황에 부닥치게 된다(Schaarschmidt et al., 1999). 또한, 그들은 대처가 매우 제한적인 상황에서 모욕이나 부정적인 발언, 굴욕의 대상이 되는 경우가 많다. 이때 울분 반응은 필연적이며 조기퇴직과 관련이 있다.

신체적 위험과 사고^{*Physical endangerment and accidents*}. 일부 일터에서는 신체적 상해나 건강을 해치거나 심각하게 생명이 위협받는 상황이 발생할 수 있다. 그러한 위험에 노출될 수 있는 직업의 예로는 건설 근로자, 은행 직원, 경찰관, 군인, 소방관, 교사, 간호사, 정신의학자가 있다(Laposa et al., 2003; Alexy & Hutchins, 2006; Price et al., 2005). 생명을 위태롭게 하는 사건과 함께, 일터에서 유해 물질에 감염되거나 접촉될 가능성 등 다른 건강 위험이 있는 경우도 있다(Nicholson & Vincenti, 1994; Nakazawa et al., 2005; Marin et al., 2009). 그러한 사건은 외상 후 스트레스 장애^{PTSD}를 일으킬 수 있다(MacDonald et al., 2003). 사건 이후 불충분한 예방이나 배상 조치가 부당함으로 인식되는 경우 울분 반응으로 이어지기도 한다.

실직과 실업^{*Job loss and unemployment*}. 실직은 경제적 공황 상태를 만들지는 않더라도 일상의 삶을 위태롭게 할 수 있다. 대개 사람들은 직업적인 정체성을 통해 자신의 사회적 지위를 정의한다. 따라서 고용 불안이나 실업은 건강 위험 증가와 관련이 있는 것으로 밝혀졌다(Strazdins et al., 2004; Zemperl & Frese, 1997; Jin et al.195). 실업으로 인해 얻는 결과 중에 가장 널리 알려진 것은 정신 질환과 고통, 특히 우울증의 증상이다(Vinokur et al., 1996; Viinamaekiet et al., 1994). 실직은 삶의 스트레스를 유발하는 불쾌한 사건의 상위 25%(Holmes & Rahe, 1967)에 위치한다. 이는 10대 외상 경험 중 하나이며(Spera et al., 1994), 상실의 "유용성⁵⁾" 단위(Clark & Oswald, 1994) 면에서 이혼이나 분리보다 더 큰 상처다.

---

5) 유용성은 헤겔에게 있어 계몽의 철학적 입장(이신론, 경험론, 공리주의)의 본질과 한계를 특징짓는 중심 개념이다. 계몽에서 순수통찰(모든 대상의 내용을 자기의식의 대자존재로 환원하는 보편적 자기)은 피안의 세계 속에서 자기와 본질의 통일을 보는 신앙과 서로 싸우지만, 순수통찰에게 있어 모든 긍정적인 대상은 유한한 것으로서 그것 자체로서 존재함과 동시에 타자를 위해 존재하게 되는데, 요컨대 유용한 것으로서, 수단으로서 존재하게 되는 것이다. 이리하여 모든 것이 인간에게 있어 유용함과 동시에 인간에 대한 의의를 지닌다.

종적 연구는 실업이 웰빙의 감소와 높은 인과관계("사회적 인과" 가설)가 있음을 증명했으며, 빈곤한 웰빙은 덜 건강한 개인들("drift hypothesis"[6])이 실업으로 표류하면서 웰빙이 감소한다는 생각을 반박했다(Creed, 1999; Winefield et al., 1993; Paul & Moser, 2001; Creed & Klisch, 2005). 실직과 실업이 부당한 행동, 예를 들어, 수년간의 헌신적인 고용에도 불구하고 해고와 같은 부당한 일이 생길 때, 울분 반응은 흔하게 나타난다(Linden, 2003; Lundin et al., 2009; Salm, 2009).

전문적인 인원 감축[Professional downsizing]. 실직 문제와 함께, "감원"의 문제도 있다(Campbell and Pepper 2006). 즉 개인이 급여나 직책의 축소를 전제로 한 직무 전환을 강요받을 수 있다. 감원 후에도 살아남아 인원 감축 기업에서 계속 일하는 사람들에게 감원은 근로 환경의 불안정으로 인한 불안을 야기할 수 있다(Greenberg, 2006). 직원들은 집단 응집력이 상실된 결과, 사기가 저하되고, 슬픔, 불안, 방향감각 상실 등의 반응을 보이며, 개인 성장의 불공평함이나 개인적인 굴욕을 인식할 경우 격분하기도 한다.

3.4.2 직장에서의 부당성

위에서 언급한 모든 스트레스 요인은 일터 맥락, 당사자의 성격, 회복력 및 대처 능력에 따라 심리적인 반응이 달라질 수 있다(Cramer & Davidhizar, 2000). 심리적 반응의 예로는 과로와 소진, 위협, 흥분과 불안, 또는 무력감과 우울증이 있다(Sanne et al. 2005). 또 다른 예로는, 강요, 낮은 업무통제력, 낮은 업무지원 환경은 불안과 우울증을 촉진하는 위험 요소라는 것을 발견했

---

6) 정신 질환과 사회 계급의 관계에 관한 표류 가설은 질병으로 인해 사회 계급이 하향 이동한다는 주장입니다. [1] 사회 계층의 상황이 정신 장애의 발병을 야기하지는 않지만 개인의 정신 건강 악화가 먼저 발생하여 사회 계급 달성이 낮아진다. [2] 드리프트 가설은 사회 인과 관계 이론의 반대 이론이며 , 이는 사회 계급이 낮을수록 정신 질환의 발병에 기여한다고 말한다.

다. Smith et al. (1999)은 컴퓨터 작업과 관련된 스트레스 반응으로 생리적 자극, 신체적 통증, 기분 장애, 불안, 분노, 업무 만족도 감소 등을 보고한다. 특정한 일터에서의 불안은 일 처리 과정에서 발생하는 사회적 상호작용과 관련이 있는 것으로 밝혀졌다(Muschalla et al., 2009) 일터에서의 정신적 스트레스 반응은 비임상학(Lindblom et al., 2006) 및 임상 집단(Nieuwenhuijsen et al., 2006; McLaaplin et al., 2005)에서도 나타났다. 일의 종류도 영향을 미치는 요인이다: 간호직에 종사하는 노동자 기타 의료 전문직(Laposa et al., 2003; Alexy & Hutchins, 2006; Buddeberg-Fischer et al., 2006; Wieclaw, 2006), 사무에 종사하는 직원(Sjörgen et al., 2006), 전문적인 예술가(Fehm & Schmidt), 군인(Price et al. 2006) 등 다양한 종류의 직장은 관련 스트레스 요인에 직면한다.

정신적인 문제들의 확장은 과로, 불안, 무력감 외에도 불의와 굴욕 등으로 깊은 의미의 심리적 구조로 발전한다. 위에서 논의한 바와 같이, 사회적 갈등이나 실직, 사고 등은 모든 유형의 스트레스 요인이 될 수 있다. 부당함의 유형을 사건에 따라 분류하려고 하면, 일터에서의 조직적 사건, 정보의 왜곡, 대인 관계적 부조리로 구별할 수 있다.

"조직의 부당성"(Barclay & Scarlicki, 2009)은 직원들에 대한 부당한 대우를 초래하는 구조적, 조직적 측면을 설명한다. 이러한 예로는 인종차별주의, 성적 불평등, 인맥, 불공정한 평가 또는 급여가 있다. "노력-보상의 불균형"과 "직장의 상대적 부당성"의 예는 Ferrie et al., (2006)의 Whitehall II Study에 근거해 Head et al., (2007)에 의해 정의되고 운용되었다. 노력 보상의 자기 평가 척도가 개발되어, 응답자에게 주어진 업무를 수행할 충분한 시간이 있었는지를 묻고, 기술과 전문 지식, 주도적인 행동의 필요성, 개인에게 주어지는 칭찬의 여부, 직무의 흥미 여부, 업무의 중요성, 도움과 지원이 제공되었는지 여부, 그리고 직업 만족도를 조사하였다.

"개인 간" 또는 "상호작용의 부당성"은 직원이 직접 접촉하는 사람이 일반
적이거나 공식적인 상호작용의 맥락에서 근로자에게 부당하게 대하는 것
을 말한다. 여기에는 동료, 상급자, 고객과의 상호작용이 포함된다(Rupp &
Spencer, 2006; Scarlicki et al., 2008). 편견 없는 말과 교양과 존중심을 가지고 직
원을 대하는 상호작용은 공평한 것으로 여겨진다. 상호작용에서 볼 수 있는
구체적인 현상은 욕설이나 공격적인 지시(Tepper, 2000; Dupré & Barling, 2006)와
고객과 근로자의 관계에서 발생하는 부당함(Skarlicki et al., 2008)이다. 상호작
용의 부당성은 의사소통 과정에서 발생하는 적개심(Rupp & Spencer ,2006)과는
별도로 논의되어야 한다. 상호작용의 부조리가 부당하고 비합리적인 대우를
포함할 때 적대감은 정당화된다(Bies, 2001). 공격적이거나 폭력적인 지시는
직원이 상사에게 부당한 대우를 받는 상황을 묘사한다.

'권력적인 감시 척도'(Teper, 2000)에는 '내가 어떻게 시간을 보내는지 상사
와 상의해야 한다,' '상사는 내가 하고 싶은 일을 할 수 있는 자유를 주지 않는
다,' '상사는 내가 일을 쉴 때 제재한다,' '상사는 내 일에 영향력을 행사하려고
한다' 등의 항목이다. "상사가 나의 잘못과 성과를 면밀히 감시한다", "상사가
나에게 계속 일하도록 압박을 가한다", "나는 직장에서 상사의 면밀한 감시를
받는다", "상사는 매일 내가 하는 일을 알고 있다"(Dupré & Barling, 2006). 위에
서 언급한 바와 같이 부당함은 동료나 감독관뿐 아니라 고객에게서 올 수도
있다(Rupp & Spencer, 2006). 고객은 이유 없는 무례함을 보이거나, 직원이 느리
고 게으르다고 비난하거나, 때로는 무례하게 행동함으로써 직원과의 상호작
용에서 부당하게 대하기도 한다. "고객과의 관계 부당성" 척도(Skarlicki et al.,
2008)에는 다음과 같은 항목이 포함되어 있다. [고객]이 [직원]의 말을 듣지 않
고, 당신을 방해하고, 당신이 상부에 전달할 수 없는 요구를 하고, 고객 응대
와 무관한 불만을 제기하고, 당신의 능력을 의심하고, 당신에게 소리를 지르

고, 잘난 체하며, 당신에게 공격적으로 말했다.

3.4.3 직장에서의 부당함에 대한 직원들의 반응

학술 문헌은 직장에서의 부당함의 경험이 정신적 또는 정서적 장애의 증상과 일치한다는 증거를 제시한다. 이것들은 일반적인 심리적 행복도(like with the General Health Questionnaire used in a study of Ferrie et al., 2006)를 평가하는 척도를 사용하거나 신체 증상(Physical Symptoms Scale, a scale from Pennebaker, 1982, used in Barclay & Skarlicki, 2009)에 기초하여 평가되었다. 여기에는 Diener et al. (1985)의 삶에 대한 만족도로 측정되는 과정에서 인식된 삶의 만족도가 포함되며, 그 외에도 분노의 감정(as measured with the State-Trait-Anger-Expression-Inventory scale from Spielberger, 1996)이나 우울 증상(in the study of Marin et al., 2008), 그리고 수면의 질(Elovainio et al., 2009; Greenberg, 2006) 같은 감정의 특수성(Weiss et al., 1999)에 따라 측정된 삶의 질에 대한 척도 등이 포함된다.

관리자의 부당한 처우는 정신 건강의 위험을 증가시키는 반면, 직장에서 직원들을 공정하게 대우하려는 고용주 측의 노력은 건강상의 이익을 얻는 것으로 나타났다(Ferrie et al., 2006). 급여가 변동이 없는 직원(Greenberg, 2006)에 비해 급여가 줄어든 직원에게서 불면증 수준이 높아진 것으로 나타났다. 과음과 대인관계 및 조직 공정성의 낮은 수준 사이의 연관성도 확인되었다(Kouvonen et al., 2008).

헤드 외(2007) 업무 관계 정의와 노력에 대한 보상의 불균형은 모든 병가의 중요한 결정 요인이며, 근로 조건의 이러한 측면을 개선하기 위한 직장의 개입은 질병으로 인한 결근 수준을 줄일 수 있는 힘을 가지고 있다는 것을 발견했다.

불공정은 공격의 한 형태로 정의되었다(Alexander, 1960; Lerner, 1980; Hershkovis et al., 2007; Innes et al., 2005). 신체적 공격성이 금지되면 심리적, 사회적 형태의 공격성으로 대체된다. 그러므로 공격에 대응하는 것은 불의의 경험에 대한 예상 가능한 정상적인 반응이다. 이러한 공격성은 공격을 가한 자인 동료나 상사가 직접적인 대상이 될 수 있다(Inness et al., 2005). 메타 분석에서 Hershcovis et al., (2007) 불공정이 내포된 상황적 요인이 일터에서의 공격성을 예측하는 지표라고 한다. 대인관계에서의 부당성과 특히 가학적 관리는 상사에 대한 공격의 예측 변수들이다(Dupré et al., 2006). 상사에 대한 심리적 공격성은 상사를 향한 물리적 공격 행위와 확실히 관련이 있다(Dupré & Barling, 2006).

동료나 상급자에 대한 공격성은 여러 형태를 취할 수 있다. 예를 들어, 앙갚음 척도(McCulogh et al., 1998) 또는 직장 공격 척도(Greenberg & Barling, 1999; Dupré & Barling, 2006; Dupré & Barling, 2006)에서 제공된 항목을 본다면 "나는 내 상급자에 대한 해로운 정보를 전송했다.", "… 나는 상급자를 괴롭히기 위해 뭔가를 말했다." 그리고 "… 난 내 상사에게 폭력을 가했다." 등이 제시된다. 마찬가지로, 직원들은 자신들을 부당하게 대했던 고객들에 대한 반격, 보복, 파괴 행위를 사용할 수도 있다. 고객을 대하는 콜센터 직원의 반격과 훼방의 예는 Skarlicki et al., (2008)에 의해 척도로 제시된다.

부당한 고객에 대한 반응으로는 전화를 끊는 행위, 고객의 요청을 의도적으로 장기간 보류시키는 행위, 고객을 고의로 엉뚱한 부서로 이송하는 행위, 고의로 통화를 끊는 행위, 적절한 조치가 취해지지 않았는데도 문제가 해결됐다고 고객에게 알리는 행위 등이 있다.

직장이라는 특수한 조건 때문에 공개적으로 공격 행동을 보여줄 수 없기 때문에 직원들은 수동적 전략에 의존해야만 한다. 예를 들어, 이는 불의나 굴욕의 원인이 되는 기관이나 사람에 대한 복수나 의도가 포함된 훼방 행동이라 할 수 있다(Skarlicki et al., 2008).

또 다른 예는 "사업장 이탈"이다. 이는 종업원이 "업무 중에 회사의 자산을 사적으로 취해 이득을 얻었다.", "업무를 둘러싼 환경을 어지럽힌다", "직장의 누군가에게 악담을 퍼부었다." 또는 "무단 조퇴를 했다." 등이 사건을 기술하는 항목으로 인용된다(Bennett & Robinson, 2000, cited in Judge et al., 2006).

수동적-공격적 반응은 또 다른 형태의 반격이다. 공개적으로 가해자와 맞설 수 있는 직접적인 방법이 없거나, 가해자를 특정 개인으로 지목할 수 없어 물러나는 것으로 묘사된다. 그 결과는 참여 감소, 성능 저하 및 생산성 저하에 따른 부서 이동이다(Skarlicki et al., 2008).

3.4.4 업무갈등 맥락에서의 울분

울분은 사회적 불의에 의한 것으로 설명되었으며(Pirhacova, 1997), 불의에 대한 인식과 기본적인 믿음의 손상은 외상 후 울분장애의 중심적인 측면이다(Linden, 2003).

직장의 심리적 · 경제적 중요성, 직장의 특성, 스트레스 요인, 갈등의 유형, 일터의 부조리, 굴욕의 원인과 빈도 등을 고려할 때 직장 내 관계에서 울분이 생긴다. 그러나 학술 문헌을 철저히 뒤져도 일터와 울분에 관한 부분을 어떤 간행물에서도 확인할 수 없었다.

Linden (2003)은 '조직 불의'에 의한 가치관의 붕괴로 생긴 병리적인 울분, 즉 외상 후 울분장애에 관한 초기 사례 보고서를 발간했다. 한 사회복지사는 동독의 공산주의 체제에 반기를 들어 교회 부속 위탁 가정에서 여러 해 동안 일했다. 그는 사적인 비용까지 들이며 독일 통일의 혼란 속에서 한 가정을 지키고 큰 서독 교회의 사회단체가 그 가정을 인계받도록 준비하는 데 성공했다. 그 가정을 인계하고 사회복지사가 소속된 교회의 사회단체는 새로 기관을 재정비하기 시작했고, 직원 수를 줄였다. 가장 나이가 많은 직원이었던 그 환자(사회복지사)는 먼저 해고되었다. 조직의 정의에 대한 그의 믿음은 교회라는 맥락에서 상당히 심각하게 훼손당했다.

그 결과 환자는 모든 교회 활동뿐만 아니라 모든 사회적 접촉에서도 철수했고, 가정이나 교회나 아이들을 돌본 자신을 멍청하다고 자책하며, 또 다른 직업의 제의가 왔을 때 공황과 거부감으로 반응하고 절망감, 자살사고, 무력감을 표현하며, 일어난 일에 대해 끊임없이 곱씹었다.

Baumann & Linden (2008)은 직장에서 일어나는 "인간관계 안에서의 부당함", 실망, 굴욕과 관련된 울분장애를 보여주는 사례를 서술했다. 문제의 여성은 몇 명의 동료들과 함께 작은 슈퍼마켓에서 영업 사원으로 몇 년 동안 일했다. 동료들은 서로 친했고, 팀으로 일했으며, 서로를 지지했고, 사적으로도 연락을 취했다. 사외 관리자가 익명으로 슈퍼마켓을 방문했을 때 그는 문제의 여성이 돈을 훔쳤다고 잘못 고발했다. 그녀는 극심한 분열 상태를 경험했고, 바로 슈퍼마켓을 떠나 친척과 친구들과의 관계를 끊었다. 또한 다른 직업을 찾지 않았으며 반복적인 자살사고에 빠졌다. 당시 상황을 분석한 결과 사외 관리자들은 그 행위가 절도 혐의가 아니었다고 말했으며 억울하다고 알려지게 되었다. 문제는 동료들이 그녀를 방어해주지 못하고 그녀가 도둑일 수도 있다는 인상을 주는 등 침묵을 지키고 있었다는 점이었다. 대인관계, 정의, 신뢰, 동료애, 그리고 개인적 신뢰성에 대한 그녀의 믿음은 심각하게 훼손되었다.

세 번째 사례는 일의 하향 평준화에 대한 반응을 보여줄 수 있다. 한 환자가 대기업의 중간 관리자로 근무하고 있었다. 그는 경력과 전문성이 인생의 중요한 목표였기에 성공을 거두었다. 그는 큰 프로젝트를 맡아 많은 돈을 벌었으며, 그의 뛰어난 능력 때문에 다른 사람들이 해고되는 것을 여러 번 보았다. 어느 날 그의 부서는 곤경에 처했고 그는 상사에게 문제를 해결하라는 압력을 받았다. 그는 회사에 모든 것을 바치면서 열심히 노력했다. 그러나 그의 상사는 그에게 그가 너무 분명하고 한정된 기술만을 가지고 있고, 회사는 "현실적인 관리자"를 찾아야 할 것이라고 말했다. 환자는 쓰러져서 분열 상태에 빠졌고, 집으로 끌려가 수개월 동안 그곳에 머물러 있었다. 그의 모든 돈과 심지어 어머니의 돈을 회사에 대한 비효율적인 법적 싸움에 쓰고, 문제가 된 회사가 얼마나 무자비한지를 세상이 알 수 있도록 회사 건물에 불을 붙였다.

이 모든 경우에 공통되는 특징이 있다. 첫째, 조직적, 대인 관계적, 주관적 차원에서 관련된 업무상 명백한 불의가 실재한다. 둘째로, 개인을 향한 비열하고 표적화된 공격 행동이 반드시 존재하지는 않는다. 조직 개편으로 업무를 재배치하고 신규인력을 계속 고용하는 것 또한 충분히 수용 가능한 부분이다. 회계원의 정직성을 감시하고 의혹이 제기되면 수사에 착수하는 것이 필요하고, 구체적인 내용이 규명되기 전까지 피고인 편을 들어주지 않으려는 것도 이해할 수 있다. 그리고 마지막으로, 이 문제를 해결하지 못하는 관리자들은 교체되어야 한다. 세 번째 공통점은 피해를 본 개인의 기본적 신념에 위배 되는 상황에 맞닥뜨리는 경우다. 예를 들어 교회가 설립을 위해 많은 일을 한 나이든 직원들을 위해 사회적 마음과 보살핌을 가져야 한다든지, 특히 어려운 시기에 좋은 친구와 오랜 동료들이 함께 서 있어야 한다든지, 이런 경우가 해당한다. 많은 상황에서 다른 사람들이 이루지 못한 것을 성취할 수 있는 능력을 보여준 후에, 한 가지 어려운 상황에 근거하여 실패라고 낙인 찍혀서는 안 된다. 네 번째 공통점은 한때 모든 환자가 "좋은" 동료였고, 좋은 성과를 냈으며, 신뢰할 수 있었고, 그들의 일에 대한 능력이 높은 수준의 동일성을 지녔다는 것이다. 즉 이상적인 동료들이었다는 것이다. 울분장애는 중요한 가치, 신념, 세계, 또는 자기 정의가 불의에 의해 문제가 될 때 일어난다. 이러한 핵심 가치들은 사람들을 지속해서 살아가게 하고, 삶을 가로지르는 행동 양식을 설명하는 것이다. 즉, 그들의 삶과 직장에서 잘 적응하기 위한 필수 조건이다. 간단히 말해서, 개인의 강한 신념은 그들을 취약하게 만들기도 한다.

3.4.5 결론

일터는 사람들의 정의와 사회관계, 생활 방식에 매우 중요한 삶의 장이다. 동시에, 그것은 직업 구조적 본질에 의해서, 불의, 경쟁, 굴욕, 좌절 등은 거의 피할 수 없는 특징이 된다. 그러므로 문제와 갈등은 소진, 불안, 우울의 형태뿐만 아니라, 울분의 형태로도 일어난다.

다른 감정적 반응과 비교해 볼 때, 울분장애는 개인과 그의 환경에 가장 큰 고통을 초래하고, 이로 인해 가장 심한 손상과 비용이 발생하는 것으로 여겨진다. 심지어 자살이나 살인, 복수에 대한 환상도 가질 수 있으며, 피해자들이 도움을 청하지 않거나 심지어 거절하기 때문에 치료하기가 가장 어렵다.

이러한 사실들을 고려할 때 우리의 문헌 검색이 보여주듯이 일 심리학이나 직업 의학이나 조직 과학이 이런 현상을 간과했다는 것은 상당히 놀라운 일이다. 하나의 해명을 들어보면 항상 "이유"가 있다는 사실이 반응의 병리학적 특성을 흐리게 했다는 것이다. 즉 더 통제되지 않는 정서적 상태로 일상 업무수행 능력이 손상되고 여러 가지 심리적·신체적 증상이 나타난다는 것이다. 결론은 울분장애와 일터에 관한 연구를 시작해야 하고, 유병률과 발달 맥락을 명확히 하여 예방하지 못한다면 치료방법을 찾아야 한다는 것이다.

참고문헌

Albini F, Benedetti L, Giordano S, Punzi S, CassittoMG (2003) Organizzazione del lavoro disfunzionale e mobbing. Quattro casi emblematici.Medicina del Lavoro 94:440–449

Alexander J (1960) The psychology of bitterness. Intern J Psychoanal 41:514– 520

Alexy EM, Hutchins JA (2006)Workplace violence: a primer for critical care nurses. Crit Care Nurs Clin North Am 18:305–312

APA. American Psychiatric Association (1994) Diagnostic and statistical manual of mental disorders, 4th edn. American Psychiatric Association, Washington

Barclay LJ, Skarlicki DP (2009) Healing theWounds of Organizational Injustice: Examining the Benefits of ExpressiveWriting. J Appl Psychol 94:511–523

Baumann K, LindenM(2008) Weisheitskompetenzen undWeisheitstherapie. Die Bewaltigung von Lebensbelastungen und Anpassungsstorungen. Pabst, Lengerich

Bennett RJ, Robinson SL (2000) Development of a measure of workplace deviance. J Appl Psychol 3:349–360

Bies RJ (2001) Interactional injustice: The sacred and the profane. In: Greenberg J, Cropanzano R (eds) Advances in organizational justice. Stanford University Press, Stanford, pp 98–118

Bilgel N, Aytac S, Bayram N (2006) Bullying in Turkish white-collar workers. Occupat Med 56:226–231

Buddeberg-Fischer B, Klaghofer R, Buddeberg C (2005) Arbeitsstress und gesund-heitliches Wohlbefinden junger Arztinnen und Arzte. Z Psychosomat Med Psycho-therapie 51:163–178

Campbell R, Pepper L (2006) Downsizing and social cohesion: the case of downsizing survivors. New Solut 16:373–393

Clark AE, Oswald AJ (1994) Unhappiness and unemployment. Econ J 104:648–659

Cramer C, Davidhizar R (2000) The health care employee with an "attitude". Hosp Materiel Manag Quart 22:27–33

Creed PA (1999) Personality characteristics and unemployed Australian males – Implications for "drift" hypothesis in unemployment. Psychol Rep 84:477–80

Creed PA, Klisch J (2005) Future outlook and financial strain: Testing the personal agency and latent deprivation models of unemployment and well-being. J Occupat Health Psychol 10:251–260

Diener E, Emmons RA, Larsen RJ, Griffen S (1985) The Satisfaction with Life Scale. J Personalit Assess 49:71–75

Dupre KE, Barling J (2006) Predicting and preventing supervisory workplace aggression. J Occupat Health Psychol 11:13–26

DupreKE, Inness M,Connelly CE, Barling J,HoptionC (2006) Workplace aggression in teenage part-time employees. J Appl Psychol 91:987–997

ElovianioM, Ferrie J, GimenoD, de Vogli R, ShipleyM, Brunner E, Kumari M, Vahtera

J, Marmot MG, Kivimaki M(2009) Organizational Justice and Sleeping Problems: TheWhitehall II study. Psychosom Med 71:334–340

FehmL, SchmidtK (2006) Performance anxiety in gifted adolescentmusicians. J Anxiety Disord 20:98–109

Ferrie JE, Head J, Shipley MJ, Vahtera J,MarmotMG, Kivimaki M (2006) Injustice at work and incidence of psychiatric morbidity: theWhitehall II study. Occupat Environ Med 63:443–450

Gerdtham UG, Johannesson M (2003) A note on the effect of unemployment on mortality. J Health Econ 22:505–518

Girardi P,Monaco E, Prestigiacomo C, Talamo A, RubertoA, Tatarelli R (2007) Personality and psychopathological profiles in individuals exposed to mobbing. Viol Vict 22:172–188

Greenberg J (2006) Losing sleep over organizational injustice: attenuating insomniac reactions to underpayment inequity with supervisory training in interactional justice. J Appl Psychol 91:58–69

Greenberg L, Barling J (1999) Predicting employee aggression against coworkers, subordinates and supervisors: The roles of person behaviors and perceived workplace factors. J Organ Behav 20:897–913

Hanisch KA (1999) Job loss and unemployment research from 1994 to 1998: A review and recommendations for research and intervention. J Vocat Behav 55:188–220

Head J,Kivimaki M, Siegrist J, Ferrie JE,Vahtera J, ShipleyMJ,Marmot MG (2007) Effort reward imbalance and relational injustice at work predict sickness absence: theWhitehall II study. J Psychosom Res 63:433–440

HershcovisMS, TurnerN, Barling J, ArnoldKA, Dupre KE, Inness M, LeBlanc MM, Sivanathan N (2007) PredictingWorkplace aggression: a meta-analysis. J Appl Psychol 92:228–238

Holmes TH, RaheRH (1967) Thesocial readjustment rating scale. J Psychosom Res 11:213–218

Innes M, Barling J, TurnerM(2005)Understanding Supervisor-Targeted Aggression: AWithin-Person Between-Jobs Design. J Appl Psychol 90:731–739

Jin RL, Shah CP, Svoboda TJ (1995) The impact of unemployment on health: A review of the evidence. Can Med Assoc J 153:529–540

Judge TA, Colquitt JA (2004) Organizational justice and stress: the mediating role of workfamily conflict. J Appl Psychol 89:395–404

Judge TA, Scott, BA, Ilies R (2006) Hostility, job attitudes, andworkplace deviance: test of amultilevel model. J Appl Psychol 91:126–138

Kouvonen A,Kivimaki M, Elovainio M, Vaananen A, DeVogli R,Heponiemi T, Linna A, Penetti J, Vahtera J (2008) Low organisational justice and heavy drinking: a prospective cohort study. Occupat Environ Med 65:44–50

Laposa JM, Alden LE, Fullerton LM (2003) Work stress and posttraumatic stress disorder in ED nurses/personnel. J Emerg Nurs 29:23–28

Latack JC, Kinicki AJ, Prussia GE (1995) An integrative process model of coping with job loss. AcadManag Rev 20:311–342

Lazarus RS, Folkman S (1984) Stress, appraisal, and coping. Springer, New York

Lerner MJ (1980) The belief in a just world, a fundamental delusion, Plenum, New York, 1980

Lindblom KM, Linton SJ, Fedeli C, Bryngelsson IL (2006) Burnout in the working population: relations to psychosocial work factors. Int J Behav Med 13:51–59

Linden M (2003) ThePosttraumaticEmbitterment Disorder. Psychotherapy Psychosom 72:195–202

Linden M, Rotter M, Baumann K, Lieberei B (2007a) Posttraumatic Embitterment Disorder. Hogrefe & Huber, Toronto

Linden M, Baumann K, Rotter M, Schippan B (2007b) The psychopathology of posttraumatic embitterment disorders (PTED). Psychopathology 40:159–165

Linden M, Muschalla B, Hansmeier T, Sandner G (2009). Reduction of Sick Leave by Occupational Health Care Management – With the Focus on Self-Efficacy. J Occupat Health Psychol, submitted.

Lundin A, Lundberg I, Hallsten L, Ottosson J, Hemmingsson T (2010) Unemployment and mortality – a longitudinal prospective study on selection and causation in 49321 Swedish middle aged men. J Epidemiol Community Health 64:22–28

MacDonald HA, Colota V, Flamer S, Karlinsky H (2003) Posttraumatic stress disorder (PTSD) in the workplace: a descriptive study of workers experiencing PTSD resulting from work injury, J Occupat Rehabil 13:63–77

Mancini AD, Bonanno GA (2006) Resilience in the face of potential trauma: Clinical practices and illustrations. J Clin Psychol 62:971–985

Marin AJ, Grzywacs JG, Arcury TA, Carrillo L, Coates ML, Quandt SA (2009) Evidence of organizational injustice in poultry processing plants: Possible effects on occupational health and safety among Latino workers in North Carolina. Am J IndustMed 52:37–48

McLaughlin TJ, Aupont O, Bambauer KZ, Stone P, Mullan MG, Colagiovanni J, Polis Johnstone M, Locke SE (2005) Improving psychologic adjustment to chronic illness in cardiac patients. The role of depression and anxiety. J Gen Intern Med 20:1084–1090

Milne S, Ryle S (1996)World's jobless total 1 billion. The Guardian November 26:7

Moos RH, Holahan CJ (2003) Dispositional and contextual perspectives on coping: Toward an integrative framework. J Clin Psychol 59:1387–1403

Muschalla B,Markova M, LindenM (2009) Perceived Job-Anxiety and General Psychosomatic SymptomLoad and Perceived Social Support – Is there a Relationship? Work: A Journal of Prevention, Assessment and Rehabilitation 36:1–11

Nakazawa H, Ikeda H, Yamashita T, Hara I, Kumai Y, Endo G, Endo Y (2005) A case of sick building syndrome in a Japanese office worker. Indust Health 43:341–345

Nicholson PJ, Vincenti GE (1994) A case of phobic anxiety related to the inability to smell cyanide. Occupat Med 44:107–108

Nieuwenhuijsen K, Verbeek JH, de Boer AG, Blonk RW, van Dijk FJ (2006) Predicting the duration of sickness absence for patients with commonmental disorders in occupational health care. Scand JWork, Environ Health 32:67–74

Paul K, Moser K (2001) Negatives psychisches Befinden als Wirkung und als Ursache von Arbeitslosigkeit: Ergebnisse einerMetaanalyse. In: Zempel J, Bacher J, Moser K (eds) Erwerbslosigkeit: Ursachen,Auswirkungen und Interventionen. Psychologie sozialer Ungleichheit 12. Leske & Budrich, Opladen, pp 83–110

Paykel ES (2001a) Stress and affective disorders in humans. Sem Clin Neuropsychiatry 6:4–11

Paykel ES (2001b)Theevolution of life events research in psychiatry. J Affect Disord 62:141–149

Pennebaker JW (1982) The psychology of physical symptoms. Springer Verlag, New York

Perlow L,Williams S (2003) Is silence killing your company? Harv Bus Rev 81:52–58, 128

Pirhacova I (1997) Perceived social injustice and negative affective states. Studia Psychologica 39:133–136

Price JL, Monson CM, Callahan K, Rodriguez BF (2006) The role of emotional functioning in military-related PTSD and its treatment. J Anxiety Disord 20:661–674

RaheRH (1990) Psychosocial stressors and adjustment disorder:VanGogh's life chart illustrates stress and disease. J Clin Psychiatry 51:13–19

RuppDE, Spencer S (2006) When customers lash out: the effects of customer interactional injustice on emotional labor and the mediating role of discrete emotions. J Appl Psychol 91:971–978

Salm M (2009) Does job loss cause ill health? Health Econ 18:1075–1089

Sanne B, Mykletun A, Dahl AA, Moen BE, Tell GS (2005) Testing the Job Demand-Control-Support model with anxiety and depression as outcomes: theHordaland Health Study. Occupat Med 55:463–473

SchaarschmidtU, Kieschke U, Fischer AW (1999) Beanspruchungsmuster im Lehrerberuf. Psychol Erzieh Unterr 46:244–268

Sjorgen T, Nissinen KJ, Jarvenpaa SK, Ojanen MT, Vanharanta H, Malkia EA (2006) Effects of a physical exercise intervention on subjective physicalwell-being, psychosocial functioning and general well-being among office workers. A cluster ranodomized-controlled cross-over design. Scand J Med Sci Sports16:381–390

Skarlicki DP, van Jaarsveld DD, Walker DD (2008) Getting even for customer mistreatment: the role of moral identity in the relationship between customer interpersonal injustice and employee sabotage. J Appl Psychol 93:1335–1347

Smith MJ, Conway FT, Karsh BT (1999) Occupational Stress in human computer interaction. Indust Health 37:157–173

Spera SP, Buhrfeind ED, Pennebaker JW (1994) Expressive writing and coping with job loss. AcadManag J 37:722–733

Van der Kolk BA,Herron N, HostetlerA (1994) Thehistory of trauma in psychiatry. Psychiatric Clin N Am 17:583–600

Spielberger CD (1996) State-Trait Anger Expression Inventory. Psychological Assessment Resources, Tampa

Strazdins L, D'Souza RM, Lim LL, Broom DH, Rodgers B (2004) Job strain, job insecurity, and health: rethinking the relationship. J Occupat Health Psychol 9:296–305

Tepper BJ (2000) Consequences of abusive supervision. Acad Manag J 43:178–190

Thomas M, Hynes C (2007) The darker side of groups. J Nurs Manag 15:375–385

Van der Kolk BA,McFarlane AC,Weisaeth L (eds) (1996) Traumatic stress. Guilford, New York

Viinameaki H, Koskela K, Niskanen L, Taehkae V (1994) Mental adaptation to unemployment. Eur J Psychiatry 8:243–252

Webster JD (1993) Construction and Validation of the Reminiscence Functions Scale. J Gerontol 48:256–262

Werner EE, Smith RS (1992) Overcoming the odds: High risk children frombirth to adulthood. Cornell University Press, Ithaca

Wieclaw J (2006) Risk of affective and stress related disorders among employees in human service professions. Occupat Environ Med 63:314–319

Wilson JP, ParbuckiK (1989) Stress, sensitivity and psychopathology. In:Wilson JP (ed) Trauma, transformation and healing: An integrative approach to theory, research and posttraumatic therapy. Brunner/Mazel, New York, pp 75–111

Wilson JP, Friedmann MJ, Lindy JD (2001) An overviewof clinical consideration and principles in the treatments of PTSD. In: Wilson JP, Friedman MJ, Lindy JD (eds) Treating psychological trauma and PTSD. Guilford, New York, pp 59–94

Winefield AH, Tiggemann M,Winefield HR, Goldney RD (1993) Growing up with unemployment: A longitudinal study of its psychological impact. Routledge, London

WHO.World Health Organization (1992) (ed) International statistical classification of diseases and related health problems, 10th Rev. WHO, Geneva

Yalom I (1970) Theory and Practice of Group Psychotherapy. Basic Books, New York

Yildirim A, Yildirim D (2007) Mobbing in the workplace by peers and managers: Mobbing experienced by nurses working in healthcare facilities in Turkey and its effects on nurses. J Clin Nurs 16:1444–1453

Zemperl J, Frese M (1997) Arbeitslose: Selbstverwaltung uberwindet die Lethargie. Psychol Heute 24:36–41

3.5 | 아시아에서의 울분장애: 역사적, 현대적 관점에서의 체면 손상, 불평등, 소외

Changsu Han

동아시아는 중국, 일본, 남북한, 몽골, 대만을 아우르는 지역이다. 이 나라들은 서로 근접해 있으며 유교와 불교 문화를 역사적으로 공유하고 있다. 각나라는 서로 다른 민족의 본거지이며 각자 독자적인 역사를 가지고 있기 때문에 각 나라의 문화, 성격, 삶에 대한 태도가 크게 다르다. 제 2차 세계 대전에 이어 동아시아 국가들은 큰 속도로 산업화가 이루어졌다. 급속한 서구화, 산업화, 도시화는 비교적 짧은 기간 동안 괄목할 만한 경제성장을 겪은 대부분의 동아시아 국가들의 특징이라 할 수 있을 것이다. 그러나, 그 지역의 급속한 발전과 사회 변화에 비해 뒤떨어진다. 또한 인간이 만든 재난, 가족 구조의 변화, 경제적 불평등은 임상적으로 심각한 우울증과 적응 문제의 원인이 되고, 전통적인 아시아 문화는 여기서 보이는 증상에 상당한 영향을 미칠 수 있다.

적응장애의 구체적인 하위 유형인 울분은 실망하거나 모욕당하거나 패배자가 된 집요한 감정이 복수의 욕구와 결합하여 무력감(Linden et al., 2007)과함께 묘사한다. 한국(남한)의 경우 급속한 산업발전과 아시아 경제위기와 관련된 장기 실업의 사회적 부당함이 울분의 주범일 수 있다. 또한 탈북자와 산재 피해자들은 여러 가지 이유로 굴욕과 부당함을 겪는다.

3.5.1 문화적인 관점에서 한과 화병

한(恨)은 한국 문화에서 찾아볼 수 있는 전통적인 형태의 감정이다. 한의본성은 응축되고 결정화된 회한의 감정, 부당함의 희생양이 되었다는 감각이다. 한 학자는 "한을, 당한 억울함에 대한 풀리지 않은 원한의 감정, 압도적 역경에 의한 무력감, 위장에 심한 고통이 느껴져 온몸이 쓰라리고 욱신거리게 만들며 복수를 하고 그른 것을 바로잡고자 하는 절박한 충동, 이 모든 것을 합친 것"이라고 설명했다(Yoo, 1988). 포기의 요소를 담고 있다는 점에서 복수의 욕구나 감정과는 다소 다르다. 한은 때로 우울증이나 화병(火)의 형태로 질병이나 정서적 혼란으로 표현되기도 한다.

한이라는 개념은 중국 문화에 기원을 두고 있지만, 한국어의 용어는 중국과는 구별되는 것을 의미한다. 한자는 분노와 복수를 상징했고, 행동과 복수심을 담고 있었다. 한국인의 한은 훨씬 소극적인 성격이다. 비록 고통받는 사람이 복수에 대한 욕망을 느낄 수도 있지만, 한국인은 그러한 감정들은 참아내고 표현되지 않은 채로 남겨진다(Somers, 1998). 한국인은 그 상태를 개인의 존재 상태로 보지 않고, 오히려 고통받는 사람과 그 집단을 연결하는 조건으로 인식한다는 점에서 서양의 '슬픔/비애sorrow'와 다르다. 서양인들은 일반적으로 슬픔을 각각의 고통받는 자에게 매우 개인화된 깊은 감정 상태라고 생각하지만, 한국인들은 한을 한국 문화의 깊고 오랜 세월의 흐름과 연결시키는 슬픔의 상태로 본다. 아마도 한국인들은 한에 대해 서구인들이 사용하는 개별적인 용어와 비슷하게 평가하는 것에 불만을 가질 가능성이 있다. 왜냐하면 사회와의 연결을 무효화시킬 것이기 때문이다(Kuykendall, 1994).

몽골, 중국, 일본 등 주변국의 민족들이 반복적으로 침략해온 한국의 역사를 통해 한이 진화했다는 가설이 있다. 다른 사람들은 사회적 계층이 주로 계승에 의해 결정되었던 계층적 사회 시스템이 한의 진화에 기여했다고 주장한다. 엘리트 계층(양반)과 농민(상놈)의 구별도 그 발전에 기여했다. 일본의 학자 Kimura는 한국이 조선인 스스로의 행동보다는 연합국에 대한 일본의 항복을 통해 독립을 획득한 점, 그 이후의 한반도 분단과 한국전쟁도 역사의 상실과

미해결된 한에 중요한 역할을 했다고 제시한다(Kimura, 2004).

한은 한국의 문화적 표현에 스며든다: 그것은 전통 민요, 이야기, 연극, 그리고 샤머니즘적인 의식(굿)에도 반영된다(guut).

화병literally meaning "fire disease"은 분노 증후군으로 해석될 수 있으며, 일반적으로 장시간의 스트레스, 참고 견딤, 그리고 경직된 사회, 가족 구조 내에서 분노를 표명하는 것과 관련된 장애의 결과로 여겨져 왔다.

화병증후군 환자들은 다양한 임상 환경에서 배우자의 외도, 시어머니와의 갈등, 가정불화, 아이의 질병 등의 개인 및 사회생활 스트레스 요인을 보고한다. 화병 환자들은 강한 감정을 억누르며 고통을 견디며 증상이 육체적으로 드러나는 신체화 과정을 경험하고, 마지막으로 좌절감을 풀어보려는 분노의 폭발을 경험한다(Min & Suh, 2009).

민씨 등이 실시한 화병 환자 100명에 대한 연구에서(2009년) 환자들은 어떤 화fire를 누르고 있느냐는 질문을 받았다. 환자의 문제는 여러 가지였다. 72%가 외도 문제, 알코올 중독, 가정 폭력 등 배우자와의 문제를 들었다. 시댁과의 문제는 68%가 언급했으며, 35%는 자녀와의 어려움이 화에 기인할 수 있다고 느꼈다. 또 사회적 요인으로는 빈곤과 관련된 부분이 65%로 가장 많았고, 또 다른 생활고도 58%로 나타났으며, 부당한 비난과 비판이 32%로 나타났다(Kuykendall, 1994). 한국 문화에서 이들은 분노가 쌓일 때 그것을 표출하는 데 한계가 있는 사람들이다.

화병환자는 대부분 DSM-IV-TR 기준(APA, 2000)에 따라 신체화 증상과 함께 심한 우울증이나 감정 부전 장애를 앓고 있는 것으로 진단된다. 이러한 신체화 증상에는 두통, 현기증, 피로, 심계항진, 시야 흐림, 억압감, 성기능장애, 불면증, 거식증, 소화불량, 체중감소, 홍조증, 목이나 후두부에서 느껴지는 이질감, 열감, 참을 수 없이 열이 나는 느낌, 다발성 통증, 입안의 건조함, 흉부 압박감 등이 있다(Min & Seu, 2009; Lin, 1983; Lin et al., 1992). 최근 한 대학병원 외래진료소에서 추출한 표본조사에서 화병 환자의 60.7%와 16.7%가 각각 주요 우울장애와 일반화된 불안장애를 동반 질환으로 갖고 있었다. 흔히 보고되는 증상으로는 가슴이 답답하고 묵직한 느낌, 가슴이나 복부에 덩어리가 있는 느낌, 가슴이 뜨겁고 밀리는 느낌, 몸 안에 열이 나는 느낌, 내면에 무엇인가가 끓어오르거나 타오르는 느낌 등이 있었다(Min & Suh, 2009).

주로 신체적 증상을 호소한 환자들은 슬픔, 선반적인 우울감, 비관, 초소감, 분노감, 증오, 원망, 좌절, 굴욕, 후회, 수치심 등 정서적 고통을 자주 보고했다(Somers, 1998).

이 장애에 대한 가장 흔한 반응은 분노의 최초 분출에 이어 탄식과 한숨이 터져 나오는 것이다. 환자들은 고통을 침묵 속에서 견뎌야 한다는 사회적 규범과 모순되는 방식으로 좌절감을 토로하는 자기 연민 상태에 들어간다. 그 한탄은 카타르시스를 주는 효과가 있어 고통받는 사람에게 좌절감을 유발하는 상황이 수습되고 해결될 수 있다는 희망을 준다. 심리검사를 하는 동안 화병 환자는 전형적으로 공손하고 발언을 자제한다. 그러나 검사가 진행됨에 따라 환자들은 마음을 열게 되고, 궁극적으로는 심리학자에게 자신의 처지에서 벗어나게 도와달라고 탄원하는 것처럼 긴밀하게 이야기를 나누는 경향이 있다. 이는 화병 환자들이 수동적으로 분노를 경험하는 경향이 있음을 시사함으로써, 화병 환자들이 느끼는 좌절과 분노를 내면화한다(Kuykendall, 1994).

일부 연구자들은 화병에 외상 후 스트레스 장애[PTSD]의 중요한 요소들이 있을 수 있다고 제안했다. 화병과 PTSD의 차이점은 PTSD환자는 트라우마에 대한 반응으로 고통을 받는 반면, 화병 환자는 고통의 원인이 되는 심리적 욕구와 관련된 추가적인 고통을 경험한다는 것이다(Somers, 1998).

화병은 한국 고유의 것이기 때문에, 그것을 이해하기 위해서는 조건에 기인하는 한국 문화의 측면에 주목해야 한다. 한국 문화의 주요 가치 중 하나는 충실하게 자제심과 품위를 가지고 고통을 "견뎌야 한다."는 생각이다. 사회적 불화를 억제해야 한다는 필요성에 의한 개인의 희생은 고통이란 피할 수 없는 삶의 결과로 보는 한국의 문화 바꾸어 놓았다. 그 결과 한국인들은 강한 감정에 대한 일종의 체념을 갖게 되었다. 한국에서는 일반적으로 서양에서 부정적인 것으로 보여지는 감정의 억압을 개인적인 힘이라고 본다. 이것은 개인이 다른 사람에게 고통을 주지 않고 묵묵히 좌절감을 겪을 성숙함과 힘을 지님을 의미한다. 이런 독특한 느낌은 한국을 비롯한 동아시아 국가에서 볼 수 있는 '명예 자살' 현상과 맥을 같이 한다.

3.5.2 명예로운 자살

한국의 많은 마을에서는 충성을 지키기 위해 죽음을 선택한 여성들의 이름으로 세워진 "열녀문" 또는 "열녀비각"이라고 불리는 오래된 기념비를 발견할 수 있다. 이 기념물들은 신부의 어머니가 결혼 전에 딸에게 짧은 칼을 주던 시대로 거슬러 올라간다. 젊은 신부들은 배우자에 대한 신뢰를 잃을 위험이 있는 경우(예: 강간) 스스로 목숨을 끊음으로써 명예를 지키도록 가르침을 받았다. 기념비나 기념문은 제 2차 세계 대전 직전 한반도 왕국인 조선왕조의 왕들이 죽음을 선택한 여성들에게 선물한 것이다. 그 당시는 영광으로 여겨졌다.

자살로 인한 믿음이나 충성심을 지키는 것은 특히 한국, 일본, 중국에서 매우 명예로운 것으로 여겨졌다. 일본에서는 패배한 사무라이가 조수의 도움을 받아 자신의 배를 갈라 자살하는 것이 허용되었다. 할복(切腹, 문자 그대로 배를 절단한다는 뜻)은 칼을 복부에 꽂고 칼날을 왼쪽에서 오른쪽으로 배를 가르는 동작으로 움직인다. 그때 사무라이 뒤에서 기다리고 있던 조수가 단칼에 목을 베곤 했다. 할복은 원래 사무라이만을 위해 남겨진 해방을 위한 일본의 자살의 한 형태다. 사무라이의 명예로운 의식의 일부인 할복은 적들의 손에 넘어가지 않고 명예롭게 죽음을 택한 사무라이에 의해 자발적으로 사용되거나, 심각한 범죄를 저지른 사무라이에 대한 사형의 한 형태로, 혹은 그들을 수치스럽게 하는 이유로 사용되었다. 사법 처형의 한 형태인 할복은 메이지 유신 직후인 1873년에 공식적으로 폐지되었지만 자발적인 할복은 완전히 사라지지는 않았다. 정복된 영토의 중국 반환에 대한 항의로 1895년 자살한 일부 군인, 1912년 메이지 천황의 서거로 자살한 노기 장군 내외와 2차 세계 대전 말기에 항복하지 않고 죽음을 택한 수많은 군인과 민간인 등 수십 명이 할복을 저지른 것으로 알려져 있다(Wikipedia, 2009). 제 2차 세계 대전의 태평양 전쟁 종결단계에서 일본제국의 군 비행사들이 연합군 해군 함정을 상대로 자행한 가미카제(神風 문자 그대로 신의 바람이라는 뜻)도 일본의 명예로운 자살의 한 형태였다.

3.5.3 탈북자(talbukja)

제 2차 세계 대전 이후에 발생한 분단(1950~1953) 이후에 많은 사람이 정치, 이념, 경제적 이유로 북한을 탈출했다. 망명 시도 중에 많은 사람이 체포되었다. 1993년 이전에는 남한으로 망명하는 북한 주민이 한 해 10명 미만이었다. 이후 1998년 71명, 1999년 148명, 2000년 312명, 2001년 583명, 2002년 1,140명, 2003년 1,285명(통일부 2003년) 등 급증하고 있으나 남한에 입국한 탈북자만 반영하고 있다. 중국이나 다른 아시아 국가에 남아 한국에 올 기회를 노리는 탈북자들은 이 수치에 포함되지 않는다. 이들의 숫자는 수만 명에서 수십만 명에 이를 정도로 추정된다(Choi et al., 2003; Yoon, 1998).

1962년 대한민국 정부는 '탈북자 보호에 관한 특별법'을 도입하였다. 그 법 안에 따르면, 모든 탈북자는 후한 지원책을 받을 자격이 있었다. 탈북자들은 남한에 도착하면 지원금을 받았다. 이 돈의 크기는 특정 탈북자가 속한 범주 에 따라 달라졌다. 그 범주는 탈북자의 정치적, 사회적, 교육적 가치에 의해 결정되었다. 1997년 이전에는 화폐의 뿌리 깊은 불신을 막기 위해 한국 원화 가 아닌 금으로 지원금을 고정했다. 정부는 일부 탈북자들에게 아파트와 저 소득층을 위한 혜택을 제공했다. 공부를 원하는 사람은 누구나 자신이 원하 는 대학에 입학할 수 있는 권리를 줬다. 군 장교들은 한국군에서 복무할 수 있도록 허용되었고, 북한군에서 가졌던 계급과 같은 계급장을 받았다. 탈북 자들은 입국 후 일정 기간 개인 경호도 제공되었다. 하지만 최근, 한국 정부 는 국경을 넘는 탈북자들의 증가에 대한 우려로 인해 망명 신청자들의 흐름 을 늦추기 위해 논란이 있는 새로운 조치들을 통과시켰다.

남북 간 문화 경제적 격차가 크기 때문에 정착 후에도 북한 주민은 차별과 굴욕을 겪을 수 있다. 예를 들어 북한 학위를 가진 의사들이 한국에서 의대를 마치고 재시험을 치르게 되어 있다. 북한 이탈 주민이 북한에서 가졌던 동등 한 직책의 일자리를 보장할 수는 없다. 자본주의에 기반을 둔 교육 사회 시스 템과 공산주의에 기반을 둔 교육 사회 시스템 사이에는 큰 차이가 있으므로, 탈북자들은 새로운 서구화된 근로 보상 제도, 급여 지급, 사회복지 제도에 적 응하려고 애쓰면서 고통을 겪는다. 1997년 이전에는 탈북자들이 화폐의 신 뢰성에 대해 불신하는 경향이 있었기 때문에 탈북자들에 대한 정부 지급액은 한국 원화가 아닌 금으로 고정되었다. 몇 가지 예외를 제외하면, 여전히 한국 에 사는 많은 탈북자는 높은 수준의 역량이 필요하지 않은 저소득 직종의 일 을 하고 있다. 정부는 이들에게 최저임금을 지급하고 북한의 교육 성과와 자 격증 등을 인정하지 않고 있다. 탈북자의 60%가 서울과 인근 교외에 거주하고 있으며 이 중 50% 이상이 직업 경력이나 학력 등과 관계없이 단순노무자(아르바이트)로 고용되고 있다. 십 대들은 정착 후에도 방황한다. 최근 10년 이상 지속 된 탈북자들의 경향은, 영양실조에 허덕이며 글을 읽는 것에 어려움을 느끼고, 돈이 플라스틱 신용카드에 저장되어 있다는 것을 그들은 믿기 힘들어한다. 한국 청소년들의 주식인 피자, 핫도그, 햄버거에 그들은 소화불량을 겪기도 하며, 때론 액상 섬유유연제를 구강 세척제로 착각한 한 젊은이의 신고도 있었다(Harden, 2009).

더구나 Jeon et al.의 연구에서는 탈북사 실태조사에서 탈북자의 PTSD 유병률은 29.5%로 여성 비율이 더 높다고 보고했다. 요인 분석에서 북한에서 경험한 25개 외상사건 항목은 신체적 외상, 정치 사상적 외상, 가족 관련 외상 등 3가지 유형으로 구분됐다. 또 탈북 중 발생한 외상사건 19개는 신체적 외상, 색출 및 감금 관련 외상, 가족 관련 외상, 배신 관련 외상 등 4가지 요소로 분류됐다(Jeon, 2005).

3.5.4 산업재해 및 아시아 경제위기

한국 경제는 한국전쟁 이후 급속한 성장 국면에 접어들었다. 미국, 서독, 일본, 기타 유럽 국가의 융자금 지원으로, 한국의 주요 산업이 개발되었으며, 삼성, 현대, LG 등 글로벌 기업들이 거대한 성장의 길을 걷기 시작했다. 그들의 설립자들은 건설, 식품 또는 비누 사업에서 소규모 회사를 단독으로 설립하여 조선사, 자동차 회사, 휴대폰 제조업체, 반도체 회사, 그리고 현재 세계적으로 유명한 대기업의 수십 개의 자회사로 확장시켰다.

그 산업발전 과정에서 농촌 농지가 도시지역으로 전환되었고 도시들은 빈번하게 재건축의 물결을 겪었다. 농부들은 도시로 이주하여 블루칼라 노동자가 되었다. 사회적으로 경쟁이 치열한 교육과 취업 시장은 빈부격차를 크게 만들었고, 최근까지 수도권에는 고층빌딩과 빈민가가 나란히 서 있었다. 급속한 산업화로 경제적으로 소외된 사람들도 증가하고 있다.

경제가 성장하면서 업무상 재해자가 늘고 있는 것으로 나타났다. 1998년 이후 부상자 수의 증가는 멈췄지만 사망률은 계속 증가하고 있다(Kim et al., 2001a)(그림 1).

직업상 다치는 환자들은 만성적인 고통과 정서적 스트레스와 함께 낮은 경제적 지위로 고통받았다. 사회 복지 제도는 일부 서구 국가들만큼 관대하지 않았다. 정부의 도움을 구할 때 많은 근로자들이 불공정과 무력감, 분노의 감정을 동시에 참아내야 했다. 한국의 한 정신의학 관련 조사에서, 산업재해 환자들은 삶의 질에 대해 형편없이 느끼고 우울증과 자살사고의 수준이 증가했다고 보고했다(Kim et al., 2001b).

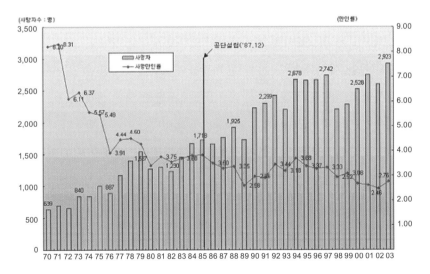

그림 1. 직업상 부상 건수는 감소하지만 사망자 수는 증가(노란색 막대, 사망 건수, 선, 사망 대 부상 비율)

그들 중 몇몇은 폭력을 통해 사회에 대한 분노를 표출한다. 2003년 2월 18일, 한국 대구시의 한 사람이 지하철에 불을 질렀다. 인화성이 높은 열차 내부로 인해 불은 2분 만에 6대의 열차 차량 전부에 번졌다. 화재는 반대 방향에서 이동하는 또 다른 열차로 퍼져 첫 번째 열차와 함께 멈췄고 내부에 갇힌 192명의 승객이 사망했다. 방화범은 56세의 전직 택시기사였으나 산업재해로 실직했다. 그는 자신의 산업재해 처우가 불만족스럽고 폭력적이고 우울한 감정을 갖게 되었다고 표현했다. 그는 나중에 경찰에게 자살하고 싶었지만 혼자가 아닌 혼잡한 장소에서 그렇게 하고 싶었다고 말했다. 화재 이후 사회에 대한 분노와 무력감을 표출했다(Wang, 2004).

3.5.5 결론

탈북자, 산업재해 피해자, 노숙자 등 빈곤층(최근 경제위기 피해자), 가난한 노인들이 갈수록 많아져 울분장애에 시달리는 것으로 나타났다. 그들은 정부나 사회 시스템이 그들의 불행에 책임이 있다고 생각할 것이다. 그들이 화가 나 있는 동안, 아시아 정부는 이러한 사람들의 요구에 대처할 수 있는 자세가 되지 못했고, 대부분의 환자들은 적응장애나 우울증, 혹은 성격 문제나 문화에 얽매인 분노 증후군(화병 또는 울화병)을 앓고 있다는 진단을 받았다. 사회적 분위기로 인해, 그러한 환자들의 유일한 대처는 폭력으로 분출될 수 있는 감정을 참는 것이다. 이렇게 억압된 감정은 사회에 대한 폭력을 내재화하며 발전된다.

임상의는 우울증과 함께 분노와 죄책감을 다루어야 하고, 분노의 감정과 적응 문제를 적절히 진단하는 것이 중요하다. 또 남한에서는 향후 남북통일에 따른 북한 주민의 대규모 유입에 대해 의사와 정책입안자가 대비해야 한다. 그들의 복수심이 사회를 향한 공격성으로 변하는 것을 막는 것은 사회 전체의 가장 중요한 과제일 것이다.

참고문헌

APA (ed) (2000) Diagnostic and statistical manual of mental disorders – Text Revision (DSMIV-TR) 4th edn. American Psychiatric Association, Washington

Choi EC, Suh JJ, Jae SH, Lee KS, Kim SA (1999) Human rights report of North Korea. Korea Institute for National Unification, Seoul

Harden BN (2009) Korean defectors bewildered by the South.Washington Post 12 April 2009

Jeon W, Hong C, Lee C, Kim DK, Han M, Min S (2005) Correlation between traumatic event sand posttraumatic stress disorder among North Korean defectors in South Korea. J TraumaStress 18(2):147–154

Kim JY, Lee EJ, Ha EH (2001) Health related quality of life in occupationally injured workers. Korean J Occup Environ Med 13(2):141–151

Kim SI, Yun KW, Ha EH,WooHW, Kim YC (2001) Quality of life, suicide ideation, and depressive symptoms in industrial injury patients. J Korean Neuropsychiatry Assoc 40(3):416–424

Kimura K. 朝鮮半島をどう見るか[Chōsen hantōwo dō miruka] (2004) Shueisha, Tokyo

Knowles JC, Pernia EM, Racelis M (1999) Social consequences of the financial crisis in Asia: Asian Development Bank

Kuykendall J (1994) Hwa-Byung and the Korean cultural psyche. Introduction to human behavior. www.sybilbaker.com/Hwa.doc. Accessed 10 September 2009

Lin KM (1983) Hwa-Byung: A Korean culture-bound syndrome? Am J Psychiatry 140(1):105–107

Lin KM, Lau JK, Yamamoto J, et al. (1992) Hwa-byung. A community study of Korean Americans. J Nerv Ment Dis 180(6):386–391. Accessed 10 Sep 2009

Linden M, Baumann K, Rotter M, Schippan B (2007) The psychopathology of posttraumatic embitterment disorders. Psychopathology 40:159–165

Min SK, Suh SY (2010) The anger syndrome hwa-byung and its comorbidity. J Affect Disord 124(1):211–214

Ministry of Unification (2003) Report of North Korean refugees. Seoul Seppuku. http://en.wikipedia.org/wiki/Seppuku. Accessed 1 Sep 2009

Somers SL (1998) Examining anger in culture-bound syndromes. Psychiatric Times XV(1)

WANG SJ (2004) Medical overview of Daegu subway fire disaster in Korea. J Jap Soc Emerg Med 7(2):116

Yoo BW (1988) Korean Pentecostalism: Its History and Theology. Verlag Peter Lang, New York

Yoon IS (2009) A study of homelessness of South Korea. www.econgeog.misc.hit-u.ac.jp/icgg/intl_mtgs/ISYoon.pdf. Accessed 18 July 2009

Yoon YS (1998) Thesituation of North Korean defectors in China and suggestions for a support system. Kor J Unific Stud 7:169–201,343–345

3.6 | 울분 및 성격장애

Max Rotter

3.6.1 비통함bitterness과 울분embitterment

정의는 인간에게 있어 중요한 가치이며 불의의 경험은 분노, 적개심, 수치심 또는 죄책감을 포함한(Harlos & Pinder, 2000; see also Dalbert, Chap. 2.3, this volume) "뜨거운" 감정 반응으로 이어질 수 있다(Miller, 2001; Ross & Miller, 2001; Lerner & Lerner, 1981; Bies & Moag, 1986; Bies & Tripp, 2002; Mikula 1986). 불의함, 좌천, 평가 절하 또는 굴욕에 대한 대표적인 감정 반응은 비통함이다. 비통함은 언제나 불에 타는 듯한 감각을 연상하게 만드는 편파와 부당함을, 이유 없이 학대받는 것에 항의하는 느낌과 연관되어 있다. 비통한 느낌은 흔한 현상이며, 외부 현실에 의해 정당화된 불쾌한 느낌으로 경험된다(Alexander, 1966). 비통함이라는 용어가 일시적인 감정적 흥분을 묘사하는 반면, 울분이라는 용어는 개인적인 특성이나 오래된 감정 상태를 나타낸다(Grim, 2005). 예비 역학 자료는 일반 인구의 약 1/2~ 1/3이 울분의 감정을 기억한다는 것을 보여준다(Linden et al., 2009). 따라서 비통함은 널리 퍼진 감정이며, 많은 사람에게 친숙하고, 불안, 우울, 분노, 그 밖의 많은 감정들과 유사한 일반적인 감정 스펙트럼의 일부분이다(Znoj, Chap. 2.1, 이 책 참조). 그러나 그들이 경험하는 비통함과 울분의 발생, 지속시간, 강도와 관련하여 개인들 사이에 현저한 차이가 있다(Linden et al., 2009). 불안과 유사하게, 울분은 강도가 증가하고 시간이 지속되면 성격장애를 일으킬 수 있다. 울분이 발생할 수 있는 형태와 맥락은 다르다. 가장 잘 정의된 것은 외상 후 울분장애PTED(Linden, 2003; Linden et al., 2007a; Linden et al., 2007a; Linden, Chap. 5.4, 이 책 참조)다. 이는 오로지 부당하거나 굴욕적인 사건 이후 강하고 지속적인 울분으로 특징지어진다. PTED의 중요한 기준은 현재의 질병이 시작되기 전에는 다른 정신 질환이 없었다는 것을 설명할 수 있어야 한다는 것이다. Linden et al. (2007)는 PTED에 걸린 많은 환자는 중대한 사건과 병의 시작 전에 잘 적응된 성격이었다고 진술한다.

그러나 다른 장애의 맥락에서도 강렬한 울분이 일어날 수 있을지는 아직 미지수다. 여러 가지 가능성이 있다. (a) 만일 울분이 불안과 같은 일반적으로 보이는 감정이라면, 울분을 하나의 감정적 특성으로 동반하는 PTED 이외에 다른 정신장애가 있는지 반드시 물어봐야 한다. 이런 맥락에서 성격장애일 가능성이 크다. (b) 또 다른 선택은 불안감을 가지고 보이는 것과 비슷한 방식으로 비통하기 쉬운 성격, 즉 질문하거나 도전할 때마다 울분하는 기질을 가진 개인들이 있을 수 있다. (c) 이와 같은 PTED는 성격장애의 표현에 지나지 않을 수도 있다. PTED에 관한 논문들이 제출되었을 때, 리뷰어들은 "성격장애는 어떨까?" 또는 "PTED는 PTSD, 화내는 우울증의 혼합물처럼 보인다. 어쩌면 성격장애일 수도 있다."고 말했다. 이런 맥락에서 자주 언급되는 성격장애는 편집증적 성격장애, 나르시시즘적 성격장애 또는 수동적-공격적 성격장애다. 이러한 관점에서 PTED의 정신병리학은 문제의 성격장애의 특징에 지나지 않으며, 이는 부정적인 사건에 의해 강화되었을 수 있다. (d) PTED와 다른 정신질환이 공존할 가능성도 있다. PTED는 사회적 굴욕, 배척, 혹은 불의에 대한 반응으로 보여진다. 이런 상황들은 다른 사람들보다 정신장애가 있는 사람들이 더 자주 경험하는 것이다. 따라서 그러한 환자들에게 더 높은 울분에 반응할 확률이 더 높게 있어야 하며, 문제는 이것이 PTED의 진단 특징으로 인정할지의 여부이다.

이 장에서는 성격장애의 맥락에서 반응하는 울분에 대해 논하려고 한다. 먼저 우리는 임상 샘플 내에서 반응성 울분에 대한 데이터를 검토할 것이다. 둘째로, 성격장애 내에서 반응성 울분의 발생 가능성에 대해 논의할 것이다.

셋째, 자기애성 및 편집성 성격장애는 외상성 스트레스와 장기간의 반응성 울분에 대한 특정 근본적인 취약성을 포함하기 때문에 좀 더 자세히 논의될 것이다.

3.6.2 다른 유형의 환자에 대한 반응적^reactive 울분장애

가장 먼저 해결해야 할 첫 번째 질문은 정신 질환을 앓고 있는 환자들이 얼마나 자주 반응성 울분을 보고하는 가이다. 이 질문에 답하기 위해 행동 및 정신의학과의 입원 환자 1,479명에게 PTED 자기 평가 척도(PTED scale; Rotter & Linden, in press)를 작성하도록 요청하였다. 이 19개 항목의 질문은 반응성 울분 및 관련 증상의 심각성을 검사하고 측정하기 위해 설계되었다(Linden et al., 2009). PTED 척도의 평균 총점 ≥ 2.5는 심각한 반응성 울분을 나타내는 지표로 간주되었다. 각 환자에 대한 임상 진단은 진단 분류에 사용되었다.

평균 환자 연령은 47.1세(SD = 8.6, 범위 = 18-71)였다. 이 중 72.9%는 여성이었고, 56%는 결혼, 19.6%는 이혼했으며, 22.4%는 고등학교 이상 교육을 받았고, 65.8%는 취업, 26.4%는 무직이었다.

PTED 척도에서 모든 환자의 평균 점수는 2.15점(SD = 0.95; 범위 = 0-4)이었다. 그림 1은 서로 다른 진단 그룹에 대한 PTED 척도의 점수 분포를 보여준다. 이 분석에는 ICD-10에 따라 F 진단이 1회뿐이고 다른 동반 장애(n = 1032)가 없는 환자만 포함됐다. PTED 척도에서 가장 높은 평균 점수는 성격 장애(M = 2.6, SD = 0.81, 범위 = 0.11-4)와 적응장애(M = 2.3, SD = .83, 범위 = 0-4)가 있는 환자에서 발견되었는데, 이는 종종 성격장애나 울분이 강조된 다른 진단이다. 가장 낮은 점수는 편두통 환자(M = 0.87, SD = .78, 범위 = 0-3)와 신체화 장애 환자(M = 1.66, SD = 0.95, 범위 = 0-3.74)에서 나타났다. 우울증(M = 2.11, SD = 0.93, 범위 = 0-3.84) 또는 불안장애(M = 1.96, SD = 0.92, 범위 = 0-3.89) 환자는 전체 표본의 평균을 중심으로 점수를 매겼다.

이러한 결과는 첫째, 모든 종류의 정신 질환을 앓고 있는 환자들은 반응성 울분을 보고한다는 것을 보여준다. 이 자료는 불안과 PTSD가 있는 경우와 유사하게 PTED뿐만 아니라 일반 인구(Linden et al., 2007a)에서도 발견될 수 있고 따라서 다른 정신 질환을 가진 환자에게도 발견될 수 있다. 둘째로, 이 자료는 성격장애와 관련된 울분의 발생률이 증가했음을 보여준다. 아래에서는 이에 대한 가능한 설명에 대해 논할 것이다. 첫 번째 가설은 적어도 일부 성격장애의 본질적인 부분으로 울분이 존재한다는 것, 두 번째 가설은 울분이 성격장애의 결과라는 것이다.

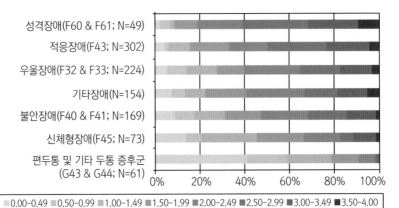

그림 1. PTED 척도에서 서로 다른 진단 그룹의 주파수 분포(평균 총 점수) (N = 1032) 참고: 혼수 상태에 빠진 F형 진단이 없는 환자만 고려됨

3.6.3 성격장애의 본질적 감정으로서의 울분장애

ICD-10 (WHO, 1992년) 또는 DSM-IV (APA, 1994년)는 편집증, 조현병, 정신분열형, 자기애적, 반사회적, 충동적인, 경계선, 연극성, 강박적인/조절이 힘든, 회피성 또는 의존적 성격장애와 같은 다양한 성격장애의 목록을 설명한다. 이것들은 부적절한 상호작용 행동과 혹은 보다 특정한 감정적 문제들에 의해 정의된다(Linden, 2006). 이 맥락에서, 다루어야 할 질문은 어떤 성격장애가 특히 하나의 감정적인 면으로 울분을 보이기 쉬운가 하는 것이다. 장기간의 집중직인 울분에 대한 구제직이고 근원직인 취약성과 연관된 자기애성 성격장애, 편집성 성격장애와 관련된 두 가지 인격장애가 있다. 아래에서는 이 두 가지 성격장애와 반응성 울분에 대한 민감성이 더 자세히 논의된다.

자기애성 성격장애와 울분장애

자기애성 성격장애는(환상이나 행동에서), 인정에 대한 갈증, 공감의 부족과 우월감과 독특함이 만연해 있는 것이 특징이다(APA, 1994; Linden, 2006).

이 장애의 또 다른 측면은 나르시시즘이 대인관계 문제, 관계 장애, 실망, 공격성과도 연관되어 있다는 것이다(Pincus et al. 2009). 자아도취적인 사람은 굴욕으로 느껴지는 자극에 직면할 때 긍정적 자아상에 위협을 느낀다. 세상은 아무도 완벽하지 않고, 개인이 원하는 결과를 얻기 위해 어려움 속에서 끊임없이 맞서기 때문에, 병리적 나르시시즘은 상당한 조절의 어려움과 긍정적인 자아상에 대한 실망과 위협에 대처하기 위해 부적응적 전략을 수반한다(Kernberg, 1998; Ronningstam, 2005). 일상생활의 경험은 불사신이라는 자기인식에 상처를 주는 요소를 수반한다(Janoff-Bulman, 1992). 나르시시즘적인 개인은 거대한 자아를 위협하거나 압도하는 삶의 트라우마에 취약하다. 외상성 스트레스 요인(상대적으로 작고 대수롭지 않을 수도 있음)은 나르시시즘적인 개인의 거창한 자아를 압도하여 재실험, 회피, 흥분을 유발하는 수치심, 굴욕감, 쓰라림, 분노를 일으킨다(Simon, 2002). 나르시시즘적인 개인에게서 외상적 스트레스 요인(상대적으로 작고 하찮은 것일 수도 있음)은 거대한 자아를 압도하여, 다시 경험하고 회피하고 흥분하는 증상을 일으키는 수치심, 굴욕, 쓰라림, 분노를 일으킨다(Simon, 2002). 따라서 자기애성 성격장애는 이혼, 실직, 실업과 같은 부정적인 삶의 사건에 근본적인 취약성을 보여준다.

예를 들어, Simon (2002)은 나르시시즘적인 개인은 그들의 거대한 자아를 문제시하는 부정적인 인생 사건에 직면했을 때 별개의 정신병리학적 군집의 증상을 드러낸다는 것을 관찰했다. 그러한 증상은 PTED의 증상과 매우 유사하다.

사례에서 이 문제를 분명히 보여 줄 수 있을지도 모른다. 39세의 이 환자는 아내가 세 아이를 데리고 가도록 내버려 둔 후 당황스러워하며 은둔생활을 하게 되었다. 환자는 전 부인에게 이용당하고 착취당했다("그녀는 나를 정자 기증자로만 이용했다.")고 느꼈고, 그녀가 그에게 한 짓에 대해 "처벌"되기를 바랐다. 그 환자는 이혼에 대해 아무런 책임도 없다고 생각했다. 그가 보기에 그는 아내를 위해 모든 것을 한 "완벽한 남편"이었다. 이혼의 원인은 아내가 '부적절한 역할'을 했다는 사실이었다. 사건이 일어난 지 몇 년이 지나도 환자는 별거에 사로잡혀 겪었던 굴욕과 수치심, 곤란한 상황에 대해 끊임없이 곱씹었다.

그는 강한 억울함("왜 하필 내게?")과 자기 비난("어떻게 내가 그렇게 멍청할 수 있었을까!")을 보고했다. 그가 직장에서 고객의 컨설턴트로 일할 수 없다고 느낀 것은, 그가 울분해서 화를 낼지도 모른다는 두려움 때문이었다. 그는 사회적 철수, 즉 정신건강 상의 지속적인 비관적 변화에 고통받았고, 자신의 복수를 계획하는 데 많은 시간과 노력을 들였다. 그는 또한 공포증으로 발전하면서 그의 불행을 상기시킬 수 있는 장소와 사람들을 피하려고 노력했다. 그는 심지어 "통제력을 잃고 무너질 수도 있다."라는 두려움 때문에 그의 아이들을 보는 것조차 거부했다. "행복한 부부"와 같은 주된 자극은 거슬리는 기억과 격렬한 분노 반응을 촉발시킬 수 있다. 이 인상적인 반응에 대한 설명은 자기애성 성격장애였다. 이혼은 환자의 거대한 자아를 압도했고, 자신의 독특성, 불사신, 우월성에 대한 생각이 무너져서 유지될 수 없었다.

이 '공격'은 무력감, 굴욕감, 분노감, 울분 등으로 이어졌다. 적절한 비유는 모든 것이 자기 뜻대로 되기를 기대하는 버릇없는 아이의 경우다. 좌절을 겪게 되면 환자의 유아론적 세계를 극적으로 보여주는 울화통을 터트리며 발끈하며 성질을 격하게 낸다(Simon, 2002). 현재 진단 기준에 따르면 이 경우는 PTED가 아니라 울분이 있는 자기애성 성격장애로 진단될 것이다.

편집성 성격장애와 불안감

편집증적 인격장애는 편집증적 관념이 특징인데, 이러한 징후와 증상은 남에 의한 착취, 피해 또는 타인에 의한 음모의 대상과 같은 부당한 의심으로 나타난다. 병리적인 편집증을 가진 사람들은 무고한 발언이나 사건을 비하하거나 위협적인 것으로 해석하는 경향이 있고 과거의 모욕이나 부상 또는 경솔한 것에 대해 지속적인 원한을 품는 경향이 있다. 게다가, 그들은 화를 내고, 반격하고, 자신들의 "권리"를 주장하는 경향을 보여준다(APA, 1994; Rotter & Linden, 2008). 편집증적 성격장애의 주된 주제는 자신의 영역 방어, 자율성, 연대의 필요성이다(Schse, 2004). 그들은 모든 단계에서 불의를 경험하거나 감지한다.

편집증적 성격과 울분 사이에 관계가 있다는 것은 명백하다. 편집증적 개인은 자신이 옳다고 믿는 반면, 세상이나 타인은 그들을 나쁘거나 부당한 방

법으로 대하고 있다고 본다. 그들은 끊임없이 밀려나고 굴욕감을 느낀다. 편
집증적 성격장애를 가진 개인에서 있어서 외상적 사건(다시 한번 비교적 작고 대
수롭지 않을 수도 있음)은 자기 영역에 대한 침해, 배신, 그리고 자기 자율에 대
한 위협을 나타낸다. 실직이나 실업과 같은 부정적인 인생 사건은 증상을 강
화할 수 있는 편집증적 인식("항상 알고 있었다.")을 확인하는 역할을 한다. 중대
한 삶의 사건 후에 편집증적인 성격의 개인은 책임 있는 당사자를 비난하고
어떤 대가를 치르더라도 그들의 권리를 위해 싸운다. 그러나, 그들은 승인,
배려, 또는 구제를 얻지 못한다. 그 결과는 무력감, 절망, 그리고 반응성 울분
이다. 이런 증상은 자주 불안과 우울증을 동반한다.

사례가 편집증적 성격장애의 울분을 설명할 수 있다. 여자 환자가 "떼로 공
격"을 당했다고 불평하며 들어왔다. 그녀의 견해에 따르면, 윗사람과 동료들
은 그녀를 내부 소통에서 배제하고, 아무도 하고 싶어 하지 않는 일을 그녀에
게 주었고, 뒤에서 그녀에 대해 부정적으로 이야기했고, 그녀를 부당하게 대
했다. 환자는 아무도 믿을 수 없을 뿐만 아니라 모든 사람이 자신을 상대로
음모를 꾸미고 있다고 믿었고, 그녀는 윗사람과 동료들에 대한 심각한 공격
성과 무력감, 좌절감, 그리고 울분을 함께 품고 있었다. 다시 말하지만, 이 경
우는 PTED라고 진단되는 것이 아니라, 울분을 포함한 부정적인 감정들의 스
펙트럼이 넓은 편집증적 성격장애로 진단될 것이다.

3.6.4 PTED 위험요인으로서의 인격장애

위의 사례는 불안, 공격성, 좌절감, 무력감, 하향된 기분 등과 같은 다른 부
정적인 감정들과 함께 울분이 일부 성격장애의 정서적 스펙트럼의 일부가 될
수 있다는 것을 보여준다. 그 사례들은 또한 성격장애의 영향을 받은 사람들
이 PTED로 이어질 수 있는 상황에 이르게 된다는 것을 보여준다. 성격장애

는 시간 경과에 따라 만연하고, 부적절한 반응, 사회적 상호작용의 저하, 그리고 삶에 대처하는 많은 문제를 야기하는 지속적 행동 패턴으로 설명된다 (Wittchen, 1996; Fiedler, 2001; Linden, 2006). 이는 성격장애를 가진 사람은 삶에 효과적으로 대처하는 능력이 손상된다는 뜻이다. 게다가, 성격장애를 가진 사람들은 환경에 부정적인 반응을 일으키고 자신에 대한 부정적인 행동을 이끌어낸다. 그들은 사회적으로 배제되고 이상하거나 외부인이라고 해서 처벌을 받는다. 따라서 그들은 일반적으로 정신 질환의 결과처럼 이혼이나 분리, 직업상의 긴장 또는 실업과 같은 부정적인 삶의 사건들을 높게 경험한다 (Petermann, 1995). 성격 요인은 스트레스를 받는 삶의 사건에 대한 반응을 잠재적으로 스트레스를 받는 상황의 평가와 대처 반응 모두에 영향을 줌으로써 조절한다(이 책, 2.6, 만치니와 보난노 2006에 대한 성격 요인의 종합적인 논의는 Dodek와 Barnow 참조). 성격 요인은 잠재적으로 스트레스를 받을 수 있는 상황의 평가와 대처에 영향을 미침으로써 삶에서 스트레스 사건에 대한 반응을 조절한다 (Dodek와 Barnow를 참조, 성격 요인이 울분 반응에 미치는 영향에 대한 종합적인 논의를 이 책 2.6과 Mancini와 Bonanno, 2006.). 성격장애가 동반된 경우, 개인들은 그러한 중대한 삶의 사건들을 다루기에 불충분하다. 다른 사람들과의 기능적 상호작용이 중요한 사회적, 개인적 상황에서 특히 두드러진다. 예를 들어 개인이 중요한 삶의 사건에 직면했을 때 말이다. 그 예로, 경계선 성격장애 환자가 결별 이후에 자해 행동이 증가하는 것을 볼 수 있다.

요약하자면, 성격장애는 PTED의 발달에 있어 취약성 요인이 된다. 따라서 그러한 장애를 가진 사람들 사이에서 PTED의 발생은 정상 모집단보다 현저하게 높다. 그러한 경우 PTED는 기존의 정신장애와 동반하며, 그러한 것으로 진단될 수 있다.

3.6.5 울분하기 쉬운 성격장애

우리는 여러 번 울분이 불안과 다른 감정과 같은 일반적인 감정이라고 말
했다. 성격과 성격장애는 주로 지배적인 감정이나 정서적 문제로 특징지어
진다(Linden, 2006; Ostendorfer & Angleitner, 2003; Fydrich et al., 1997). 수많은 연구
들이 일관되게 성격과 정서 사이의 밀접한 관계를 입증해 왔다(예: DeNeve &
Cooper, 1998; Diener & Lucas, 1999; Lucas & Fujita, 2000; Tellegen, 1985). 따라서, 다
루어야 할 문제는 불안, 친절한, 공격적인, 불쾌감 또는 분노 경향이 있는 성
격 및 성격장애의 스펙트럼을 따라 울분이 발생하기 쉬운 성격이 존재하는
지의 여부다. 지난 20년 동안, 개인들은 그들의 신체적 자극과 좌절감, 모호
함, 보상, 처벌에 대한 내성 대(vs.) 민감성뿐만 아니라 도덕적 규범의 위반
과 부당함에 대한 내성 대(vs.) 민감성에서도 다를 수 있다고 제안되었다(Dar
& Resh, 2001; Huseman, Hatfield, Miles 1987; Lovas & Wolt, 2002). 우리 모두는 불
의에 지나치게 민감하고, 이유 없이 모욕감을 느끼고, 사소한 이유로도 좌절
감이나 울분으로 반응하는 개인을 알고 있다. 대부분 "예민한"사람으로 불린
다. 그들은 농담을 오해하는 경향이 있고 항상 풀이 죽어 있다. Schmitt et al.
(1995)은 정당성의 방향 자체가 그 사람의 특징으로 개념화되어야 한다고 주
장했다. 더욱이, 정당성에 대한 민감성의 성격적 차이는 개인이 부당하게 대
우받고 울분을 느끼는 시기와 이유를 이해하기 위한 상황적, 사회적 요인 못
지 않게 중요할 수 있다는 의견이 제시되었다(Schmitt et al., 2005).

불안이 포함되는 경우, 울분장애를 성격의 두드러진 특성과 성격장애로 구
분하는 것이 어렵다. 그럼에도 불구하고 장애로 분류될 만한 사례들이 있다.
다른 성격이나 장애에 대해서도 마찬가지겠지만 울분하는 성격을 편집증적
인 성격, 나르시시즘적인 성격, 공격성, 또는 다른 유형의 성격과 구별하는
것은 어렵다.

참고문헌

Alexander J (1966) The psychology of bitterness. Int J Psycho-Analysis 41:514–520

APA. American Psychiatric Association (1994) Diagnostic and statistical manual of mental disorders, 4th edn. American Psychiatric Association, Washington

APA (1994) Diagnostic and statistical manual of mental disorders, 4th edn. American Psychiatric Association, Washington

Bies RJ, Moag JS (1986) Interactional justice: Communication criteria for fairness. In: Sheppard BH (ed) Research on negotiation in organizations, vol 1. JAI Press, Greenwich, pp 43–55

Bies RJ, Tripp TM (2002) "Hot flashes, open wounds": Injustice and the tyranny of its emotions. In: Gilliland SW, SteinerDD, Skarlicki DP (eds) Emerging perspectives on managing organizational justice. Information Age, Greenwich, pp 203–224

Dar Y, Resh N (2001) Exploring the multifaceted structure of sense deprivation. Eur J Soc Psychol 31:63–81

DeNeve KM, Cooper H (1998) Thehappy personality: Ameta-analysis of 137 personality traits and subjective well-being. Psychol Bull 124:197–229

Diener E, Lucas RE (1999) Personality and subjective well-being. In: Kahneman D, Diener E, Schwarz N (eds) Well-being: The foundations of hedonic psychology. Russell Sage Foundation, New York, pp 213–229

Fiedler P (2001) Personlichkeitsstorungen. Psychologie Verlags Union, Weinheim

Fydrich T, Renneberg B, Schmitz B, Wittchen H-U (1997) SKID-II. Strukturiertes Klinisches Interview fur DSM-IV Achse II: Personlichkeitsstorungen.Hogrefe, Gottingen

Grimm J, GrimmW (2005) Deutsches Worterbuch von Jacob und Wilhelm Grimm im Internet. http://germazope.uni-trier.de/Projects/WBB/woerterbuecher/dwb/wbgui?lemid=GV00517. Accessed 14 Oct 2009

Harlos KP, Pinder CC (2000) Emotions and injustice in theworkplace. In: Fineman S (ed) Emotion in organizations, 2nd edn. Sage, London, pp 255–276

Huseman RC, Hatfield JD, Miles EW (1987) A new perspective on equity theory: The equity sensitivity construct. Acad Manag Rev 12:222–234

Janoff-Bulman R (1992) Shattered assumptions: Towards a new psychology of trauma. Free Press, New York

Kernberg OF (1998) Pathological narcissism and narcissistic personality disorder: Theoretical background and diagnostic classification. In: RonningstamE (ed) Disorders of narcissism: Diagnostic, clinical, and empirical implications. American Psychiatric Publishing, Washington, pp 29–51

Lerner MJ, Lerner S (1981) The justice motive in social behavior. Plenum, New York

Linden M, Baumann K, Lieberei B, RotterM (2009) The Posttraumatic Embitterment Disorder Self-Rating Scale (PTED Scale). Clin Psychol Psychotherapy 16:139–147

Linden M, Rotter M, Baumann K, Lieberei B (2007a) Posttraumatic Embitterment Disorder. Hogrefe & Huber, Toronto

Linden M, Baumann K, Rotter M, Schippan B (2007b) The psychopathology of posttraumatic embitterment disorders (PTED). Psychopathology 40:159–165

Linden M (2006) Minimal emotional dysfunctions (MED) in personality disorders. Eur J Psychiatry 21:325–332

Linden M (2003) The Posttraumatic Embitterment Disorder. Psychotherapy and Psychosom 72:195–202

Lucas RE, Fujita F (2000) Factors influencing the relation between extraversion and pleasant affect. J Personality Soc Psychol 79:1039–1056

Lovas L, Wolt R (2002) Sensitivity to injustice in the context of some personality traits. Studia Psychologica 15:134–141

Mancini AD, Bonanno GA (2006) Resilience in the face of potential trauma: Clinical practices and illustrations. J Clin Psychol 62(8):971–985

Mikula G(1986)Theexperience of injustice: Toward a better understanding of its phenomenology. In: Bierhoff HW, Cohen RL, Greenberg J (eds) Justice in inter-personal relations. Plenum Press, New York, pp 103–123

Miller DT (2001) Disrespect and the experience of injustice. Ann Rev Psychol 52:527–53

Ostendorfer F, Angleitner A (2003) NEO-Personlichkeitsinventar nach Costa undMcCrae, Revidierte Fassung. Hogrefe Verlag, Gottingen

Petermann F (1995) Identifikation und Effektanalyse von kritischen Lebensereignissen. In: Filipp G (ed) Kritische Lebensereignisse. Beltz, Munchen, pp 53–90

Pincus AL, Ansell EB, Pimentel CA, CainNM,WrightGC, LevyKN (2009) Initial construction and validation of the pathological narcissism inventory. Psychol Assess 21:365–379

Ronningstam E (2005) Narcissistic personality disorder: A review. In: Maj M, Akiskal HS, Mezzich JE, Okasha A (eds) Evidence and experience in psychiatry, vol 8, Personality disorders. Wiley, New York, pp 277–327

Ross M, Miller DT (2001) The Justice Motive in Social Life: Essays in Honor of Melvin Lerner. Cambridge University Press, New York

Rotter M, Linden M (in press) Normal, unspecific, traumatic, and secondary embitterment in unselected patients with mental disorders. Submitted.

Rotter M, Linden M (2008) Diagnostik und Therapie der paranoiden Personlichkeits storung. In: Kernberg OF, Buchheim A, Dulz B et al. (eds) Persönlichkeitsstörungen. Theorie und Praxis. Paranoide Personlichkeitsstorung, paranoide Psychose, alltagliche Paranoia. Schattauer, Stuttgart

Sachse R (2004) Personlichkeitsstorungen: Leitfaden fur die psychologische

Psychotherapie. Hogrefe Huber, Gottingen

Schmitt M, Gollwitzer M,Maes J, Arbach D (2005) Justice sensitivity: Assessment and location in the personality space. Eur J Psychol Assess 21:202–211

Schmitt M, Neumann R, Montada L (1995) Dispositional sensitivity to befallen injustice. Soc Justice Res 8:385–407

Simon RI (2001) Distinguishing trauma-associated narcissistic symptoms from posttraumatic stress disorder: A diagnostic challenge. Harv Rev Psychiatry 10:28–36

Tellegen A (1985) Structures of mood and personality and their relevance to assessing anxiety, with an emphasis on self-report. In: Tuma AH, Maser JD (eds) Anxiety and the anxiety disorders. Erlbaum, Hillsdale, pp 681–706

WHO(1992) International statistical classificationof diseases and related health problems. 10th rev.WHO, Geneva

Wittchen HU (1996) Klassifikation und Diagnostik von Persönlichkeitsstörungen. In: Schmitz B, Fydrich T, Limbacher K (eds) Personlichkeitsstorungen: Diagnostik und Psychotherapie. Psychologie Verlags Union, Weinheim, pp 27–41

Embitterment 울분

사회적

심리학적

임상적 측면들

PART

04

울분의 맥락

Embitterment

04 울분의 맥락

4.1 | 울분증후군Embitterment syndrome : 정신약리학적 관리를 위한 옵션들

Borwin Bandelow

　누군가가 주관적인 경험 속에서 중요한 타인들로부터 부당한 대우를 받았을 때, 여기에 동반된 부정적인 인생사건들(예컨대, 실직, 사회적 위축, 이혼, 심각한 질병)이 발생하면, 이에 대한 반응으로 병리적 정신 상태 수준의 심한 울분이 나타날 수 있다. 이는 그 사건의 실제 부당함보다 더 과장된 반응이거나 자기 자신이 만들어낸 위기를 타인이 준 불행으로 재해석한 것일 수 있다. 환자들은 울분뿐만 아니라 자신이 인식한 부당함에 대한 공격적 반항, 원망, 과민함, 분노 폭발, 자해 혹은 살인 환상을 드러낼 수 있으며, 지각된 부당함에 관련된 생각들에 침습적, 강박적으로 몰두하고 사회적인 철수와 타인들에 대해 거리를 두고 소원해진 모습을 보일 수도 있다. 또한 빈번하게 가족 관계와 사회적 통합, 일의 능률을 포함한 삶의 거의 모든 영역에서 장애를 보이기도 한다. 울분은 우울 및 불안과는 구별되는 정서이지만 우울과 불안 증후군이 함께 나타날 수도 있다(Linden, 2003; Linden et al., 2007). 여하간, 심한 울분은 치료를 필요로 하는 불능^{disabling} 상태이다. 울분을 가진 환자들을 치료하는 정신과 전문의와 심리학자들은 이 상태가 심리학 및 정신약리학적 치료들을 포함하는 모든 옵션들이 사용될 때 조차도 치료하기가 어려우며, 일반적으로 이 정서를 가진 환자들이 치료에 대한 순응도가 낮다는 데 동의한다.

울분이 하나의 정서이기 때문에 던져질 수 있는 의문은 약물치료가 증상을 완화하는 데 도움이 될 수 있는가 하는 것이다. 울분 증후군은 지금까지 과학적 입장에서는 거의 주목 받지 못했다. 그러므로 울분에 대한 약물 치료에 관하여 참고할 수 있는 실증적 자료 또한 아직 없다. 현재까지는 그러한 증례들의 치료적 관리는 무작위 임상 연구들보다는 임상적 경험에 기초해 있다. 아래에서 우리는 1) 임상 경험들, 2) 유사한 병리의 치료 시도-특히 PTSD, 3) 불안 혹은 공격성, 절망, 기분 장애와 같은 관련 정서적 특징에 대한 증후군 치료, 4) 약리학적 고려를 기반으로 하여 가능한 옵션들에 대해 논의할 것이다.

4.1.1 임상 사례

한 남자 환자는 45세로 독일 민주공화국(*동독 혹은 GDR)의 국가 인민군에서 고위 국경 장교(border officer)로 일해왔다. 그는 많은 특권을 가지고 있었다. 그런데 아마도 주변에서 그의 정치적 충성심에 대한 의심들이 있었기 때문에 그는 더 낮은 지위로 강등되었던 것 같다. 이 점에서 그는 그가 권력에 의해 부당한 대우를 받고 있다고 생각하기 시작했다. 때문에 그는 국경을 넘어 동독에서 서독으로 탈출하려고 결심하였다. 그의 탈출 시도는 실패했고, 반체제 혐의로 몇 년간의 징역형을 선고 받고 감옥에 들어갔다. 전해진 바에 따르면 그는 그곳에서 심문 중에 고문을 받기도 하였다. 서독 정부는 그를 서독으로 석방하도록 협상했고, 그는 그곳에서 보안 서비스 회사직을 구했지만 알 수 없는 이유로 몇 달 뒤에 해고당하였다. 그 후 그는 다른 일을 찾을 수 없었고, 동독에서 온 피난민으로서 그는 170 유로의 생활보조금과 추가적인 사회복지 혜택을 받았다.

그 환자가 우리 정신과 병동에 입원했을 때 그는 이것이 네 번째 입원이라고 하였다. 그는 이 전에 입원했을 때 두 번의 정신분석적 심리치료와 한번의 인지행동치료[CBT]를 받았다. 그는 이전 입원 동안 다음과 같이 진단을 받았다: 외상 후 스트레스 장애[PTSD], 신체형 장애[somatoform disorder], 자기애적 성격장애[narcissistic personality disorder], 벤조디아제핀 의존성[benzodiazepine dependency]. 입원 중 그의 증상들에는 권위에 의한 학대에 대한 울분과 원망, 복수 환상, 분노 폭발과 같은 것들이 되어 있었다. 더 나아가, 그는 불면증, 불안, 불쾌한 기분, 자살 생각, 집중의 어려움, 무기력, 일 할 수 없음[inability to work]을 호소하였다. 직업적 재통합[occupational reintegration]을 통해 그를 도우려는 시도는 실패했다. 그는 자살하겠다고 협박하여 병원 입원을 연장하려고 했다. 그의 말에 따르면, 그는 자신이 두 번 부당한 대우를 받았다고 느꼈다: 처음에는 동독에 의한 것이었고, 그 후에는 서독 정부에 의한 것이었다. 환자는 린든[Linden]이 규정한 PTED의 기준에 일치하였다(Linden, 2003; Linden et al., 2008).

임상적 틀[routine]의 조건하에서 그는 이용 가능한 거의 모든 약물 옵션들을 처방 받았다. 여기에는 선택적 세로토닌 재흡수 억제제[SSRIs], 세로토닌 노르에피네프린 재흡수 억제제[SNRIs], 삼환계 항불안 오피프라몰, 항우울 미르타자핀, 벤조디아제핀이 포함되었다. 항우울제는 환자가 참을 수 없는 부작용을 호소하였기에 며칠만에 대부분 중단하였다. 환자는 항우울제의 부작용이 몇 주간의 치료 후에 사라지는 반면, 효능이 시작 되는 데는 2주에서 4주가 필요하다는 것을 믿지 못하였다. 그가 생각하기에 도움이 되는 유일한 약은 그가 이미 8달 이상 복용해온 로라제팜이었다. 우리 병원에서 환자는 그의 몇몇

중상을 완화해주고 벤조디아제핀 양을 서서히 줄이는 데 도움이 되는 프레가

발린을 300 mg/day씩 처방 받았다.

　이 임상 사례는 외상 후 울분장애 치료에서 이례적이지 않은 것으로 보이

며, 전형적인 복잡한 병리의 과정을 보여준다.

4.1.2 외상 후 스트레스 장애[PTSD]의 의학적 관리

　심각한 울분에 대한 반응들은 외상 후 스트레스 장애[PTSD]와 몇 가지 유사한

점이 있는데, 이 반응들은 침습[intrusion], 멍함, 저조한 기분, 불안 및 다른 증상

들이 관련되어 있기 때문이다. 따라서 PTED의 치료는 PTSD 치료에서의 경

험에 기초하는 것이 타당할 수 있다.

　국제 지표에 요약된 것으로서 PTSD의 약물 치료에 관한 무작위 대조 연구

들이 많이 있다(Bandelow et al., 2008). 서로 다른 많은 약물들이 몇 가지 효과

들을 보여왔다(표 1). 선택적 세로토닌 재흡수 억제제[Selective serotonin reuptake inhibitors,

SSRIs]는 PTSD 치료에서 일차적[first-line] 약물로 간주되어 왔다. 단기 및 재발 방

지 연구들에서는 SSRI 계열 약물인 플루옥세틴, 파록세틴, 서트랄린, 플루복

사민이 효용성이 있는 것으로 나타났다. 또한, 선택적 세로토닌 노르에피네

프린 재흡수 억제제[selective serotonin norepinephrine reuptake inhibitor, SNRI]인 벤라팍신은 PTSD

에 있어서 위약보다 효과가 우세한 것으로 나타났다. 노르에피네프린 재흡

수 억제제 레복세틴[norepinephrine reuptake inhibitor reboxetine, NRIR]은 SSRI인 플루복사민 만

큼이나 효과가 있었다. 유사하게 항우울제 미르타자핀은 소규모 위약 대조

연구에서 효과가 있었다. 더욱이 삼환계 항우울제[tricyclic antidepressants, TCAs]들은 비

록 이들이 높은 빈도로 부작용과 과다복용의 위험, 빈약한 순응률을 보이기

때문에 일차적 치료로 고려되지 않는다고 할지라도 PTSD에 도움이 되는 것

으로 나타났다. 모노아미 산화효소 억제제[monoamine oxidase inhibitor, MAOI]는 삼환계

표 1. PTSD 치료를 위한 추천 사항 요약. 근거 범주: A, 무작위 대조 연구에서의 전체 근거. B, 무작위 대조 연구에서의 제한된 근거. C1, 열린 연구에서의 근거. C2, 사례 보고들에서의 근거. 추천 등급은 위험편익비(risk-benefit ratio)에 기반하였다. 세부사항은 (Bandelow 등, 2008)을 보라.

추천 등급	근거 범주	치료
1	A	• SSRIs (플루옥세틴, 파록세틴, 서트랄린) 및 SNRI 벤라팍신은 PTSD치료에서 일차적으로 사용된다.
3	B	• 아미트리프틸린, 이미프라민, 미르타자핀, 리스페리돈, 라모트리진은 DBPC 시험들에서 효과적이었다. 프라조신은 악몽을 감소시키기도 한다. 치료 저항 사례들에서는 보조적 올란자핀이나 리스페리돈이 효과적이었다.
4	C1	• 열린 연구들에 따르면 다음과 같은 약물들이 효과적이었다: 시탈로프람, 에스시탈로프람, 플루복사민, 모클로베미드, 티아넵틴, 쿠에티아핀, 올란자핀, 페니토인, 카르마바제핀, 가바펜틴, 라모트리진, 토피라메이트, 메만틴, SSRI에 트리요오드티로닌(T3)을 첨가한 것, 이미프라민+클로니딘 치료 저항 사례들에서는 벤라팍신과 프라조신이 효과적이었다.
	C2	• 단일 연구들에서는 벤라팍신에 쿠에티아핀을 첨가한 것이나 SSRI에 가바펜틴을 첨가한 것이 효과적이었다.
5	D	• MAOI 페넬진의 효능 결과는 일관성이 없었다.

항우울제만큼이나 효과적이었다. PTSD에 관한 벤조디아제핀 위약 대조 시험에서, 불안 증상의 개선은 위약보다 알프라졸람에 의한 것이 유의미하게 더 효과가 있었지만 그 정도는 그렇게 크지 않았다. PTSD에 특정한 증상들은 크게 바뀌지 않았다. 그러나 이 연구 표본의 규모는 뚜렷한 결론을 도출하기에는 크기가 너무 작았다. 중독 가능성 때문에 벤조디아제핀 계열은 PTSD 치료에 추천되지 않는다. 또한, 리스페리돈이나 올란자핀과 같은 항정신성 약물들은 대조 실험에서 효과적인 것으로 나타났다. 나아가, 항경련제와 기분 안정제인 라모트리진은 소규모 연구에서 연구되어 왔고, 위약에 비해 높은 반응률을 보여왔다. α1-길항제 프라조신은 10명의 환자들과 시행한 소규모 DBPC 연구에서 효과적이었다. 몇몇 연구들은 PTSD에서 일반적인 증상인 악몽에 프라조신이 유용하다는 것을 제안했다.

　이러한 결과들을 논의할 때 한 가지 잊지 말아야 할 것은 PTSD가 울분과 다르다는 점이다. PTSD는 DSM(정신병리에 관한 진단 및 통계 편람)의 최신 버전 중 불안 장애 범주에 포함되었으며, PTSD의 전형적인 증상에는 강렬한 두려움, 과잉각성, 과장된 놀람 반응, 회피 행동이 있다. 그러나 울분은 불안과는 다른 정서이다. 그러므로, PTSD에 대한 약물 치료 경험들은 울분 증상에 쉽게 일반화될 수 없다. 그러나 매우 다양한 약물들이 PTSD에서 효과적이라는 사실은 PTSD 치료에 특정한 약물은 없으며, 약물 효과들은 불안이나 우울한 기분 등과 같은 단일 증상의 개선에 의해 중재된다는 것을 시사한다. 그러므로 던져볼 수 있는 질문은 울분 증후군에서 어떤 증상들이 지배적이고 이것이 약물 치료의 가능성을 열어주는가 하는 것이다.

4.1.3 증상과 증후군을 표적으로 하는 치료 옵션들

　정신약물치료의 초기 이래로 중요한 치료 개념은 치료 대상을 병리 전체에 관한 것이 아닌 증상과 증후군을 표적으로 하는 것이다(Freyhan, 1960). 비록 적합 요건licensing requirements을 위한 대조 임상 시험들은 오늘날 동종 진단 집단에서 행해지지만, "병리 혹은 장애에 특정한 치료"가 있는지는 의문이다. 대신에, 모든 항우울제들은 해당 병리에 우울한 기분이 포함되어 있는 한 많은 병리들에 항우울적 효과를 갖는다. 항정신성 약물들은 조현병 뿐만 아니라 정신착란 상태 혹은 기질성 정신병에서 환각을 감소시키는 효과가 있다. 또한, 진정제는 현재 병리와 관계없이 진정 작용을 발휘한다.

　의문은 PTED의 어떤 증상 혹은 증후군이 약물 치료의 표적이 될 것인가 하는 것이다. 표2는 PTED와 관련하여 볼 수 있는 두드러진 증상들을 요약한 것이며, 이러한 증상들을 주요한 정신약리학적 약물 등급과 관련시켜 보여준다. 공격성, 동요, 불안, 우울, 절망, 정서적 흥분, 정서적 불안정성, 살인 환상, 침습적 생각, 과민성, 불신과 의심, 반추, 사회적 철수, 신체형 호소, 스트레스 반응, 자살 생각, 분노 발작은 모두 세로토닌성 그리고/혹은 노르에피네프린성 항우울제들에 대하여 각자 다른 정도로 모두 반응했다.

과민성이나 공격성, 동요, 분노 폭발, 살인 환상에는 항정신성 약물이 효과적일 수 있다. 이러한 사실들^{indications}을 통해 약물은 정신증 치료에서 사용되는 것보다 더 적은 양으로 처방될 수 있다. 이론적으로 항정신성 약물들은 타인에 대한 불신을 치료 하는 데에도, 특히 의심이 정신증적 증상의 형태를 취할 때 유용하게 사용될 수 있다. 그러나, 우리는 편집적 인격 장애의 치료 경험을 통해 이러한 정신증과 유사한 특징들이 때로 신경 이완제 치료에 내성이 있다^{refractory to}는 것을 알고 있다.

정서적 불안정성과 스트레스 반응은 리튬이나 항경련제인 카르바마제핀, 라모트리진, 밸프로에이트와 같은 기분 안정제를 통해 조절될 수 있다 (Sieberer & Emrich, 2009). 이 종류^{class}에서 칼슘 통로 조절체 프레가발린은 통증 증후군과 간질, 범불안장애에 사용할 수 있는 약물이며, 흥분성 뉴런들에 억제력을 갖는 특성으로 인해 진정 효과가 있고, 불안, 초조함, 그리고 특별히 절망에 사용될 수 있는 약물이다.

벤조디아제핀 계열은 환자가 울분으로 이어지는 사건을 떠올렸을 때 나타나는 불안, 동요, 정서적 흥분에 대한 선택안이 될 수 있다. 이들은 환자로 하여금 부정적인 경험들로부터 거리를 둘 수 있게 도우며, 스트레스를 견디도록 도울 수 있다. 그러나 이들은 울분 증후군을 가진 환자들의 중독 발달에 상당 부분 원인이 될 수 있으므로 조심스럽게 사용되어야 한다.

요약하자면, PTSD의 경우와 유사한 그림이 나타난다. 증후군의 스펙트럼에 기반했을 때 거의 모든 약물 종류들이 PTED 치료에서 몇 가지 함의를 갖는다. 선택은 지배적인 증상에 따라서 결정될 수 있을 것이다.

표 2. 울분 증후군에 대한 가능한 치료 옵션들. 치료 제안들은 대조 연구들에서 나온 근거를 기반으로 하지 않았다.

	항우울제 계열 (SSRI, SNRI, TCA, MAOI, 그 외)	항정신성 계열, 그 외	기분 안정제/칼슘 통로 조절체(리튬, 카르바마제핀, 밸프로에이트, 프레가발린, 그 외)	벤조디아제핀 계열
공격성	X	X	X	X
동요	X	X	X	X
불안	X	X	X	X
우울	X		(X)	
절망	X		X	X
정서적 흥분	X	X	X	X
정서적 불안정성	X	X	X	X
살인 환상	X	X	X	X
침습적 생각	X			X
과민성	X	X	X	X
불신과 의심		X		
반추	X			
수면 문제	X	X	X	X
사회적 철수	X			
신체형 호소	X	X		X
스트레스 반응	X	X		X
자살 생각	X	X		X
분노 발작	X	X		X

4.1.4 약물역학적 고려

중상들을 약물의 종류들과 관련시킬 때 주의할 점이 있다. 항우울제, 항정신증제 등과 같은 고전적 약물류들은 매우 서로 다른 종류로 이루어진 그룹이라는 점이다. 예를 들어, 수면 문제는 트라이미프라민이나 미르타자핀과

표 3. 선택된 항우울 약물의 수용기 특성(수치가 낮을수록 친화도가 높다)

화합물	세로토닌	5-HT$_{1A}$	5-HT$_2$	노르에피네프린	도파민	히스타민	무스카린	α_1	α_2	D$_2$
아미트리프틸린	4.3	450	18	35	3250	0.95	9.6	24	690	1460
부스피론	?	5.7	174	?	?	?	?	138	?	362
시탈로프람	1.16	?	?	4070	28,100	?	?	?	?	?
클로미프라민	0.28	?	?	38	2190	31	37	38	3200	?
데시프라민	17.6	6400	350	0.83	3190	60	66	100	5500	3500
독세핀	68	276	27	29.5	12,100	0.17	23	23.5	1270	360
둘록세틴	0.8	?	?	7.5	240	?	?	?	?	?
마프로틸린	5800	?	?	11.1	1000	2	570	90	9400	?
미안세린	4000	?	?	71	9400	?	?	?	?	?
미르타자핀	1500+	1500+	10~	1250~	1500+	1~	1000~	500~	100~	1500+
레복세틴	720	?	?	11	10,000+	?	?	?	?	?

같은 몇몇 항우울제로 잘 치료될 수 있지만, 대부분의 SSRI 계열로는 불가능하다. 그러므로 약물들의 수용기 특성profile에 대해 묻는 것이 더 흥미롭다. 일례로, 표3은 선택된 항우울제에 대한 선택된 수용기 친화 특성들을 보여준다(Cusack et al., 1994, Tatsumi et al., 1997, Owens et al., 1997, Schatzberg & Charles, 2006). 그 외에도 훨씬 많은 수용기 시스템과 또한 많은 약물들이 있다. 표 3의 모든 약물들은 약물역학적 특성에 있어서 뚜렷한 차이들이 있음에도, "항우울제"라는 공통 표제 아래 함께 나열되었다. 만일 정서적 장애를 특별한 표적으로 하길 원한다면, 이러한 차이 득성들이 보나 중요해신다.

오늘날에는 서로 다른 수용기 시스템과 동물과 인간의 행동에서 미치는 그들의 효과에 관한 방대한 지식들이 있다(표 4). 간단한 일례로 진정제가 있다. 아미트리프틸린이나 독세핀, 미안세린은 히스타민 수용기에 높은 친화성을 보이며, 모두 흥분을 감소시키는 데 사용될 수 있다. 세로토닌 시스템은 매우 오래되었고, 크며, 분화된 수용기 시스템이다(Filip & Bader, 2009). 이는 기분과 관련되어 있을 뿐만 아니라, 울분 증후군과 특별한 관계가 있는 공격성과도 관련되어 있다(Oliver, 2004). 최근까지 세로토닌 결핍은 일반적으로 증가된 공격성과 관련이 있다고 알려진 반면, 이는 한편 지나치게 단순화된 것으로 보여진다. 세로토닌성serotonergic 약물들은 심지어 증가된 공격적 행동들과도 관련되어 있다(Reeves & Ladner, 2009). 이에 대한 설명하자면, 세로토닌성 시스템에는 서로 다른 행동적 의미를 지닌 많은 하위 유형의 수용기들이 있다. 공격성과 관련하여, 5HT1A 수용기(de Boer & Koolhaas, 2005)는 특별한 관계가 있다. 이 하위수용기에 대해 높은 수준의 친화성을 가진 약물들은 "세레닉serenics"이라고 불리는데, 이 약물은 사회적 행동을 개선시키고, 정서적 자기 조절을 증가시키며, 울분장애와 특별한 관계가 있다(Linden et al., 1988; Oliver et al., 1990). 시중에서 구입할 수 있는 5HT1A 약물로는 부스피론이 있다(Apter & Allen, 1999).

표 4. 서로 다른 신경전달물질과 수용기 유형의 차단 혹은 자극, 그리고 가능한 표적 증상들

수용기/신경전달물질 시스템	가능한 표적 증상들
세로토닌성	우울증, 자살 경향성, 불안, 두려움, 회피, 공격성, 신체형 호소
노르에피네프린성	우울증, 불안, 두려움, 회피
도파민성	과민성, 공격성, 동요, 살인 환상, 불신, 의심
항히스타민성	초조함, 불면증, 불안, 동요, 정서적 흥분
GABA성	초조함, 불면증, 불안, 공격성, 동요, 정서적 흥분
전위-의존 칼슘 채널의 조절	불안, 불면증

또 다른 흥미로운 신경전달물질 시스템은 GABA 수용기이다. 많은 하위 유형의 GABA 수용기들이 있으며, 이들은 뇌의 많은 다른 영역에 분포되어 있다. 이러한 차이점들은 현재까지 부분적으로만 이해되었다(Borden, 1996). 이 수용기 시스템에 작동하는 가장 잘 알려진 약물은 벤조디아제핀 계열이다. 그 효과의 스펙트럼은 공격성, 자살 경향성, 그리고 울분과 절망에 대한 효과와 함께, 스트레스에서 거리두기, 흥분의 개선, 수면 문제, 충동 및 기분 조절을 포함하기 때문에 울분의 맥락에서 특별한 관계가 있다(Petty, 1995; Ryback & Ryback, 1995; Alev & Kulkarni, 1989; Kendell et al., 2005). GABA 시스템에 대한 조절 효과를 가진 새로운 유형의 약물들로는 가바펜틴과 프레가발린이 있다. 관련 작동 부위로는 전위 개폐형 이온 채널[voltage-gated ion channers](즉, 나트륨 및 칼슘 채널)과 리간드 개폐형 이온 채널, 글루타메이트와 N-methyl-D-aspartate의 흥분성 수용체, 감마-아미노뷰티르산[GABA]과 글리신의 억제성 수용체가 있다(Sarzi-Puttinil et al., 2008). 프레가발린은 간질(첨가물로서)과 말초 및 중추신경 통증, 그리고 범불안장애의 치료에 사용된다. 만성 통증에 대한 이들의 효과 중에는 절망[despair]과 포기[giving up]의 개선이 일부 포함된다(Sarzi-Puttini et al., 2008). 그러므로, 프레가발린은 울분 반응의 치료에 있어서 일화적 임상 관찰에 의해서도 뒷받침되는 흥미로운 선택안이라 할 수 있다.

273

4.1.5 결론

이번 장에서 논의된 모든 치료 옵션들은 제안 및 이론적 고려사항으로 간주되어야 한다. 아직까지 울분의 약물 치료에 관한 임상적 연구는 없다. 그러나 PTED와 다른 울분 증후군들은 환자를 가장 불능화하는 질환 중 하나이며 만성적이고 삶을 위태롭게도 할 수 있는 질환이기 때문에 현재 가능한 모든 치료 전략들은 치료하기 어려운 이 상태의 증상들을 완화시키기 위해 시도되어야 한다. 이 글의 결론이 개별 사례들에서 필요한 약물을 선택하는 데 도움이 될 수 있겠다. 가장 중요한 목표는 울분 치료의 효과적인 방법을 찾기 위해 향후 약물 치료가 어디로 갈 것인가에 관한 논의를 열기 위한 것이었다.

참고문헌

AlevKO, Kulkarni SK (1989) GABA-mediatedmodification of despair behavior in mice. Naunyn-Schmiedeberg's Archives of Pharmacology

Apter JT, Allen LA (1999) Buspirone: future directions. J Clin Psychopharmacol 19:86–93

Bandelow B, Zohar J, Hollander E, et al (2008) World Federation of Societies of Biological Psychiatry (WFSBP) guidelines for the pharmacological treatment of anxiety, obsessivecompulsive and post-traumatic stress disorders–first revision. World J Biol Psychiatry 9:248–312

Borden LA (1996) GABA transporter heterogeneity: pharmacology and cellular localization. Neurochem Int 29:335–356

Cusack B, Nelson A, Richelson E (1994) Binding of antidepressants to human brain receptors: focus on newer generation compounds. Psychopharmacology 114:559–565

de Boer SF, Koolhaas JM (2005) 5-HT1A and 5-HT1B receptor agonists and aggression: a pharmacological challenge of the serotonin deficiency hypothesis. Eur J Pharmacol 526:125–139

Filip M, Bader M. (2009) Overview on 5-HT receptors and their role in physiology and pathology of the central nervous system. Pharmacol Rep 61:761–777

Freyhan FA (1960) Psychopharmacology and the controversial clinician. In: Uhr L, Miller TG (eds) Drugs and behavior. JohnWiley and Sons, Inc., New York, pp 184–198

Linden M, Helmchen H, Muller-Oerlinghausen B (1988) Early phase-II semi double-blind study of the new alkaline propanolamine derivative enciprazine. Drug Res 38:814–816

Linden M (2003) Posttraumatic embitterment disorder. Psychother Psychosom 72:195–202

Linden M, Rotter M, Baumann K, Lieberei B (2007) ThePost-Traumatic Embitterment (PTED). Bern, Hogrefe & Huber

Linden M, Baumann K, Rotter M, Lieberei B (2008) Diagnostic Criteria and the Standardized Diagnostic Interview for Posttraumatic Embitterment Disorder (PTED). Int J Psychiatry Clin Prac 12:93–96

Kendell SF, Krystal JH, Sanacora G (2005) GABA and glutamate systems as therapeutic targets in depression and mood disorders. Exp OpinTherap Targ 9:153–168

Olivier B, Mos J, Rasmussen D (1990) Behavioural pharmacology of the serenic, eltoprazine. Drug Metabol Drug Interact 8:31–83

Olivier B (2004) Serotonin and Aggression. Annals NY Acad Sci 1036:382–392

Owens MJ, Morgan WN, Plott SJ, Nemeroff CB (1997) Neurotransmitter receptor and transporter binding profile of antidepressants and their metabolites. J Pharmacol Exp Ther 283:1305–1322

Petty F (1995) GABA and mood disorders: a brief review and hypothesis. J Affect Disord 34:275–281

Reeves RR, Ladner ME (2009) Antidepressant-induced suicidality: implications for clinical practice. South Med J 102:713–718

Ryback R, Ryback L (1995) Gabapentin for behavioral dyscontrol. Am J Psychiatry 152:1399

Sarzi-Puttini P, Torta R, Marinangeli F, Biasi G, Spath M, BuskilaD, Gracely RH, Giamberardino MA, Bazzichi L, Cazzola M, Di Franco M, Stisi S, Salaffi F, Casale R, Leardini G, Gorla R, Marsico A, Carignola R, Altomonte L, Ceccherelli F, CassisiG, Arioli G, Alciati A, Atzeni F (2008) Fibromyalgia syndrome: the pharmacological treatment options. Reumatismology 60:50–58

Schatzberg AF, Charles B (2006) Essentials of clinical psychopharmacology. AmPsychiatric Pub

Sieberer M, Emrich HM (2009) Evidenz fur den Einsatz von Antikonvulsiva bei Personlichkeitsstorungen. Fortschr Neurol Psychiatr 77:133–138

Tatsumi M, Groshan K, Blakely RD, Richelson E (1997) Pharmacological profile of antidepressants and related compounds at human monoamine transporters. Eur J Pharmacol 340:249–258

4.2 | 울분과 용서 치료: 관련 연구 검토

Nathaniel G.Wade, Brian C. Post, and Marilyn A. Cornish

사람들이 대인관계에서 상처나 모욕, 괴롭힘을 경험할 때, 모욕에 대한 반추와 울분, 그리고 심지어 우울과 불안과 같은 증상을 포함하는 부정적인 결과들이 초래될 수 있다. 이러한 부정적인 결과들을 극복하는 한 가지 방법은 모욕을 준 상대를 용서하는 작업을 하는 것이다. 최근, 연구자와 임상가들은 치료 맥락 안에서 나타나는 울분과 용서 모두에 더욱더 많은 관심을 갖고 있다. 심리 치료적 개입을 통해 울분을 극복하는 방법에 대해 이해하는 것은 정서적으로 복잡한 어려움과 싸우고 있는 개인들을 만나는 임상가들에게 유용할 것이다. 치료 세팅 안에서 다뤄지는 용서의 유효성에 관한 연구는 이 탐구의 출발점이 될 것이다.

4.2.1 용서에 대해 이해하기

개인내적 과정으로서의 용서

치료적 개입으로서 적용할 때 용서에 대해 생각하는 방법은 여러 가지가 있다. 첫째, 일반적인 관점에서 용서를 이해하는 것이 중요하다. 치료 세팅에서의 용서를 연구하는 사람들은 용서에 관한 일반적인 이해를 확립하기 위해 무엇이든지 한다. 즉, 이 이해란 사람들의 경험과 일치하는 것이며, 임상적 맥락에서 맞닥뜨리게 되는 많은 유형의 의뢰인과 상처들에 민감한 것을 말한다. 예를 들어, 엔라이트[Enright]와 인간발달 연구그룹(Human Development Study Group, 1991)은 용서를 "가해자[offender]를 향한 판단과 부정적인 정서를 가질 권리를 부인함으로써가 아닌, [가해자]가 그들(피해자)에 대한 권리를 포기했다는 것을 인식하면서 가해자에 대해 연민과 자비심, 사랑을 가지고 바라보려고 노력함으로써 그들을 향한 판단과 부정적인 정서를 극복하는 것"(p. 126)이라고 정의하였다. 웨이드, 베일리, 셰이퍼(2005)는 용서를 "흔히 상처로부터 초래되는 복수심에 불타는 격렬하고 화나는 감정을 가해자를 향한 긍정적인 선의의 감정으로 바꾸는… 그러나 고통을 주는 사람들로부터의 안전을 보장하는 적절한 신체적 그리고/혹은 정서적 경계선을 포기하지 않으면서도 그렇게 하는"(p. 634) 과정이라고 정의하였다. 각각의 예시들에서 초점은 용서를 상처입고 모욕 당한 사람의 내면에서 일어나는 과정으로 본 것이며, 이것이 개인들 사이에 일어나는 과정과는 구분된다는 것에 있다.

전형적으로 용서에 관한 이러한 일반적인 이해들은 무엇이 용서가 아닌지에 관한 논의를 포함하는 경향이 있다. 예를 들어, 용서는 상처가 되는 행동을 묵과하거나, 눈 감아주거나, 최소화해 주는 것이 아니다. 가해자를 용서한다는 것은 가해 행동을 간과하거나 정당화하는 인성^person^을 요하지 않는다(Wade et al., 2008). 게다가 용서에 있어서 가해 행동을 잊는다는 것은 거의 포함되지 않는다. 대신 용서는 분노나 억울함에 계속해서 매달리지 않고 가해 행동을 새로운 방식으로 기억하는 인성을 포함한다고 볼 수 있다(Baskin & Enright, 2004). 결국, 용서는 가해자와 화해하는 것과는 구별된다. 비록 일상에서 사용되는 용서에 관한 이해는 보통 화해를 포함(Kearns & Fincham, 2004)한다 하더라도, 심리 치료에서 용서의 효과를 탐구하는 연구자와 임상가들은 이러한 뚜렷한 구분을 유지한다(Wade & Worthington, 2005). 용서는 상처 입은 사람에게 본질적으로 내적인 것이며, 가해자와의 관계를 회복하려는 결심과는 구분된다. 누군가는 자신에게 해를 입힌 가해자를 용서하기도 하지만, 추가적인 아픔이나 피해에 대한 가능성을 이유로 관계를 끝내는 것을 선택할 수도 있다(Wade et al., 2008). 또 낯선 사람에 의해 저질러진 가해 사건에서 이는 회복과는 관계가 없기 때문에 화해의 가능성은 거의 없지만 그럼에도 용서는 할 수 있다. 그러므로, 용서와 화해는 함께 일어날 수도 있고 그렇지 않을 수도 있는 별개의 경험이다.

치료 목표로서의 용서

치료적 맥락 안에서의 용서를 이해하는 또 다른 방식은 용서를 특정한 치료 목표로 보는 것이다. 치료 목표로서의 용서 또는 원하는 치료 결과는 상처와 관련한 정서적, 인지적, 행동적 변화를 포함한다. 이 변화 중 한 가지 요소는 특정한 상처와 관련된 부정적이거나 불편한 감정(예컨대, 분노, 분함, 비통함), 생각들(예컨대, 피해에 대한 반추, 복수에 대한 생각), 행동들(예컨대, 피해와 관련된 기억을 떠올리게 되는 장소를 피함)을 감소시키거나 제거하는 것이다. 이러한 변화의 또 다른 요소에는 가해자를 향한 긍정적이고 자비로운 감정, 사고, 행동의 증가를 포함된다. 이러한 긍정적인 반응들에는 가해자에 대한 연민이나 공감, 조망 수용perspective-taking이 포함될 수 있다. 그러므로, 치료 목표로서의 용서는 피해에 대한 부정적인 의미를 줄이는 것뿐만 아니라, 이들을 더 긍정적인 경험들로 바꾸는 것을 포함한다(Wade et al., 2008).

치료적 개입으로서의 용서

치료적 맥락에서 용서를 바라보는 마지막 방식은 치료적 개입으로서의 용서이다. 결과로서의 용서는 사람들로 하여금 과거를 이해하고 그들의 정서적 문제들을 해결하도록 돕는 많은 심리학적 개입에 의해 나타날 수 있는 반면, 심리학적 개입으로서의 용서는 명백하게 용서 개념과 실천들을 치료적 대화 안으로 통합한다. 몇몇 임상가들은 용서-촉진적 개입들을 좀 더 전통적인 심리 치료적 접근들에 통합해왔다(예컨대, 학대 관련 가족 치료에서 사과를 주고받는 세분화된 개입들; Madanes, 1990). 이런 상황들에서 용서는 또 다른 치료적 목표를 이루기 위한 수단처럼 여겨진다. 중요한 과거의 상처와 관련된 우울과 불안을 극복하도록 돕기 위해 용서 개입을 행하는 것과 용서에 대해 논의하는 것이 예가 될 수 있다. 다른 사람들은 시작부터 끝까지 세분화된 개입들을 설명하는 용서 치료 패키지들을 만들어 왔다. 이들 중 상당수는 결과 연구들에서 시험되어 왔다(그 예로 아래의 *용서에 관한 개입 연구*를 보라). 임상적 맥락 안에서 적용되는 용서-대인관계적 과정으로서의 용서, 치료 목표로서의 용서, 치료적 개입으로서의 용서를 이해하는 것은 부당함, 학대, 그 외의 심각한 대인 관계 상처들로 고통 받아온 사람들과 울분으로 고투하는 사람들을 도울 때 적용될 수 있는 용서의 역할을 이해하기 위한 첫걸음이 된다.

4.2.2 울분과 용서
울분과 용서

울분은 심리적 병리 혹은 정서적 콤플렉스 둘 중 한 가지로 생각될 수 있다. 린든Linden은 그들이 외상 후 울분장애(PTED; 이 책의 5.4장을 참고하라)라고 칭한 것을 위한 진단적 기준을 정교화하려는 노력에서 전자의 관점을 취한다(Linden et al., 2008). 그들은 이 병리의 타당성과 특이성을 뒷받침하기 위해 이론적 근거와 실증적 근거 모두를 제시해왔다.

그러나, 울분을 이해하기 위한 또 다른 방법은 이를 정서적 콤플렉스로 보는 것이다. 이는 병리적인 것이 아니거나 정신의학적 병리의 기준과 부합하지는 않을지 모르지만, 그럼에도 개인의 기능에 있어서 중대한 수준에서 방해가 될 수 있음을 말한다. 이 관점에서 볼 때 울분은 주로 억울함, 앙심을 품음, 비통함 그리고 때로 증오 혹은 무력함을 포함하는 정서적 상태로서 이해 된다. 이는 비록 정서가 일차적인 특징이라 할지라도 인지적 및 행동적 요소들(예컨대, 보복에 대한 생각 혹은 사람이나 장소를 능동적으로 피하기) 또한 포함될 수 있다.

용서에 관한 연구 문헌들 안에서 그러한 관점은 용서하지 못함[unforgiveness] 개념 안에 포함된다. 워딩턴[Worthington]과 웨이드[Wade](1999)는 비관용(용서하지 못함)을 "가해자에 대한 의도적[motivated] 회피 혹은 가해자를 향한 보복과 함께 억울함, 비통함 그리고 때로 증오를 포함하는 차가운 정서"(p. 386)라고 정의하였다. 용서하지 못한다는 것은 시간이 지남에 따라 피해 사건에 대해 반추가 되고, 그 사건 혹은 지각된 상처가 확대되어 반응하는 것이다(Worthington & Wade, 1999). 그러므로 용서하지 못함의 개념은 정서적 콤플렉스로서의 울분에 대한 훌륭한 대체어가 될 수 있다. 더불어, 용서하지 못함에 성공적으로 사용되어온 치료는 울분에도 유용하게 사용될 수 있을 것이다.

용서하지 못함(비관용)과 PTED 사이의 관련성[connection]

용서하지 못함과 울분 사이의 관련성을 기반으로 볼 때, 용서하지 못함[unforgiveness]의 치료에 계속해서 효과적이었던 용서 치료는 울분을 가진 사람들의 필요를 만족시키기에 적합할 것이다. 여기에 PTED의 진단 기준에 부합하는 사람들 또한 포함될 것인가? 이 물음은 용서하지 못함과 PTED 사이의 유사성과 차이점을 탐구해봄으로써 대답해 볼 수 있을 것이다. 먼저, 비록 동일하지는 않더라도, 불용을 설명하는 데 사용되는 정서들은 PTED를 설명하는 데 사용되는 정서들과 꽤나 유사하다(즉, 울분, 분노, 무력감). 이 병리로 고통받는 모든 환자들이 복수에 관한 생각을 필수적으로 품고 있는 것은 아니지만, 앙심을 품은 감정은 용서하지 못함[unforgiveness]과 PTED 모두에 일반적인 것이다. 사실, 많은 PTED 환자들은 가해자를 비난하기보다는 그 사건을 막을 수 있었어야 한다거나 적어도 그것을 건강한 방식으로 다룰 수 있었어야 한다고 믿으면서 스스로를 비난한다(Linden et al., 2008). 이는 용서하지 못함의 경우에도 마찬가지인데, 이들은 일차적으로 분노 혹은 비난을 스스로에게로 돌리

는 경향이 있다. 행동과 관련하여, 용서하지 못함이 동기가 되어 가해자를 회
피하는 행동은 PTED로 고통 받는 개인들이 침습적인 생각들을 촉발할 수 있
는 장소 혹은 사람들을 피하는 방식과 관련되어 있다. 예컨대, PTED를 겪고
있거나 불용을 품고 있는 환자는 그들이 가해자를 만나기 쉬운 특정한 인근
지역에 가기를 거부할 수도 있다.

아마도 불용과 PTED 사이의 가장 큰 유사점은 이들 모두 일상 사건에 따
른 것이라는 것이다. 워딩턴과 웨이드(1999)가 정의한 바에 따르면 불용은 대
인 관계의 상처 맥락 안에서 발생하며, 전형적으로 한 개인이 다른 사람에 의
해 상처를 입는다. 그러나, 불용은 또한 부당함에 대한 반응으로서 개념화되
고 탐구되어 왔다. 이 부당함은 신 혹은 우주에 대해 분노하고 용서하지 않는
경우처럼, 타인에 의해 야기되었거나 대인 관계 안에서 직접적으로 발생된
것이 아니다(Exline et al., 1999). 이는 대인 관계 맥락 안에서 발생하지만 개인
과 비인격적 개체(예: 정부, 회사, 세상) 사이에서 또한 발생할 수 있다는 점에서
PTED와 유사하다.

울분과 PTED에 대한 용서 치료

그러므로, 용서 치료가 용서하지 않는(비관용) 사람들에게 도움이 되었던
만큼, 이는 정서적 콤플렉스로서의 울분과 PTED 모두를 경험하는 사람들의
필요를 만족시키는 데 아주 적합할 것이다. 이런 연관성에는 여러 가지 근거
들이 있다. 첫째, 용서 치료는 울분의 정서적 요소들(예컨대, 비통함, 반추, 앙심을
품음, 무력감)을 직접적으로 다루도록 고안되었다. 용서 개입은 의뢰인들이 그
들의 부정적 정동을 표현하고 그러한 감정들을 지속시키는 생각과 행동들을
탐구할 시간을 갖도록 허용함으로써 촉발 사건을 다룬다. 전형적으로, 용서
치료는 개인으로 하여금 복합적인 관점들을 탐구하고 이러한 삶의 사건들을

경험을 통해 얻을 수 있는 가능한 이득이 포함된 더 큰 맥락 속에 집어 넣어 그 사건을 재구조화하도록 돕는다. 더불어, 용서 치료는 울분을 가진 개인들이 흔히 느끼는 무력감을 효과적으로 설명할 수 있다. 하나의 개입에서 의뢰인들은 용서하는 행위를 이타적인 선물^altruistic gift로 보도록 격려 받는다. 이는 개인들로 하여금 그들이 자신의 삶에 관하여 내릴 수 있는 중요한 선택 결과의 현실을 볼 수 있게 함으로써 집행자로서의 감각^sense of agency과 통제감을 회복하도록 돕는다(Worthington, 2001). 이 행동은 울분을 가진 개인의 무력감을 줄여주고, 해결을 향해 나아가도록 하는 가능성을 갖고 있다.

둘째, 용서 치료는 문제 증상(예: 복수에 대한 생각과 반추하는 생각)을 줄여주는 것뿐만 아니라 긍정적인 생각과 느낌, 행동(예: 공감과 이타심)들을 증가시켜 울분을 가진 개인의 필요를 다룬다. 이는 긍정 심리학 전통에서 용서 치료에 굳건히 뿌리를 두는 것으로 인간의 강점의 증진과 고통의 완화 모두에 초점을 맞춘다(McCullough, 2004). 긍정 심리학 운동은 정신적 질병 및 장애와 더불어 인간의 강점을 탐구하여 정신 건강 영역(특히 임상 심리학에서)의 균형 회복을 추구해왔다(Peterson & Seligman, 2004). 고통을 줄여주는 것뿐만 아니라 최적의 인간 기능^human functioning을 증진시키는 것 모두의 중요성을 강조함으로, 용서 치료는 총체적 접근을 통해 울분을 가진 개인의 필요와 한계를 다룰 수 있다.

마지막으로, 용서 치료는 개인(Freedman & Enright, 1996), 커플(DiBlasio, 1998; Gordon & Baucom, 1999), 그리고 집단적 개입(Wade & Worthington, 2005를 참조하라)의 형태로 제시되어 왔기 때문에 울분을 가진 개인들에게 적합하다. 울분을 가진 개인들과 작업하는 임상가들은 의뢰인들의 이슈와 걱정들을 그 상황에 가장 적합한 형식으로 설명할 수 있다. 그 다양성은 임상가들로 하여금 서로 다른 양상들을 제공하는 다양한 강점들을 활용하도록 해준다. 예를 들어, 집단적 개입은 집단 치료에만 있는 고유한 치료적 요소들을 기반으로 울분을 가진 의뢰인들에게 특히 유용할 수 있다. 얄롬은 집단 치료에서 변화의 일차적인 동인들인 11가지 "치료적 요인들"을 열거하였다(Yalom, 2005). 이 요소들 중, 희망의 부여[instillation of hope], 보편성[universality], 이타성[altruism], 응집성[cohesiveness], 정화[catharsis]는 울분을 가진 의뢰인들에게 특히 적절하다. 보편성과 응집성은 타인들이 겪은 부당한 경험을 들음으로써 의뢰인들이 고립감을 덜 느끼고 보다 지지 받는다고 느끼도록 도울 수 있다. 시간이 지날수록 집단은 환자들이 지지적인 공동체의 일원이라고 느끼도록 돕는 응집감을 형성해갈 수 있다. 나아가, 희망, 이타성, 정화는 의뢰인의 무력감을 개선해 줄 수 있다. 집단 세팅에서 의뢰인들은 서로서로 이타적인 행동을 실천하는 기회를 가지며, 이를 통해 의뢰인들이 그들의 가해자에게 이타적인 행동을 하고 자신의 울분을 해결하는 데에 더 가까이 다가가는 가능성을 높여줄 수 있다.

4.2.3 용서에 관한 개입 연구

따라서, 이론적으로 용서 치료는 울분과 PTED를 겪는 사람들의 치료에 유용하다고 할 수 있을 것이다. 그러나 실제로 이러한 치료들이 유용한가? 비록 용서를 치료 목표로 추구하는 것이 심리학에 있어서 비교적 새로운 것이라 할지라도, 실증적으로 시험되어 온 여러 가지 치료 모형들이 있다. 가장 실증적인 관심을 받아온 주요 개입 모델 두 가지는 워딩턴(2001)의 용서 도달 모형(Model to REACH Forgiveness)과 엔라이트의 과정 모형[Process Model (Enright & Fitzgibbons, 2000)]이다. 이 두 가지 모형 모두 PTED를 가진 사람들의 치료에서 직접적으로 평가되지는 않았지만, 광범위하게 연구되어 왔으며 용서와 심리적 웰빙을 촉진할 뿐만 아니라 우울과 불안을 감소시키는 데 효과적인 것으로 여겨져 왔다(Baskin & Enright, 2004; Wade, Worthington, Meyer, 2005).

워딩턴의 모형

워딩턴(2001)의 용서 개입 모형은 의뢰인들이 용서하는 것을 돕기 위한 5가지의 개괄적인 단계들을 포함한다. 5가지 단계는 의뢰인들이 다음과 같은 것들을 하도록 돕는 개입들을 포함한다: (1) 대인 관계에서의 상처와 연관된 고통스러운 정서들을 회상하기, (2) 공감을 개발하기 위한 시도로 가해자의 관점과 동기들을 탐구하기, (3) 희생자가 타인으로부터 용서 받았던 순간을 알아차리고 용서를 이타적인 선물로 바라보도록 하는 관점 형성 작업, (4) 용서에 전념하기, (5) 시간이 지나도 용서를 유지하는 작업. 이 모형은 참가자들이 분노와 비통함을 극복하고 궁극적으로는 용서를 향하여 작업하는 것을 돕기 위해 심리교육적 및 인지 행동적 기법들을 사용한다.

엔라이트의 모형

엔라이트와 그의 동료들은 그들의 치료 모형을 4개의 개괄적인 국면으로 구조화 하였다: 탐색^{uncovering} 국면, 결정^{decision} 국면, 작업^{work} 국면, 심화^{deepening} 국면(Enright & Fitzgibbons, 2000). 첫 번째 국면에서, 참가자들은 그들이 용서하려고 하는 대인 관계의 상처를 논의하고 피해와 관련된 정서들을 해방시켜주는 작업을 한다. 이 국면 동안 또한 의뢰인들은 피해가 그들이 세상을 바라보는 관점에 어떻게 영향을 끼쳤고, 그 사건을 다루기 위해 무엇을 했는지를 탐색한다. 결정 국면에서, 치료자는 가해자를 향한 의뢰인의 "심정의 변화^{change} $^{of\ heart}$"를 격려하고 의뢰인이 그들 자신의 삶에서의 용서의 가능성에 대해 생각하도록 돕는다(Freedman & Enright, 1996, p. 986). 이 국면에서 의뢰인들은 또한 용서를 향한 작업에 전념한다. 작업 국면에서 의뢰인들은 가해자의 관점을 고려하고 인간이 갖는 실수의 보편성에 대해 탐구함으로써 공감과 연민을 발달시키는 데 초점을 맞춘다. 마지막 심화 국면에서, 의뢰인들은 가해자를 향한 진정한 용서를 경험하기 시작할 수 있으며, 그들이 경험한 피해의 의미에 관하여 보다 더 큰 인식greater sense을 얻게 될 수도 있다.

실증적 연구 결과들

이러한 개입 모형들을 통해 여러 가지 개입 결과 연구들이 시행되어 왔다. 이들 연구의 결과들은 여러 메타분석들을 통해 체계화되고 요약되어 왔다(예: Baskin & Enright, 2004; Wade et al., 2005). 이들 중 가장 최근 것으로 웨이드와 동료들(2005)은 49개의 구별된 집단 개입 조건들(distinct group intervention conditions)을 포함하는 27개의 연구들을 검토하였다. 검토된 연구들은 개인 치료 없이 집단 상담적 개입에 관한 연구들만을 포함하였다. 결과 변수로서 용서에 대한 효과 크기는 외현적explicit 용서 개입이 가장 큰 것으로 나타났다. 이는 대안적 치료 및 치료 없음의 조건들보다 더 유의미하게 효과적인 것이었다.

따라서 용서 치료는 효과적이다. 알려지지 않은 것은 왜 용서 치료가 효과적인가 하는 것이다. 웨이드와 동료들(2005)의 메타 분석 결과들은 용서 치료의 특정 개입들이 효과적인 요소들이라는 것을 암시한다. 어쨌든 용서 조건이 대안적 치료들보다 더 효과적이었다. 용서 치료를 대안적 치료들과 비교할 때에는 다른 치료들에 공통적인 잠재적 효과 요인들(예: 정화, 치료자의 헌신도therapist allegiance, 치료에서의 희망hope in the treatment)을 통제해야 한다. 그러나 이 메타분석에서 검토한 연구들을 좀 더 자세히 살펴보면 외현적 용서와 대안적 치료 조건들 사이에 중요한 차이가 발견되는 개인 연구들 중 대부분이 비교 치료로서 주요 심리치료를 사용하지 않은 것을 보여준다. 대신, 연구자들은 다양한 주의 조절(attention control; 예: 비-치료적 논의 집단; Hebl & Enright, 1993)이나 심리교육 집단(예: 관계 훈련 프로그램; Al-Mabuk et al., 1995)을 사용하였다. 비록 이러한 특정 대안적 치료들이 어떤 수준에서는 유용할 수도 있겠지만, 그들은 필수적으로 심리치료적 개입을 의도하지 않았고, 그렇기 때문에 심리치료들 사이의 공통적인 요인들을 필수적으로 통제하지 않았다.

이 메타분석이 행해진 이래로, 여러 다른 관련 연구들이 발표되어왔다. 두 가지 연구들은 외현적 용서 개입과 진실한 대안적 심리치료들 사이에 결과적으로 차이가 없다고 제안한다(Wade & Meyer, 2009; Wade, Worthington, 그리고 Haake, 2009). 웨이드와 메이어(2009)는 용서 개입을 일반 집단 치료와 비교하였는데, 이들 모두가 치료-없음 조건보다는 더 유의미하게 효과적이었음에도 용서-관련 결과들 혹은 심리적 증상들에 있어서(임상적으로 혹은 통계적으로) 유의미한 차이를 발견하지 못했다. 두번째 연구는 세 가지 서로 다른 집단 치료들을 비교하였다: 종합적^{full} 용서 개입, 부분적^{partial} 용서 개입(즉, 주요 이론-관련 요소가 없는 용서 치료), 심부 근육$^{deep\ muscle}$ 이완을 통한 스트레스-감소 개입(Wade et al., 2009). 치료 조건에 상관없이, 모든 참가자들은 복수 항목에서 유의미한 감소를 보였고, 용서 항목에서 유의미한 증가를 보였으며, 공감 항목에서는 증가가 없었다. 이 결과의 동일한 패턴에 대한 한 가지 가능한 설명은 치료들에 공통되는 요인들이 용서 개입의 특정한 구성요소들보다 더 효과적이라는 것이다.

그러나, 용서 치료와 전형적 치료를 비교한 다른 두 개의 연구들은 용서 개입의 특정한 구성 요소들이 효과적인 요인이라는 증거를 제시한다(Lin, Mack, Enright, Krahn & Baskin, 2004; Reed & Enright, 2006). 첫 번째 연구에서 한 상담사는 14명의 알콜 및 약물 프로그램 입원 환자들에게 12회기의 개인 치료 세션을 제공하였다. 7명은 외현적 용서 치료를 받았고, 7명은 그 기관에 전형적인 알콜 및 약물 상담을 받았다(Lin et al., 2004). 두 번째 연구에서 배우자로부터 정서적 학대를 받아온 20명의 여성들은 평균 32회기의 외현적 용서 치료와 정서 학대에 관한 전형적 치료 모두를 받았다(Reed & Enright, 2006). 두개의 연구 모두에서 용서 치료 조건에 있었던 사람들은 전형적 치료 조건에 있었던 사람들보다 유의미하게 더 나은 결과들(예: 보다 큰 용서, 보다 많은 자존감, 보다 적은 우울과 불안)을 보고하였다.

이 두 개의 연구들은 외현적 용서 치료가 아마도 일반 치료보다 용서를 촉진하는 것뿐만 아니라 과거의 상처에서 오는 일반 심리적 증상들을 해소하는 데에도 보다 유용하다는 것을 제안한다. 그러나 이 연구들은 공통 요인들이 완전히 통제되지 않았을 때에도 동일하였다. 두 가지 연구들 모두에서 한 가지 중요한 문제점은 프로젝트에 긴밀하게 참여한 단 한 명의 치료자가 모든 치료들을 진행하였다는 것이다. 이는 용서 치료에 대한 치료자의 헌신도(therapist allegiance)와 관련한 의문을 제기한다. 게다가, 용서 치료에 대한 저자의 헌신도가 있었음이 명확하였다. 과거 연구는 헌신도가 치료 효과에 있어서 변화의 3분의 1까지 설명하는 치료 결과의 중요한 요소라고 밝혀왔다(Wampold, 2001). 웜폴드가 요약하였듯, "…치료에의 헌신도는 임상 시험 결과의 매우 강력한 결정 요인임이 분명하다"(p.168). 반면, 웨이드 등(2009)과 웨이드와 메이어(2009)는 연구 가설에 대한 인식이 전혀 없거나 용서 치료에 대한 부분적인 인식도 없는 다양한 치료사들을 활용하였다.

4.2.4 연구의 함의

앞서 강조했듯이, 울분과 용서치료에 관한 연구의 몇몇 초기 과정에도 불구하고, 실증적으로 설명되지 않은 많은 의문들이 있다. 결과적으로, 향후 연구가 여전히 필요하다. 예를 들어, PTED의 진단 기준을 만족시키는 개인들에 대한 용서 치료의 효과성 검토를 시행해 볼 수 있다. 이는 이전 용서 치료의 결과 연구와 PTED 진단의 발달 사이의 간격을 잇는 가교 역할을 시작할 것이다.

이와 관련하여, 서로 다른 치료들 사이에 공통적인 요소들을 더 잘 통제한 향후 개입 연구가 시행될 수 있다. 왜 용서 치료가 효과적인가 하는 의문(즉, 특정한 구성요소 혹은 치료들에 걸쳐 공통된 요소)은 아직 응답되지 않았기 때문에 이 연구는 여전히 필요하다. 특정 개입들이 PTED를 치료하기 위해 개발되었기 때문에 이 의문에 대해 연구하는 것이 중요하다. 이러한 개인들을 돕는 가장 효과적이고 효율적인 방법을 결정하는 것이 연구자, 임상가, 치료 기관, 제3 지불인들(third party payers)에게 중요할 것이다. 예컨대, 지혜 치료와 같이 PTED를 다루기 위해 개발된 다른 치료들, 그리고 더 전통적인 치료들(인지 행동 치료와 같은)을 용서 치료와 비교해 볼 수 있을 것이다.

왜 특정 치료가 효과적인가를 이해할 때 과정 변인들을 고려하는 것 또한 중요하다. 집단 상담 형식의 경우 집단 응집력과 같은 특정 중재 요인 intervention에서 구분된 집단 과정을 탐색하는 것이 중요하다. 집단 응집력은 개인 세팅에서 환자와 임상가 사이의 동맹과 유사하다. 일반 집단 치료에 관한 연구에서 크로Crowe와 그레니어Grenyer(2008)는 집단 응집력이 결과에 대한 중요한 예측 변수였던 반면, 작업 동맹은 그렇지 않았다는 것을 밝혔다. 이러한 발견들은 PTED를 치료하는 데 사용된 특정 개입들의 효과성에 관한 흥미로운 연구 문제들을 제시한다. 아마도 집단 응집력이라는 공통 요인은 특정 개입들의 특정 요소들보다 집단 치료에 따른 PTED의 개선에 관한 더 중요한 예측 요인일 것이다. PTED를 치료하는 데 사용된 다양한 집단적 개입들에 관한 향후 연구에서는 이러한 질문들에 대한 답을 시작하기 위해 집단 응집력과 같은 공통 요인들이 측정될 것이다.

연구 중에는 집단을 구성하는 형태에 관한 또 다른 흥미로운 내용이 있다. 웨이드와 골드만(2006)의 연구 결과는 집단의 성별 구성이 용서 개입의 결과와 관련 됐을 수도 있다는 의견을 뒷받침해 준다. 이 연구에서 집단에 남성이 더 많은 경우 여성들이 더 용서하는 경향(복수의 감소를 측정), 그리고 남성들이 덜 용서하는 경향(공감의 증진을 측정)이 모두 유의미하게 관련되어 있었다. 연구는 집단 구성 변인에 특정한 관심을 두도록 설계함으로써 이 결과를 다루도록 시행된 것 같다. 이 유형의 연구는 집단 구성이 울분 환자 치료 결과의 중요한 예측 요인인가 하는 것을 탐구하며, 특정 개입이 PTED를 보이는 남성 혹은 여성을 치료하는 데 더 효과적인가 아닌가 하는 것을 탐구하는 데 도움이 될 것이다.

4.2.5 결론

앞서 요약된 연구에서 보았듯, 용서 치료는 효과적이다. 그러나 왜 용서 치료가 효과적인가는 여전히 논쟁점이 된다. 용서 개입은 치료 매뉴얼에 쓰여진 특정 기법 때문에라기보다 기법의 핵심에 있는 공통 요인 때문에 효과적일 가능성이 있다. 다른 한편으로는, 발달해 온 특정 용서 치료 개입들이 다른 방법들보다 더 효과적일 수도 있다. 왜 그들이 효과적인가와 상관 없이, 용서 개입은 울분을 가진 환자의 치료를 위해 잠재적으로 유용한 도구라 할 수 있다.

참고문헌

Al-Mabuk RH, Enright RD, Cardis PA (1995) Forgiveness education with love-deprived late adolescents. J Moral Edu 24:427–444

Baskin TW, Enright RD (2004) Intervention studies on forgiveness: Ameta-analysis. J Counsel Dev 82:79–90

Crowe TP, Grenyer BFS (2008) Is therapist alliance or whole group cohesion more influential in group psychotherapy outcomes? Clin Psychol Psychotherapy 15:239–246

DiBlasio FA (1998) Theuse of decision-based forgiveness interventionwithin intergenerational family therapy. J Fam Therapy 20:77–94

Enright RD, Fitzgibbons RP (2000) Helping clients forgive: An empirical guide for resolving anger and restoring hope. American Psychological Association, Washington

Enright RD, The Human Development Study Group (1991) The moral development of forgiveness. In: Kurtines W, Gerwirtz J (eds) Handbook of moral behavior and development, vol 1. Erlbaum, Hillsdale, pp 123–152

Exline JJ, Yali AM, LobelM(1999)WhenGod disappoints: Difficulty forgiving God and its role in negative emotion. J Health Psychol 4:363–379

Freedman SR, Enright RD (1996) Forgiveness as an intervention goal with incest survivors. J Consult Clin Psychol 64:983–992

Gordon KC, Baucom DH (1999) A multitheoretical intervention for promoting recovery from extramarital affairs. Clin Psychol: Sci Pract 6:382–399

Hebl JH, Enright RD (1993) Forgiveness as a psychotherapeutic goal with elderly females. Psychotherapy 30:658–667

Kearns JN, Fincham FD (2004) Aprototype analysis of forgiveness. Personality Soc Psychol Bull 30:838–855

Lin W, Mack D, Enright RD, Krahn D, Baskin TW (2004) Effects of forgiveness therapy on anger, mood, and vulnerability to substance abuse among inpatient substance-dependent clients. J Consult Clin Psychol 72:1114–1121

Linden M, Baumann K, Rotter M, Schippan B (2008) Diagnostic criteria and the standardized diagnostic interviewfor posttraumatic embitterment disorder (PTED). Int J Psychiatry Clin Pract 12:93–96

Madanes C (1990) Sex, love and violence: Strategies for transformation.W.W.Norton, New York

McCullough ME (2004) Forgiveness and mercy. In: Peterson C, Seligman M (eds) Character strengths and virtues: A handbook and classification. American Psychological Association, Washington, pp 445–460

Peterson C, Seligman M (eds) (2004) Character strengths and virtues: A handbook and classification. American Psychological Association, Washington

Reed GL, Enright RD (2006) The effects of forgiveness therapy on depression, anxiety, and posttraumatic stress for women after spousal emotional abuse. J Consult Clin

Psychology 74:920–929

Wade NG, Bailey D, Shaffer P (2005) Helping clients heal: Does forgiveness make a difference? Prof Psychol: Res Pract 36:634–641

WadeNG, GoldmanDB (2006) Sex, group composition, and the efficacy of group interventions to promote forgiveness. Group Dyn:Theory, Res, Pract 10:297–308

Wade NG, Johnson CV, Meyer JE (2008) Understanding concerns about interventions to promote forgiveness: Areviewof the literature. Psychotherapy: Theory, Res, Pract, Train 45:88–102

Wade NG, Meyer JE (2009) Comparison of brief group interventions to promote forgiveness: A pilot outcome study. Int J Group Psychotherapy 59:199–220

Wade NG, Worthington EL Jr (2005) In search of a common core: A content analysis of interventions to promote forgiveness. Psychotherapy:Theory, Res, Pract, Train 42:160–177

Wade NG,Worthington EL Jr, Haake S (2009) Comparison of explicit forgiveness interventions with an alternative treatment: A randomized clinical trial. J Counsel Dev 87:143–151

Wade NG, Worthington EL Jr, Meyer JE (2005) But do they work? A meta-analysis of group interventions to promote forgiveness. In:Worthington EL Jr (ed) Handbook of Forgiveness. Brunner-Routledge, New York, pp 423–440

Wampold BE (2001)Thegreat psychotherapy debate:Models, methods, and findings. Lawrence Erlbaum Associates, Mahwah

Worthington EL Jr (2001) Five steps to forgiveness: The art and science of forgiving. Crown House Publishing, New York

Worthington EL Jr,Wade NG (1999) The psychology of unforgiveness and forgiveness and implications for clinical practice. J Soc Clin Psychol 18:385–418

Yalom ID, Leszcz M (2005) The theory and practice of group psychotherapy, 5th edn. Basic Books, New York

4.3 │ 지혜 심리치료^{Wisdom psychotherapy}

Barbara Lieberei and Michael Linden

4.3.1 부정적 삶의 사건들을 다루는 역량으로서의 지혜

거의 대부분의 사람들은 지혜가 무엇이고 어떤 사람이 지혜롭다고 불리는지에 대한 개념을 갖고 있다. 산이 있기 때문에, 지혜는 과학적 토대를 둔 심리학적 구조로서 정의되고 조작화^{operationalize}되기 쉽지 않다. 그럼에도 불구하고, 선 생애 심리학의 맥락에서 이 점에 관한 굉장한 진전이 있어왔다(Baltes & Smith, 2990; Baltes & Staudinger, 1993; Staudinger et al., 1997; Staudinger & Baltes, 1996; Sternberg, 1998; Baltes & Staudinger, 2000; Böhmig-Krumhaar et al., 2002; Ardelt, 2004).

과학적으로, 지혜는 "어렵거나 풀기 힘든 삶의 문제를 다루는 전문성"으로 정의되어 왔다(Baltes & Staudinger, 2000). 이는 복잡하고 애매모호한 삶의 상황들을 견디거나 다루는 것을 돕는 심리적 역량을 말한다. 지혜는 분리^{separation}, 질병, 죽음, 실망, 빈곤과 같은 부정적인 삶의 사건과 짐들을 효과적으로 다루는 것을 돕는 인간의 능력으로 이해될 수 있다. 지혜는 심리적 자원 혹은 회복적^{resilience} 요인으로 볼 수 있다. 대처^{coping}, 일관된 감각^{sense of coherence}, 삶의 감각^{sense of life}, 지성^{intelligence}, 문제 해결 기술^{problem solving skills}, 교훈주의^{moralism}와 유사하게 지혜는 삶의 문제와 짐들을 숙달하는 것을 도울 수 있다(Chinen, 1984; Clayton & Birren, 1980; Dittman-Kohli & Baltes, 1990; 또한 Sternberg, 1990에서 Glück의 장을 보라). 그러므로 지혜와 울분은 거의 반대의 현상으로 볼 수 있다.

지혜는 인격적 특성이라기보다는 전문 지식 체계^{expert knowledge system}이다. 이는 복잡한 일련의 전문성이며 한 가지 차원의 구조가 아니다. 많은 지혜 개념들을 개괄할 때 지혜의 여러 차원들이 설명될 수 있는데 여기에는 인지적, 정

서적, 상호작용적 역량이 포함된다. 발테스와 동료들(Staudinger & Baltes, 1996)
은 지혜의 차원들을 사실적 지식factual knowledge, 절차적 지식procedure knowledge, 전 생
애 맥락주의life-span contexualism, 가치 상대주의value relativism, 불확실함uncertainty의 인식
과 관리로 설명하였다. 아델트(Ardelt, 2003, 2004)는 지혜를 인지적, 반영적, 정
서적 차원들의 총합으로 정의하였다. 이 모형에서 지혜의 중요한 요소는 관
점을 변화시키는 능력인데, 이는 세상을 다른 사람들의 입장에서 이해하고,
사건들을 다른 관점들에서 바라보고, 마지막으로 자신과 자신의 요구에 거
리 두는 것을 포함하여 자신의 포부와 다른 사람들의 필요 사이에서 균형을
맞추는 것을 의미한다. 그 중 특별히 중요한 것은 정서적 역량인데, 이는 "정
서 지능" 이론과 관련하여 상세히 설명될 수 있다(예컨대, Mayer & Salovey, 1995,
1997; Mayer et al., 2004). 이는 정서의 지각과 수용, 공감, 침착함(serenity), 장기
적 관점을 포함한다. 이러한 지혜의 요소들에 관한 개관과 함께 짧은 정의들
을 표 1에 제시하였다.

만일 지혜가 어려운 삶의 문제들을 극복하는 데 도움이 될 수 있다면 세울
수 있는 가설은 이 점에서 성공적이지 않은 사람들은 지혜 역량의 부족으로
고통 받고 있을 것이라는 것이다. 한 연구에서 린든 등(2007)은 PTED 환자들
과 다른 정신적 문제를 가진 환자들의 지혜 역량 정도를 비교하였다. 그림 1
은 PTED환자들이 대부분의 지혜 차원에서 유의미하게 낮은 점수로 나타났
다는 것을 보여준다. 이 자료는 지혜의 부족이 만성적 적응장애의 발달에 기
여하는지, 또는 부정적인 삶의 경험들이 지혜 역량을 방해하고 이로 인해 문
제 해결 능력이 손상되는지, 아니면 둘 다인지에 대해 대답할 수 없다. 어떤
경우든지, 지혜와 지혜관련 지식은 치료적 개입에 있어서 흥미로운 초점이
된다(Maercker, 1997).

표 1. 지혜의 차원들

관점의 변화	관련된 사람들의 서로 다른 관점들이 얼마나 인식되고 있는가?
공감	서로 다른 관련된 사람들의 정서가 얼마나 인식되고 공감되고 있는가?
정서의 지각과 수용	자신의 정서가 얼마나 인식되고 수용되고 있는가?
침착함	서로 다른 관점과 주장들이 얼마나 정서적으로 균형 잡힌 방식으로 전해지고 있는가?
사실적 지식과 절차적 지식	삶의 문제들에 관한 일반적이고 특정한(예: 삶의 사건들, 여러 경우들 variations, 제도들 institutions) 지식을 얼마나 갖고 있으며, 의사 결정(예: 비용-수익 분석)과 문제 해결의 전략들을 얼마나 고려하는가?
맥락주의	삶의 과거와 현재, 가능한 미래 맥락과 삶이 속해 있는 많은 환경들을 얼마나 고려하는가?
가치 상대주의	가치와 삶의 우선순위를 얼마나 다양하게 고려하며, 각 사람을 일련의 보편적 가치에도 불구하고 그들만의 가치와 인생 목표의 틀 안에서 바라보는 것의 중요성을 얼마나 고려하는가?
불확실성 수용	내재하는 삶의 불확실성(과거를 해석하고 미래를 예측하며, 현재를 관리하는 것에 관한)과 불확실성을 다루기 위한 효과적인 전략들을 얼마나 고려하는가?
장기적 관점	각 행동이 그들 스스로도 모순될 수 있는 것으로서 긍정적, 부정적 결과뿐만 아니라 단기적, 장기적 결과들을 가질 수 있다는 것을 얼마나 고려 하는가?
자기 거리두기와 포부의 상대화	자신이 세상의 중심이 아니라는 것을 고려하고, 겸손을 퇴보한 것으로 평가하지 않는 것이 어느 정도로 나타나는가?

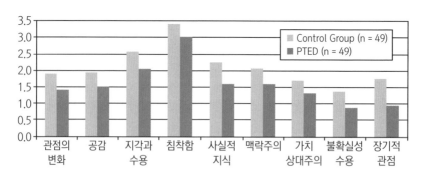

그림 1. 가상의 해결할 수 없는 삶의 문제에 대한 PTED 환자들과 다른 심리적 문제를 가진 대조 환자들의 지혜관련 수행도

4.3.2 지혜의 배움과 가르침

만일 지혜가 인격적 특성이라면 그것은 바꾸기 어려울 것이다. 만일 지혜가 일련의 대처 기술이라면 지혜를 배우고 증진시키는 것은 가능할 것이다. 이미 초창기의 지혜 연구는 지혜관련 지식이 꽤 간단한 인지적 개입들에 의해 활성화될 수 있다는 증거를 제시했다(Böhmig-Krumhaar, 1998; Baltes et al., 2002). 풀 수 없는 문제나 상황을 대처하는 데 있어서 지혜를 발휘하는 정도 performance는 다음의 것들과 함께 증가될 수 있다:

(1) 대답하기에 앞서 최소 5번 숙고하기

(2) 대답하기에 앞서 다른 사람과 상담하기

(3) 대답하기에 앞서 다른 사람과 의미 상담 하기[consultation in sensu]

(4) 다른 문화들의 맥락에서 문제들을 바라보는 동안 관점을 바꿈으로써 재구성하기[reframing].

이러한 결과들에 기초하여 린든 등(2007)은 연구를 진행하였고, 여기에서 연구자들은 환자 자신의 상황과 관계되었거나 관계되지 않은 가상의 해결할 수 없는 삶의 문제들에 동반된 울분 증후군으로 고통받는 환자들을 만났다. 두 번의 회기 동안 지혜훈련이 시행되었다. 즉 참가자들은 서로 다른 사람들, 맥락, 가치 체계를 참조하고 다른 관점에서 부정적인 삶의 문제들을 묘사하고, 평가하고, 해결하도록 요청 받았다. 재구성 과정은 관점 변화와 역할 바꾸기를 통해 활성화 되었다. 역량과 관련된 지혜는 10개의 차원으로 평가되었다. 초기 연구들과 마찬가지로 이런 비교적 짧은 훈련 프로그램이 지혜 역량을 활성화시킬 수 있다는 것을 볼 수 있다. 그림 2는 개인적인 삶의 문제들에 관한 2시간의 훈련을 받은 후 이들이 25명의 훈련을 받지 않은 다른 환자들과 비교했을 때 지혜 수행도에서 증가가 있었음을 보여준다.

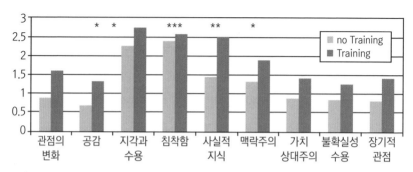

그림 2. 두 시간 훈련 후 PTED 환자들의 지혜 수행도

4.3.3 인지 행동 치료와 지혜 훈련

만일 지혜가 "해결할 수 없는 삶의 문제들을 다루고 해결"하는 데 도움이 될 수 있는 하나의 능력이라면, 그리고 지혜가 배우고 가르칠 수 있는 것이라면, 그 다음으로 생각해 볼 수 있는 것은 이것이 치료적 맥락에서 체계적으로 사용될 수 있는가 하는 것이다. 지혜 심리치료는 이전에 언급한 지혜 심리학의 개념들과 적응장애와 PTED의 병인론에 관한 이론들에 기초하여 발달하였다(Schippan et al., 2004; Linden et al., 2006, 2007; Linden, 2008; Baumann & Linden, 2008; Baumann et al., 2009). 이는 인지 행동 치료의 부분으로서 개념화 되었고, 이에 속해있다. 이 접근의 핵심은 지혜 역량의 활성화이며, 주요 인지 치료 전략들과 겹쳐있다. 이 형태의 치료는 개인 혹은 집단 심리치료로서 적용될 수 있으며 적응장애와 특히 PTED 환자들의 치료에 특별한 개입들을 제공한다.

적응 장애 및 울분장애에서의 인지 행동 치료

적응장애와 PTED(의 경우 더)로 고통받는 환자들의 치료는 이들이 그들 문제의 원인이 환경적이나 몇몇 부정적인 삶의 사건 때문이라는 생각과 함께 나타나며, 그렇기 때문에 그들이 바뀌어야 한다기보다 다른 사람들이 바뀌어야 한다는 생각과 함께 나타나기 때문에 어렵다. 더욱이, 부당하고 모욕적인 삶의 경험들을 겪어온 환자들과 울분을 발달시켜온 환자들은 자주 훨씬 노골적으로 도움을 거부한다. 이는 그들이 세상을 "내게 그 일을 저지른 대상"으로 보길 원하기 때문이다. 나아가, 치료는 대개 환자의 숙명론적-공격적 태도로 인해 복잡해지는데, 즉 환자는 새로운 삶의 관점이나 일어난 일에 대한 새로운 관점을 발달시키는 것을 억제한다.

그러므로 첫 번째 중요하고 대개 어려운 치료적 과제는 흔히 의심이 많고, 숙명론적이며, 냉소적으로 반응하는 울분 환자와 치료자 사이에 작업 동맹을 발달시키는 것이다. 이 단계의 치료에서 중요한 것은 환자가 변화되어야 한다는 인상을 피하는 것이다. 치료자들은 풍부한 공감과 무조건적 수용으로 반응해야 한다. 치료자들은 그들이 환자의 고통을 인정하고 있으며, 부당한 일이 있어왔다는 것을 이해하고, 정의가 실현되는 도움을 주길 원한다는 것을 설득력 있게 의사소통 해야 한다.

다음 단계는 위기 사건(critical event)과 울분이 환자에게 어떤 영향을 주었는지를 분석하는 것이다. 침습적 생각들이 분석되어야 하며, 어떻게 이들이 환자의 마음에 계속해서 찾아오고 나쁜 정서들로 이어지는지 평가되어야 한다. 회피 행동은 반영되고 평가되어야 한다. 회사의 로고나 전 동료들과 만나는 것과 같은 자극들은 환자에게 자신들의 모욕을 계속해서 떠올리게 하며, 그리하여 그들은 그러한 장소나 사람들을 피하게 되는 경향이 있다. 그들은 더 이상 특정 상점에서 물건을 사지 않거나 도시의 특정 지역들마저도 피하게 되는데 이는 그것들이 환자들로 하여금 있었던 일을 떠올리게 하기 때문이다. 이는 세부적으로 서술되고 논의되어야 하는데 그 이유는 환자들이 회피를 정신의학적 병리 증상이 아닌 일어났던 일로 인한 "평범한 반응"으로 경험하기 때문이다.

치료 동기를 발달시키기 위해 환자는 그가 위기 사건에 의해서 뿐만 아니라 그의 현재 정신적 상황의 결과로 인해 훨씬 더 처벌 받고 있다는 것을 배워야 한다. 이중 처벌이 존재하며, 이는 "왜 당신은 공격자가 당신을 두 번 벌하도록 두나요? 첫번째로 그는 당신의 직업을 빼앗았고 이제는 당신의 잠까지 빼앗고 있네요?"와 같은 질문으로 표현될 수 있다. 공감과 동조와 함께 환자가 이런 것을 겪는 것이 마땅하지 않으며, 충분히 고통받아 왔고, 그녀/그가 자유롭게 앞날을 바라보고, 과거를 떨쳐낸다면 얼마나 멋질지에 대해 의사소통 할 수 있다. 환자들은 또한 역설적 개입을 사용하여 "이중 처벌-사고"를 기회로 삼을 수 있다. 공격자는 환자의 삶에 영향을 미치도록 허락되지 않음으로써 "처벌받는다." '웰빙'은 공격자를 향한 복수의 한 형태가 될 수 있으며, 환자가 갈등에 대항하는 더 큰 힘을 성취하도록 돕는다.

환자들은 부정적인 삶의 사건을 떠올리고 고통스러운 정서들을 억누르려고 노력할 때 흔히 그들의 정서에 압도된다. 이는 회피 행동의 한 가지 이유이다. 치료적 답은 의미$^{in\ sensu}$ 및 직접$^{in\ vivo}$ 노출이다(*번역에 관한 주석 참조). 이는 환자의 정서를 세부적으로 서술하고 이들을 수용하는 법을 배우는 것을 의미한다. 환자는 인지적 예행연습을 통해 위기 사건에 관한 모든 측면들을 재활성화하도록 요청 받는다. 환자는 그의 인지적 평가^{evaluation}뿐만 아니라 느낌과 정서들까지 보고하도록 격려 받는다. PTED 환자들은 분노, 모욕감, 복수에 대한 생각과 같이 부정적이거나, 달갑지 않거나, '받아들일 수 없는' 정서들을 회피하는 경향이 있다. 첫번째 단계는 혼합되어 있는 모든 정서들, 특히 '받아들일 수 없는' 정서들이 존재함을 받아들이는 것이다. 치료 방법은 환자의 정서들에 관하여 치료자가 갖게 되는 정서들로 요약하는 것이다(예컨대, "만일 당신이 복수에 관한 생각이 마음 속에 떠오른다고 말한 것을 제가 들었다면, 저는 그 사람의 차에 돌을 던져버렸을 거예요..."). 환자들은 통제력을 얻기 위해 메타-관점으로 자신의 정서를 바라보는 법을 배울 수 있다. 또한 주의 분산^{distraction} 전략이 유용할 수 있다. 또 다른 인지 전략은 환자와 "가해자" 사이에 있는 환자 정서의 통제에 대한 경쟁자를 세우는 것이다. 이는 환자에게 그녀/그가 "가해자"에게 주고 싶은 그녀/그의 느낌과 정서들에 얼마나 많은 힘을 쓰고 있는지 물음으로써 세워질 수 있다.

부정적이고 만성적인 정서들을 변화시키는 한 가지 가능성은 일어난 일을 재평가하고 재구성하는 것이다. 낙심한 누군가가 사건들에 대해 개인적이고 편향된 관점을 취하는 것은 자연스러운 일이지만, 이는 자주 모욕감과 울분의 증가를 수반한다. 그러므로 다른 관점들(예컨대, 공격자의 관점)에서 일어난 일을 바라보는 것이 도움이 된다. 이는 겪은 부당함에 대한 다른 관점이 있을 수도 있다는 것을 환자가 인지해야만 한다는 것을 의미하는 것이 아니라, 세상을 그리고 특별히 심각한 사건과 그 발달을 가해자의 눈과 느낌으로 바라본다는 것을 의미한다. 무엇이 그를 그렇게 행동하게 만들었는가? 만일 내가 그의 위치에 있었다면 나는 다르게 행동했을까? 이런 인도된 관점의 변화는 가해자가 개인적으로 공격하려는 혹은 평가절하하려는 의도를 가지고 그런 것이 아니라 현실적인 제약이나 다른 정당한 원인$^{legitimate\ origins}$에 대한 반응으로 행동 했을지도 모른다는 것을 인식하는 기회를 열어준다. 이는 또한 공감에 대한 더 나은 감각으로 이어질 수 있다. 가해자의 관점, 느낌, 동기를 이해하는 것이 그의 태도를 수용하거나 용서한다는 의미가 아니라는 것을 환자와 논의하는 것이 도움이 된다.

많은 PTED 환자들은 정의와 명예, 결백함, 죄책감에 대한 그들의 생각을 바꿀 수 없는 것으로 고수한다. 그러므로 치료의 중요한 목표는 인지와 태도를 수정하는 것이다. 한 가지 중요한 치료적 질문은 "무엇이 당신을 가장 아프게 하나요? 당신을 정말로 화나게^{mad} 만드는 게 무엇인가요?"이다. 이는 무엇이 모욕감과 부당하다는 느낌의 원인이 되었는지, 그리고 어떤 기본 신념과 가치들이 훼손 되었는가를 이해하는 데 도움이 된다. 발생한 일을 받아들이는 한 가지 전략은 역기능적 인지를 수정하는 것이다. 이를 위해, 인지 치료는 재구성하기^{reframing}, 내적 대화$^{internal\ dialogue}$, 현실 검증$^{reality\ testing}$과 같은 많은 검증된 개입들을 사용한다(Linden & Hautzinger, 2005). 역할 바꾸기와 같은 치료 방법은 부정적인 삶의 사건들, 운명의 장난$^{stroke\ of\ fate}$, 정의, 죄책감이 각 사람들에게 서로 다른 의미를 가질 수 있다는 것을 받아들이는 데 도움이 될 수 있다. 가치 상대주의와 문맥주의에 관한 이런 독려는 자신에 대한 평가들을 더 큰 맥락에 놓고 무엇이 옳고 그른지를 판단하는 데 있어 좀 더 "객관적"인 참조틀을 찾도록 돕는다.

또 다른 접근은 주의의 초점을 단기적인 고려에서 전 생애적인 관점으로 옮기는 것이다. 환자들은 단기적인 결과와 상처를 보는 경향이 있으며, 자신이 잃어버린 것에 초점을 맞춘다. 이는 그들이 현재 가진 것과 앞으로 될 수 있는 것을 바라보는 시야를 저해한다. 주의는 아직 남아있는 선택안들과 장기적인 발달을 향해야 한다. 오래된 목표가 가로막힌다는 것은 언제나 새로운 시작을 위한 기회이다. 우리는 위기 사건을 통해 얻는 이점과 기회, 그리고 선택안 찾기를 시작할 수 있다. 만일 환자가 물질적인 손상을 줄일 수 없다 해도 부정적 삶의 사건은 지적이거나 정서적인 이점을 가질 수 있다. 환자의 기본적인 신념과 세계관에 따라 그 경험이 그에게 가르칠 수 있는 것이 무엇인지를 물어볼 수 있다. 위기 사건은 완수될 필요가 있는(신이나 운명, 삶에 의한) 하나의 시험으로 여겨질 수 있다. 어려운 삶의 문제들을 극복한 사람들이 높은 사회적 평판을 갖는다는 생각이 도움이 될 수 있다. 환자들은 그러한 심각한 위기를 다루는 것이 그들의 삶에서 가장 위대하고 중요한 도전이 될 수도 있다는 생각으로 동기부여를 받을 수 있다.

더 어려운 문제는 세상이 환자 자신들을 다시 불공정하고 부당하게 대할 수도 있거나 위기 사건이 미래에 다시 일어날 수도 있다고 두려워하는 것이다. 불확실^{uncertainty}하고 무기력^{powerlessness}하다는 느낌은 참을 수 없는 무력감^{helplessness}으로 이어진다. 환자들은 사건에 대해 이길 수 있고 통제력을 행사할 수 있을 때 싸우는 것이 좋지만 불가피한 것을 받아들이는 것 또한 매우 중요하고 가치 있는 인간의 역량이라는 것을 배워야 한다. 환자들을 위한 또 다른 유용한 생각은 심각한 질병과 죽음, 전쟁, 기아, 재앙, 손상, 갈등과 같은 역경 상황과 환경이 일반적인 인간의 삶에 속한다는 것을 인식하는 것이다. 삶에서 주요한 문제는 고통을 피하는 것이 아니라 도전들을 적절하고 성공적인 방식으로 다루는 것이다.

환자들은 또한 그들의 문제를 다룰 때 효과적이고 효과적이지 못한 전략들에 대해 생각하도록 격려 받아야 한다. 이는 현재의 필요들 사이에 존재하는 역설(예컨대, 복수와 손상의 제약으로 인한 장기적인 결핍)을 해결하는 데 도움이 될 수 있다. 치료 방법은 예컨대 시간 예측$^{time\ projection}$이 있다. "당신이 지금보다 10살은 나이가 많다고 상상해 보세요. 완전히 신뢰할 수 없는 사람과 함께 혹은 그 사람 없이 다음 10년을 사는 것의 이점이 무엇인가요?". 본질적으로, 자기 효능감, 문제 해결 능력, 사회 접촉, 상호작용을 개선하고 활동의 증가를 돕는 치료 전략이 사용된다.

해결할 수 없는 문제 기법

"해결할 수 없는 문제 기법(Method of Unsolvable Problems)"은 지혜 치료에 있어서 특별한, 그리고 새롭게 개발된 개입법이다(Schippan et al., 2004; Linden et al., 2007; Linden, 2008; Baumann & Linden, 2008). 특별한 질문들을 병행하는 가상

의 해결할 수 없는 삶의 문제들은 지혜관련 지식을 활성화하고 환자에게 지혜관련 전략들을 가르치는 데 사용된다. 가상의[fictitious] 문제들을 사용하는 것은 환자들이 개인적으로 관련되지 않기 때문에 반발[reactance]의 위험을 줄여준다. 다른 사람의 문제에 대한 해결책을 찾는 것이 자기 자신의 문제에 대한 것보다 훨씬 쉽다는 것은 잘 알려져 있다. 가상의 문제들은 "옳은" 해결책은 없고 누구에게 요청되었느냐에 따라 다른 해결책이 있는 그러한 것이다. 이는 일반적인 "문제해결 훈련"을 가능하게 한다.

훈련 문제들은 부당함과 어려움에 관한 짧은 제시문[description]이어야 하지만, 주로 돌이킬 수 없고 울분을 일으킬 수 있는 평범한 사건이어야 한다. 모든 문제들에는 세 사람이 포함되는데, 여기에는 가해자, 희생자, 그리고 영향력을 갖지 않는 채로 참여하는 제 3자(a third person who is involved without being a driving actor)가 있다. 제시문에는 추측과 해석을 위한 공간을 남겨둔다(표 2).

훈련은 환자의 개인적인 문제와는 다른 문제로 시작하는 것이 바람직하다(예컨대, 관계 문제; 환자의 울분이 직장에서의 갈등으로부터 야기된 것이라면).

구조화된 학습 과정을 지원하기 위해 환자에게 가상의 삶의 문제들과 관련된 아래의 질문들을 물을 수 있다:

  (1) "이 삶의 문제에 대해 생각할 때 떠오르는 당신의 느낌과 생각들을 설명해 보세요. 그 문제가 어떻게 당신에게 영향을 주었나요?"

  (2) 당신을 여기 억울한 일을 당한 사람의 입장에 놓아보세요. 어떻게 느껴지나요? 어떤 생각이 드나요? 당신이라면 어떤 것을 하시겠어요?

  (3) 당신을 가해자의 입장에 놓아 보세요. 어떤 느낌이 들 것 같으신가요? 어떤 생각이 들까요? 어떤 것을 하시겠어요?

  (4) 당신을 여기에 포함된 제 3자의 위치에 놓아보세요. 어떤 생각이 들까요? 어떤 것을 하시겠어요?

표 2. 가상의 부정적인 삶의 사건들에 대한 예시

직장에서의 갈등:

Mrs.밀러는 굉장히 헌신적인 28살의 사장과 함께 우여곡절을 겪으며 작은 회사에서 일해왔다. 그 회사는 경제적 어려움에 처하게 되었다. 어느날 그녀는 해고되었다는 내용이 담긴 서장을 건네 받았다. 동시에 그녀는 한 젊은 여성이 고용되었다는 것도 알게 되었다.

배우자와의 갈등:

20년 동안의 결혼 생활 동안 Mrs.밀러는 남편의 경력을 지원하기 위해 자녀들을 돌보았고, 집안일을 맡았으며, 가족의 사회적 활동에도 관심을 기울였다. 그러나 그녀의 남편은 자신보다 훨씬 어린 비서 때문에 그녀를 떠났고, 남편은 그 비서를 가리켜 그의 인생의 사랑이라고 하였다.

경제적 손실:

Mr.밀러는 결백하게 한 자동차 사고에 연루되었는데, 이 사고는 큰 재산적 손실을 야기하였다. 그 사고의 유일한 목격자들은 다른 차(*사고와 관련된)에 타고 있었고, 그 결과 그는 법정에서 유죄인 것으로 판결 받았다.

(5) 당신을 억울한 일을 당한 사람의 입장에 놓아보세요. 어떤 행동이 유해 harmful하다고 여겨지나요? 어떤 "해결책"이 상처에 모욕을 더할 수 있을 까요?

(6) 문제를 해결하기 위한 어떤 반응이 현재 상황에 합리적이고 적절하다 고 생각하나요? 어떤 반응이 장기적으로 봤을 때 합리적이고 적절할 까요?

(7) 모든 역경들과 더불어, 여기 제시된 삶의 문제가 모욕을 당한 사람에게 긍정적인 결과를 가질 수 있다고 상상해볼 수 있나요?

(8) 모욕을 당한 사람이 한층 더 발전한다고 생각해보세요. 지금부터 5년 내에 그녀/그의 인생은 어떤 모습이 될 수 있을까요? 그녀/그는 그 문 제에 대해 어떻게 다시 생각할까요?

(9) 당신이 심리학자(관리자, 성직자, 더 많은 삶의 경험을 가진 할머니)라고 상상 해봅시다. 그러한 사람이 어려운 삶의 문제에 접근하는 전형적인 방법 은 무엇일까요? 그러한 사람은 뭐라고 조언할까요?

(10) 나이가 많이 들어서 당신이 인생에서 겪은 모든 우여곡절에 관해 자서전을 쓰고 있다고 상상해 봅시다. 인생에서 최근의 어려운 기간을 어떻게 묘사하고 평가하시겠어요? 이 기간을 거리를 두고 좀 더 유머스럽고 차분하게 묘사하는 것이 가능할까요?

이 질문들은 먼저 제시된 삶의 문제에 대한 주관적 관련성을 평가한다. 환자는 그녀/그의 부정적이고 긍정적인 정서들을 설명하고 구분하도록 요청받는다. 이는 정서에 대한 자각과 수용을 촉진한다. 환자는 관점의 변화와 사건 속의 다른 인물(other involved person)을 향한 공감(특히 "가해자"와 그녀/그의 있을 수 있는 동기들을 향한)을 연습하도록 격려받는다. 나아가, 문제 해결에 관한 일반적인 지식이 활성화된다. 이는 또한 가치 상대주의(사건 속 인물들의 서로 다른 가치, 동기, 인생 목표가 구분될 수 있고, 다른 관점과 행동들을 낳을 수 있는) 뿐만 아니라 문맥주의(문제 발생의 일시적이고 상황에 따른 성격이 반영될 수 있는)를 촉진한다. 특히, 가해자의 행동이 논의되고 재평가^{reattributed}될 수 있다(특정한 상황적 필요건과 특정한 관심에 대한 강조가 특정한 행동을 설명할 수 있다). 더 나아가, 문제의 발달에 대하여 모욕을 당한 사람이 기여한 바가 드러날 수 있다. 게다가, 특정 환경 하에서 환자도 가해자와 같은 행동을 했을 것이라는 것이 설명될 수 있다. 역기능적 전략들(예컨대, 자살이나 알코올에 의한 자해, 울분에 의해 야기된 복수 행동, 장기적인 사회적 및 직업적 어려움)과 이에 대조적인 순기능적 전략들의 식별은 목표를 명확하게 하는 데 도움이 되고, 새로운 관점의 재교육^{reorientation}과 발달을 활성화할 수 있다. 단기와 장기 전략의 결과들을 대조해봄으로써, 환자는 복잡한 삶의 문제들이 항상 부정적인 것뿐만 아니라 긍정적인 결과들을 가진다는 것과 이러한 애매성을 받아들이는 것이 중요하다는 것을 인식하게 될 것이다.

중요한 것은 "옳은" 해결책이란 없으며, 해결책이란 것도 전혀 없지만 다소
순기능적이거나 역기능적 대처는 있다는 것이다. 치료의 목표는 환자가 가
진 문제의 해결책을 찾는 것이 아니라 해결할 수 없는 문제를 대처하는 것에
관한 기본적인 지식과 기술을 가르치는 것이다. 예외 없이 언제나 그런 것처
럼 이를 그/그녀 자신의 개인적인 문제에 적용하는 것은, 이것이 환자의 마음
을 차지하고 있는 것이기 때문에 환자에게 달려있다.

4.3.4 결론과 전망

지혜 치료의 개념은, 특히 울분 환자 치료를 위한 것은 여전히 발달 과정
중에 있다. 지혜 치료는 삶의 문제 해결이 아닌 기본적인 문제 해결 기술을
가르치는 것을 목표로 한다.

지금까지 PTED 환자들에게 적용한 지혜 치료의 임상적 경험이 있었다. 또
한 지혜를 활성화하는 전략에 기초한 인지 치료를 사용하여 PTED 환자들에

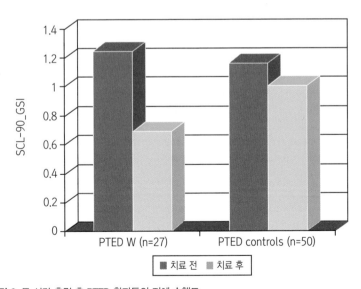

그림 3. 두 시간 훈련 후 PTED 환자들의 지혜 수행도

게 적용한 초기 국면 II 치료 시험에서 얻은 첫 번째 자료도 있다(그림 3). 결과는 자기-참여 동맹$^{self-engaging alliance}$, 역설적 개입, 지혜 전략과 같은 기법들이 불특정의 인지행동치료^{CBT}보다 더 나은 치료 결과를 낸다는 것을 보여준다. 이러한 결과들과 임상 경험은 PTED 환자들이 대개 이전에 치료 저항을 보였던 반면 지혜 치료가 이 환자들을 효과적으로 치료하는 방법이라는 것을 시사한다. PTED 환자들에게뿐만 아니라 다른 형태의 적응장애나 반응장애에서의 효과성을 시험하는 추가적인 연구가 필요하다.

참고문헌

Ardelt M (2003) Empirical assessment of a three-dimensional wisdom scale. Res Ageing 25(3):275–324

Ardelt M (2004) Wisdom as expert knowledge system: A critical review of a contemporary operationalization of an ancient concept. Hum Dev 47:257–285

Baltes PB, Smith J (1990) Weisheit und Weisheitsentwicklung: Prolegomena zu einer psychologischenWeisheitstheorie. Z Entwicklungspsychol Padagog Psychol 22:95–135

Baltes PB, Staudinger UM (1993) The search for a psychology of wisdom. Curr Dir Psychol Sci 2:75–80

Baltes PB, Staudinger UM (2000) Wisdom. A metaheuristic (pragmatic) to orchestrate mind and virtue toward excellence. Am Psychol 55:122–136

Baltes PB, Gluck J, Kunzmann U (2002) Wisdom: Its structure and function in regulating successful life span development. In: Snyder CR, Lopez SJ (eds) Handbook of positive psychology. Oxford University Press, Oxford, pp 327–347

Baumann K, Linden M (2008) Weisheitskompetenzen und Weisheitstherapie. Pabst Verlag, Lengerich

Baumann K, Linden M, Rotter M (2009) Kompetenzen zur Bewaltigung belastender Lebensereignisse und der Schutz vor Anpassungsstorungen. J Neurol Neurochirur Psychiatrie 10:82–86

Bohmig-Krumhaar SA (1998) Leistungspotentiale wert-relativierenden Denkens: Die Rolle wissensaktivierender Gedachtnisstrategie. Max-Planck-Institut fur Bildungsforschung Studien und Berichte, Bd. 65, Berlin

Bohmig-Krumhaar SA, Staudinger UM, Baltes PB (2002) Mehr Toleranz tut Not: Lasst sich wert-relativierendes Wissen und Urteilen mit Hilfe einer wissensaktivierenden Gedachtnisstrategie verbessern? Z Entwicklungspsychol Padagog Psychol 34:30–43

Chinen AB (1984) Modal logic: A new paradigm of development and late-life potential.

Hum Dev 27:42–56

Clayton V, Birren JE (1980) The development of wisdom across the life span: A reexamination of an ancient topic. In: Baltes PB, Brim JOG (eds) Life-span development and behavior, vol 3. Academic Press, New York, pp 103–135

Dittmann-Kohli F, Baltes PB (1990) Toward a neofunctional conception of adult intellectual development: Wisdomas a prototypical case of intellectual growth. In:Alexander CN, Langer EJ (eds) Higher stages of human development. Perspectives on adult growth. Oxford University Press, New York, pp 54–78

Linden M, Hautzinger M (2005) Verhaltenstherapie. Springer, Berlin

Linden M, Baumann K, Schippan B (2006)Weisheitstherapie.Kognitive Therapie der Posttraumatischen Verbitterungsstorung. In:Maercker A, Rosner R (eds) Psychotherapie der posttraumatischen Belastungsstorungen. Thieme, pp 208–227

Linden M, Rotter M, Baumann K, Lieberei B (2007) PosttraumaticEmbitterment Disorder.Huber, Bern

Linden M (2008) Posttraumatic embitterment disorder andwisdomtherapy. J Cogn Psychotherapy 22:4–14

Maercker A (ed) (1997) Therapie der posttraumatischen Belastungsstorungen. Springer, Berlin Mayer JD, Salovey P (1995) Emotional intelligence and the construction and regulation of feelings. Appl Prevent Psychol 4:197–208

Mayer JD, Salovey P (1997) What is emotional intelligence? In: Salovey P, Sluyter D (eds) Emotional Development and Emotional Intelligence: Implications for Educators. Basic Books, New York, pp 3–31

Mayer JD, Salovey P, Caruso DR (2004) Emotional intelligence: Theory, findings, and implications. Psychol Inquiry 3:197–215

Schippan B, Baumann K, Linden M (2004) Weisheitstherapie – kognitive Therapie der posttraumatischen Verbitterungsstorung. Verhaltenstherapie 14:284–293

Staudinger, UM, Baltes PB (1996a) Weisheit als Gegenstand psychologischer Forschung. Psychol Rundschau 47:1–21

Staudinger UM, Baltes PB (1996b) Interactive minds: A facilitative setting for wisdom-related performance? J Personal Soc Psychol 71:746–762

Staudinger UM, Lopez D, Baltes PB (1997) The psychometric location of wisdom-related performance: Intelligence, personality, and more? Pers Soc Psychol Bull 23:1200–1214

Sternberg RJ (1990) (ed) Wisdom: Its nature, origins, and development. Cambridge University Press, Cambridge

Sternberg RJ (1998) A balance theory of wisdom. Rev Gen Psychol 2:347–365

4.4 | 북아일랜드 분쟁에서의 울분과 용서

Ed Cairns and Miles Hewstone

린든(Linden et al., 2007)이 "외상 후 울분장애PTED"라고 명명한 그의 표현이 훌륭한 점은 이것이 북아일랜드의 정치적 분쟁의 충격에 관한 의의resonance을 담고 있다는 것이다.

> PTED의 촉발 사건은 불안을 유발하고 삶을 위협하는 자극이 아니라 극히 예외적인exceptional 자극이다. 비록 이것이 직장에서의 갈등, 실업, 친족의 죽음, 이혼, 심각한 질병, 분리 혹은 상실의 경험과 같은 평범한 부정적인 삶의 사건이라 하더라도 말이다. 질병은 사건의 직접적인 맥락에서 발달한다. 그러한 사건들의 공통적인 특징은 그것들이 부당하고, 개인적인 모욕, 심리학적으로 기본적인 신념과 가치에 대한 폭력으로 경험된다는 것이다. 정신병리학적 반응은 울분이 장기간 지속된 감정이라는 것을 의미한다(p.159).

특히 북아일랜드에서 계속되고 있는 분쟁은 많은 사람들에게 "평범한" 삶의 부분이 되어온 것이라 말할 수 있는데, 이 분쟁은 갈등과 부당하다는 느낌을 포함하고, 지속된 울분 반응을 유발해온 것이다. "억울한Bitter"과 "억울함Bitterness"은 사실 북아일랜드 분쟁의 맥락에서 자주 사용되는 용어이다. 그러나 이 용어들은 북아일랜드에서 광범위하게 사용되는 것임에도 대체로 언론에 국한되어 사용되며, 학문적인 글에는 거의 등장하지 않는다.

그러므로 이 장에서 우리는 어떻게 울분이 집단 간 용서를 통해 극복될 것이며, 북아일랜드 사회 전체와 북아일랜드 주민들의 정신건강에 어떤 이점을 갖는지에 대해 고려하기에 앞서 그들의 지속된 갈등의 결과로 북아일랜드 주민들이 울분을 갖게 된 것에 관해 어떤 증거들이 있는지 생각해 볼 것이다.

4.4.1 북아일랜드 내의 울분

맥그렐리스(McGrellis, 2005)는 자신의 작업에서 "억울한[bitter]"이라는 용어를 사용한 몇 안되는 학술 작가들 중 한 명이다. 그러나 그녀는 한 각주에서 지적하기를, 그녀는 억울함[bitterness]이라는 용어를 그저 "젊은 사람들의 용어에서 직접적으로" 가져왔기 때문에 사용하는 것이며, 이는 그녀의 연구에서 가톨릭과 개신교 참가자들 모두에게서 비슷하게 사용된 용어라고 언급하였다.

기자들은 학자들보다 더 억울한과 억울함이라는 용어를 선호하며, 그들은 뉴스 헤드라인에 "억울한 역사가 평화 협정을 위협한다"거나 "북아일랜드의 회복을 향한 억울한 길"이라고 언급하며, 또는 두 공동체를 묘사할 때 "억울한 역사"로 인해 갈라진 북아일랜드의 억울한 적국들[bitter enemies]이라고 한다. 여전히 두 개의 공동체를 갈라놓고 있는 합의 후의 이슈들이 북아일랜드가 현재 거둬들이고 있는 "억울한 수확"으로 묘사되어 온 반면, 계속 진행 중인 평화 과정조차도 "억울한 합의"를 기반으로 이루어진 것으로 묘사된다.

아마도 이것이 지나치게 단순화된 것처럼 보이기 때문에, 학자들은 '억울한'이라는 단어를 사용하기를 피하거나 적어도 그저 사용하지 않았다. 또 다른 이유는 학자들이 억울함을 구어체 용어로 보았고, 이것이 일상 언어이기 때문에 공식적인 학술 논문에는 적합하지 않다고 보았기 때문이다. 이유가 무엇이건 간에 이 용어가 일상적으로 사용되는 것은 분명 사실이다. 예를 들어, 북아일랜드 사람들이 지역 정치 현장에 대해 극단주의적 관점을 취하기 때문에 학자들은 그들을 "종파주의자[sectarian]"라고 묘사하기 쉽다. 그러나 이는 길거리에서 들을 법한 그런 용어가 아니다. 일상의 대화에서 이웃들과 의논할 때 사람들은 "굉장히 종파주의적인 어린 놈"이라고 말하기 보다는 "지독한 [bitter] 어린 놈"이라고 하기 더 쉽다.

우리가 아는 바와 관련하여 울분을 측정하려는 단 하나의 연구가 북아일랜드에서 시도되었다. 이 연구에는 평화 프로그램에 참여하거나 참여하지 않았던 북아일랜드 사람들 표본과 북아일랜드에 살았지만 아일랜드 공화국과의 국경 근처에 살았던 사람들의 무작위 표본을 비교하는 내용이 포함되었다 (특수 작업 집단; Distinctiveness Working Group, 2007). 2004년에 첫 번째로 수행된 연구에서는 "다른 공동체가 당신의 공동체에 행한 부정적인 일에 대해 당신은 얼마나 자주 억울함을 느끼나요?"에 대해 질문하였다. 이 질문에 대한 반응에서 참가자들[participants]과 전체 인구[population](*혹은 모집단) 사이에는 사실상 어떤 차이도 없었다. 북아일랜드 전체 중 참가자의 51%와 인구의 53%가 "매우 자주" 혹은 "때때로" 억울함을 느낀다고 응답했고, 반면 국경 지역에 해당하는 비율은 참가자의 43%와 인구의 44%가 위와 같이 대답하였다. 이 연구가 2007년에 다시 시행되었을 때 평화 프로그램 참가자들과 북아일랜드의 일반 인구 모두 억울함을 느낀다고 응답한 비율이 2004년에 비해 미미한 차이로 낮게 보고되었으며, 반면 국경 지역에서는 억울함을 "매우 자주" 혹은 "때때로" 느낀다고 보고한 비율이 2004년과 2007년 사이에서 변화가 없었다. 이 모든 것이 시사하는 바는 북아일랜드 인구의 약 절반이 울분감을 보고한다는 것이다 - 이는 적지 않은 비율로, 진행중인 평화 프로세스로 인해 감소되지 않은 것이다.

이것이 중요한가? 그렇다. 맥그렐리스(2005)는 북아일랜드의 대부분의 공동체들이 과거에 초점을 맞추는 방식으로 "침체"되었으며, 그녀의 연구에 참가한 젊은 사람들이 반복적으로 "억울함"이라고 언급하는 것에 사로잡혀 있다고 제안한다. 가장 중요한 것으로, 그녀는 연구에서 젊은 사람들이 말하는

"억울함"이 "정치적, 사회적 발달을 좌절시키도록 위협한다"고 결론지었다 (p. 527).

그러므로 북아일랜드의 맥락에서 억울함은 미래의 두 공동체 사이의 화해 시도를 위한 열쇠가 될지 모르는 중요한 주제이다.

4.4.2 울분과 집단 기억

울분에 관한 주요한 문제는 "울분을 가진 사람들이 모욕적인 사건을 끊임 없이 반복해서 회상한다"는 것이다(Linden et al., 2009). 이는 북아일랜드에서 과거는 언제나 현재라고 하는 다비(Darby, 1983)의 관찰과 들어맞는데, 아일랜 드 사람들의 전통문화와 신화에서 과거의 날들이 무선 송신소처럼 언제나 고 정되어 있다는 사실이 그 전형적이 예가 된다.

> "아일랜드 사람들의 전통문화와 신화에 무선 송신소처럼 고정되어
> fixed 있다. 이들은 다른 환경에서 최근의 축구 점수와 같은 일상적인
> 대화 중에 표현되기 쉽다"(p13).

이는 북아일랜드에서와 같은 민족적 갈등을 통제하기 어렵게 하는데, 그 이유는 집단적 현재 속에서 집단적 과거의 역할을 이해하는 것이 필수적이기 때문이다. 이 역할은 집단이 경험한 과거 기억을 통해 소통된다(Cairns & Roe, 2003).

기억은 갈등을 창조하거나 재창조하는 데 있어서, 그리고 아마도 여러 세 대 동안 갈등이 잠잠했던 방식으로부터 그것을 재활성화 하는 데 중요한 역 할을 할 수도 있지만, 이는 우리가 갈등에 관한 기억의 역할 중 가장 중요하 다고 보는 것이 아니다. 대신, 우리는 갈등 해소를 돕는 데 있어서 기억의 잠

재적 역할에 대해 알아보기 위해 기억과 갈등의 관계를 연구하는 것이 중요하다고 믿는다(Cairns & Roe, 2003). 이는 그러한 집단들이 흔히 인정되지 않고 화해되지 않은 역사적 손실에서 오는 "희생자의식victimhood"을 지니고 있다는 사실과 관련되어 있다(Montville, 1993).

이러한 화해되지 않은 역사적 손실은 차례로 화해와 외교의 전통적 방식에 대한 강력한 장벽(그들이 하는 것과 똑같은 것을 만들어내는)이 생기게 하며, 잘못됨wrong과 불의injustice에 대한 새로운 감각(울분?)을 만들고, 결국 미래의 갈등에 대한 가능성을 만들어낸다. 미래의 갈등에 대한 가능성이 나타나는 이유는 민족적 갈등은 자주 폭력으로 이어지는데, 이는 결국 집단적인 복수를 자초하기 때문이다(Chirot, 2001). 이 복수는 필수적으로 "아주 오래된" 다툼을 기반으로 해야만 하는 것은 아니며(비록 그렇다 하더라도), 이는 간단히 한 세대 정도 된 다툼에 기반한 것이 될 수도 있다. 그러나 오랜 기간 동안 민족적 갈등은 항상 과거에 근거를 두었다. 문제는 한 공동체가 다른 공동체에 복수를 감행할 때 이는 차례로 지속적인 폭력의 씨앗이 된다는 것이다.

4.4.3 울분과 용서

북아일랜드에 관한 작업에서 우리는 억울함의 문제를 전적으로 무시하지 않았지만 대신 억울함을 극복하는 방법을 이해하려는 시도에서 그것의 반대인 "용서"에 초점을 맞춰왔다고 주장할 수 있겠다.

용서에 관한 글을 쓰는 학자들 사이에는 용서와 연관된 상당한 이점들이 있다는 데에 대한 합의가 있다(최근의 리뷰를 참조하려면 McCullough et al., 2000을 보라). 그러한 이점에는 다음과 같은 것들이 있다. (1) 피해자가 해로운 생각, 기억, 부정적인 감정들에 그/그녀의 삶이 지배되기를 거부할 수 있게 함으로써 자기 존중감을 증진한다(Holmgren, 1993). (2) 억울함으로부터의 해방

(Enright & Cole, 1994; North, 1987), (3) 감소된 분노감, 불안감, 우울감(Enright et al., 1998), (4) 복수에 대한 소망(Cloke, 1993)과 죄의식(Halling, 1994)으로부터의 해방.

지난 10년 동안 심리학자들은 용서 개념과 북아일랜드 갈등에 관심을 가져 왔다(McCullough et al., 2001). 그러나 이 작업을 북아일랜드의 갈등과 같은 사회적 문제에 적용하려는 사람들의 어려움은 용서가 일반적으로 "개인-내적이고 특정 대인간 맥락 내에 적합한 것으로서 지각된 도덕적 위반에 대한 친사회적 변화"(McCullough et al., 2000, p9)라고 정의된다는 것이다. 우리는 작업을 하는 동안 인종정치학적ethnopolitical 갈등이 염려되는 곳에서 용서와 화해가 밀접하게 관련되어 있을 것이라는 기본적인 가정을 해왔다. 따라서 우리는 북아일랜드의 갈등 맥락에서 집단 간 용서(대인간 용서와 대조적으로)의 사회-심리학적 측면들을 이해하는 데 초점을 맞추었으며, 특히 우리는 이러한 환경에서 집단 간 용서를 촉진하거나 저해할 수 있는 요소들을 이해하려고 노력했다.

별로 놀라운 일은 아니지만, 억울함이 북아일랜드에서의 집단 간 관계를 설명하는 데 사용되는 일상 용어의 한 부분인 반면, 용서는 현저히 이 담론에 등장하지 않는다. 용서는 어려운 주제로 인식되며, 때문에 몇몇 뚜렷한 예외들(Roe et al., 1999)과 함께 비교적 최근까지도 기자들과 학자들이 모두 회피해 온 주제이다. 용서가 적절한 주제가 될 것이라 예상될 수 있는 교회들 내에서 조차도 용서에 관한 공적인 선언public pronouncement이 이상하리만치 없다. 또한 지역 정치인들 또한 이 개념을 피하는 경향이 있다.

사실 용서에 대해 가장 잘 알려진 선언은 공적인 영역이 전혀 아닌 두 명의 개인에게서 나왔다. 이들은 모두 갈등의 결과로 사별한 아버지들 마이클 맥골드릭과 골돈 윌슨(McKittrick et al., 1999)이었다. 마이클 맥골드릭은 1996년

7월 개신교 불법 무장 단체에게 자신의 31세 아들이 사살되었음에도, "증오를 나의 아들과 함께 묻으세요. 서로 사랑하세요. 나는 나의 아들을 죽인 사람을 사랑할 수 있습니다(p1996)"라고 말할 수 있다고 느꼈다. 이와 유사하게 1987년에 있었던 IRA(아일랜드 공화국군)의 폭격에 그의 딸 마리를 잃은 골돈 윌슨은 말했다: "나는 악감정을 품지 않았습니다. 나는 원한을 품지 않았습니다. 그것이 나의 딸을 돌아오게 하지 못할 것입니다"(p1098).

4.4.4 불의와 용서에 대한 이해를 위한 초점 집단

집단 간 용서의 원인과 결과 모두를 더 잘 이해하려는 시도로서 우리(McLernon et al., 2002)는 일련의 초점 집단과 함께 시작한 연구 프로젝트에 착수하였다. 처음에 우리는 8개의 초점 집단을 운영하였으며, 각 그룹은 다음의 범주들로부터 초청된 8~12명의 참가자로 구성되었다. 일반 조직들[Lay organizations]은 갈등을 감소시키고, 폭력의 영향을 받은 사람들을 지원하는 일에 헌신하였다.

- 교회-기반 조직들은 공동체 관계 개선과 폭력의 영향을 받은 사람들을 지원하는 일에 헌신하였다(개신교 1개 조직과 가톨릭 1개 조직).
- 일반 조직들[Lay organizations]은 갈등을 감소시키고, 폭력의 영향을 받은 사람들을 지원하는 일에 헌신하였다(개신교 1개 조직과 가톨릭 1개 조직).
- 폭력을 당한 가톨릭(민족주의자[Nationalist]) 피해자들.
- 폭력을 당한 개신교(통합론주의자[Unionist]) 피해자들.
- 체제지지자[Loyalist]/개신교 이전 전투원들.
- 공화주의자[Republican]/가톨릭 이전 전투원들.

(1) 용서란 무엇인가? 모든 집단들은 용서를 엔라이트와 동료들(예: Enright
와 인간 발달 연구 그룹, 1991)의 관점과 유사하게 연민이나 자비, 인간애,
공감과 같은 개념에 기반을 둔 것으로 보았다. 그러나 폭력을 당한 가
톨릭 피해자들 중 몇몇은 그들 공동체의 구성원들이 용서라는 말을 거
부할 것이지만 "수용"이라는 단어를 사용하는 것에는 좀 더 편하게 생
각할 것이라고 느꼈다.

(2) 잘못됨^{wrong}에 대한 대중의 인정과 정의. 많은 사람들은 다른 사람들(꼭
가해자들이 아니더라도)이 유해한 행동으로 인한 고통을 인식하고 인정한
다면 용서는 좀 더 쉬워질 것이며, 북아일랜드의 맥락에서 잘못됨에 대
한 대중의 인식 부족이 극심한 억울함과 지속적인 상처를 유발한다고
느꼈다. 형사 사법 절차^{process of criminal justice}는 언제나 용서로 이어지지는
않는 것으로 여겨졌다.

(3) 용서 과정에서 회한^{remorse}의 중요성. 많은 사람들은 가해자가 회한을 보
일 때 용서가 더 쉬웠다고 믿었다. 회한은 불만의 수용과 용서받고 싶
은 가해자의 필요에 대한 수용으로 이어질 수 있다. 그러나 강조되기
를, 이것이 가해자가 다시 신뢰를 얻을 것이라는 것을 반드시 의미하는
것은 아닐 수도 있다는 것이었다. 많은 사람들은 신뢰 없이 완전한 용
서는 불가능하다는 관점을 드러내었다.

(4) 개인의 용서와 집단의 용서. 용서와 신뢰간의 연결을 기반으로 했을
때, 대부분의 사람들은 개인을 용서하는 것이 집단을 용서하는 것보다
쉽다는 것에 동의했는데, 이는 개인에게 신뢰를 두는 것이 더 쉬웠기
때문이었다. 집단을 신뢰하는 것은 확장을 의미하는데, 즉 집단의 개별
구성원들에 대한 신뢰를 의미하며 그들은 모든 구성원들이 대변자에
의해 대표되는 것이 아니라는 것을 의미한다. 나아가, 집단의 지도자는

일반적으로 구성원들의 행동에 통제력을 행사하기 때문에 구성원들보다 더 쉽게 용서 받지 못하는 것으로 여겨졌다. 피해자 집단에 속한 몇몇 사람들은, 특히 가톨릭/공화주의자 편에 속하는 사람들은 그들에게 잘못된 일을 저지른 집단을 용서하는 것이 행해진 잘못된 일을 정당화한다는 것을 암시할 수도 있다고 여겨 용서라는 개념에 대해 강력히 반대하였다. 두 개의 이전 불법 무장 단체 구성원들 또한 용서의 가치에 대해 의문을 던졌다. 양 집단 모두는 그들의 운동이 그 당시에 완전히 정당화 되었다고 느꼈고, 그렇기 때문에 그들은 용서를 요청하거나 용서할 필요를 느끼지 못하였다.

(5) 북아일랜드 내 용서의 미래. 모든 집단들은 용서를 권하거나 이를 수용하도록 강요하는 것이 역효과를 낳기 쉽다고 강조했지만, 기억하거나 기념하는 행동은 다른 사람들에게 상실에 대해 공유할 기회를 주며 용서를 좀 더 쉽게 할 수 있다고 하였다. 선을 위해 폭력이 종료되었다는 인식 또한 용서를 촉진하는데 도움이 될 수 있다.

초점 집단들은 많은 참가자들이 다른 사람들이 유해한 행동으로 인한 고통을 인지하고 인정할 때 보다 용서가 쉬워진다고 느낀다는 것을 보여주었다; 그들은 북아일랜드에서 이런 인정이 없이 극심한 억울함이 발달한다고 느꼈다. 확실히, 가해자가 회한을 갖는 모습은 용서를 촉진한다. 마지막으로, 모든 집단들은 용서를 권하거나 이를 강요하는 것이 역효과를 낳기 쉽지만 기념비를 세우는 것처럼 이를 기억하는 행동은 다른 사람들에게 상실을 공유할 기회를 주며, 용서를 보다 쉽게 만들 수 있다고 강조하였다.

4.4.5 용서의 결정 요인

초점 집단 세션들에서 나온 자료들을 사용하여 우리(Hewstone et al., 2004)는 북아일랜드에서 사용하기 위한 집단 간 용서 척도를 개발하였다. 그런 다음 북아일랜드의 대학생들을 대상으로 한 조사에서 이 척도를 사용하여 종교성, 다른 공동체 구성원들과의 접촉, 분쟁trouble을 겪는 동안의 개인적인 피해 경험과 같은 변수들과 용서와의 관계를 결정하기 위한 시도를 하였다. 우리는 용서에 대하여 자신이 속한 종교 공동체와의 동일시가 부정적인 예측 변수인 반면, 가장 강력한 예측 변수가 집단적 죄책감과 외그룹 태도outgroup attitudes라는 것을 발견하였다. 이 모형은 용서에서, 특히 개신교 참가자들의 경우에게서 나타난 큰 분산의 비율proportion of the variance을 설명하였다.

북아일랜드는 "특히 종교적인 사회"라는 꼬리표를 받아왔다(Barnes, 2005). 이 주장을 뒷받침하기 위하여 바네스(2005)는 북아일랜드 인구의 90%가 기독교 인으로 간주되며, 민족 종교 소수집단ethnic religious minorities이 인구의 0.5%보다 훨씬 적은 비율을 차지했고, 6.0%보다 적은 비율이 스스로 종교적 충성을 하지 않는다고 하였다(북아일랜드 통계청, 2002). 북아일랜드 사람들은 영국(UK) 나머지 인구의 15%가 그런 것과 비교하였을 때 보다 더 흔하게 50% 이상이 교인이 되어 교회에 참석한다. 용서의 종교적 본성에 관해 초점 집단에서 얘기 되어온 것들의 배경을 감안하고 고려했을 때, 우리는 자기 보고된 종교성 religiosity이 집단 간 용서와 전혀 관련되어 있지 않거나 약하게 관련되어 있다는 사실에 놀랐다. 그러나, 개인간 용서에 관한 결과와 비슷하게 피해 경험(이 경우 정치적 폭력이나 분쟁의 결과로서의 피해를 의미)은 높은 수준의 피해를 경험한 사람들과 중요한 상관관계를 보여주었다. 이들은 피해를 거의 경험하지 않은 사람들보다 현저하게 낮은 집단적 죄책감과 용서를 보고하였다.

다음으로 우리(Hewstone et al., 2005)는 북아일랜드 인구의 대표 표본을 조사하였다. 이때는 피해에 관한 자기 보고식 측정 대신 참가자의 폭력 노출에 관한 객관적 지표로 대체하였는데, 이는 참가자의 이웃에게 종파주의 폭력이 얼마나 행해졌는지를 기반으로 한 것이었다. 가톨릭 신자들에게 있어 용서의 가장 좋은 예측 인자는 집단 간 신뢰였다. 집단 간 신뢰는 관점-수용perspective-taking과 같이 개신교인들에게도 긍정적인 예측인자였다. 추가적으로 개신교인들에게 한 가지 강력한 부정적 예측인자가 있었는데, 이는 자신의 집단과의 동일시 강도였다. 우리의 이전 연구에서처럼 더 많은 폭력을 경험한 사람들은 폭력을 덜 경험한 사람들보다 현저하게 적은 용서를 보고하였다.

4.4.6 지속적인 정치적 갈등과 정신 병리

마지막으로 우리는 정신 건강과 관련한 집단 간 용서의 긍정적 역할을 고려하였다. 젊은이와 노인 모두를 포함하여 북아일랜드 사람들이 어떻게 거의 30년 동안의 지속된 정치적 폭력의 종식에 어떻게 대처했는지에 대한 증거들이 쌓이기 시작하였다(O'Reilly & Stevenson, 2003).

일련의 연구들은 높아지는 자살의 수준(특히 청소년들의), 그리고 생존자들 중 PTSD를 포함하여 감소되지 않는 빈약한 정신 건강의 수준, 증가된 정신 건강 서비스에 대한 필요를 보고해 오고 있다. 이것이 "분쟁troubles"의 치유되지 않은 영향에 관한 근거이며/이거나 두 개의 공동체가 집단 간 용서 및 죄의식과 씨름한 결과일 수 있다. 다른 설명으로는 정부가 주도한 보상 문화와 연계된 북아일랜드의 상담 문화가 출현했다는 것과 단순히 북아일랜드의 평화 과정이 반드시 정치적 갈등의 종결을 수반하지는 않았다는 사실이 있다.

길리건(Gilligan, 2006)은 이 후자의 설명에 찬성하며 갈등 후의 북아일랜드를 "평화로 인해 외상화된" 사회라고 묘사하였다. 그는 이를 휴전과 성금요일/벨파스트 협정 이래로 상담에 대한 수요가 증가-감소하지 않고 - 했다는 사실을 근거로 하였다. 그러나 길리건은 이 수요가 정부의 계획에 의해 크게 장려된 희생자 문화와 많은 관련이 있다고 제안한 반면; 그는 성금요일/벨파스트 협정이 폭력의 종결로 이어진 반면, 갈등은 여전히 존재한다는 사실을 설명하는 데는 실패했다. 이는 맥긴티[MacGinty]와 멀둔[Muldoon], 퍼거슨[Ferguson], (2007)이 지적했듯, "평화 조약에 도달하는 것은 평화에 도달하는 것과 같지 않기" 때문에 그렇다. 그러므로 폭력 이후 북아일랜드의 사람들이 상담을 필요로 하는 것은 그들이 여전히 "억울"하지만 그들의 억울함을 달래려는 시도로서 복수를 감행할 어떤 방법도 없기 때문이라고 볼 수 있다. 용서에 관한 가장 흔한 관점들이 제안하기로 용서라는 개념에는 복수에 대한 권리 부인[repudiation]이 포함된다(Cloke, 1993)라는 것에 비추어보았을 때 이 주장은 그럴 듯해 보인다.

이 연구에서 우리는 정치적 폭력에의 노출(자신의 거주 지역에서의 폭력 수준으로 평가됨)과 자기-평가 피해 수준, 그리고 한편에는 집단 동일시와 다른 한편에는 가벼운 심리학적 웰빙(Myers et al., 2009) 간의 관계에서 집단 간 용서와 집단 간 죄의식의 역할을 살펴보았다. 우리가 설명할 수 있었던 것은 정신 건강 질환의 가능성은 집단 간 갈등 이후 높은 수준의 용서를 가진 개인들에게서 감소되었다는 것이었다. 반면, 이 가능성은 집단 간 갈등 이후 그들 집단을 대신하여 높은 수준의 죄의식을 경험한 개인들에게게서는 증가되었다. 이러한 결과들은 개인 간 용서가 더 나은 정신 건강과 관련(McCullough et al., 1997)되어 있었던 반면, 죄의식은 개인 간 갈등에서 빈약한 정신건강과 관련(Wivliet et al., 2004)되어 있다는 결과와 일치하였다.

4.4.7 결론

우리는 위에 언급된 연구들을 기반으로 하여 비교적 확신을 갖고 있다. 우리는 북아일랜드 갈등의 맥락에서 용서가 개인 간 구조보다 집단 간 구조에서 특히 종교보다는 사회-정치 집단에서 가장 잘 고려된다고 말할 수 있다. 우리는 우리의 모든 연구에서 종교성이 용서의 예측인자가 아니었던 반면, 자신의 종교 집단과의 동일시 및 다른 공동체를 향한 태도가 특별히 강력한 예측인자였기 때문에 이렇게 주장하는 것이다. 집단 간 용서는 또한 집단적 죄의식, 외집단 관점-수용, 외집단 신뢰와 밀접하게 관련되어 있었다.

북아일랜드의 삶에서 울분이 요인인가 아닌가 하는 것은 여전히 경험적 의문empirical question으로 남아있다. 확실히 많은 북아일랜드 주민들에게 성금요일/벨파스트 협약(1998년 체결) 이후의 삶이 예상했던 것만큼 스트레스가 없지는 않다는 것은 분명하다. 공식적인 통계(아마도 과소평가된)는 북아일랜드에서 남성 자살률이 1990년대 후반과 2000년대 초반 동안 꾸준히 증가했"는 것을 보여준다. 집단 간 용서를 촉진하는 것이 단기간 동안 정신 질환(아마도 울분과 연관된)을 근절하는 데 역할을 할 수 있음은 물론이고, 우리의 추측으로는 미래에 북아일랜드에 갈등이 없을 것이라 보장하는 데 도움이 될 수 있을 것이다.

참고문헌

Barnes LP (2005) Was the Northern Ireland conflict religious? J Contemp Relig 20(1):55–69

Cairns E, RoeM(eds) (2003) The role of memory in ethnic conflict. Palgrave Macmillan, London

Chirot D (2001) Theories of nationalism and ethnic conflict: An introduction. In: Chirot D, Seligman M (eds) Ethnopolitical warfare: causes, consequences, and possible solutions. American Psychological Association,Washington, pp 3–27

Cloke K (1993) Revenge, forgiveness and the magic of mediation,Mediat Quart 11:67–78

Darby J (1983) Northern Ireland: The background to the conflict. Appletree Press, Belfast

Department ofHealth, Social Services and Public Safety (2006) Protect life:Ashared vision.The Northern Ireland suicide prevention strategy and action plan 2006–2011. October 2006

Distinctiveness Working Group, PEACE II Monitoring Committee (2007) EU Programme For Peace And Reconciliation In Northern Ireland And The Border Region Of Ireland 2000–2006 Attitudinal Survey. A NISRA report for the DISTINCTIVENESS WORKING GROUP, PEACE II MONITORING COMMITTEE

Enright R, The Human Development Study Group (1991) The moral development of forgiveness. In: KurtinesW, Gewirtz J (eds) Handbook of moral behavior and Development. Erlbaum, Hillsdale, pp 123–152

Enright RD, Coyle C (1994) Researching the process model of forgiveness within psychological interventions. In: Worthington EL Jr (ed) Dimensions of forgiveness: Psychological research and theological perspectives. Templeton Foundation Press, Radnor, pp 139–161

Enright RD, Freedman S, Rique J (1998) The psychology of interpersonal forgiveness. In: Enright RD, North J (eds) Exploring forgiveness. University ofWisconsin Press,Madison, pp 46–63

Gilligan C (2006) Traumatised by peace? A critique of five assumptions in the theory and practice of conflict-related traumapolicy inNorthern Ireland. Policy and Politics 34(2):325–345

Halling S (1994) Shame and forgiveness. Humanist Psychol 22:74–87

Hewstone M, Cairns E, Voci A, McLernon F, Niens U, Noor M (2004) Intergroup forgiveBranscombe NR, Doosje B (eds) Collective guilt: International perspectives. Cambridge University Press, New York, pp 193–215

Hewstone M, Cairns E, Voci A, Paolini S, McLernon F, Crisp R, Niens U, Craig J (2005) Intergroup contact in a divided society: Challenging segregation in Northern Ireland. In: Abrams D,Marques JM, Hogg MA (eds) The social psychology of inclusion and exclusion. Psychology Press, Philadelphia

Hewstone M, Cairns E, Voci A, Hamberger J, Niens U (2006) Intergroup contact, forgiveness, and experience of "The Troubles" in Northern Ireland. J Soc Iss 62:99–20

Holmgren MR (1993) Forgiveness and the intrinsic value of persons. Am Philosoph Quart 30:341–352

Linden M, Baumann K, Rotter M, Shippan B (2007) The Psychopathology of posttraumatic embitterment disorders psychopathology 40:159–165

Linden M, Baumann K, Lieberei B, RotterM(2009) The post-traumatic embitterment disorder self-rating scale (PTED Scale). Clin Psychol Psychotherapy 16(2):139–147

Mac Ginty R, Muldoon O, Ferguson N (2007) No war, no peace: Northern Ireland after the Agreement. Political Psychology, vol 28, no 1

McCullough ME, Bellah CG, Kilpatrick SD, Johnson JL (2001) Vengefulness: Relationshipswith forgiveness, rumination, well-being, and the Big Five. Personal Soc Psychol Bull 27:601–610

McCullough ME, Pargament KI, Thoresen CE (2000) The frontiers of forgiveness: Seven directions for psychological research and practice. In:McCullough ME, PargamentKI,Thoresen CE (eds) Forgiveness:Theory, research, and practice. Guilford, New York, pp 1–14

McCullough ME,Worthington EL, Rachal KC (1997) Interpersonal forgiving in close relationships. J Personal Soc Psychol 73:321–336

McGrellis S (2005) Pure and bitter spaces: Gender, identity and territory inNorthern Irish youth transitions. Gender Educ 17(5):515–529

McKittrickD, Kelters S, Feeney B,ThorntonC (1999) Lost Lives:Thestories of the men,women and childrenwho died as a result of theNorthern Ireland Troubles. MainstreamPublishing, London

McLernon F, Cairns E, Hewstone M (2002) Views on forgiveness in Northern Ireland. Peace Rev 14:285–290

Montville JV (1993) Thehealing function of conflict resolution. In: SandoleDJD,Van derMerwe H (eds) Conflict resolution:Theory and practice. Manchester University Press, New York, pp 112–128

Myers E, Hewstone M, Cairns E (2009) Impact of Conflict on Mental Health: The Mediating Role of Intergroup Forgiveness and Collective Guilt. Political Psychology, 30(2):269–290

Northern Ireland Statistics and Research Agency. Northern Ireland Census 2001. Key Statistics. Belfast: NISRA, 2002

O'Reilly D, Stevenson M (2003) Mental health in Northern Ireland: have "the Troubles" made it worse? J Epidemiol Community Health 57:488–492

Roe MD, Pegg W, Hodges K, Trimm RA (1999) Forgiving the other side: Social identity and ethnic memories in Northern Ireland. In: Harrington JP, Mitchell E (eds) Politics and performance in contemporary Northern Ireland. University ofMassachusetts Press, Amherst, pp 122–156

Witvliet CVO, PhippsKA, Feldman KA, Beckman JC (2004) Posttraumatic mental and physical health correlates of forgiveness an religious coping in military veterans. J Traumatic Stress 17:269–273

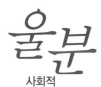

Embitterment 울분

사회적

심리학적

임상적 측면들

PART

05

울분의 분류

Embitterment

05 울분의 분류

5.1 │ PTSD를 넘어서: 울분과 질병분류학의 관련 개념

Andreas Maercker

본 장은 최근 관심이 증가하고 있는 울분^{embitterment}을 정신병리학 혹은 질병분류학적 개념의 맥락에 포함시키는 것을 목표로 한다. 이에 본 장은 오로지 울분의 임상학적 현상에만 집중하여 이러한 맥락에서만 다룰 것이다. 최근 울분에 대한 관심증가가 외상 후 스트레스 장애 진단의 "증가^{rise}"와 어떻게 전형적^{paradigmatically}으로 일치하는지 설명한 후, 외상성 스트레스에 근거하여 정신질환들 사이에 통용된 차이점에 대해 보고할 것이다. 마침내, 연구를 통해 스트레스 반응 증후 개념이 도입되었고, 이를 통해 보다 넓은 이론적 틀에서 울분 현상을 통합할 수 있게 되었다.

5.1.1 간단한 정신병리학 역사

이 절에서는 정신병리학적 현상을 명명하는 다양한 근원을 찾아볼 것이다.

이것은 체계적이지는 않고 다만, 반응상태가 반응하지 않는 상태나 혹은 장애와 어떻게 구별되는지에 대한 감각을 독자들에게 제공하는 데 목적이 있다.

20세기 초, 정신병리학은 번성하기 시작했고, 이것은 반 세기 동안 지속되었다. 그때까지 의학이나 정신과 전문의들은 주로 우울증, 정신병, 조증, 치매 등 이른바 '내생적' 정신질환을 연구해 오고 있었다.

이러한 장애들은 오늘날에도 여전히 정신의학의 핵심 주제들이며 그로 인해 고통 받는 사람들을 보살피는 것은 사회적, 의료적, 재정적 자원의 상당한 투입을 필요로 한다.

오늘날까지 일부 정신의학 연구자들은 정신약리학과 심리치료로 이루어지는 집중적인 정신의학적치료를 필요로 하는 대부분의 매우 심각한 질병들을 한 데 묶는 것을 선호한다. 역사를 돌이켜보면, 이전의 수세기 동안 문학과 예술은 다른 정신병리학적 현상들인 조증과 정신이상을 개인적인 파괴현상이 아니라 집중치료가 필요한 것으로 묘사해왔다. 이는 우울증, 심기증, 신경쇠약증의 특정적 질병들은 개인들에게 고통은 제공했지만 대부분은 병원 밖에서 그들의 삶을 지속할 수 있었기 때문이다. *몰리에르Molière's의 "상상병환자The imaginary invalid"는 위와 같은 상황에 좋은 예시이며, 다른 사례는 러시아의 작가 곤차로프Gontscharow의 소설의 주인공 일치지 **오블로모프Ilja Iljitsch

---

역자주석

* 상상병 환자imaginary invalid는 몰리에르Moliere가 지은 3막의 희곡으로, 그의 마지막 작품이다. 이 희곡은 주인공 구두쇠 아르강이 실제로 아픈데가 없지만, 자신이 아프다고 상상하는 건강 염려증 환자이다. 그는 의무적으로 그의 주치의가 주어진 어떠한 처방을 철썩같이 고수한다. 사실 그의 주치의는 아르강의 염려증을 최대한으로 이용해 돈을 긁어낸다. 아르강은 자신의 딸 안젤리크가 이미 Cleante와 사랑에 빠졌음에도 불구하고, 한 의사랑 결혼해서, 무료 의사 처방을 얻길 원한다. 아르강의 남동생 Berald은 아르강의 하녀인 토네트와 함께 아르강이 의사들에게 병적인 집착하려는 것을 치유하려고 시도한다. 그들은 누가 진실로 그에게 충실하며 애정을 가지고 있는지 알기 위해 아르강에게 그가 죽은 것처럼 연극하자며 설득한다. 그 결과 아르강의 두 번째 부인은 오지 그의 돈을 노린 것이 밝혀지고, 반면 안젤리크는 진심으로 아버지를 사랑한다는 것이 드러난다. 죽은 것으로 보인 아르강이 다시 부활한 후, 안젤리크는 그녀가 선택하는 누구라도 결혼할 자유가 허락된다.

** 오블로모프Oblomov: 러시아의 작가 곤차로프Goncharov, Ivan Aleksandrovich가 지은 소설. 지성과 교양을 갖춘 재능 있는 청년 귀족 오블로모프가 아무것도 하지 않고 무기력하게 살아가는 모습을 그렸다. 오블로모프는 러시아어로 쓸모없는 인간이라는 뜻이다. 1859년에 발표하였다.

Oblomow의 였다. 그리고 19세기 초에 들어서 일반적인 용어 노이로제는 정신병리학적 현상으로 자리잡았다.

지그문트 프로이트는 노이로제의 구체적인 조건을 찾으면서 어린 시절의 성적 트라우마를 이러한 신경증 현상의 원인으로 묘사했다. 덧붙여서 프로이트가 그의 생애동안 트라우마가 신경증을 야기한다고 했던 그의 의견을 바꾸고, 더 이상 진짜 트라우마에 신경증을 유의미한 원인으로 넣지 않았으며 차라리 욕망과 환상에 신경증을 귀속시켰다는 것은 언급할 가치가 있다.

그 후 수십 년 동안 정신분석학은 실제로 경험하는 심리적 트라우마의 노이로제에 대한 인과적 역할을 인지해야하는 문제를 가지고 있었다(Eissler 1963).

19세기 전반기 정신질환 교과서는 이전에 알려진 심각한 정신질환이나 신경질환에 대한 연장선상에서 보다 새로운 종류의 반응장애라는 개념을 서서히 채택했다. 독일 정신과 의사 칼 야스퍼스(Karl Jaspers, 1913, 1959, 1963년)는 '일반 정신이상학'이라는 제목의 교과서에서 심리적 반응을 심각한 정신장애로 규정하고 이를 '비정상적인 반응' 또는 '심리적 반응'이라고 불렀다. 그는 반응성 장애를 내용과 과정에 대하여 촉발 사건과 분명한 연관성을 가진 장애라고 묘사했다. 그는 또한 울분 현상에 매우 가까운 심리적 반응을 흥미롭게 묘사하고 있다: "윗사람이나 선호하는 사람에 대한 증오와 원한을 축적하다 어떤 사소한 일에 이 분노가 폭발한다." 한 사람은 모든 사람을 향해 반감을 가지고 있다"(Jaspers, 1959, 1963, 페이지 372).

이 시대의 또 다른 대표적인 정신과 의사인 커트 슈나이더는 오늘날의 정신분열증에 대한 조작적 정의를 한 선구자이다. 반응성 장애에 대해서는, 그는 듣는 사람이나 혹은 정신과 의사로서, 누구나 일상적이지 않은 사건에 개인적 반응이라고 이해할 수 있으나, 반응 그 자체가 너무 강하기 때문에 누구나 그것을 병리적으로 간주해야만 한다고 지적했다(Schneider, 1950).

1978년 세계보건기구^{WHO}가 발간하는 국제질병분류^{ICD-9} 제9판에서는 처음으로 '적응 반응'이라는 신조어가 정신상태의 치료의 대상으로 공식 인정되었다. 정신의학이 외생적인 원인으로 정신적 고통을 인정한 것은 이번이 처음이었다. 권위 있는 미국의 정신질환 분류 체계는 1980년판 DSM-III가 '적응장애'라는 용어를 포함하고 나서야 그 뒤를 따랐다.

5.1.2 PTSD 진단의 "성공 사례"

위에서 설명한 발전과는 별개로, 보고해야 할 놀라운 "성공 이야기"가 있었다. 소위 비정상적인 심리 반응의 일부분을 "외상 후 스트레스 장애^{PTSD}"로 하였다. PTSD는 "사람이 실제 위협적인 죽음, 심각한 질병 혹은 타인 이나 스스로의 육체에 위협을 포함한 사건들을 경험하거나, 목격, 직면했을 때 발생한 정신병리학적 현상이라고 정의한다(American Psychiatric Association, 2000;# 309.81). PTSD의 기본 증상은 19세기 이후부터 나타났지만 세계 1차 대전 이후 점점 더 많아졌다(Weisaeth, 2002).

그러한 경험을 하고 아래에서 보여지는 관련 증상들의 패턴을 나타내는 개인은 1980년 이래로 미국에서 그리고 전세계적으로 WHO에 의해서 임상적으로 관련한 정신 질환이 있다는 것을 인정받았다. 이로써 전쟁, 자연재해, 성폭력, 폭력, 고문, 교통사고의 피해자 또는 생존자에게 필요한 의학적 주의를 제공하고 질병의 대중적 인식을 높일 수 있는 더 나은 방법을 만들어 냈다.

PTSD 개념의 확립은 심리학, 정신의학, 신경과학의 새로운 발전뿐만 아니라 자전적 기억과 그 생물학적 기초를 포함한 많은 연구 노력에 영감을 주었다(Brewin, 2003; Resick, 2001). 수많은 특정 치료 개입이 개발되었으며, 그 중 새

로운 심리 치료 개입은 심리 치료와 약물 치료의 결합에 따라 일차치료로 여
겨지게 되었다(Foa et al., 2009).

우리의 연구 센터는 1995년 이래로 다양한 PTSD 연구에 관심을 가져왔
다. 예를 들어, 우리는 다양한 국가와 다양한 연령 그룹에서 PTSD의 유병률
을 평가했다(Maercker et al., 2008a, 2008b). 우리는 이전 정치범들(Schützwohl &
Maercker, 1999, 2000)의 광범위한 고통과 복수의 감정과 같은 심리적인 증상들
을 조사했다(이 책의 Chap. 2.4 참조). 또한, 우리는 소아 외상 후 따라오는 동반
장애들이 발생하는 위험을 연구했다(Maercker et al., 2004).

PTSD 연구의 인기는 외상 피해자에 대한 사회적 태도의 변화라는 의미에
서 2차적 예방을 가능하게 했다. 즉, 과거에는 성폭행 피해자들이 종종 책임
을 지고("피해자를 비난하는") 그 경험에 대해 침묵을 지키도록 요구받았지만,
지금은 변화하고 있다. 오늘날에는 1950년대 독일에서 심리적 문제를 가졌
던 홀로코스트 생존자들이 인정받지 못하고 그들의 권리를 위해 싸워야만 했
던 것 같은 일은 상상하기 어렵다. 그럼에도 불구하고 여전히 개발도상국에
서는 진단으로 PTSD를 수용하는 것은 느리게 이뤄지고 있다.

중국과 비교한 독일의 범죄 피해자에 대한 연구는 현대적이고 개인적인 가
치 지향으로 외상 이후의 고통에 대한 사회적 인정을 지지하는 반면, 전통적
이고 집합적인 가치 지향과는 반대이다(Maercker et al., 2009).

이와 대조적으로, 적응장애에 대한 연구는 거의 이루어지지 않고 있다.
2009년 문헌을 자체 조사한 결과 1995년부터 2002년까지 매년 전세계적으
로 '적응장애' 또는 '적응장애들'에 관한 논문이 2~5건밖에 발표되지 않은 것
으로 나타났다. 2003년부터 2008년까지 이 숫자는 보통 매년 7~12개 논문으
로 증가했으나, 여전히 정신병리학적 범주에서 PTSD는 완벽하게 무시되고
있다.

5.1.3 스트레스 반응 증후군의 개념

이 절에서는 PTSD와 다른 반응성 질환이 흥미로운 연구 주제인 이유를 보여 주기 위해 몇 가지 기본적인 심리학적이고 정신의학적 개념으로 논의 할 것이다. 그렇게 함으로써, 마디 J. 호로위츠(Mardi J. Horowitz, 1976)의 스트레스 반응 증후군Stress Response Syndromes의 개념을 개략적으로 설명할 것이다. 기본적으로 이 개념은 "스트레스"와 "증후군"이라는 용어로 언급한다. Horowitz에 의한 스트레스 개념은 Hans Selyes의 일반적인 적응증후군(endocrinological, 내분비학적)으로서 잘 알려진 스트레스 개념과 다르며, 이것은 차라리 개인에게 부정적인 사건이 미치는 영향에 의해 야기될지도 모르는 심리적 반응이라고 여기는 것이 더 낫다. 증후군syndrome은 일반적으로 임상적으로 인식할 수 있는 증상의 연관성으로서 정의한다. 호로위츠(Horowitz, 1976)는 사건의 침습 혹은 회상, 의도적이거나 무의식적인 회피, 그리고 적응하는데 있어 인지_정서의 실패들이 구성하고 있는 독특한 증상 패턴을 묘사했다.

호로위츠(1997)와 마에커(2009)는(Horowitz, 1997; & Maercker, 2009) 스트레스 반응 증후군의 새로운 범주는 모두 중요한 특성을 공유하기 때문에 PTSD, 급성 스트레스 장애, 복합애도 또는 지연된 애도로 장애, 적응장애 등의 장애를 포함해야 한다고 제안했다. 표 1은 모든 종류의 스트레스 반응 증후군의 일반적인 특징에 대한 개요를 제공한다.

표 1의 일부 심리학적인 현상은 추가적인 설명이 필요하다.

표 1. 스트레스 반응 증후군 진단 기준(Horowitz, 1997, Maercker, 2009)

A. 사건기준
외상사건, 중대한 사별 또는 중대한 인생 스트레스

B. 증상기준

침습증상
1. 거슬리는 기억이나 환상
2. 가혹한 감정의 강한 주문
3. 스트레스 경험/손실 전 이전 상태에 대한 강한 동경, 회피 및 적응하지 못하는 증상

회피 및 적응실패 증상
4. 주의사항 회피
5. 외로움이나 공허함
6. ....(....)

사건 기준의 용어는 현재의 정신의학적 분류나 교과서에서 사용하는 것을 말한다. 예를 들어, DSM-IV 또는 ICD-10의 외상 사건의 정의는 중요한(의미 있는) 타인(제5.5절 참조) 상실등에 대한 주요사별이다. 그리고 침습적인 증상은 매우 흥미로운 심리적 현상의 집합이다. 그것들은 급작스러운 사건과 관련된 반복적이고 무의식적인(불수의적인) 기억으로 정의한다. 그것들은 모든 감각적 양상으로서 스트레스 요인 사건 직전에 시각적으로, 사건 중간에 혹은 그 이후에는 청각, 후각, 흥분, 촉각 등에서 발생할 수 있다.

인간에게 있어서 촉각 지각은 심각한 정신적 결과를 가져올 수 있는데, 예를 들어, 신체가 만성통증으로 어린시절 성적 학대를 회상할 때, 아랫배 불편함을 증가시킬 수 있다. 기억은 인지적, 사실적 측면을 가질 뿐만 아니라 사람의 정서와 자극 감응성에도 영향을 미친다(cf. Damasio, 1999).

기억에서 다른 정보 처리 양식과 관련하여 침습 또는 재경험 현상의 심리

학은 또한 미래의 중요한 새로운 발견을 약속한다(Ehlers et al., 2004).

복잡하거나 장기간의 애도 장애grief disorder에서, 침습적 사고들은 대개 부정적인 것만으로 경험되는 것이 아니라, 씁쓸한 갈망과 그리움에 중심에 있다.

적응장애에서, 강박-충동 장애에서와 같이, 침습적 사고들은, 예를 들어, 남편이 다른 여자를 찾았기 때문에 아내와 "갑자기" 헤어졌을때, 인식된 부당함 속에서 반복적으로 떠오른다.

증상의 두 번째로는 회피와 적응에 실패한 증후를 가지고 있다. 예를 들어, 회피증후들은 기억의 회피, 스트레스 받는 경험을 상기시키는 활동, 장소 또는 사람들을 피하는 노력, 스트레스 받는 사건과 관련된 생각, 감정 또는 대화를 피하는 것, 그리고 스트레스를 준 요인에 대한 중요한 기억을 떠올리지 못하는 것과 같은 더 복잡한 분열현상들을 포함한다. 적응에 실패하는 증상들은 미래의 변화된 감각, 사회 활동으로부터의 철수, 그리고 고조된 자각에 대한 과장된 흥분이 포함될 수 있다(Langner & Maercker, 2005).

또한, 호로위츠(Horowitz, 1976)는 일반적인 스트레스 반응 증후의 단계모형을 제안했다. 호로위츠가 제안한 단계 모형은 정상적인 반응(사건 → 항의(격렬한반응outcry) → 회피/부정 → 침습 → 훈습working throught → 상대적인 완성과 병리적 강화(사건 → 혼란 → 공황 → 부적응적 회피(예: 약물이나 알코올 남용) → 강박적 재현 → 불안과 우울반응 → 작업, 생성 혹은 정서적 감감에 불능)을 포함한다.

비록 이 단계 모형은 체험적heuristic value가치만 가지고 있지만, 그것은 스트레스에 대한 반응의 시간과정과 시간의 흐름에 따라 심리적인 현상들은 대개 역동적으로 변한다는 사실을 강조하는 것이다. 스트레스 반응 증후군에 대한 좀 더 은유적인 접근에 따르면, 임상적으로 관련장애를 가진 사람들은 "고착됐다got stuck"고 한다. 예를 들어, 다른 심리학적 연구 접근법들은 안전, 신뢰, 힘과 통제, 자부심, 친밀감 등 사람들이 꼼짝 못하는 영역을 나열하고 있다

(Resick, 2001).

최근 연구에서 설명하고 있는 것처럼 "고착"은 대인관계및 사회인식적 요인 때문이라는 증거가 증가하고 있다(Maercker et al., 2009). 스트레스적인 사건 직후의 사회환경의 행동 방식은 나중에 병리적상태가 발달하는지를 결정하는 데 있어 중요한 요인이 된다.

다행히 스트레스 반응 증후군은 비교적 드문 심리적 장애이다. 이러한 새로운 개념들이 인위적으로 모든 인간을 변화시키거나, 예를 들어, 모든 인간의 3분의 1을 정신과 환자로 변화시키는 것은 아니다. 스위스에서 65세 이상 노인을 대상으로 실시한 대표적인 연구에서 주요우울장애 2.3%와 아형우울장애(심하지 않은 우울증: subsyndromal depression) 9.3%에 비교했을 때 PTSD군은 0.7%, 적응장애 2.3%였다(Maercker et al., 2008). 이것은 비록 어떤 사람들이 양쪽 영역에서 장애를 가지고 있었지만, 총 12%의 우울증 장애는 7%의 스트레스 반응 증후군보다 더 빈번했음을 보여준다.

5.1.4 우리는 어디에 있는가?

린덴[Linden]에 의해 정의된 외상 후 울분장애와 울분의 병리학적 현상(Linden, 2003; Linden et al., 2007)은 스트레스 반응 장애, 특히 적응장애의 몇 가지 특징을 가지고 있다. 무엇보다 침습적 증후가 대표적이다. 한 연구에서, Linden 등(2007)은 우울증, 공포증, 기타 환자(각각 약 3%)들이 침습적 사고를 하는 것에 비해 외상 후 울분장애[PTED](3.6%)를 가진 환자들이 가장 빈번하게 침습적 사고를 한다는 것을 발견했다.

울분사건에서, 침습적 사고는 모욕적인 일(예: "당신은 완전한 실패다. 당신은 옳은 일을 한 적이 없다")을 끊임없이 상기시켜 주는 역할을 하며, 모욕이 내뱉어진 상황을 정확하게 시각적으로 기억하게 한다. 게다가, 그 사람은 또한 일반적으로 상황을 청각적으로 정확히 기억하는데, 아마도 추가적으로 감각적인 세부사항(예: 갑작스런 현기증과 같은 자신의 신체적 반응, 모욕 중과 직후에)을 기억하는 것이다. 꿈에서 잠자는 동안에도 침습이 일어날 수 있다. 그럴 때 개별적인 상상은 종종 갈기갈기 찢어지고 재결합되어 주관적으로 이해할 수 없는 맥락들로 나타난다(예: 꿈에서 모든 사람이 접근하여 반대 방향으로 걸거나, 아무도 얼굴을 갖지 않는다).

울분 및 PTED(외상 후 울분장애)에 대한 연구는 일반적인 스트레스 및/또는 스트레스 반응 증후군 연구와 통합될 경우 상당히 유용할 것이다. 이 책의 많은 저자들이 강조하듯이 울분은 기본 신념의 위반과 관련이 있다. 그것은 PTSD 연구에서 오랫동안 검토되어 온 깨달음이다(Janoff-Bulman, 1991). 자아, 타인 및 세계에 대한 분산된 가정은 개인의 건강, 사회적 기능, 심지어 사회 복지와 발전에 광범위한 영향을 미친다(예: Gone, 2009).

이 장은 항상 장애를 병리학적 조건의 그룹으로 분류하는 것과 같은 분류 문제를 포함하는 정신병리적 관점에서 작성되었다. 린덴(Linden, 2003년)은 새로운 울분장애를 "외상적 울분장애"라고 불렀다. 남은 문제는 이 임상적 장애를 "외상 후"로 자격을 부여하는 것이 정당한가 하는 것이다.

도브릭키와 마에커(Dobricki & Maercker, 2009)는 최근 "외상 후"라는 속성이 적절하지 않다는 입장을 유지하고 있다. 우리는 기본 신념의 위반이 트라우마의 영향과 같을 필요는 없다고 주장했다. 스트레스 요인(특히 강렬한 트라우마 스트레스 요인 포함)은 계속해서 외부 사건으로 보아야 하고 기본 신념의 위반을 내부 심리 과정으로 보아야 하기 때문에 그것들을 동일시하는 것은 순환 추론을 낳는다. 대내외적 요인은 혼용하지 말고 별도로 고려해야 한다.

게다가 도덕적 위험 혹은 심각한 신체적 상처의 위험(외상적 스트레스 요인)을 포함하는 극단적인 외부적 생각들과 다른 모욕적인 것(자존감을 위협하는)들과 같은 외재적 사고 사이를 질적으로 구분짓는 좋은 이유가 있다. 그러므로, PTED는 적응장애 범주에 남아 있다. 위에서 설명한 바와 같이 적응장애는 어느 정도 무시되고 있으며 상당 부분 정신의학과 임상심리학 분야에서 소홀하다. 실제로, 현재정의는 심각한 결점을 가지고 있다. 또한, 신뢰성·타당성, 임계값뿐만 아니라, "위기"와 "스트레스"라는 개념의 이론적 차이를 설명하는 문제도 존재한다(Strain & Diefenbacher, 2008).

임계값(한계점) 문제는 많은 임상적 이해와 관련이 있다. 적응장애는 모든 종류의 정신질환(예: 주요 우울증, 불안장애, 우울증 장애)의 하위유형 현상일 뿐이다. "위기"와 "스트레스"라는 개념과의 차이는 치료가 필요한 질병의 강도 수준이나 반응이 정상적 심리학적 반응의 정도에 관한 근본적인 문제와 관련된다.

Baumeister, Maercker 및 Casey (2009)는 적응장애와 관련된 이러한 문제 및 기타 문제를 해결하기 위해 노력했으며 이러한 문제를 해결할 수 있는 방법에 대한 제안을 개발했다. 그들은 개정된 정신과 분류 체계 DSM-V와 ICD-11은 거짓 양성 및 거짓 음성 진단 가능성을 줄여야 한다고 제안했다. 또 우울증, 불안감, 행동장애를 동반한 외상성 아형subtype 외에 울분증상이 있는 아형도 있을 수 있도록 적응장애 아형의 확대도 제안했다.

이 장의 결론은 무엇인가?

첫 번째, 어떻게 정신병리학적으로 기본적인 기여가 나타나는지 그래서 우리가 외상 후 울분장애와 울분현상에 관여하는 주요요인을 인지할 수 있는지에 대해 학습하기 위한 외상 후 울분장애의 연구의 증가와 발전이 중요하다.

오늘날 우리는 비록 비교적 새롭게 발견된 심리학적인 것임에도 불구하고 PTSD가 없는 정신의학이나 임상심리학은 상상할 수 없다.

두 번째, 울분 및 울분장애에 대한 과학적 연구는 스트레스 반응 모형과 같은 포괄적인 정신병리학적 모형에서 도움을 얻을 것이며, 현재의 정신병리학에서 유연하게 적용할 것이다. 여기에는 여기서 논의되지 않은 기억 연구에 대한 신경생물학적 접근법까지 포함될 수 있다.

세 번째, 정신의학 분류시스템에 임상적 울분장애 진단을 최종적으로 포함하는 일은 다음 사항(적응장애는 환자들의 고통을 적절히 인식하고 치료하기 위한 현재 가능한 최선의 해결책이다.)을 주의깊게 고려할 필요가 있다.

참고문헌

American Psychiatric Association (2000) Quick reference to the diagnostic criteria from DSMIV-TR. American Psychiatric Association, Washington

Baumeister H, Maercker A, Casey P (2009) Adjustment disorders with depressed mood: A critique of its DSM-IV and ICD-10 conceptualization and recommendations for the future. Psychopathol 42:139–147

Brewin CR (2003) Posttraumatic stress disorder: Malady or myth? Yale University Press, New Haven

Damasio A (1999) The feeling of what happens: Body and emotion in the making of consciousness. Harcourt Brace, New York

Dobricki M, Maercker A (2010) (Posttraumatic) embitterment disorder: Critical evaluation of its stressor criterion and a proposed revised classification. Nordic J Psychiatry 64:147–152

Ehlers A, Hackmann A, Michael T (2004) Intrusive re-experiencing in post-traumatic stress disorder: Phenomenology, theory, and therapy. Memory 12:403–415

Eissler KR (1963) Die Ermordung von wie vielen seiner Kinder muss ein Mensch symptomfrei ertragen können, um eine normale Konstitution zu haben? [The murder of how many of one's children must a human being be able to bear without producing symptoms to show one has a normal mental constitution?]. Psyche 17:279–291

Foa EB, Keane TM, Friedman MJ, Cohen JA (eds) (2009) Effective treatments for PTSD: Practice guidelines from the International Society for Traumatic Stress Studies, 2nd edn. Guilford, New York

Gone JP (2009) A community-based treatment for Native American historical trauma: Prospects for evidence-based practice. J Consult Clin Psychol 77:751–762

Horowitz MJ (1976) Stress-response syndromes. Aronson, Northvale

Horowitz MJ (1997) Stress-response syndromes: PTSD, grief and adjustment disorders, 3rd edn.Aronson, New York

Janoff-Bulman R (1992) Shattered assumptions: Towards a new psychology of trauma.

Free Press, New York

Jaspers K (1913) Allgemeine Psychopathologie [General psychopathology]. Springer, Heidelberg

Jaspers K (1959) Allgemeine Psychopathologie [General psychopathology], 7th edn. Springer, Heidelberg

Jaspers K (1963) General psychopathology (transl. by J Hoenig, MW Hamilton). University of Chicago Press, Chicago

Langner R, Maercker A (2005) Complicated grief as a stress response disorder: Evaluating diagnostic criteria in a German sample. J Psychosomatic Res 58:235–242

Linden M (2003) Posttraumatic embitterment disorder. Psychotherapy Psychosomatics 72:195–202

Linden M, Rotter M, Baumann K, Lieberei B (2007) Posttraumatic embitterment disorder: Definition, evidence, diagnosis, treatment. Hogrefe & Huber, Seattle

Maerck er A, Povilonyte M, Lianova R, Pöhlmann K (2009) Is acknowledgment of trauma a protective factor? European Psychologist 14:249–254

Maercker A, Forstmeier S, Enzler A, Krüsi G, Hörler E, Maier C, Ehlert U (2008a) Adjustment disorders, PTSD and depressive disorders in old age: Findings from a community survey.Compr Psychiatry 49:113–120

Maercker A, Forstmeier S, Wagner B, Glaesmer H, Brähler E (2008b) Posttraumatische Belastungsstörungen in Deutschland: Ergebnisse einer gesamtdeutschen epidemiologischen Untersuchung [Post-traumatic stress disorder in Germany: Results of a nationwide epidemiological study]. Nervenarzt 79:577–586.

Maercker A, Michael T, Fehm L, Becker ES, Margraf J (2004) Age of traumatisation as a predictor of PTSD or major depression in young women. Brit J Psychiatry 184:482–487

Maercker A, Mohiyeddini C, Müller M, Xie W, Yang ZH, Wang J, Müller J (2009) Traditional vs. modern values, self-perceived interpersonal factors, and posttraumatic stress in Chinese and German crime victims. PsycholPsychotherapy 82:219–232.

Resick PA (2001) Stress and trauma. Psychology Press, London

Schneider K (1950) Klinische Psychopathologie [Clinical psychopathology]. Thieme, Stuttgart

Schützwohl M, Maercker A (1999) Effects of varying diagnostic criteria for PTSD. J Traumatic Stress 12:155–165

Schützwohl M, Maercker A (2000) Anger in former East German political prisoners: Relationship to posttraumatic stress reactions and social support. J Ner Ment Dis 188:483–489

Strain JJ, Diefenbacher A (2008) The adjustment disorders: The conundrums of the diagnoses.Compr Psychiatry 49:121–131

Weisaeth L (2002) The European history of psychotraumatology. J Traumat Stress 15:443–452

5.2 | 울분: 살인과 자살에서

Kenneth R. Conner and Robert L.Weisman

5.2.1 특성울분

외상 후 울분장애(PTED)와 울분정서를 가지기 쉬운 성향

린덴(Lindend, 2003)은 현저하면서 부정적인 삶의 사건이 외상 후 울분장애 PTED의 발달을 가져온다고 상정하였는데, 여기서 PTED는 비통함과 관련된 심성으로 특징되는 지속적인 강한 정서적 경험을 특징으로 하는 적응장애로 개념화되며, 이는 그렇지 않았다면 정상적으로 기능하고 정신병리 진단을 받지 않았을 개인들에게서 나타나는 것이다. 이 새로운 분석 틀은 더 많은 연구를 하도록 한다. 예를 들어, 부정적 경향과 같은 선택된 성격 특성들이 광범위한 정신장애로 발달하기 쉬운 성향이 있다는 것을 설명할 수 있는 풍부한 자료들이 존재한다(Widiger & Trull, 1992). 따라서 우리는 PTED를 발달시키는 사람은 비록 진단할 수 있는 정신적 상태가 없더라도, 최소한 울분을 경험하기 쉬운 특질이나 특성을 가지고 있다는 가설을 세웠다.

사람들이 매우 불쾌한 울분 경험이 정서로써 개념화될 때, 실망스러운, 적합한 목표를 설정하는데 무능력하고, 부조리에 반격하기 위해 주장하는 것이 무기력한 느낌으로 정의된다(Linden et al., 2007, p. 160). PTED 환자들에 대한 보고에 따르면, 이러한 환자에 의해 보고된 가장 빈번한 여섯 가지 감정들 중 다섯 가지는 공격성과 관련된 부정, 울분, 격노, 분노, 복수의 감정이라는 것을 보여주었다(Linden et al., 2007). 이에, 우리는 공격성과 관련된 성격 특질로서 울분을 경험하는 것으로 개념화한다.

특성울분trait embitterment의 대리측정

특성울분을 측정하는 도구의 개발은 최근에야 시작되었다. 그러나, 만들어진 공격척도들 중 일부는 어쩌면 울분을 대리측정할지도 모른다. 그러한 척도 중 하나는 Buss-Perry Aggression 설문지(Buss & Perry, 1992)의 적대감 척도다. Buss-Perry의 공격성 개념틀은 공격성을 인지적(적대성), 감정적(분노), 행동적(물리적, 언어적) 세 차원으로 보았다. 이러한 차원들 중에서, "악의와 불의 감정의 구성"으로 묘사된 적대성은 울분과 가장 유사한 개념이다(p. 457).

호스팅빌리티 척도의 항목들을 조사하면, 그 조치가 울분을 평가하고 있다는 것을 알 수 있다(예: "다른 사람들은 항상 휴식을 취하는 것 같다", "때로는 내가 왜 그렇게 쓰라린가"). 다른 공격성 척도에는 NEO-PI-R(Costa, Jr. & McCrae 1992)의 충동적-계획적 공격성 설문지(Stanford et al., 2003)의 충동적 공격성 척도를 포함하여 투시를 평가하는 것으로 보이는 몇 가지 항목이 포함되어 있다. 우리는 이 조치들 중 어느 것도 특성 구현과 완벽히 일치하지는 않지만, 적대감 척도가 아마도 가장 근접할 것이라는 것을 인정한다. 더욱이, 각각은 PTED의 원래 개념 체계와 반드시 호환되는 것은 아닌 다른 공격성 및/또는 성격 이론에 기초한다(Linden, 2003).

5.2.2 울분, 자살, 살인–자살에 관한 자료와 이론

증거 기반

우리는 특성울분과 자살행위의 상관에 대해 발표된 데이터가 없다는 것을 알고 있다. 그러나, 앞서 대략적으로 울분을 측정하는 도구들은 비자살군과 자살로 사망하거나 자살을 시도하는 사람들을 구분할 수 있다는 것을 보여준다(Brezo et al., 2006). 위와 같은 자료들은 비록 신중한 해석이 필요하나, 울분이 자살과 자살 시도의 위험 요소를 내포하고 있다는 예비지지를 제공한다.

첫째, 우리가 논의한 바와 같이, 이 척도들 중 어떤 것도 울분을 측정하기 위해 만들어지지는 않았다.

두 번째, 수많은 공격성 척도를 포함한 다양한 성격측정도구를 자살집단과 비 자살 집단군의 다양한 표본을 구분할 수 있다는 것을 입증하고 있다(Brezo et al., 2006). 따라서 울분 평가 척도가 자살행동의 위험 요소를 설명하는 다른 공격성 척도들보다 더많은 것을 설명할 수 있다는 것을 결정하기 위해서라면 더 많은 추가적 연구가 필요하다. 지금까지 우리는 살인-자살이라는 더 드문 사건보다 오히려 자살에 대한 논의를 지속했었다. 후자에 관한 경험적 문헌 은 상당히 제한적이다. 왜냐하면 사례통제 심리부검 보고서 혹은 코호트 분 석이 가능한 자살에 관한 체계적이고 통제된 자료는 의미있는 분석을 위해서 는 너무 적기 때문에 살인-자살에 관한 연구가 드물다. 따라서 드물게 예외로 서 살인-자살에 대한 자료는 제한된 자료 출처(문서, 검시관 보고서, 사망률 데이터 베이스)와 통제된 분석을 허용하지 않는 기술적 사례시리즈의 역학분석으로 구성한다.

공격성/불쾌감, 관계스트레스와 자살/살인–자살

비록 엄격한 경험적 자료가 미약하지만 살인-자살 기술 사례시리즈는 울분 의 잠재적 역할을 제시하는 개인들에 대한 묘사를 제공한다. 보다 구체적으 로, 이러한 보고서들은 가장 흔하게 살인-자살 시나리오가 일부의 변형을 가 지고 다음과 같은 구성요소들을 나타내고 있다. 예를 들어, 오랜 여성 파트너 를 살해하고 나서 자신도 죽고 심지어 드물게는 다른 사람들도 죽이는 남성 가해자: 그는 정서장애, 성격장애, 공격성, 그리고 다른 자살행위 이력을 가 지고 있고 그는 그가 바라는것에 반대하여 관계가 깨지고(실제 혹은 상상으로 종 종 배우자 부정), 관계에 위협이 되는 것을 인지하는 사람이다.

요약해 보면, 이 시나리오에서 한 남자는 공격성/불쾌감에 노출되기 쉬운 사람으로(이는 울분성향을 말해준다), 장기 관계에 대한 인식된 또는 실제적인 위협에 대해 반추한다(이는 울분반응을 말해준다). 그리고 그는 치명적인 행동을 통해 그 위협을 해결한다.

요약하면, 이 시나리오는 울분 성향을 가지고 있는 공격성 및 위협감을 느끼기dyesphoria쉬운 남자가, 자신의 장기적 관계에 대한 인식적 또는 실제적 위협에 대해 울분반응을 암시하며 고민하다 치명적 행동을 통해 위협을 해결한다는 것이다.

이 살인--자살 하위유형은 "치정에 얽힌 질투amorous jealousy"(Marzuk et al., 1992), "소유possessive"(Felthous & Hempel 1995), "성적 공격erotic-aggressive"(Berman, 1996)을 포함하여 다양한 이름을 붙이며 묘사되어왔다.

중요한 것은, 이러한 역동이 살인-자살에서 관찰될 뿐만 아니라 자살에서도 중요한 시나리오라는 것이다. 실제로 파트너 관계의 붕괴는 자살 이전의 가장 흔한 스트레스 사건이다(Foster et al., 1999). 더욱이 파트너 관계 붕괴는 특히 알코올 중독자(Murphy et al., 1979)와 성격장애를 가진 환자를 포함하여 아마도 울분장애와 같은 공격성향을 가진 사람들에게는 자살로 이어지게 할지도 모른다(Yen et al., 2005). 예를 들어, 알코올 중독자의 자살 사례들(Murphy, 1992)에서 1/4은 파트너와의 관계 붕괴 후 자살한 사람들로 이들은 심각한 가정폭력의 역사를 가진 사람들이었다(Conner et al., 2000). 살인-자살 사건과는 달리 자살자의 대다수는 "공격성/불쾌감-관계붕괴-치명적 반응" 시나리오에는 맞지 않는다.

그러나 이러한 역학관계는 살인-자살의 비교적 낮은 기본 비율에 비해 자살사례가 더많은 죽음을 이끌고, 이는 자살이 희생자에게는 극단적 선택과 같은 특별한 비극으로 인정된다는 것이다(Bossarte et al., 2006). 자살에 적용된

이 역동성은 지각되는 대인간 위협에 의해서 촉발된 강렬한 감정적 흥분상태에서 충동적인 공격성 반응으로 특징지어지는 공격성의 하위 유형이라는 것과 일치한 "반응적 공격"이라는 꼬리표가 붙었다(Conner et al., 2003a).

내재화 및 외재화의 동반 발생

마지막으로, 이용 가능한 자료는 무력함, 슬픔, 절망감을 포함한 내재화된 감정이 PTED에서도 두드러지게 특징지어진다는 것을 나타낸다(Linden et al., 2007). 또한 PTED를 앓고 있는 환자들은 흔하게 주요 우울장애 역시 앓고 있다(Linden et al., 2007). 그 결과, 울분과 PTED는 내재화 및 외재화하는 감정들과 증상 모두에 연관되어 있는 것으로 보인다.

이와 유사하게, 극심한 자살 상태에서 부정적 감정들이 유도되는 외향적(예: 분노)및 내향적(예: 슬픔)감정들의 동시 발생이 종종 관찰된다(Rud et al., 2006; Shneidman 1985). 물론, 외재화 혹은 내재화한 정신병리는 둘다 자살시도 혹은 자살을 하기 쉽게 만든다(Hills et al., 2005; Sourander et al., 2009). 비록, 좋은 자료들이 없음에도 불구하고, 최소한 살인-자살을 수행하는 개념적 수준의 개인들은 이러한 행동들을 포함한 양방향으로 작용하는 폭력이 주는 내재화 및 외재화의 조합을 보여줄 가능성이 특히 높다. 무엇보다 PTED 환자들은 꽤 높은 수준의 위험에 처해있음을 암시하며, 자살행위에서도 관찰되는 복잡한 일련의 감정과 증상들을 경험하고 있다.

5.2.3 울분, 자살, 울분–자살 연구의 향후 방향

린덴(Linden, 2003)의 PTED 개념은 사건에 대한 집착, 행동 부적응, 강한 부정적인 감정(불의, 분노 등의 감정)등으로 특징지어지는 지속적인 울분반응을 일으키는 가장두드러지며 느닷없는 사건이기는 하지만 비 외상(정신적 외상이 아닌)에 직면한 개인을 묘사한다. 이 시나리오가 앞서 언급한 살인-자살 하위 유형에 적용되는 경우라면, 비록 그러한 위협이 관찰(예를 들면, 배우자가 이혼을 제기함)되거나 인지(배우자가 부정행위로 고발됨)될 수 있음에도 불구하고, 울분을 촉진하는 요인은 배우자 관계의 위협 혹은 붕괴로 명확해 보인다.

성격적 특성(trait)으로서 울분에 대해 강조하는 것과 일관되게, 우리는 이 시나리오에 관련된 사람들이 관계적 고통 앞에서 울분을 경험할 수 있는 성향을 보일 것이라는 가설을 세울 것이다. 마지막으로, 그 결과 PTED는 살인-자살 가능성을 증가시킨다는 가설을 세울 수 있다. 이론적으로 이 시나리오는 관찰할 수 있고 시험할 수 있다. 그러나 실제로 자살에 대한 사후 소급 평가의 한계와 편향을 시험하는 것은 극도로 어렵다(Hawton et al. 1998). 살인-자살 연구에는 이러한 한계와 편향이 섞이는 경향이 있는데 그것은 살인-자살이 매우 드물고 감정적으로 자극적이기 때문이다.

게다가, 더 자주 발생하는 결과를 사용하여 이러한 생각을 테스트하는 데에 사용할 수 있는 살인에 대한 검증된 대리 측정도구는 없다. 앞서 논의한 바와 같이, 공격성/위협성-관계위협-자살-살인사건의 하위 그룹에서 관찰된 치명적 반응 시나리오는 자살에 관한 문서에서도 충분히 입증되었다. 만약 PTED가 이러한 역동에서 역할을 한다면, 최소한 한가지 이상의 그럴싸한 시나리오는 자살에 위험성을 제공하는(적대성특질을 가진)울분을 쉽게 느끼는 성향의 개인들 중에 배우자 관계 스트레스가 PTED를 촉진한다는 것이다.

이 생각은 자살의 유행이 더 높기 때문에, 살인-자살에 대한 연구보다 자살에 대한 연구에서 더 많은 검증이 가능하다. 또한, 자살시도가 자살을 측정하기에는 불완전함(Useda et al., 2007년)에도 불구하고, 자살시도에 대한 자료는 자살시도에 한해서 자살을 측정하는데 적절하며, 자살시도와 자살은 많은 공통위험요인(Bearais, 2001)을 공유하고 있으며 자살시도는 자살위험을 증가시킨다(Conner et al., 2003b). 따라서 자살시도를 조사함으로써, 자살에 비해 자살시도사건 발생비율이 더 높다는 결과는 자살사망연구에 있어서 불가능한 연구를 설계할 수 있는 기회를 가진다.

예를 들어, 성격장애를 가진 환자에 대한 엄격한 연구는 강력한 사전 연구 설계를 사용하여 스트레스 사건의 역할과 자살시도에 위험요소인 우울증상을 기록하였다(Yen et al., 2005). 이와 유사한 연구는 고위험군 환자군에서 자살시도, 외상 후 울분장애[PTED], 대 인간 사건 사이에서 미래관계를 검증하기 위해 수행될 수 있다. 마지막으로, 반응적 공격성의 개념은 특성 공격성, 대인간의 위협/분열(붕괴) 및 자살 행동 사이의 연관성을 설명하는데 사용한다 (Conner et al., 2003a). 따라서, PTED를 포함하고 특히 울분정서를 강조하는 개념 모형에 보다 단순한 반응적 공격성 구조[framework]의 효용성을 비교하는 자살 행동에 대한 연구를 실시하는 것은 흥미로울 것이다.

5.2.4 친밀한 파트너 살인에서 PTED의 법적 영향

살인-자살사건에서는 범인을 뒤쫓는 형사사건이 없다. 그러나, 만약 살인 사건의 범인이 자살 시도에서 살아남거나 혹은 그 자살시도를 포기한다면(즉, 배우자의 죽음만 결과했다면) PTED에 대한 진단은 아마도 법적 의미를 가질 수 있을 것이다. PTED는 ICD나 DSM 진단 분류 체계의 일부가 아니지만 살인 사건의 결과에 영향을 주는 법으로 정해지지 않은 다른 진단들이 존재한다. 예를 들어, 매맞는 아내 증후군은 아내가 남편을 살해하는 경우에 방어하거나 죄를 경감시키는 근거로 성공적으로 사용되어 왔다. 게다가 린덴 (Linden, 2003)은 PTED가 살인사건을 완화하는 상황에서 일부의 예시로 사용된 법적 장애인 외상 후 스트레스 장애[PTSD]와 중요한 측면에서 비슷하다고 개념화했다. 특히 자신의 범죄가 PTSD 관련한 해리 상태, 즉 정신이상을 주장하는 '플래시백'의 와중에서 발생했다고 주장하는 피고와 관련이 있다.

전반적으로 PTSD는 판결단계에서 판결 경감요인으로 가장 많이 제기된다. PTSD는 일반적인 범죄 의도를 부정하는 사건에서 자동적인 방어능력의 감소를 가진 매맞는 여성을 포함한 사건에서 형사 책임을 경감(완화)하거나 변명으로 사용되고 있다(Applebaum et al., 1993). 그러나 앞서 묘사된 PTED가 살인-자살 시나리오에서 살인사건의 결과에 영향을 미칠지 아닐지는 남자가 그의 파트너를 향한 울분의 맥락에서 그녀를 죽이는 것과는 다른 문제이다.

일반적으로 이러한 시나리오는 특별한 완화 상황이 없는 한 법정에서 많은 이해와 관용을 얻을 것 같지 않다. 또한, 비록 가해자가 자살했다는 사실이 어쩌면 그러한 상황일지도 모르지만, 예를 들어 남자가 살인-자살 시도를 하는 시간에 급성 우울 상태였다는 것을 암시하기 때문에(Rosenbaum, 1990), 자살시도 실패 혹은 다른 명확한 자살 의도의 징후가 있는 동안에는 피고가 살인후 중상을 입지 않는 한 진정으로 자살할 의도를 갖고 있다는 주장에 대해 법원이 냉소적인 반응을 보일 것이다.

5.2.5 결론

울분은 성격특성으로 개념화될 수 있고, 특성공격성(적대성척도)의 일부 측정도구는 이러한 특성을 평가하는 데 드러난다. 울분성향이 있는 개인들이 자살위험을 증가시킨다는 생각에 대한 사전 지원과 관련된 공격성 척도는 자살에 대한 위험을 부여한다.

비록 일련의 살인-자살 사건살인에 대한 설명은 울분의 역할을 암시하는 정보를 제공함에도 불구하고 자살은 미미한 통제된 자료만이 존재하는 드문 사건이다. 특히, 살인-자살사건에서 가장 흔한 유형은 공격적이고 위협적인 남성인데, 구체적으로 그는 그의 오랜기간 여성 배우자와 함께했던 관계에 실제 위협이 발생하거나 혹은 지각된 위협이 발생할때 적의를 드러내며 그녀를 죽이고 그 위협을 해결하기 위한 수단으로 자살하는 남성이다.

이러한 시나리오에 있어서 울분정서 혹은 외상 후 울분장애^{PTED}, 울분특성의 역할에 대한 설득력있는 경험적 실험은 살인-자살사건 연구의 어려움을 고려할 때 불가능할지도 모른다. 그러나 유사한 시나리오는 일반적으로 살인을 수반하지 않는 자살 행위에서 나타나고 이러한 사건들은 경험적으로 연구될 수 있다. 특히 자살 시도(자살과 반대로)에 대한 연구는 특히 더 높은 기저율과 연구대상의 가용성을 포함하는 연구의 장점 때문에 더 결정적인 자료를 제공할 수 있다.

마지막으로 PTED의 진단은 지금은 우리가 일부 배우자 살인사건에 대한 어떠한 판례법도 알고 있지 않지만, 특별한 정당한 사정이 있을 때 일부 배우자 살인 사건의 형사 판결에 시사점을 가질 수 있다.

참고문헌

Applebaum P, Jick R, Grisso T, Givelber D, Silver A, Steadman H (1993) Use of posttraumatic stress disorder to support an insanity defense. Am J Psychiatry 150:229–234

Beautrais AL (2001) Suicides and serious suicide attempts: Two populations or one? Psychol Med 31:837–845

Berman AL (1996) Dyadic death: a typology. Suicide Life-Threaten Behav 26:342–350

Bossarte RM, Simon TR, Barker L (2006) Characteristics of homicide followed by suicide incidents in multiple states, 2003–04. Injury Prevent 12:ii33–ii38

Brezo J, Paris J, Turecki G (2006) Personality traits as correlates of suicidal ideation, suicide attempts, and suicide completion: a systematic review. Acta Pscyhiatrica Scandinavica 113:180–206

Buss AH, Perry M (1992) The aggression questionnaire. J Personal Soc Psychol 63:452–459

Cavanagh JTO, Carson AJ, Sharpe M, Lawrie SM (2003) Psychological autopsy studies of suicide: a systematic review. Psychol Med 33:395–405

Conner KR, Duberstein PR, Conwell Y (2000) Domestic violence, separation, and suicide in young men with early onset alcoholism: Re-analyses of Murphy's data. Suicide LifeThreaten Behav 30:354–359

Conner KR, Duberstein PR, Conwell Y, Caine ED (2003a) Reactive aggression and suicide: Theory and evidence. Aggress Violent Behav 8:413–432

Conner KR, Langley J, Tomaszewski KJ, Conwell Y (2003b) Injury hospitalization and risks for subsequent self-injury and suicide: A national study in New Zealand. Am J Public Health 93:1128–1131

Costa PT Jr, McCrae RR (1992) NEO-PI-R: Professional manual. Psychological Assessment Resources, Odesssa

Felthous AR, Hempel A (1995) Combined homicide-suicides: A review. J Forensic Sci 40:846–857

Foster T, Gillespie K, McClelland R, Patterson R (1999) Risk factors for suicide independent of DSM-III-R Axis I disorder. Brit J Psychiatry 175:175–179

Harris EC, Barraclough B (1997) Suicide as an outcome of mental disorders. Brit J Psychiatry 170:205–228

Hawton K, Appleby L, Platt S, Foster T, Cooper J, Malmberg A et al (1998) The psychological autopsy approach to studying suicide: A review of methodological issues. J Affect Disord 50:269–276

Helwig D (2004) I just killed a pig. SooToday.com. Accessed Jul 2009

Hillbrand M, Cipriano T (2007) Parricides-Unanswered questions, methodological obstaclesand legal considerations. J Am Acad Psychiatry Law 35:313–316

Hills AL, Cox BJ, McWilliams LA, Sareen J (2005) Suicide attempts and externalizing psychopathology in a nationally representative sample. Compr Psychiatry 46:334–339

347

Koziol-McLain J, Webster D, McFarlane J, Block CR, Ulrich Y, Glass N et al (2006) Risk factors for femicide-suicide in abusive relationships: results from a multisite case control study. Violence Vict 21:3–21

Linden M (2003) The posttraumatic embitterment disorder. Psychotherapy Psychosomat 72:195–202

Linden M, Baumann K, Rotter M, Schippan B (2007) The psychopathology of posttraumatic embitterment disorders. Psychopathology 40:159–165

Marzuk PM, Tardiff K, Hirsch CS (1992) The epidemiology of murder-suicide. JAMA 267:3179–3183

Murphy GE (1992) Suicide in alcoholism. Oxford, New York.

Murphy GE, Armstrong JW, Hermele SL, Fischer JR, Clendenin WW (1979) Suicide and alcoholism: Interpersonal loss confirmed as a predictor. Arch Gen Psychiatry 36:65–69

Rosenbaum M (1990) The role of depression in couples involved in murder-suicide and homicide. Am J Psychiatry 147:1036–1039

Rudd MD, Berman AL, Joiner TE, Nock MK, Mandrusiak M, Van Orden KA et al (2006) Warning signs for suicide: theory, research, and clinical applications. Suicide Life-Threat Behav 36:255–262

Shneidman ES (1985) Definition of suicide. Wiley, New York

Sourander A, Klomek AB, Niemela S, Haavisto A, Gyllenberg HH, Sillamaki L et al (2009) Childhood predictors of completed and severe suicide attempts: Findings from the Finnish 1981 Birth Cohort Study. Arch Gen Psychiatry 66:398–406

Stanford MS, Houston RJ, Mathias CW, Villemarette-Pittman NR, Helfritz LE, Conklin SM (2003) Characterizing aggressive behavior. Assessment 10:183–190

Useda JD, Duberstein PR, Conner KR, Beckman A, Franus N, Tu X et al (2007) Personality differences in attempted suicide versus suicide in adults 50 years of age or older. J Consult Clin Psychol 75:126–133

Widiger TA, Trull TJ (1992) Personality and psychopathology: An application of the Five-Factor Model. J Personal 60:363–394

Yen S, Pagano ME, Shea MT, Grilo CM, Gunderson J, Skodol AE et al (2005) Recent life events preceding suicide attempts in a personality disorder sample: Findings from the Collaborative Longitudinal Personality Disorders Study. J Consult Clin Psychol 73:99–105

5.3 | 정신 장애에 울분을 포함해야 하는가?

Norman Sartorius

정신의학자들은 짜증과 에너지 부족, 그리고 삶에서 그들의 위치에 대한 일반적 불만족과 업무능력의 감소를 포함한 다양한 불평을 가지고 병원을 방문하는 사람들을 점점 더 많이 본다고 보고한다. 이 환자들은 그들의 미래에 절망하고 그들의 동료에게 화를 내고 그들을 위협하는 다른 사람들의 방식에 억울해한다. 그들은 정신의학자에게 직접적으로 방문하거나 다양한 치료 방법으로 그들을 도와주려고 했지만 성공하지 못한 일반 전문가들의 추천으로 병원을 방문하기도 한다. 린덴(Linden, 2003; Linden, 2008)은 그러한 사람들에게서 보이는 증상들을 구체적인 치료가 필요한 증후군으로 볼 것을 제안하고, 그 질환의 명칭으로 "울분"이라는 용어를 제시했다.

울분은 현재 국내 또는 국제 수준에서 사용되는 정신 질환의 주요 분류에서 정신 질환으로 공인되지 않았다. 결과적으로, 울분으로 고통받는 사람들을 도와준다는 것은 보건 서비스의 소관 밖이고 그들의 상태를 개선하기 위해 수행하는 개입들에 대한 비용은, 그렇기때문에 의료비용으로서 변제가능하지 않다. 그리고 그러한 문제를 가진 사람들이 정신장애를 가졌다는 이름을 자신들에게 붙이는 것을 수용하거나 희망하는 지도 확실하지 않다.

한편으로 정신장애를 가졌다는 이름을 붙이는 것은 그들에게 그들의 상태에 대한 치료비를 보상해 줄 수 있게 하지만, 다른 한편으로 그들에게 정신질환이라는 꼬리표를 남기게 할 것이고 이것은 많은 삶의 길에서 차별을 초래하고 낙인을 이끌 수 있을 것이다. 비슷한 문제는 예를 들어, "경중 장애sub-threshold disorders"에서도 발생하는데, 이러한 장애들은 미국 정신의학협회(Diagnostic and Statistical Manual, DSM)의 DSM 혹은 ICD-10의 임상설명 및 진단 지침장애에 명시된 모든 기준을 충족하지 못하는 것이다(World Health Organization, 1992; Sartorius, 1995). 심지어 이러한 장애들에 대한 자료는 울분을 가진 사람들에 대한 자료보다 더 풍부하다. 그리고 이러한 자료들은 실제 경중장애가 치명적인 장애[above-threshold disorders] 만큼 심각하게 될 수 있으며, 경중장애로 고통받는 환자들은 자격있는 사람에게 치료를 받음으로써 도움 받을 수 있다는 것을 보여주고 있다. 한편 그들의 지역에 살면서 의학적이거나 정신의학적인 도움을 요청하지 않고 제공되더라도 그것을 수용하지 않는 치명적인 장애를 가진 것으로 인정되는 정신장애 증후를 보이는 사람들도 있다.

이는 같은 증상을 가진 사람들 사이에 유의미한 차이가 있다는 점을 인식하는 것이 중요함을 강조하며, 정신병리학적 및 기타 발견에 근거한 진단명(정신 장애 분류에 기초하여 선택된)과 치료를 필요로 하는 사례로 분류된 경우를 구별해야 할 필요성을 지적한다. 두 가지 개념은 중첩되지만, 여러 가지 차이 또한 보인다. 고통의 수준, 다양한 사회적 역할 수행에서의 무능력, 그리고 사회적 물리적 환경의 특징과 같은 요소들은 사례(예를 들어, 보건 서비스 개입과 같은)를 정의하는 데 중요한 역할을 한다. 이상적으로, 특정한 사례 "caseness"를 결정하는 요인들은 정신병리학적 진단에 포함되지 않아야 한다. 그러므로 발생하는 문제는 현재 상태에서 정신장애의 분류가 정신병리의 임상실습에 있어 작업하기에 편리한 도구인가 아닌가 하는 것이다.

치료를 필요로 하는 심각성에 따라 의사를 방문하는 사람들을 분류하는 것과 정신병리적 상태를 정의하는 진단에 대해 두 가지 진단, 두 가지 분류의 형태가 필요하다는 주장이 나올 수 있다. 이러한 이중 분류는 가까운 미래에 일반적으로 사용되거나 만들어질 가능성은 낮다. 그러므로 정신장애의 기준을 반영한 증상 등을 보이지는 않지만, 그러한 방법이 자신이 개발한 치료조건을 관리하는데 성공적이라는 증거를 제공한 정신과 의사가 고안한 방법에 의해 도움을 받을 수 있는 사람들에게 서비스를 어떻게 제공할지 결정하는 것이 중요하다.

하나의 질환이 ICD에 열거된 장애에 포함되기 전에 받게 될 가장 중요한 질문은 다음과 같다.

(1) ICD 범주들 중 어느 하나에도 넣을 수 없는 질환인가?

(2) 질환의 상태가 충분히 자주 발생하거나 공중 보건이 관심을 가질만하게 충분히 빈번해질 가능성이 있는가?

(3) 그 질환의 결과가 공중보건 당국의 주의를 받을 만할 정도로 충분히 중대한가?

(4) 해당 질환에 대처하는 데 효과가 있는 것으로 입증된 특정한 치료가 필요한가?

이 질문들에 대한 답은 가능한 다음의 행동방침중 하나를 결정하도록 도울 것이다.

(a) 분류의 새로운 범주 만들기

(b) 기존 그룹에 질환을 포함시키고 명시적으로 언급하기

(c) 추가적인 증거를 확보할때까지 그 질환을 질환분류안에 포함시키는 것을 늦추는 반면에, 추가적인 증거가 향후 조치를 필요로 할 수 있다는 가능성을 인정하기

(d) 그 질환을 분류에 포함시키는 제안을 거절하기

울분과 같은 질환들이 정신장애 중에 포함될 수 있는지 없는지에 대한 질문은 다른 주제들을 건드리면서 다른 질문들도 제기한다. 이 중 첫째는 분류의 변화가 의학수련medical discipline만큼 정신의학의 정의에 미치는 영향이다. 의학수련은 치료를 위해 제안하는 질환들에 의해, 그리고 그러한 질환을 치료하기 위해 사용하는 방법 및 방법을 사용하는 기술이나 방법에 숙달하는 데 필요한 시간에 의해 정의된다. 만약 수련 정의에 있어 이 세가지 요소에 대해 엄격한 통제가 이루어지지 않을 경우, 다양한 문제가 발생할 수 있다. 의학적으로 정의된 질병이 없는 사람에게 잠재적으로 매우 불유쾌한 부작용을 가지는 치료방법의 적용은(정치적 혹은 다른 목적을 위한) 정신의학의 남용이다. 개인이나 강하게 유지되는 정치적 의견들이 치료가 필요한 정신의학적 질병이라고 선포하는 것은 위와 같은 남용을 향한 문을 연다.

그것의 효과성에 대한 확실한 증거의 부재속에 만약 그러한 방법이 정신장애의 치료를 위한 방법으로 선언된다면 그 치료 방법의 사용은 정신의학의 남용에 해당한다. 정신의학의 좋지 않은 이미지는 종종 심각한 부작용을 낳는 불확실한 효과를 가진 치료법을 적용한 결과이다. 따라서, 정신의학적 방법들에 의해 치료될 수 있는 질병으로 특정 질환을 지정하는 것은 수련의 정의에도 영향을 미친다. 최근에는 과거에 비해 이러한 사실에 더 많은 비중이 생기면서 정신의학적 질병으로서 질환에 이름 붙이는 것을 꺼려하고 있다.

한편 이러한 명명에 대한 저항은 정신질환과 그것의 치명적인 결과의 낙인으로부터 정신질환으로 여겨지는 가진 사람들을 보호했다. 그러나 다른 한편으로 그것은 보건 체계로부터 정신질환을 가진 사람들이 도움을 받는 것을 어렵게 만들고 있다. 어떤 경우에는 정신 질환이 사실상 치료가 필요한 신체적 질병이라고 선언함으로써 문제가 해결되었다.

예를 들어, 수년 동안 신경쇠약증neurasthenia로 이름붙여진 만성피로 증후군은 최근에서야 최소한 병세를 가진 사람들로부터 압박감때문이 아니라 정신 질환이 아닌 불분명하고 전염성이 있을 수 있는 질병으로 분류되었다.

다른 예로는 정신의학과 심리학적 기원의 다양한 조건 사이의 연계가 성립 되는 것을 막기 위해 다양한 완곡어("감정적 위기" 등)를 만들었다.

낙인을 피하기 위한 욕구는 두 개 혹은 그 이상의 과목에 속해있는 질환들 에서 중요한 역할을 한다. 예를 들어 치매[4]는 신경학과 정신의학의 경계에 있으며, 마약 혹은 알콜남용은 때때로 정신장애로 그리고 사회적 행동에 있 어 원인과 결과에 의존하는 심리사회적 문제로 고려된다. 질병(결국 어떤 분야 에 할당될 것인가에 관계없이)으로서 상태^{condition}를 고려하는 것은 구체적 원인, 정 의된 병원체, 잘 정의된 임상적 출현, 특정치료에 예측가능한 반응 및 잘 알 려진 자연적 결과를 가지고 있다는 입증에 따라 다르다.

ICD의 정신장애에 포함된 대부분의 질환들은 아직 질병이라고 불리는 기 준을 충족하지 못하고 있다. 따라서 "장애"라는 용어는 종종 상당한 고통을 수반하는 개인적이고 사회적인 역할에 있어서 정상적인 기능 손상과 관련있 으며, 일련의 증상으로 특징지어지는 질환을 나타낸다. 정신의학이 질병을 정의하지 않고 장애를 다룬다는 사실은 정신의학이 다루는 문제들이 다른 의 학분야에 비교해서 상당히 덜 정의되었다는 사실 때문에 다른 의학 분야와 동일한 수준의 존중을 받지 못한다는 분야의 약점을 가지고 있다. 그리고 부 분적으로는 정신 질환으로 분류되는 조건들의 불확실한 병리학적 상태 때문 에 정신과 의사들은 위에서 언급된 사례와 진단 사이의 차이와 관련하여 다 른 의학 분야에서는 발생하지 않는 문제에 직면한다.

정신장애의 주요 분류 체계중 일부, 예를 들어 DSM-II부터 다음과 같은 조

---

4) 프랑스 대통령 N. Sarkozy는 최근 알츠하이머 병과이 질환에 대한 연구 및 서비스에 높은 우선 순위를 부여 해야 한다고 언급했습니다.-명시적으로 정신 질환이 아닌 치매에 연구에 우선 순위를 부여해야한다고 말했 습니다.

건(질환이 명확하게 정의된 일련의 증상을 보여주고, 증상이 환자에게 상당한 고통을 야기하고, 그 증상을 가진 사람의 기능 손상을 수반하는 것)이 사실이라면 정신질환 분류 범주 중 하나에 포함하는 데 적합한 정신장애로 여길 수 있는 질환이라고 간주한다. 이러한 논리에 의해, 기능손상으로 이어지지 않거나, 괴로움을 동반하지 않는 일련의 증상들은 정신장애[5]로 간주될 수 없었다. 이와 유사하게, 어떤 상태를 특징짓는 기능적 손상이나 괴로움이 아무리 유의한 것일지라도, 특정한 일련의 정신 질환을 동반하지 않는 한, 그 상태는 장애로 간주되지 않을 것이다.

정신질환의 증상이 현재 있는 경우에 한해서만 정신장애로 간주될 수 있다는 것이 의학적으로 자격을 갖춘 사람과 일반 대중들이 이해하기 쉽다. 이에 비해, 정신장애가 정신질환, 기능적 손상, 그리고 고통이 포함되어야만한다는 요구 사항을 수용하는 것은 쉽지 않다. 정신의학적 증상을 가지고 있지만 그러나 이러한 증상들의 존재에 의해서 고통받지도 않고 기능적 손상도 없는 사람들도 있다. 그러나 정신과적 증상이 많지 않더라도, 심각한 고통 혹은 의미있는 기능적 손상의 존재는 어쩌면 그러한 상태를 도움이 필요한 상태로 범주화할 수 있다(사례의 기준을 충족하고). 단, 그렇다고해서 의심스러운 당사자가 정신병리학적 진단을 받는다는 것을 의미해서는 안된다.

미국 정신의학회(American Psychiatric Association, APA)가 설립한 DSM-V TF(대책위원회)는 현재 특정 질환을 정신질환으로 규정하는 데 필요한 기준과 충분한 기준에 대한 문제를 조사하고 있다.

기능장애가 정신장애라고 이름붙여진 모든 질환에 존재해야만 한다는 주장은 정신 건강 개입방법의 목표로서 회복을 말하는 집단(어떤 기능적 손상 혹

---

5) 조증 진단은 이러한 원칙에서 벗어난 한 예이다.
 조증이 있는 개인은 일반적으로 어떠한 고통도(그러나 가족 구성원은 느낄 수 있음) 느끼지 않는다. 그러므로 정신장애로 고려되지 않는다.

은 정신의학적 증후의 발현에도 불구하고 사람들은 정상적인 삶을 영위할 수 있고 또 그래야 한다는 점을 강조함)들과 정신의학 분야에서 공통언어를 만들기를 추구하는 집단, 그리고 예를 들어 문화적 환경이라는 사람들이 살아가는 맥락과 그들의 성격적 특질에 따라 기능적 손상과 장애를 유지한다고 말하는 집단과 따라서 특정 정신장애의 성격을 결정지을 수 없다는 집단들에 의해서 논란이 되고 있다.

최근 ICD-10에서는 이것이 가능할지라도 장애의 정의적 기준의 사용을 피했다. 어떤 경우에 있어서는 장애를 심각함(예를 들어 경증, 중간과 중증 우울증사이로 혹은 치매와 경증 노인 인지장애의 구별의 사이)의 다른 등급사이에서 구분짓는 것을 허용하는 지원 기준으로서만 언급했다. 그러나 장애는 대부분 범주의 정의로 언급하지 않는다. 이러한 고려사항은 울분이 별도의 정신장애 분류 체계에 포함되어야 하는지 말아야 하는지에 대한 논쟁과 명확하게 관련이 있다. 울분은 대부분의 사람들이 그들의 삶의 어느 시점에서 경험하는 감정적인 상태이다.

울분을 정신의학적 증후군으로 간주할지 말지에 대한 결정은 정서상태의 기간과 심각성에 따라 달라질 것이다. 그리고 심각도와 지속시간이 정상적 변화 수준을 초과할 경우, 이 질환이 ICD에 포함할 후보인 병리학적 증후군으로 고려해야하는 것이다. 더불어, DSM(만약 장애정의에 접근방식이 변화하지 않는한)에 울분장애를 포함하려면 울분증후가 기능적 손상(개인적 및 사회적 역할을 기능하지 못하게 하는)을 만들고 울분을 경험하는 사람들에게 심각한 고통을 야기하고 있다는 것을 증명할 필요가 있다. 영어는 다른 언어에서는 보통 한 단어로 표현되는 질환conditions들의 다양한 측면을 묘사하는 4단어의 고급스러움을 가지고 있다. 그러므로 4가지 단어에 다른 내용을 배정하는 것이 가능했다.

"병^{illness}"은 그것을 가진 사람의 경험을 가리킴: 오랜 지병(병을 앓아 거칠해지다)

"질환^{disease}"은 기능부전의 병리학적 근거를 언급함: 라임병^{Lyme disease}

"아픔^{sickness}"은 특정질병이 사실상 충분히 심각해서 업무부재를 야기할만하거나 치료비 변제 및 질병급여 지급의 기초로 충분히 간주될만하다는 사회적 인식을 언급함

의학 및 과학적 분류는 병^{illnesses}이나 아픔^{sickness}이 아닌 질환^{diseases}을 분류한다. 그러나 병^{illnesses}이 사람들을 의사에게로 데려가고 아픔^{sickness}의 상태는 정부 혹은 보험회사로부터 지원 받을 수 있는 조건을 만들기 위해 필요한 것이다. 분류하는 사람들에게는 두통거리인 중첩의 추가적인 영역은 중요한 영역인데 이것은 삶의 유형, 기능적 손상 그리고 장애의 변화사이에 있다. 예를 들어, 어떤 나라에서 위험한 운전은 의학적 및 신경정신학적 치료가 필요한 질환이라고 생각한다. 이러한 유형의 행동을 하는 사람들이 야기할 수 있는 자·타인에 대한 위해의 위험을 치료가 줄일 수 있다고 믿어지기 때문이다.

지적 장애와 정신지체는 많은 사람들이 질병^{disases}의 분류에서 제거하고 질병이 아닌 기능장애로 간주하기를 원하지만 그럼에도 불구하고 정신 및 행동 장애를 포함하는 ICD-10에 있다.

방랑벽(역마살)은 어떤 국가에서는 입원이 필요한 정신장애로 등재되었으나, 다른 국가에서는 생활양식으로 본다. 양성성을 성 발달 장애로 분류하는 것은 이제 남성 또는 여성의 성별이("단지 그것이 양성성보다 더 자주 발생하기 때문에") 장애로 분류되지 않는다는 주장에 근거하여 논란이 되고 있다.

5.3.2 정신장애의 분류 범주에 울분 포함

도움을 요청하기 위해 의료시설에 접촉하는 사람들의 비율에서 보여지는 문제의 특정유형을 간략하게 설명하는 것은 편리하지만, 우선적으로 울분이

라는 용어는 의료계 전반에 걸쳐서 그리고 증후군의 전형적인 특징을 나타내는 사람들이 먼저 수용해야할 것이다. 울분 증상을 가진 사람들은 "울분"의 진단을 받는 것을 꺼리지 않을 수도 있다. 만약 문제를 "의료화"하여 의료 개입의 대상으로 만들고 치료 비용의 변제를 받을 수 있는 전통적 접근의 경우가 아니라면, 장애명칭은 일반적인 용어(예: 요통이 낮을 경우 폐색증 또는 구취에 대한 후두염)를 라틴어로 번역하여 사용함으로써 더 수용적으로 만들 수 있다.

현대에는 질환의 주요 증상(예: 진통)의 이름을 장애의 명칭으로 사용하는 것이 가능하다. 그러나, 정신 질환의 분류에 포함된 대부분의 다른 질환과 마찬가지로, 증후군의 발생을 특정 원인과 연관시킬 만한 증거는 없다. 이와 마찬가지로 질환발생에 성격요인이 역할을 하는지에 대한 논쟁은 여전히 존재하며, 정신적 육체적 질병이 동시에 나타나는지 우선순위가 있는지에 대해서도 완전히 규명되지 않았다.

일련의 병의 경과에 관한 자료와 치료반응에 대한 일부 지식이 존재한다.

이 점에 비추어볼 때 예를 들어 몇몇 주요 정신장애 집단(성격장애 혹은 만성 우울장애 상태)에 있다면 그 누구라도 울분을 가질 수 있다. 가능한 여러 문화권에서 질환의 증후에 대한 주의깊은 연구는 핵심증상들을 두가지 이상의 문화권에서 확실히 정의하는데 큰 가치를 지닐 것이고 그럼으로써 장애군에 대한 배정을 더 쉽게 할 수 있을 것이다.

질병역학에 대한 일부 지식은 공중보건의 중요성과 병리적 상태에 대해 결정하는 것 둘다에 가치가 있을 수 있다. 만약 위의 모든 것이 수행된다면, 울분은 분류목록체계인 DSM에 전통에 따라 놓이게 될 것이다. 여기에는 범주에 할당되기 전에 더 많은 정보가 필요한 질환을 설명하는 용어가 있을 것이다. ICD-10 전통에서, 어쩌면 용어는(예: 병원 통계로부터) 울분에 대한 더 많은 데이터를 얻기 위해 분류에 포함될 수 있으며, 그 유지 또는 탈락은 ICD의 다음 개정의 맥락에서 논의될 것이다.

이 울분(혹은 amaritudo)란 용어가 질병의 국제적 분류에 포함될지는 그 빈도, 특정 치료에 대한 반응의 가능성, 예측 및 그 밖의 치료 조건과의 관계를 포함하여 그 상태에 대한 이용 가능한 데이터를 검토할 위원회의 결정에 달려 있다. 이것에 대한 결정이 무엇이든 간에, 그 발생 확률을 높이는 요인, 상태가 취할 수 있는 형태, 치료에 대한 반응 및 최선의 치료 방법에 대한 정보를 계속 수집하는 것이 매우 유용할 것이다. 그러한 정보는 울분 증후를 앓고 있는 사람들과 그것을 다루어야 하는 건강 전문가들에게 유용할 것 같다.

참고문헌

Linden M (2003) Posttraumatic embitterment disorder. Psychother Psychosom 72:195–202

Linden M (2008) Diagnostic criteria and the standardized diagnostic interview for posttraumatic embitterment disorder (PTE). Int J Psychiatry Clin Pract 12(2):93–96

Sartorius N (1995) Understanding the ICD-10 Classification of Mental Disorders. A PocketReference. Science Press Limited, London

World Health Organization (1992) The ICD-10 Classification of Mental and Behavioural Disorders – Clinical Descriptions and Diagnostic Guidelines. WHO, Geneva

5.4 │ 외상 후 울분장애^{PTED}

Michael Linden

5.4.1 부정적인 생활사건에 대한 심리학적 반응

스트레스로 가득찬 생활 사건이 심리적, 육체적 기능을 손상시킬 수 있다는 것은 일반적으로 임상의학에서도 받아들여지고 있다. 우울, 정신분열 그리고 불안장애를 포함한 다양한 정신질환에 앞서 생활사건은 우연한 기대보다 훨씬 더 크게 발생하는 경향을 보여준다. 효과는 크지 않지만 병의 종류에 따라 다르다. 대부분의 이러한 경우에 생활사건은 정신 질환 발달을 충분히 설명하는 것은 아니다. 그러나 환경적 요인들 혹은 사회적 경험, 대처 방식, 성격적 특성, 유전, 기타 생물학적 요인들을 포함한 복잡한 다원적 인과사슬의 한 부분이다(Paykel 1974; Finlay-Jones & Brown, 1981; Van der Kolk et al., 1994, 1996; Paykel, 2001a, b).

국제 분류 시스템 ICD-10 (WHO, 1992)과 DSM-IV (APA, 1994)에서, 부정적 생활사건들은 대부분 진단과 관계가 없다. 그러나 만일 그렇지 않다면, ICD의 Z 분류 안에서 혹은 생활스트레스요인으로서 축 IV에서 DSM의 다축 체계의 추가적인 측면으로 언급될 수 있다. 이러한 분류체계의 서술적 접근방식에 따라 진단은 명시적으로 어떤 병인학적인 참조없이도 이루어 질 수 있다. 만약 어떤 사람이 불안장애나 우울장애의 기준을 만족한다면, 병이나기 전에는 다소 부담스러운 일이었다는 사실과 관계없이 축 I 진단이 주어진다.

그러나 이러한 규칙에도 예외는 있다. ICD-10 (WHO, 1992)과 DSM-IV (APA, 1994) 둘다 스트레스 사건들의 지속적인 영향 혹은 이러한 스트레스 원인에 대한 반응으로 나타나는 증상들에 다양한 인과적 반응으로서 정의되는 장애들에 대한 특별한 장^{chapter}을 가지고 있다(Casey et al., 2001). ICD-10에서는 "심각한 스트레스 및 적응장애에 대한 반응"(F 43) (a) 급성 스트레스 반응(F 43.0), (b) 외상 후 스트레스 장애(PTSD; F 43.1) 및 (c) 적응장애(F 43.2)의 제목 아래에 있다. 덧붙여 재난을 경험한 후에 개인적인 변화를 견디는 범주도 있다(F 62.0). DSM-IV에서 적응장애 챕터는 적응장애를 정서와 품행장애(309.4) 그리고 품행장애(309.3), 복합적인 불안과 우울한 기분(309.28), 불안(309.24), 주요 우울기분(309.0)을 가진 적응장애 사이를 식별한다. 추가적인 관련 범주는 불안장애에 속하는 PTSD (309.81)와 급성 스트레스 장애(308.3)이다.

적응과 반응상애는 분류체계내에서 독특한데, 그 이유는 그들은 원인이 진단에 중심이 되고 병의 원인을 가정하는 진단이기 때문이다. 이는 정신장애의 분류에 있어서 엄밀히 말하면 비이론적 개념과 현상학적 접근을 반박한다(Strain et al., 1999). 적응장애의 본질적 특징은 스트레스 사건 발생 후 3개월 이내 식별가능한 심리학적인 사건에 반응으로 임상적으로 관련있는 정서적이고 행동적인 증상들이 새로 전개되었는가이다. 장애는 정의에 따르면 스트레스 요인이 종료 된 후 6개월 이내에 해결되어야 한다. 그러나 만약 증상이 더 오래되고, 필요한 기준이 충족되기만 하면, 그 진단을 만성 적응장애(DSM-IV에만 해당)혹은 또 다른 축 I 장애로 변경해야만 하는 것이다.

요약하자면, 적응장애 증상에 대한 명확하고 구체적인 개요(profiles)는 없다. 이것은 임상관련한 반응도 아니고, 스트레스가 발생했을 때 일반적으로 기대되어지는 것보다 더 큰 고통이거나 혹은 병리학적 반응을 나타내는 사회적 정서적 역기증의 조직화와 관련 있는 것도 아니다.

또한 주어진 시간에서 특정개인들에게 있어 스트레스의 영향 혹은 의미를 평가하거나 적응장애에 대한 스트레스 요인을 정량화하기 위해 제안된 기준은 없다(Fard et al., 1979; Andreasen & Waseck, 1980; Fabrega et al., 1987; Bronisch & Hect, 1989; Bonisch, 1991; Pollonisch, 1992; Despland et al., 1995; Greenberg, et al.,

1995; Jones et al., 1999; Strain et al., 1999; Casey et al., 2001; Linden, 2003).

　이러한 적응장애는 오로지 PTSD와 급성 스트레스 반응만이 장애로 정의 되었다(Davidson et al., 1996; Marshall et al., 1999; Shalev, 2009: 이러한 반응장애들 중 에 오로지 PTSD와 급성 스트레스 반응들만이 잘 정의된 장애의 위치를 획득했다). 급성 스트레스 반응들이 며칠 내에 가라앉는 반면, PTSD는 보다 지속적인 질환이 다(Casey et al., 2001). PTSD는 정의적으로 외상적 사건에 있어서 공포, 무력감, 극심한 두려움을 낳는 자신의 온전한 신체에 대한 위협 혹은 심각한 부상 및 죽음의 위협에 직면하거나 목격했거나, 경험에 노출을 통해 야기되는 것이 다(WHO, 1992). 예를 들어, 외상적 사건이라 함은 전쟁 경험, 강간 혹은 자동 차 사건들이다(Kulka et al., 1990; Fullerton et al., 1992; Blanchard et al., 1996). 그러 한 경험들은 외상 충격의 재경험과 불안을 야기하는 침습적 사고와 같은 사 건의 반복적 회상을 이끌고, 회피행동의 발달시킬 수 있다(Steil & Ehlers, 2000). PTSD는 본질적으로 무조건적인 자극에 대한 초기 대응이 무조건적인 공황 반응을 이끄는 불안장애의 특별한 형태로 이해될 수 있다. 이는 각각의 기억 과 인지 혹은 조건자극에 대한 새로운 대응에 의해서 매개되는 추가적인 공 황 발작으로 이어진다.

　회피와 공포행동에 의한 불안의 감소는 부정적 강화제로서 이해될 수 있다 (Foa 2000). 그러므로 ICD에 반응장애나 DSM에 불안장애로서 PTSD를 기록 하는 것은 둘다 옳다(bothe is correct).

　PTSD가 반응성 정신장애로 소개된 이래로, 임상장면이나 과학적 문헌에 서 PTSD는 이 진단 범주에서 만연하게 사용되었다. 이는 PTSD진단의 특수 성을 위협하고 추가적으로 적응과 반응장애로 하위분류하는 것이 필요함을 나타낸다(Maercker et al., 2007). 개념상 어려움에도 불구하고, 이러한 분류가 필요하다고 보는 이유는 반응장애는 1차진료 환자 혹은 일반 병원 정신과 상담 인구, 진료서, 외래한자에서 10~30%의 유병률을 보이며 일상에서 자주 반복적으로 발생하는 문제들이기 때문이다(Andreasen & Wasek, 1980; Fabrega et al., 1987; Popkin et al., 1990; Snyder et al., 1990; Foster & Oxman, 1994).

이에 반응성 정신장애의 현 분류가 불충분하다는 것을 명확하게 보여준 특별한 상황은 독일통일에서 나타났다. 한번에 많은사람들에게 영향을 미치는 자연재해 혹은 전쟁과 같은 사회적 사건들은 PTSD와 같은 반응성 장애 발생율을 증가시키고 그에 따른 유행을 동반할 수 있다고 알려졌다(Schützwohl & Maercker, 2000). 이런 의미에서, 1990년부터 통일 녹일은 구 동독: GDR(독일민주공화국)의 1,700만명에게 그들의 삶을 재정비하도록 강요했고, 많은 경우에는 심지어 그 다음 10년간 몇 번이나 삶을 재조직하도록 강요했다. 많은 전기물은 경제적,법적, 문화적 체계의 변화 때문에 예상치 못한 변화를 가져왔다. 자신의 직업 혹은 경력을 예상할 수 있다고 생각했던 사람들은 갑자기 그들의 자격이 더 이상 명예롭지 않고 그들의 사회적 지위를 잃었다는 것을 깨달아야만 했다. 고위직 공무원들은 택시를 몰거나 보험계약을 팔아야만 했다. 그리고 더 나아가 동독사람들은 자신들이 2번째 계급을 가진 시민이라는 일반적 느낌을 얻었다.

2002년 여론 조사에서 응답자의 59%는 여전히 동서양의 큰 차이가 있다고 답했고, 오직 1%만이 이 두 부분이 완전히 통합되었다고 생각했다. 단지 20%만이 독일 연방 공화국의 "완전한 시민"이라는 느낌을 받았다. 30%는 전기적 저하를 경험했으며 10%는 GDR이 돌아오기를 원했다(Winkler, 2002, Schwarzer & Jerusalem, 1994).

베를린 장벽이 무너진 직후 동서 정신 질환 비율에 차이가 발견되지 않았다(Dehlinger & Ortmann, 1992; Achberger et al., 1999; Wittchen et al., 1999; Hillen et al., 2000). 그러나 10년 후, 환자들은 그들의 개인의 삶their personal bioraphie에 부정

적인 변화에 대해 심각한 심리적 반응을 보이는 것을 볼 수 있었다. 그일의 시작은 주기적으로 발생한 개인적이거나 일반적인 불평등, 좌절, 격하(삶의 수준 및 사회적 지위)혹은 굴욕과 같은 특징적 사건과 관련된 것이었다. 그 불쾌한 일의 시작, 과정 혹은 증상들에 관해서 DSM-IV 및 ICD-10의 어떤 진단 체계에도에도 그것들은 맞지 않았다.

대표적인 정신병리학적 특성은 끈질기고 지속적으로 의심 및 불평을 낳는 울분이었다. 일단 울분이라고 인식되면, 장기간의 울분 반응은 보편적이며 개인적인 부당함, 굴욕, 좌절, 무력감 등의 사건에 대처해야 했던 환자들에게서 자주 볼 수 있는 것으로 명백해 졌다. 그러한 사건들은 완벽한 건강상태에서 모든 삶의 영역에 있어서 장기적으로 무력감, 절망, 울분 그리고 손상 심지어 살인-자살에 대한 환상까지 변화를 이끌 수 있다. 이러한 반응 유형은 외상 후 울분장애로 가장 잘 설명할 수 있다(Linden et al., 2003, 2007).

5.4.2 외상 후 울분장애^{PTED}

PTED는 직장에서의 갈등, 실업, 친척의 죽음, 이혼, 중병(심각한질병), 또는 상실이나 분리의 경험 같은 일반적인 부정적인 삶의 사건에 의해 예외적으로 유발되는 반응성 장애다. 그러한 사건들의 공통점은 그것들이 불공평하고 개인적인 모욕이나 굴욕으로 경험된다는 것이다. 그 병은 사건의 직접적인 맥락에서 생기는 것이다. PTED의 핵심적 병리학적 반응양식^{pattern}은 울분의 지속적인 감정이다(Linden et al., 2003, 2007). 환자들은 공포, 불안, 우울한 기분을 포함한 증상과 다양하고심각한 추가적인 정신병리학적 징후를 보여준다 (그림 1). 증후^{syndrome}의 반응적 성격은 공격성, 사건과 관련한 장소의 회피, 복수, 분노, 침입, 부당한 감정등의 추가적 정서 범위^{spectrum}에 의해 나타난다. 증후의 반응적 성격은 부정, 침입, 분노, 복수의 감정적 스펙트럼에 의해 나타난다. 임상적 맥락에서 이러한 환자들은 무슨 일이 발생했는지 상기함으로써 급성 흥분상태에 빠질 수 있다는 것이 특징이다. 따라서 환자들의 85.1%가 책임감 있는 사람들임을 고려한다면 이를 환영할 것이다. 또 사회활동이 전반적으로 감소하는 것으로 나타났다. 환자 79.2%는 직업활동이 감소하고, 75%는 여가활동이 감소하고, 54.2%는 가족활동이 감소하는 것을 보여주고 있다.

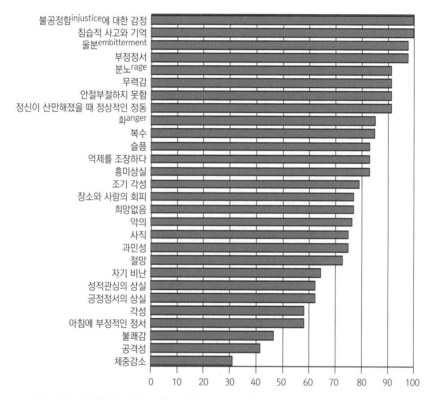

그림 1. 울분장애 환자의 정신병리학적 징후 및 증상 스펙트럼

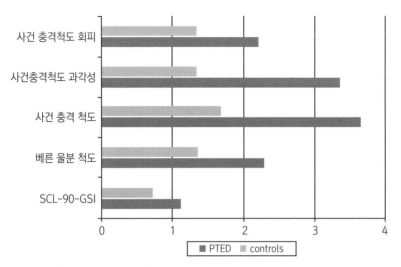

그림 2. 사건 충척도, 베른 울분척도 Bern Embitterment Inventory 및 Symptom Checklist의 영향에 대한 PTED 환자의 자체 평가 90

PTED의 반응성 특성은 충격사건 척도$^{Impact of Event Scale}$인 IES에 대한 결과로도 확인 된다(Horowitz et al., 1979; Maercker & Schützwohl, 1998). 다른 정신 질환 대조군과 비교했을 때 성별과 연령을 일치시킨 PTED 환자는 회피, 과각성 및 침습적 사고에 있어 IES 점수가 크게 증가한 것으로 나타났다. 이 증후군의 주요 특징이 울분이란 사실은 Bern Embitterment Inventory, BEI (Znoj, 2009)의 결과에 의해서도 확인된다. 다시 말하지만, PTED 환자는 상당히 높은 점수를 보인다.

마지막으로 증상 체크리스트인 SCL-90 (Derogatis et al., 1992) 자료도 이러한 환자들이 정신장애의 전반적 심각도 점수가 다른 정신장애환자들에 비해 유의미하게 높기 때문에 심각한 상태임을 보여준다.

마지막으로, 질병의 지속시간은 PTED가 심각한 장애로 간주되어야 한다는 것을 보여주고 있다. PTED는 적응장애에서 요구되는 것과 같은 단기 질환이 아니다. PTED 환자 표본에서 지속기간은 평균 31.7개월(sd = 35.5)이었으며 범위는 6개월에서 144개월 사이였다.

임상관찰 및 경험적으로 발견한 진단 기준을 기반으로 하여 표 1에 제시된 것이 개발되었다(Linden et al., 2007). 추가적으로, 표 2는 이 문제에 대한 연구에 사용할 수 있는 짧은 표준 임상 면접을 제공한다(Linden et al., 2008).

표 1. PTED 진단 기준

진단적 특징
외상 후 울분장애(Posttraumatic Embitterment Disorder)의 본질적 특징은 비록 정상적이지만 부정적 생활사건에서, 하나의 예외적인 사건에 따라 임상적으로 유의미한 정서 혹은 행동적 증상이 발달하는 것이다. 그 사람은 그 사건에 대해 알고 있으며 그것을 병의 원인으로 인식한다. 그 사건은 불공평한, 모욕적인, 또는 굴욕적인 것으로 경험된다. 그 사건에 대한 그 사람의 반응은 반드시 울분, 분노, 무력감의 감정을 포함해야만 한다. 그 사람은 그 사건을 떠올리면 감정적인 흥분으로 반응한다. 그 사건에서 결과한 특징적인 증상은 정신건강에 있어 반복적인 침습 기억과 지속적인 부정적 변화이다. 정서를 조절하는 능력은 손상되지 않았고 만약 그 사람이 산만해있다면 정상적인 정서도 관찰할 수 있다. 촉발사건은 모든 삶에서 발생할 수 있다. 또한 기본신념의 위배에 기인하는 외상도 경험할 수 있다. 이러한 유형의 외상사건은 직장에서의 갈등, 실업, 친인척의 죽음, 이혼, 심각한 질병 혹은 분리와 상실의 경험을 포함하지만, 이에 국한되지는 않는다. 질병은 사건의 직접적 맥락에서 발전된다. 그리고 그 사람은 비정상적 반응을 설명할 수 있는 이전 사건 이전 명확한 정신장애를 가지고 있지 않아야만 한다.

관련 특징
외상 후 울분장애를 가진 사람들은 일상의 행동과 역할에 있어 빈번하게 감소된 수행을 보인다. 또한, 외상 후 울분장애는 손상된 정서상태와 관련 있다. 그 외에도 지속적인 울분을 가진 사람들은 부정적 기분, 성급함(짜증을 잘내고), 안절부절하고, 체념이 나타날 수 있다. 개인은 그 사건에 대해 예방하지 못했거나 대처하지 못한것에 대해 자신 스스로를 비난할 수 도 있다. 환자들은 어쩌면 통증, 수면장애, 식욕부진과 같은 다양한 불특정 신체 통증을 보일지도 모른다.

특정 문화적 특성
외상 후 울분장애(PTED)의 증가율은 사람들이 개인의 삶의 일대기를 재조직화하도록 강요받는 주요한 사회적 변화시기에 발생할 수 있다.

변별적 진단
증상학적으로 부분적인 중접에도 불구하고 외상 후 울분장애는 다른 강박장애, 외상 후 스트레스장애, 또는 불안장애와 구별될 수 있다. 적응장애와 대조적으로 외상 후 울분장애의 증상학은 자발적 완화 경향을 보여주지 않는다. 우울증과 대조적으로, 외상 후 울분장애는 정서조절의 손상이 없다.

또한, 우울증에서는 외상 후 울분장애에서의 증상학과 촉발사건 사이의 특정 인과관계를 찾을 수 없다.

외상 후 스트레스 장애는 예외적이면서 생명을 위협하는 그리고 가장 중요한 것은 반드시 급성공황과 극도의 불안을 이끄는 중대한 사건이 존재해야만 한다.

외상 후 울분장애에서는 항상 삶의 과정에서 많은 사람들에게 일어날 수 있는 만큼 정상적이라고 불려질 수 있는 급성 사건이 항상 있다. 그러나 그것은 일상적인 사건은 아닌만큼 예외적인 사건으로 본다.

외상 후 울분장애 진단기준

A. 비록 정상적이지만 부정적 생활사건에서, 단 하나의 예외를 가져오는 임상적으로 유의미한 정서적 행동적 증상의 전개

B. 외상적인 사건은 다음과 같은 방법으로 경험된다.
   (1) 그 사람은 그 사건을 알고 병의 원인으로 본다.
   (2) 사건은 부당, 모욕, 또는 굴욕으로 인식된다.
   (3) 사건에 대한 당사자의 대응은 울분, 분노, 무력감을 포함한다.
   (4) 그 사건을 떠올리면 감정적 흥분으로 반응한다.

C. 사건에서 비롯되는 특징적인 증상은 반복되는 침습적 기억과 정신건강에 있어 지속적인 부정적 변화이다.

D. 이상 반응을 설명할 수 있는 사건 전에는 뚜렷한 정신장애가 존재하지 않았다.

E. 일상 활동에 수행과 역할에 손상이 있다.

F. 증상은 6개월 이상 지속된다.

5.4.3 PTED의 "외상" 특성

스미스 외(Smith et al., 2001)는 트라우마 사건을 통상적인 인간 경험의 범위를 벗어난 객관적인 극단적 위험의 상황으로 정의한다. 여기에는 지진과 홍수와 같은 자연재해, 전쟁과 원자력 사고와 같은 인간이 만든 재난, 자동차나 비행기 추락과 같은 재난이 포함된다. 강간이나 살인미수 등 신체적 폭행 등 이런 점에서 PTSD는 당연히 외상 후 장애라고 불렸다. 이러한 정의를 고려할 때, 문제는 PTED에서도 "트라우마"라는 용어가 적절한가 하는 것이다.

PTED의 촉발사건은 예외적이지만 극단적인 위험이나 신체적 무결성에 대한 위협을 포함하지 않는 일반적인 생활 사건이다. 그러나 PTED에서도 외상

후 스트레스 장애라는 용어를 사용해야 하는 4가지 이유가 있다.

첫째, 심리학적 연구는 특정한 사람에 대한 사건의 의미는 객관적 특성(예: 극단적 위험)에 의해 정의될 수 없고, 사건에 대한 개인적인 인식에 의해 정의될 수 있다는 것을 보여주었다. 이것은 심지어 "위험"이나 "인생을 위협하는 사건"에도 해당된다. 사건의 주관적 의미를 통합함으로써 환자 중심의 '트라우마' 정의가 필요하다. 이러한 트라우마의 정의는 경험된 스트레스의 양을 결정하기 위해 스트레스 요인의 개별 해석을 고려해야 한다는 관점을 따른다.(예: Schwarzer & Schulz, 2002; Filipp, 1995; Lazarus, 1966).

둘째, 중대한 사건들은 본질적으로 "위협적"이다. 그것들은 "삶을 위협하는" 것은 아니지만, 그럼에도 불구하고 그들은 자기 정의, 사회적 역할 또는 심지어 고통받는 사람의 경제적 생존에 부정적이고 심각한 결과를 초래한다. 사회적으로 배제되는 것보다 차라리 죽는 것이 나을 수도 있는 경우도 있다. 어떤 경우든 그러한 사건들은 적응반응을 유발하고 그 사람에게 심각한 부담을 준다

셋째, 사건에 대한 반복적 사고와 침습적 기억처럼 외상적 경험에는 광범위한 특징을 가진 정신병리학적 반응이 있다.

그것들은 부정적 감정을 이끌어내고, PTSD와 PTED둘다의 특징이며, 영향을 받은 사람들은 통제가 불가능하다.

넷째, 그리고 가장 중요한 것은, 시작의 과정이 있다.

완벽하게 건강한 상태에서 울분, 낙담한, 무력감, 지속적인 절망의 상태로 단 한순간에 떨어지는 사람들이 있다.

이 '인과관계'는 꽤 뚜렷하기 때문에, '외상 후posttraumatic'에 비교해서 더 나은 용어가 없다.

표 2. PTED에 대한 표준화 진단 인터뷰

A. 핵심준거		
1. 지난 몇 년 동안 당신의 정신 건강에 눈에 띄게 그리고 지속적인 부정적인 변화를 가져온 심각한 사건/경험이 있었는가?	→ 아니다	그렇다
2. 비판적인 삶의 사건을 불공평한 것으로 경험하는가, 불공평한가?	→ 아니다	그렇다
3. 그 사건을 떠올리면 울화통, 분노, 무력감을 느끼는가?	→ 아니다	그렇다
4. 그 사건 이전에 어떤(실질적/관련이있는/분명한) 심리적 혹은 정신적 문제(우울, 불안, 혹은 이와 같은 것들)로부터 고통을 받았었나?	아니다	→ 그렇다
검사자의 평가		
감정적 울분(울분, 분노 그리고 무력감으로 특징된)?	→ 아니다	그렇다
이전병과 관련된 정신장애가 현재의 정신병리학을 설명할 수 있는가?	아니다	→ 그렇다
5. 그 사건으로 인한 심리적 장애를 이미 얼마 동안 겪고 있는가? (몇 개월 단위로 명시)		
_____개월 → 6개월 이상		

B. 추가적인 증상		
1. 지난 몇 달 동안, 당신은 그 사건에 대해 반복적으로 침습적이고 자기비판적인 생각을 했는가?	아니다	그렇다
2. 그 사건을 떠올리면 여전히 극단적으로 화가나는가?	아니다	그렇다
3. 그 사건 혹은 사건을 일으킨 사람은 당신을 무력하게 혹은 영향력을 빼앗겼다고 느끼게 하는가?	아니다	그렇다
4. 그 사건 이후 빈번하게 가라앉는게 당신의 주된 분위기인가?		
5. 산만해지더라도 정상적인 기분을 경험할 수 있는가?		
섹션 B의 4개 질문에 "예"로 답하였는가?	→ 아니다	그렇다
외상 후 울분장애	아니다	그렇다

참고: 화살표로 표시된 대답은 PTED 진단을 위한 필수 기준 중 하나가 충족되지 않았음을 나타낸다. 따라서 임상의는 면접 버튼에 있는 진단 상자에 "NO"를 직접 표시하도록 한다.

5.4.4 다른 정신 질환과의 진단 차이

PTED는 증상학적으로 중복됨에도 불구하고 ICD-10 또는 DSM-IV에서 사용 가능한 정의된 범주에 맞지 않는다. 적응장애의 본질적인 특징은 식별 가능한 정신사회적 스트레스 요인에 대응하여 임상적으로 관련있는 감정적 또는 행동적 증상이 생기는 것이다. 이는 부정적인 생활 사건이 병을 촉발하는 PTED에 해당한다. 따라서 PTED와 적응장애는 하나의 병인요인이 식별될 수 있으며 진단에서 중요하다.

적응장애의 진단은 주어진 시간에 특정 개인에게 의미를 주거나 영향을 평가하기 위한 스트레스 요인을 검증하고 계량화 할 수 있는 기준을 제공하진 않지만, PTED에서 스트레스 요인은 부당하고 개인적인 모욕으로 경험되는 사건으로 정의된다. 적응장애를 일으킬 수 있는 ICD-10 및 DSM-IV 에 제시된 스트레스 요인(예: 연애관계 종료, 두드러진 사업상 어려움)의 예는 PTED에서도 발생할 수 있다. 그러나 여기서 울분의 발생은 사건의 본질에 관한 내용이나 유형이 아니라 그 사건이 주는 부당함, 모욕감 혹은 좌절스러운 감정 때문이다. 적응장애에서 환자들은 질병과 스트레스 요인 사이에서 인과적 관계를 볼 필요가 없다. 반면에 PTED에서 환자들은 그들이 경험했던 것의 직접적 결과로 인한 현재의 부정적인 상황과 사건을 볼 필요가 있다. 게다가 적응장애환자들은 약 6개월 후에 차도를 보여주어야 하며 시간이 한정되어 있는 것으로 이해된다. 이와 대조적으로 PTED에서 발견된 증상학은 정기적으로 자발적 차도 경향을 보여주지는 않는다.

만성적인 과정을 고려해 볼때, 사람은 재앙적 경험((ICD-10, F 62.0)을 한 후에 지속적인 성격 변화에 PTED를 할당할 수 있다. 그리고 이것은 울분과 같은 정서적 반응의 특수성을 놓칠 수도 있다. 이것은 세상에 대한 일반적인 적대적이고 불신적인 태도나 상호 작용적인 어려움과 같은 다른 부정적인 "인격적 특성"과 분리될 수 있고 분리되어야 하는 매우 뚜렷한 심리상태다.

PTED는 어떤 환자들에게서는 언뜻 보면 우울증과 비슷할 수 있으며, 어떤 경우에는 지속적인 부정적인 기분과 욕구 억제로 인해 우울증상까지 나타날 수 있다. 그러나 우울증과 다르게 정서조절에 손상이 없고 PTED환자들은 복수심에 사로잡히더라도 정상적인 기분을 보일 수 있다. 게다가 우울증 진단은 감정의 모든 스펙트럼을 잡지는 못한다. 복수에 대한 지속적인 원망과 사고는 우울증상이 아니다. 또한 비판적인 사람들을 떠올리는 것에 대한 반응으로 감정적 폭발과 침습적 사고는 우울의 전형적인 증상은 아니다.

PTED와 PTSD를 대조할 때 중요한 차이점은 감정적 반응의 유형과 비판적 사건의 유형이다. PTSD에는 공황과 불안을 유발하는 예외적이고 생명을 위협하는 사건이 있어야 한다. 반면에, PTED에는 삶의 과정에서 많은 사람들에게 발생할 수 있는 지극히 정상이라 부를 수 있는 실업, 정리해고 혹은 이혼과 같은 사건이 있다. 그러나 PTED에서 발생하는 사건은 또한 일상적인 사건은 아닌 예외적인 사건이다. PTSD에서는 불안이 지배적인 감정인 반면, PTED에서는 울분이 지배적인 감정이다. PTED는 또한 광장공포증과 같은 불안장애와 중복되는 것을 증상을 보일 수 있다.

어떤 환자들은 분명한 회피 행동을 보인다. 그들은 집에서 나가거나 쇼핑을 하지 않는다. 광장공포증과는 달리, 결정적인 사건과 분명한 관계가 있다. 그들은 무슨 일이 일어났는지 상기되고 그 결과로 생기는 부정적이고 상처받는 것을 견디고 싶지 않기 때문에 이전의 직장 근처를 지나치지 않는다. 그들은 자신의 불행(비참함)에 대해 아는 누군가를 만나길 원하지 않기 때문에 공공장소에 가지 않는다. 어려운 질문은 성격장애를 기술하는 것이다.

정의상 PTED는 성격장애를 포함하는 이전 병력으로 정신질환이 없는 경우에만 진단되어야 한다

나르시시즘적(자기애적 성격장애)이거나 편집증적인 성격을 가진 사람들은 일반적으로 세상에 대한 울분의 감정을 품고 있을 수 있다. 그러나, PTED에서는 외상병력이 존재하지 않는다. 여전히 흥미로운 질문은 PTED가 생기기 위해서 어떤 필수 역치값을 가지는 성격적 문제가 필수적이 될 수 있냐는 것이다.

임상 경험은 특별한 형태의 성격과 PTED 사이의 명확한 관계에 대한 인상을 주지 않는다. 오히려 그 인상은 사람들이 그들에게 중요한 삶의 영역에서 타격을 받을 수 있다는 것이다. 그렇기 때문에 그들은 부정적 생활 사건에 잡히기전에 보통 유능하고 참여적이며 신뢰로운 사람들이었다.

5.4.5 생태학적 고려사항

어떤 사람들은 부정적인 인생 사건, 물론 심각하지만, 정상적인 삶의 사건의 범주에서 벗어나지 않는데에도 불구하고 왜 그렇게 인상적인 반응을 보이는가 하는 질문에 현재로서는 초기 연구와 임상적 경험과 관련하여 추측으로만 답할 수 있다. 모든 일상의 사건들은 심리적, 생물학적 요인, 개인적 역사 또는 상황적 요인과 상호 작용한다. 게다가, 탄력성은 외상경험에 대한 준비, 대처에 관한 모든 것(레퍼토리), 안전함에 대한 인지, 일관적인 감각과 같은 것을 고려하여 계산에 넣어야만한다(Timko et al., 1985; Basoglu et al., 1997; Staudinger et al., 1999; Schnyder et al., 2000; Madianos et al., 2001; Kjaer Fuglsang et al., 2002).

왜 그것이 울분이 되는가에 대한 설명에 있어서 흥미로운 방안은 임상적인 인지 이론에서 찾을 수 있다. 사건을 촉발하는 특징은 기본 신념과 가치관의 위반이다. 기본 신념은 "내부 세계 모형"(Bolby, 1969), "의미의 구조"(Marris , 1975), "개인 구조"(Kelly, 1955), "가정적인 세계"(Parkes, 1975, Janoff-Bulman, 1985,

1990, 1992; Janoff-Bulman & Frieze, 1983) "개인적 현실 이론"(Epstein, 1973, 1991) 또는 일반 가치 체계(Beck et al., 1979)를 가리킨다. 기본신념은 유년기와 청소년기에 학습되며 우리 자신에 대한 믿음, 외부 세계, 그리고 둘 사이의 관계로 구성된다. 초기 사회적 상호작용을 통하여 우리는 세상과 자신을 향한 '기본적 신뢰감'을 발달시키고 삶의 방식에서 일관성있는 행동을 하는 것을 가능하게 하는 우리 스스로와 세상에 대한 관점을 발달시킨다(Erikson, 1968).

그러나 외상적 사건들은 자신과 세계에 대한 그러한 근본적인 가정과 믿음을 산산조각 내거나 심각하게 문제 삼을 수 있다.

트라우마의 정신적 여파를 연구한 연구자들은 자신과 세계에 대한 사람들의 기본 신념의 변화에 주의를 집중했고, 스트레스는 사람들의 기본 신념에 도전하기(이의를 제기하기) 때문에 부분적으로는 적응에 영향을 준다고 제안했다(Epstein, 1980; Taylor, 1983; Janoff-Bulman, 1989; Janoff-Bulman & Frieze, 1983; Collins et al., 1990; Schwartzberg & Janoff-Bulman, 1991; Ehlers et al., 2000).

전쟁경험, 강간 또는 자연 재해와 같은 외상 후 여파에서 기본 신념의 "흔들림"은 예외적이고 극단적인 행동을 대표한다. 사건들의 정상적 과정에서 기본적 가정의 변화는 드물다.우리의 기본적 믿음들은 우리가 우리의 쌍을 이해하고 통합하기 위해 우리 세계를 이해하는 것을 가능하게 하는 지침의 역할을 한다. 기본적 믿음들은 전 국가와 전 세대에 걸쳐서 개인의 삶의 주기에 걸쳐 일관성 있는 행동을 이끈다. 이것은 심지어 반대되는 증거에 직면했을 지라도 변화에 저항하도록 만든다. 인지적으로 우리는 보수적이기 때문이다. 우리는 우리와 세계에 대한 우리의 이론을 변화시키기 보다는 유지하려는 경향이 있다. 우리는 정보를 스스로의 견고한 스키마로 해석하고, 우리의 기존 믿음을 확인하는데 도움이 되는 방식으로 행동하며, 기존의 스키마가 온전하게 유지되도록 모순된 증거를 무시하거나 분리해버린다(Janoff-

Bulman, 1992). PTED에서의 인상적인 반응은 부정적인 삶의 사건에 의해서 야기된 가치와 기본신념의 부당성을 증명하는 관점에서 설명되어질수 있다. PTED의 부정적인 삶의 사건은 기본적인 믿음과 가치관의 위배에 대한 것이다. 그것들은 반드시 산산조각이 난 것이 아니라 의심을 가지게 되는 것이다. 울분은 핵심 신념과 부정적인 사건 사이의 모순에서 비롯된다.

PTED 환자들은 그들의 근본적인 가정을 고수한다. 그들은 그들의 핵심 신념을 유지하고 그것에 비추어 세계를 해석한다. 그들의 기본 신념에 대한 이러한 엄격한 신념은 촉발사건에 지속된 감정적 반응을 설명할 수 있게 한다. 부정적인 사건은 근본적인 가정에 대한 끊임없는 위협을 나타내며, 동시에 무시하기에는 너무 생생하고 강력하다.

5.4.6 반응성 혹은 적응장애의 분류에 있어서 PTED의 의미

앞에서 말한 바와 같이. 특별히 반응과 적응장애와 일반적으로 다른 정신질환들과 이 PTED를 구분하여 상세히 설명하고 PTED를 기술한 주요한 이유가 있다. 첫째는 이러한 환자들이 장애를 유발한 중요한 사건의 유형을 고려해야 하는 특별한 형태의 치료가 필요하다는 것이다. 울분과 부당함, 그리고 굴욕에 대한 반응을 이해하고 고려하지 않는 한 PTED를 이해하거나 치료할 수 없다. 그런점에서 축 I을 만족시키기 위한 불안장애나 우울의 기준을 가지고 이야기하기에는 충분하지 않다. 대신에 PTED는 적응장애의 그룹에 속하게 만드는 "반응"장애로서 다뤄지고 이해될 수 있다.

현재 울분장애는 ICD 코드 F 43.8 또는 DSM코드 309.9가 주어질 수는 있는데, 이는 충분한 해결책은 아니며 심각한 스트레스에 반응만 제공할 수 있다. 게다가 울분장애는 한정된 기간내에 따라오는 부차적 문제가 아닌 매우 심각하고, 구체적이며 지속적인 임상 질환이기 때문에 적응장애로는 그 특이성을 적절하게 포착하지는 못한다. 심각한 증상분석을 감안하는 유일한 특정 반응 장애는 PTSD이다. 그러나 PTED는 불안장애가 아니기 때문에 이 범주를 사용하는 것은 적합하지 않고 나아가 이는 PTSD 진단으로부터 특이성을 가져올 수 있다. 이에 임상실제에서는 정기적으로 PTSD로 운영되는 경우를 보지만 본질적으로 PTED로 분류하는 것이 좋다(Orth et al., 2008; Dyer et al., 2009).

PTED가 추가되면 PTSD와 PTED라는 두 가지 특정한 반응성 장애가 존재하는 것이다. 두 장애는 모두 여러 가지 공통점을 가지고 있다: (a) 촉발적인 사건이 반드시 있어야 한다. (b) 고통받는 사람은 시간과 요일을 포함하여 사건을 인지하고 있다. (c) 가장 중요한건 반복적인 침습적 사고이다. 예를 들어, 원래의 사건의 결과였던 감정과 연계되어 반복적으로 나타나고 스스로 억압할 수 없는 사건의 기억이다(Mc Farlane, 1992).

침습적 사고의 중요성은 PTSD와 광장공포증상에서 차이를 보면 가장 잘 알 수 있다. 광장 공포증 환자들은 공황이 처음으로 유도되었을 때 무슨 일이 일어났는지 그리고 어떻게 그들이 이 자극을 피하려고 노력했고 어떻게 공포증이 되었는지를 정기적으로 이야기한다. 자동차 사고, 심근경색과 비슷한 증상, 거의 익사할 뻔한 증상, 또는 다른 불안감이나 생명을 위협하는 경험 등을 예로 든다. 환자가 안전할 때 기분이 좋아지고 실제 노출이든 인지적으로 반복하듯, 공포자극에 노출될 때만 공포로 반응하는 것의 진단만이 광장공포증이다.

PTSD에는 기억과 인지적 반복하는 생각에 의한 지속적인 피할 수 없는 노출과 같이 작용하는 침습적 기억의 단계가 있다. 광장 공포증 환자들은 그 자극이 그들의 외부에 있기 때문에 그것을 통제할 수 있다. 기억은 그 사람 내부에 있으며 소파에 앉아있는 동안 발생한다. 그래서 PTSD의 심리적 구조를 이끌어내는 것이 침습적 사고인 것이다. 이것은 PTED에서도 마찬가지다. 그러므로 PTSD와 PTED는 모두 "침습적 사고의 장애"라고 불릴 수 있다. 하지만, 이것은 이 환자들을 이해하기에 충분하지 않고, 더 나아가, 이 환자들을 치료하는데도 충분하지 않다.

이를 위해서는 차이점도 살펴봐야 한다. (a) 촉진 사건의 유형이 있다(PTSD에서 이것은 예외적으로 삶을 위협하는 사건이다), PTED에서는 일상은 아니지만 부당함과 모욕의 경험이다). (b) 문제를 일으키는 심리적 과정(PTED에서 이것은 불안과 공황의 무조건적 자극(UCS)이고 PTED에서 기본신념의 위배이다). 그리고 (c) 주요하고 임상적으로 특징적인 감정(PTSD에서는 불안이고, PTED에서는 울분)은 추가적인 다른 감정들의 혼합을 배제하지는 않는다. 사건의 특징적 내용은 중요하지 않다는 것에 유념해야 한다.

다음 그림은 이 모형을 요약한 것이다. 촉발사건은 어쩌면 환자가 운전하고 있는 동안에 옆좌석에 앉아 있었던 사람이 자동자 사고로 죽는 것을 목격한 것일지도 모른다. 이와 같은 사건은 생활사건연구에서 보여지는 것 만큼 전조증상이 없다(Brown et al., 1987; Brown & Harris, 1989; Creamer et al., 1992; Dohrenwend & Dohrenwendt, 1974; Monroe & Simons, 1991; Paykel, 2003).

유일하게 사건과 취약성 요인 및 탄력성 요인들의 혼합만이 병리학적 반응인지 정상적인 반응인지 아닌지를 설명할 수 있다. 만약 이러한 사건의 과정들이 무조건적인 공황반응(UCS)를 이끈다면 그리고 조건화된 공황자극을 만든다면, 예를 들어 교통체증(조건자극)은 어쩌면 운전하는 것을 회피하거나 광장공포증을 초래할지도 모른다(Golub et al., 2009).

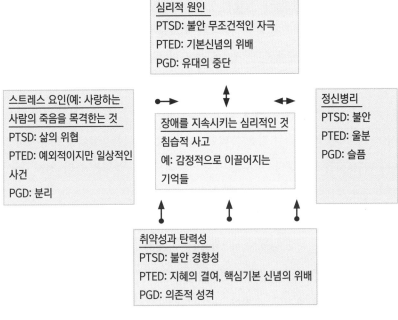

그림 3. "반응" 장애의 분류

만약 침습적 사고가 더해진다면 PTSD가 나타날 것이다. 예를 들어, 도우미들이 충분히 신경을 쓰지 않았기 때문에 부정행위를 경험하고 실망하는 방식으로 사건이 처리되면 공격성이 발생할 수 있다. 그리고 이때 만약 침습적 사고가 더해진다면 그때 PTED가 등장할 것이다. 문제는 같은 종류의 다른 장애들이 있는지 여부다. 후보로는 병리적 복합애도 혹은 지연된 애도 장애인 PGD가 있다(Boelen & van den Bout, 2005; Prigerson et al., 2007; Kersting et al., 2007, Forstmeier & Maercker, 2007). 위에서 언급한 것과 같은 사건도 이별과 그리움을 초래할 수 있다.

물론 그리움은 사랑하는 사람의 죽음의 경우 슬픔으로 불리며 강한 감점 상태(Kotter-Grühn et al., 2009)를 나타내지만 시간이 지나면 가라앉는다. 만약 반복적인 기억, 예를 들어, 침습적 사고가 추가되면 지속적인 그리움과 절망이 발생하고 이는 지속된 혹은 '병리적' 애도 반응으로서 묘사될 수 있다.

불안, 울분, 공격성 혹은 무기력과 같은 반응유형과 우세한 감정적 측면을 확인하는 대신에 촉발하는 사건에 근거하여 진단을 할 때, 우리의 임상경험에 있어 PGD(지연된 애도 장애)는 과잉진단된다. 이러한 예는 자동차 사고 혹은 사랑하는 사람의 상실과 같은 특별한 삶의 사건으로 반응장애를 분류해서는 안된다는 것을 보여준다. 이것은 마치 외과의사들이 골절을 스키, 점프, 추락 골절 등으로 분류하는 것과 같다. 대신에 각각의 촉발 사건들은 매우 다른 혹은 같은 반응을 초래하고 분류는 결과로서 나타나는 병리적 상태의 유형을 따른다. 본질적으로 이것은 또한 "반응성" 장애에서 분류는 기술적이어야 한다는 것을 의미한다. 즉, 심리적 메커니즘(심리적 구조), 지배적인 감정, 침습적 사고를 설명해야 하지만, 촉진한 사건의 내용이나 유형을 설명하는 것은 아니라는 것이다.

요약하자면 PTED는 기술적이나 생물학적으로 정의되지 않은 반응형장애이다. 본 장에서 개괄한 PTED의 개념은 "외상" 사건과 "비외상" 사건의 분화에 대한 경험적, 외부적 또는 객관적 기준이 없기 때문에 도출 사건의 정의가 "순환적"이라고 도브리키와 메어커(Dobricki & Maercker, (2009)가 비판함으로써 그 의문이 제기되었다.

도브리키와 메어커(Dobricki & Maercker, (2009)는 "트라우마의 기준"은 즉각적인 위협에 직면했을 때 심리적 또는 생리학적 대처 전략이 결여되어 있다는 것인데 그들은 스스로 글을 쓰면서 그러한 기준이 없다는 것을 인정했다. 외상 사건의 정의는 또한 (a)스트레스 요인과 (b)객관적으로 정의되거나 진단되지 않은 대처 실패의 두 가지 기준을 포함한다. 누구도 언제 어떻게 전쟁경험이 외상인지 아닌지 전쟁경험에 대한 어떤 반응이 실패한 전략인지 아닌지 예측할 수 없다. 정의에는 다음과 같은 객관적인 외상 기준이 필요하지 않다. 그것은 현재 DSM과 ICD의 병인학에서 벗어난 모형과 설명을 따른다. PTED 의 진단은 특정한 정신병적, 특히 정서적 증후군과 함께 특정한 질병의 진행 에 기초하여 이루어진다. 이것은 우울증, 불안 또는 다른 장애의 정의와 유사 하다. 광장공포증과 PTSD에서 무조건적 자극과 조건자극 모형과 비슷하게 기본신념의 위반 혹은 부당함의 경험과 관련한 병인학적 고려사항들은 진단 적 관계가 없다. 중요한 사건은 모든 것이 될 수 있고 그 내용 또한 진단과 무 관하지만 환자의 이해와 더 나아가 치료를 이끌기 위해 고려해야 한다.

다시 말하지만 이것은 자동차 사고가 있었는지 전쟁 경험이 있었는지, 진 단에 아무런 영향을 미치지 않는 PTSD와 비슷하다. 그럼에도 불구하고 이 차이는 치료에 중요하다. PTED를 정의하기 위한 우리의 접근 방식은 적응장 애의 현재 하위분류방법과 일치한다. 그것들은 촉발하는 사건이 아니라 주 로 감정적인 반응, 즉 불안감이나 우울감에 따라 세분된다. 이러한 접근방식 은 증상 유형을 기반으로 반응 장애의 정의를 시도하지 않으면서, 울분과 같 은 더 많은 감정 상태를 포함시키고, 심리적 과정과 침습적 사고에 대한 설명 을 진단 기준으로 추가함으로써 더욱 상세하게 만든다.

참고문헌

Achberger M, Linden M, Benkert O (1999) Psychological distress and psychiatric disorders in primary health care patients in East and West Germany 1 year after the fall of the Berlin wall. Soc Psychiatry Psychiatric Epidemiol 34:195–201.

American Psychiatric Association (1994) Diagnostic and statistical manual of mental disorders, 4th edn. American Psychiatric Association, Washington

Andreasen NC, Wasek P (1980) Adjustment disorders in adolescents. Arch Gen Psychiatry37:1166–1170

Baltes PB LONGING Basoglu M, Mineka S, Paker M, Aker T, Livanou M, Gok S (1997) Psychological preparedness for trauma as a protective factor in survivors of torture. Psychol Med 27:1421–1433

Beck AT, Rush AJ, Shaw B, Emery G (1979) Cognitive therapy of depression. Guilford, New York

Blanchard EB, Hickling EJ, Buckley TC, Taylor AE, Vollmer A, Loos WR (1996) Psychophysiology of posttraumatic stress disorder related to motor vehicle accidents: replication and extension. JConsultClin Psychol 64:742–751

Bolby J (1969) Attachment and loss. Attachment, vol 1. Basic Books, New York

Bronisch T, Hecht H (1989) Validity of adjustment disorder: comparison with major depression. J Affect Disord 17:229–236

Bronisch T (1991) Adjustment reactions: a long-term prospective and retrospective follow-up of former patients in a crisis intervention ward. Acta Psychiatrica Scandinavica 84:86–93

Brown GW, Bifulco A, Harris TO (1987) Life events, vulnerability and onset of depression. Brit J Psychiatry 150:30–42

Brown GW, Harris TO (1989) (eds) Life Events and Illness. Guilford Press, London

Casey P, Dorwick C, Wilkinson G (2001) Adjustment disorders: Fault line in the psychiatric glossary. Brit J Psychiatry 179:479–481

Collins Rl, Taylor SE, Skokan LA (1990) A better world or a shattered vision?: Changes in life perspectives following victimization. Soc Cogn 8:263–85

Creamer M, Burgess P, Pattison P (1992) Reaction to trauma: A cognitive processing model. J Abnorm Psychol 101:452–459

Davidson JRT, Foa EB, Blank AS, et al (1996) Posttraumatic stress disorder. In: TA Widiger, Frances AJ, Pincus HA, et al (eds) DSM-IV sourcebook, vol 2. American Psychiatric Press, Washington, pp 577–606

Dehlinger E, Ortmann K (1992) Zufriedenheit mit dem Gesundheitsstatus in der Bundesrepublik Deutschland und der ehemaligen Deutschen Demokratischen Republik. Ein Vergleich.Gesundheitswesen 54:88–94

Derogatis LR (1992) The Symptom Checklist-90-revised. NCS Assessments, Minneapolis Despland JN, Monod L, Ferrero F (1995) Clinical relevance of adjustment disorder in

DSM-IIIR and DSM-IV. Compr Psychiatry 36:454–460

Dobricki M, Maercker A (2010) (Posttraumatic) Embitterment Disorder: Critical evaluation of its stressor criterion and a proposed revised classification. Nordic J Psychiatry, in press

Dohrenwend BS, Dohrenwendt BP (1974) (eds) Stressful life events: Their nature and effects. John Wiley & Sons, New York

Dyer KE, Dorahy MJ, Hamilton G, Corry M, Shannon M, MacSherry A, McRobert G, Elder R, McElhillB (2009) Anger, aggression, and self-harm in PTSD and complex PTSD. J Clin Psychol 65:1099–1114

Ehlers A, Maerker A, Boos A (2000) Posttraumatic stress disorder following political imprisonment: The role of mental defeat, alienation, and perceived permanent change. J Abnorm Psychol 109:45–55

Epstein S (1973) The self-concept revisited, or a theory of a theory. Am Psychol 28:404–416

Epstein S (1980) The self-concept: A review and the proposal of an integrated theory of personality. In: Staub E (ed) Personality: Basic issues and current research. Prentice-Hall, Engelwood Cliffs

Epstein S (1991) The self-concept, the traumatic neurosis, and the structure of personality. In: Ozer D, Healy JM, Steward AJ (eds) Perspectives on personality, vol 3. Jessica Kingsley, London

Erikson E H (1968) Identity: Youth and crisis. Norten, New York

Fabrega H, Mezzich JE, Mezzich AC (1987) Adjustment disorder as a marginal or transitional illness category in DSM-III. Arch Gen Psychiatry 44:567–572

Fard F, Hudgens RW,Welner A (1979) Undiagnosed psychiatric illness in adolescents. A prospective and seven year follow-up. Arch Gen Psychiatry 35:279–281

Filipp G (1995) Ein allgemeines Modell für die Analyse kritischer Lebensereignisse. In: Filipp G (ed) Kritische Lebensereignisse. Beltz, München, pp 3–52

Finlay-Jones R, Brown GW (1981) Types of stressful life event and the onset of anxiety and depressive disorder. Psychol Med 11:803–815

Foa EB (2000) Psychosocial treatment of posttraumatic stress disorder. J Clin Psychiatry 61:43–8

Forstmeier S, Maercker A (2007) Comparison of two diagnostic systems for complicated grief. J Affect Dis 99:203–211

Foster P, Oxman T (1994) A descriptive study of adjustment disorder diagnoses in general hospital patients. Irish J Psychol Med 11:153–157

Fullerton CS, McCarroll JE, Ursano RJ, Wright KM (1992) Psychological response of rescue workers: firefighters and trauma. Am J Orthopsychiatry 62:371–378

Golub Y, Mauch CP, Dahlhoff M, Wotjak CT (2009) Consequences of extinction training on associated and non-associated fear in mouse model of Posttraumatic Stress

Disorer (PTSD). Behav Brain Res, Aug 222, Epub ahead of print

Greenberg WM, Rosenfeld DN, Ortega EA (1995) Adjustment disorder as an admission diagnosis. Am J Psychiatry 152:459–461

Hillen T, Schaub R, Hiestermann A, Kirschner W, Robra BP (2000) Self rating of health is associated with stressful life events, social support and residency in East and West Berlin shortly after the fall of the wall. J Epidemiol Communal Health 54:575–580

Horowitz MJ, Wilner N, AlvarezW (1979) Impact of Event Scale: A measure of subjective stress. Psychosomat Med 41:209–218

Janoff-Bulman R (1985) The aftermath of victimization: Rebuilding shattered assumptions. In: Figley (ed) Trauma and its wake, vol 1. Bruner/Mazel, New York

Janoff-Bulman R (1989) Assumptive world and the stress of traumatic events: Applications of the schema construct. Soc Cogn 7:113 136

Janoff-Bulman R (1990) Understanding people in terms of their assumptive worlds. In: Ozer D, Healy JM, Steward AJ (eds) Perspectives on personality: Self and emotion. JAI, Greenwich

Janoff-Bulman R (1992) Shattered assumptions: Towards a new psychology of trauma. Free Press, New York

Janoff-Bulman R (1998) From terror to appreciation: Confronting chance after extreme misfortune. Psychol Inquiry 9:99–101

Janoff-Bulman R, Frieze IH (1983) A theoretical perspective for understanding reactions to victimization. J Soc Issues 39:1–17

Jones R, Yates W R, Williams S, Zhou M, Hardman L (1999) Outcome for adjustment disorder with depressed mood: comparison with other mood disorders. J Affect Disord 55:55–61

Kelley GA (1955) The psychology of personal constructs. Norton, New York

Kjaer Fuglsang A, Moergeli H, Hepp-Beg S, Schnyder U (2001) Who develops acute stress disorder after accident injuries? Psychotherapy Psychosomat 71:214–222

Kotter-Grühn D, Scheibe S, Blanchard-Fields F, Baltes PB (2009) Developmental emergence and functionality of Sehnsucht (life longings): The sample case of involuntary childlessness in middle-aged women. Psychol Aging 24:634–44

Kulka RA, Schlenger WE , Fairbank JA, Hough RL, Jordan BK, Marmar CR, Weiss DS (1990) Trauma and the Vietnam War generation. Report of findings from the national Vietnam veterans readjustment study. Brunner, New York

Lazarus RS (1966) Psychological stress and the coping process. McGraw-Hill, New York

Linden M (2003) The Posttraumatic Embitterment Disorder. Psychotherapy and Psychosomat 72:195–202

Linden M, Rotter M, Baumann K, Lieberei B (2007) Posttraumatic Embitterment Disorder. Hogrefe & Huber, Toronto

Linden M, Baumann K, Rotter M, Lieberei B (2008) Diagnostic Criteria and the

Standardized Diagnostic Interview for Posttraumatic Embitterment Disorder (PTED). Int J Psychiatry Clin Pract 12:93–96

Madianos MG, Papaghelis M, Ioannovich J, Dafni R (2001) Psychiatric disorders in burnpatients: a follow up study. Psychotherapy Psychosomat 70:30–37

Maercker A, Schützwohl M (1998) Erfassung von psychischen Belastungsfolgen: Die Impact of Event Skala – revidierte Version (IES-R). Diagnostica 44:130–141

Maerker A (ed) (2003) Therapie der posttraumatischen Belastungsstörungen. Springer, Berlin Maercker A, Einsle F, Kollner V (2007) Adjustment disorders as stress response syndromes: a new diagnostic concept and its exploration in a medical sample. Psychopathology 40:135–146

Marris P (1975) Loss and change. Anchor/Doubleday, Garden City

Marshall RD, Spitzer R, Liebowitz MR (1999) Review and critique of the new DSM-IV diagnosis of acute stress disorder. Am J Psychiatry 156:1677–1685

McFarlane AC (1992) Avoidance and intrusion in posttraumatic stress disorder. J Nerv Ment Dis 180:439–445

Monroe SM, Simons AD (1991) Diathesis-stress theories in the context of life stress research: Implications for the depressive disorders. Psychol Bull 110:406–425

Orth U Cahill SP, Foa EB, Maercker A (2008) J Consult Clin Psychol 76 208–218

Parkes CM (1975) What becomes of redundant world models? A contribution to the study of adaptation to change. Brit J Med Psychol 48:131–137

Paykel ES (1974) Life stress and psychiatric disorder: Applications of the clinical approach. In: Dohrenwend BS, Dohrenwend BP (eds) Life events: Their nature and effects. John Wiley & Sons, New York, pp 135–150

Paykel ES (2001a) Stress and affective disorders in humans. Sem Clin Neuropsychiatry 6:4–11

Paykel ES (2001b) The evolution of live events research in psychiatry. J Affect Disorders 62:141– 149

Paykel ES (2003) Life events: effects and genesis. Psychol Med 33:1145–1148

Popkin MK, Callies AL, Colón EA, Eduardo M, Stiebel L (1990) Adjustment disorders in medically ill patients referred for consultation in a university hospital. Psychosomatics 31:410– 414

Pollock D (1992) Structured ambiguity and the definition of psychiatric illness: adjustment disorder among medical inpatients. Soc Sci Med 35:25–35

Schnyder U, Buchi S, Sensky T, Klaghofer R (2000) Antonovsky's sense of coherence: trait or state? Psychotherapy Psychosomat 69:296–302

Schützwohl M, Maerker A (2000) Anger in former East German political prisoners: relationship to posttraumatic stress-reactions and social support. J Nerv Ment Dis 188:483–489

Schwartzberg SS, Janoff-Bulman R (1991) Grief and the search for meaning: Exploring the assumptive worlds of bereaved college students. J Soc Clin Psychol 10:270–288

Schwarzer R, Jerusalem M (eds) (1994) Gesellschaftlicher Umbruch als kritisches Lebensereignis. Psychosoziale Krisenbewältigung von Übersiedlern und Ostdeutschen. Juventa Verlag, Weinheim

Schwarzer R, Schulz U (2002) The role of stressful life events. In: Nezu AM, Nezu CM, Geller PA (eds) Comprehensive handbook of psychology. Health psychology, vol 9. Wiley, NewYork

Shalev AY (2009) Posttraumatic Stress disorder and stress-related disorders. Psychiatr Clin North Am 32:687–704

Smith EE, Bem DJ, Nolen-Hoeksema S (2001) Fundamentals of Psychology. Harcourt College Publishers, Orlando

Snyder S, Strain JJ, Wolf D (1990) Differentiating major depression from adjustment disorder with depressed mood in the medical setting. Gen Hosp Psychiatry 12:159–165

Strain JJ, Newcorn J, Fulop G, Sokolyanskaya M (1999) Adjustment disorder. In: Hales RE Yudofsky SC, Talbott JA (eds) Textbook of psychiatry, third edition. American Psychiatric Press, Washington, pp759–771

Staudinger UM, Freund AM, Linden M, Maas I (1999) Self, personality, and life regulation: Facets of psychological resilience in old age. In: Baltes PB, Mayer KU (eds) The Berlin Aging

Study. Aging from 70 to 100. Cambridge University Press, Cambridge, pp 302–328

Steil R, Ehlers A (2000) Dysfunctional meaning of posttraumatic intrusions in chronic PTSD. Behav Res Therapy 38:537–558

Taylor SE (1983) Adjustment to threatening events: A theory of cognitive adaptation. Am Psychol 38:1161–1173

Timko C, Janoff-Bulman R (1985) Attributions, vulnerability, and psychological adjustment: the case of breast cancer. Health Psychol 4:521–544

Van der Kolk BA, Herron N, Hostetler A (1994) The history of trauma in psychiatry. Psychiatric Clin N Am 17:583–600

Van der Kolk BA, McFarlane AC, Weisaeth L (1996) (eds) Traumatic stress. Guilford, New York

Winkler G (2002) Sozialreport. Sozialwissenschaftlichen Forschungszentrums Berlin Brandenburg, Berlin

Wittchen HU, Müller N, Pfister H, Winter S, Schmidtkunz B (1999): Affektive, Somatisierungsund Angsterkrankungen in Deutschland. Gesundheitswesen 61:216–222

World Health Organization (ed) (1992) International statistical classification of diseases and related health problems, 10th Rev. WHO, Geneva

Znoj H-J (2009) Manual. Berner Verbitterungs-Inventar (BVI). Hogrefe, Göttingen

5.5 | ICD 및 DSM의 "반응성" 정신 장애 분류

Michael B. First

반응성 정신 장애는 하나 이상의 스트레스를 받는 삶의 사건에 대한 반응으로 발생하는 것으로 추정되는 장애이다. Linden은 외상 후 울분장애^{PTED}는 예외적인 삶의 사건에 의해서 촉발된 울분의 정서적 상태로 새로운 증후군이라고 묘사하고 있다(Linden, 2003). 이와 같이 PTED는 린덴에 의해 반응성 정신장애로 개념화되고 있다. 본 교재에서는 DSM-IV와 ICD-10이 반응성 정신장애를 계층적으로 구현하는 세 계층으로 나누어 분류하는 다양한 방법을 검토한다. 즉, 1급 장애(즉, PTSD와 같은 스트레스 반응성 장애)는 반응성 정신 장애의 차등 진단을 결정할 때 먼저 고려해야 하며, 그 다음으로 2급 장애(특정 DSM-IV 축 I 장애의 전체 기준을 충족하는 다른 장애)가 뒤따라야 한다. 마지막으로, 처음 2단계에서 장애가 발생하지 않으면 적응장애(3단계)를 진단한다.

5.5.1 DSM/ICD 장애의 정의에 따른 생태학적 요인

만약 DSM과 ICD가 어떠한 생태학적 요인 없이 완전히 기술하는 분류 체계였다면, 일부는 DSM과 ICD에서 추정했을 때(Follette & Houts, 1996), 이러한 분류체계에 포함된 어떤 반응장애는 존재하지 않는다. 정의상, 생활 스트레스 요인의 노출(비록 충분하지 않음에도 불구하고)은 이러한 장애발생에 생태학적 요인도 불가피한일이 될 수 있다. 실제로 DSM-III 개발자들이 채택한 이른바 '비이론적 접근법'은 단일론적, 일관성 있게 시행되는 것과는 거리가 멀다.

DSM의 비이론적 시도는 정신과 진단의 서술적 접근이 환자를 돌보는데 가장 타당하거나 가장 유용하다는 입장에서 비롯된 것이 아니라는 점을 이해하는 것이 중요하다.

DSM의 비이론화 시도는 정신과 진단에 대한 서술적 접근법이 가장 타당하거나 환자를 돌보는 데 가장 유용했다는 입장에서 비롯된 것이 아니라는 점을 이해하는 것이 중요하다. 오히려 이 접근법은 각 장애에 대해 모든 합리적인 이론들을 제시하는 것은 가능하지 않을 것이기 때문에 "이론적 이론의 포함은 이론적 지향성이 다양한 임상의사가 매뉴얼을 사용하는 데 장애물이 될 것"이라고 생각했기 때문이다disorder." (American Psychiatric Association 1980) (p. 7). 따라서 DSM-III의 도입에서 지적한 바와 같이, "DSM-III에서 취해지는 접근방식은 장애의 정의에 포함되어 있고 잘 확립된 그런 장애를 제외한 생물학 또는 병태생리학적 과정에 관하여 비이론적이다.(7 페이지)

DSM-III은 정신장애의 징후가 무엇인지를 포괄적으로 설명하려고 하며, 그 구조가 장애의 정의에 포함되지 않는다면, 정신장애가 어떻게 발생하는지 그 장애가 어떻게 일어나는지 설명하려고 하는 경우는 드물다.

병인적 요인들이 그들이 정의한 진단 기준에 명화하게 구체화되어 있는 DSM과 ICD의 5가지 구분에는 물질유발 정신 장애, 일반적인 의학적 조건에 의한 정신장애, 적응장애, 반응성 애착 장애, 그리고 허위성 장애Facitious disorder 가 있다. 물질에 의한 정신장애는 물질이 중추신경계에 미치는 직접적인 생리학적 효과로 인한 정신장애다. DSM-IV 정의는 두 가지 기준을 사용하여 이러한 인과 관계를 확립한다: 한 가지 기준은 물질 사용의 맥락에서 장애가 발생했음을 명시한다(약물중독, 투약 또는 약물 사용은 생물학적으로 물질과 관련있다는 발달된 증상들이 역사, 신체검사 또는 실험실 소견으로부터 근거하고 있다). 그리고 두 번째 기준은 임상의가 장애(즉, 장애는 물질유도가 아닌 장애에 의해서 더 잘 설명되지는 않는다)의 다른 원인을 배제하고 고려하도록 지시한다.

DSM-IV의 생물학적 물질 등급은 알코올, 암페타민, 카페인, 대마초, 환각제, 흡입제, 니코틴, 오피오이드, 펜시클리딘, 진정제/하이퍼티틱/항산화제,

그리고 "기타" 등이다. 이러한 물질들의 직접적인 영향에 의해 야기되는 정신장애는 중독, 중독성 망상증, 금단성 망상증, 지속성 치매 및 기억 장애, 지속적인 인식 장애, 정신 장애, 기분 장애, 불안 장애, 수면 장애, 성 기능 장애를 포함한다. 모든 물질이 모든 유형의 정신 장애를 일으킬 수 있는 잠재력을 가지고 있는 것은 아니기 때문에 DSM-IV는 특정 물질 조합과 장애(예: 코카인에 의한 정신 질환), 83조합만이 구체적으로 포함되었다.

ICD-10도 물질에 의한 장애를 분류하지만, ICD-10에 포함된 물질 유발 장애는 DSM-IV와 다르며 급성 도취, 금단 상태, 망상증을 동반한 금단 상태, 정신 질환, 압류 증후군, 잔류 및 말기 정신 질환을 포함한다. DSM-IV와 달리 ICD-10은 어떤 약물 유도 장애조합이 합법적이라고 구체화하지 않는다.

두 번째 그룹에서, 정신장애는 일반의학상태에 기인하기 때문에, 정신의학장애는 일반의학상태(ICD-10, DSM-III-R의 유기체^{organic}정신장애)의 직접적인 생리적인 결과이다. DSM-IV 정의는 다음의 기준에 따라 인과관계를 구체적으로 명시한다: 역사, 물리적 검사, 혹은 장애는 의학적 상태의 직접적 물리적 결과인 실험실에서 발견한 것들이 있다.

DSM-IV의 일반적인 의학적 상태에 의해 직접 발생할 수 있는 정신장애로는 정신착란, 치매, 건망증장애(건망증), 정신장애, 긴장증적인 장애, 기분장애, 불안장애, 수면장애, 성기능장애, 성격변화 등이 있다.

ICD-10에서 이러한 장애는 '유기적 · 증상적' 장에 위치하며 치매, 건만증, 환각증, 긴장증(정신분열증으로 인해 오래 움직이지를 못하는 증상), 기분 장애, 불안 장애, 분열 장애, 정서적 불안정 장애, 성격장애 등이 포함된다.

적응장애, 반응성애착장애, 그리고 허위성 장애는 DSM-IV에서 환경적 상황 혹은 심리학적 요인, 그리고 정신장애사이에 인과관계가 있다는 것을 명시적으로 진술한 유일한 질환들^{condition}이다.

적응장애의 정의에서, 정서적 또는 행동적 증상이 "식별 가능한 스트레스 요인에 대응하여" 발생한다는 요건이 기준 A에 명시되어 있다(미국 정신의학협회 2000) (p.683). 이와 유사하게 반응성 애착 장애에 기준 D는 병원 치료가 장애의 특성 증상(사회적 상호작용 혹은 혼란한 애착장애에 적당하게 반응하고 시작하는 데 있어서 지속적인 실패)에 책임을 가질 수 있다는 것을 임상가의 판단 부분에서 요구한다. 마지막으로, 허위성 장애의 정의에 따르면, DSM-IV는 만들거나 가장한 육체적이거나 심리적인 표시와 증후들을 만드는 동기는 아파보인다는 것을 가정해야만 한다는 것을 명백하게 요구한다.

다른 DSM-IV장애는 비록 특별한 원인 구조에 대한 비록 명백한 요구가 없음에도 불구하고, 어떤 원인구조는 그들의 정의에 명시적이다. 비록, 급성 스트레스 장애와 외상 후 스트레스 장애의 DSM-IV 정의는 외상성 스트레스 요인(증상들이 식별가능한 스트레스 요인에 반응하는 적응장애에 요구되는 것과 유사한)에 노출된 반응에서 발생하는 증상들을 명시적으로 언급하지는 않음에도 불구하고, 이 관계는 사람들이 외상성 스트레스요인에 그들의 관계의 관점에서 유지하는 기준의 구조와 외상성 스트레스요인에 노출되어야만한다는 요구 조합에 의해서 추론되어질 수 있다(예를 들어, 외상성 사건은 다음 방법 중 하나 또는 대부분 방법으로 끈질기게 재경험된다. 그리고 트라우마와 연계된 자극의 지속적 회피)

이와 마찬가지로 전환장애의 진단은 심리학적 요인들이 "갈등이나 다른 스트레스 요인이 선행"하는 증상이라는 그 사실에 의한 유사신경심리학적 증상과 관련한 판단을 요구한다.

5.5.2 DSM-IV 및 ICD-10에서 스트레스 요인에 대한 병리적 반응
진단 방법

DSM-IV와 ICD-10은 스트레스 요인에 대한 병리적 반응의 분류에 대한 세 가지 계층적 접근방식을 제공한다. 정신사회적 스트레스 요인에 대응하여 발달한 것으로 보이는 정신 장애에 직면했을 때, 임상의는 차례로 각 계층을 고려해야 한다.

첫 번째 계층은 스트레스 요인에 대한 특정 반응 측면에서 정의되는 장애들을 포함한다. 여기에는 급성스트레스장애[ASD], 외상 후 스트레스 장애[PTSD], 재앙적 경험 이후 성격변화(오로지 ICD-10에서만 해당)와 DSM-V와 ICD-11에서 제안된 두가지 장애(외상 후 울분장애와 지속된 슬픔장애)를 포함한다.

두 번째 계층은 이혼 혹은 직업상실과 같은 스트레스적인 생활사건에 반응하여 발생하는 주요 우울장애와 같은 ICD-10 혹은 DSM-IV에 기준을 만족하는 스트레스 요인에 대한 반응들을 포함한다.

마지막 계층은 스트레스에 반응하여 발생하지만 특정 스트레스가 유발하는 장애(계층1)의 지속기간 기준 혹은 기타 DSM-IV 혹은 ICD-10 장애(계층2) 증상[symptom]을 만족하지는 않는 장애이다. 이러한 스트레스 요인에 있어 장애로 진단하기에는 불충분한[subthreshold] 비 특이적 반응들은 적응장애로서 진단된다.

5.5.3 계층1: 심리사회적 스트레스 요인에 대한 특정 반응

이 계층은 일련의 증상적 반응의 특징과 스트레스 요인의 유형, 중증도(심각성)에 따라 서로 다른 심리사회적 스트레스 요인에 대한 반응으로 특정적인 반응을 포함하는 장애들을 포함한다. 급성 스트레스 장애와 외상 후 스트레스 장애는 특히 심각하고 외상적인 스트레스 요인에 노출되는 것에 반응한 특징적인 스트레스 반응 증후들의 발생을 포함한다.

재앙적 경험(파국적 경험)이후 성격변화는 전형적으로 PTSD의 연속체로서 발전가능한 재앙적 스트레스 요인에 대한 만성적인 장기간 반응을 정의한다. 장기간의 슬픔 장애는 사랑했던 사람의 상실에 대해서 병리학적 반응을 나타내는 반면 외상 후 울분장애는 당사자가 '불공평unjust'하다고 경험하는 '단일 예외적인 인생사건'에서만 유일하게 요구되어지는 실제 스트레스 요인보다 자연스러운 반응의 성격에 의해 구분된다. 실제 스트레스 요인 불공평함으로써 사람에 의해서 경험되어진 단일한 예외적 인생 사건에서만 유일하게 요구되어지는 실제 스트레스 요인에 의해서라기 보다는 더 자연스러운 반응에 의해서 구분된다.

필수 스트레스 요인의 심각성은 이러한 장애들에 대한 다양한 정의적 요구에 반영된다. DSM-IV에 급성스트레스 장애와 외상 후 스트레스 장애는 "실제적이거나 위협적인 사망이나 심각한 부상을 수반하는 사건이나 사건 또는 자기 또는 타인의 신체적 무결성에 대한 위협을 경험하거나, 목격 혹은 직면했었던 사람"과 같은 스트레스의 유형을 요구한다(American Psychiatric Association, 2000) (p. 467).

ICD-10은 외상 후 스트레스 장애와 급성스트레스 장애 둘다에 있어서 스트레스 요인의 성격을 " 예를 들어 자연 혹은 인간이 만든 재해, 전쟁, 심각한 사고, 다른 사람의 폭력적인 죽음의 목격 혹은 고문희생자, 테러, 강간 혹은 다른 범죄(World Health Organization 1992) (p. 147-148)와 같은 거의 모든 사람에게 있어서 만연하는 고통을 야기하기 쉬운 극히 예외적인 위협 혹은 자연재해의 스트레스 가득찬 사건 혹은 상황으로서 나타낸 반면, ICD-10은 또한 급성 스트레스 반응의 스트레스 요인을 " 다중 사별이나 가정화재와 같은 개인의 사회적 지위 그리고 혹은 개인적 네트워크의 비정상적이며 갑작스런 위협적 변화"를 포함하도록 확대한다(p. 146).

재앙적 경험 후에 성격 변화의 정의는 "스트레스가 인성에 미치는 심오한 영향을 설명하기 위해 개인의 취약성을 고려할 필요가 없을 정도로 극심해야 한다" 고 언급하면서 필수 스트레스 요인에 대한 더 높은 수준의 심각성을 필요로 한다. 예를 들면, 수용소 경험, 고문, 재난, 생명을 위협하는 상황에 대한 장기적 노출(예: 인질 상황, 곧 살해될 가능성이 있는 장기 감금)이 있다(세계보건기구 1992년) (p 209쪽). 대조적으로, 장기간의 애도 장애와 외상 후 울분장애의 스트레스 요인들은 덜 예외적인 성격을 가지고 있는데, 지연된 애도 장애에서 사랑하는 사람을 잃고, 외상 후 울분장애에서는 '단 한번의 예외적인 삶의 사건'은 '부당함'과 같은 인생사건을 경험하는 만큼 이혼 혹은 직업상실과 같은 사건들까지 포함한다. 더욱 중요한 것은 이러한 증후군은 스트레스 요인에 반응하여 나타나는 증상의 성격에 따라 다르다. 급성스트레스 장애와 외상 후 장애는 세가지 다른 군집으로부터 증상을 요구한다.

첫 번째 군집은 최초 노출 후에 외상성 사건을 재경험하는 다양한 방법을 포함한다. 대재앙 경험 후 성격 변화 정의는 필수 스트레스 요인에 대해 훨씬 더 높은 수준의 심각성을 요구하며, "스트레스는 너무 극단적이어야 하기 때문에 성격에 대한 심오한 영향을 설명하기 위해 개인적인 취약성을 고려할 필요가 없다. 수용소 경험, 고문, 재난, 생명을 위협하는 상황(예: 인질 상황 - 살해될 가능성이 임박하여 장기 억류)에 대한 노출 등이 그 예다(세계보건기구 1992) (p. 209)."

이와는 대조적으로 '지연된 애도 장애'에서 사랑하는 사람을 잃는 것과 외상 후 울분장애에서 '단 하나의 예외적인 생활 사건'은 그 사람이 그 생활 사건을 '불공정한' 것으로 경험하는 실직이나 이혼 같은 사건을 포함한다.

더욱 중요한 것은 이런 증상들^{syndrome}은 스트레스 요인에 반응하여 발병하는 증상의 성격에 따라 차이가 있다는 점이다. 급성스트레스 장애와 외상 후 장애는 세 가지의 다른 군집 증상들을 요구한다.

첫 번째 군집은 최초 노출 후에 외상성 사건을 재경험하는 다른 방법들을 포함한다. 재경험에서 가능한 일은 반복되는 이미지, 생각, 꿈, 환상, 플래시백 에피소드 또는 그 경험을 다시 떠올리는 감각 또는 사건을 상기시키는 노출에 대한 심리적 또는 생리적 괴로움(예: 뒤에 남성이 접근했을 때 극단적으로 당황하고 공포스러움을 느끼는 강간 피해자)이 포함된다.

두 번째 군집에는 일반적인 반응의 외상이나 무감각과 관련된 자극의 지속적인 회피가 포함된다. 그리고 세 번째 군집은 불면증, 성급함(짜증을 잘내는), 집중력 부족, 과민성, 그리고 과장된 놀라움 반응과 같은 흥분성 증상의 지속적인 증상을 포함한다.

DSM-IV에 ASD(급성 스트레스 장애)는 해리성기억상실증, 비 인격화(몰개인화), 현실성 저하, 주변환경에 대한 인식저하를 포함한 분열증상의 추가적 군을 포함한다. ICD-10에 ASD(급성스트레스장애)는 경, 중, 그리고 심각한 버전을 제안함으로써 대응관계에 있는 DSM-IV과는 상당히 다르다.

가벼운 형태는 주로 일반화된 불안장애의 특징적인 증상들을 포함하며, 중간 형태는 일반화된 불안 증상들과 일부 외상 특유의 증상들의 조합을 형성한다(예: 기대되는 사회적 상호작용을 철회, 주의력 약화, 명백한 방향감각 상실, 분노 또는 언어적 공격성, 절망감). 또는 절망, 부적절하거나 목적 없는 과잉 행동, 통제할 수 없고 과도한 슬픔), 그리고 심각한 형태는 일반화된 불안 증상과 몇 가지 심각한 외상 관련 증상 또는 분열성 무호흡을 요구한다. PTSD 증상 프로파일의 복합성은 이 증후군이 심각한 외상에 대한 특성적이고 구체적인 반응을 나타낼 가능성을 시사한다.

이러한 점들은 특히 심각한 외상(그리고 소송을 취한 고소인이 받을 자격이 있는 금액)이 의심스럽고 단지 PTSD 증후군이 존재하는 것만으로도 그 사람이 심

각한 외상성 스트레스에 노출되었다는 것을 증명한다고 주장하는 고소인의
변호인들과 함께 법의학적 환경에서 실질적인 영향력을 가진다. PTSD가 실
제로 심각한 스트레스 요인에 대한 특정 대응인지 아닌지 여부를 판단하는
것은 PTSD 기준에 대한 거의 모든 연구가 심각한 외상 노출 이력이 있는 개
인(예: 전투 참전용사, 강간 피해자 등)에서 수행되었다는 방법론적 문제로 인해 복
잡해졌다. 그러나 PTSD 증후군이 이전 심각한 트라우마에 대한 노출이 필
요한지 여부에 대한 질문에 답하기 위해 Bodkin과 그의 동료들이 2007년 설
계한 연구는 증후군의 특수성에 대하여 심각한 문제를 수면위로 부각시켰다
(Bodkin et al., 2007).

전형적으로 PTSD 증후군은 PTSD의 대부분 평가에서 트라우마가 증상을
확인하는 역할을 하기 때문에 유일하게 적격 트라우마가 존재할때만 평가한
다. Bodki과 그의 동료들의 주요 우울증 치료를 위한 임상시험에 등록한 환
자들의 연구에서, PTSD 증후군은 그가 심각한 트라우마에 노출된 이력이 있
는지 없는지와 그 여부와 상관없이 질문을 받았다.

PTSD 조사[inquiry]는 어느 정도 초점을 필요로 하기 때문에(예: "당신은 (외상 사
건에 대한) 반복적인 고통스러운 기억을 가지고 있는가?"), 연구는 잠재적으로
적합한 트라우마나 어떤 사소한 외상 이던지 아니면 트라우마에 어떤 노출
된 전력이 없는 사람들을 위해 그들은 '트라우를 위한 대용물'(즉 어떤 그들을 괴
롭히는 공포 걱정 사고등)등을 사용하였다. 그리고 나서 평가자들은 세가지 그룹
(심각한 외상에 노출된 사람들, 모호한 외상에 노출된 사람들, 그리고 외상에 노출되지 않은
사람들)으로 피험자를 분류하고, 독립적으로 촉발사건(혹은 그것의 대리사건)이
심각한 트라우마에 대한 DSM-IV PTSD 스트레스 요인 기준에 적합한지 아닌
지를 결정했다. 우울증 환자 103명 중 88명이 평생 PTSD 기준 B-F(즉 스트레스
요건이 없는 증후군)를 충족했고 22명은 그렇지 않았다.

그러나 PTSD는 외상성 집단과 비외상성 집단에서 똑같이 만연하여, 심한 외상성 외상에 대한 특정 반응이라기 보다는 외상 이력과 관계없이 기분과 불안장애에서 광범위하게 관찰되는 특정하지 않은 증상 집단일 수 있음을 시사했다. 치명적인 경험 후의 성격 변화는 극도의 스트레스요인에 노출을 요구하지만 그러나 증상 프로파일이 다르다는 점에서 PTSD와 유사하다. 증상의 발달에 초점을 맞추기보다는 그 사람의 성격에 근본적인 변화를 유도하는 트라우마 측면에서 개념화된다. 이러한 상태는 세상에 대한 영구적인 적대석 또는 불신적인 태도, 사회적 철수, 공허함 또는 절망의 감정, "안절부절못하는, 과민한, 벼랑 끝에 선" 느낌이거나 어떠한 외부적 원인도 없이 위협을 받고 있다는 지속적인 느낌, 또는 "변한다"거나 다른 사람들과 다른 존재라는 외상 후 발달로 나타날지도 모른다.

지연된 애도 장애는 임상적으로 유의미한 고통 혹은 손상을 야기하는 그러나 정신장애로는 현재 진단받을 수 없는 스트레스(예: 사랑하는 사람의 상실)요인에 특정한 반응으로써 ICD-11과 DSM-V에 포함되도록 제안되고 있다 (Prigerson et al., 2009). 이러한 증상syndrom에 의해 다음의 두 가지 군집이 제안되었다. "분리 고통" 군집은 상실한 관계와 관련된 침습적인 생각, 강렬한 정서적 고통감, 슬픔의 고통, 상실한 사람에 대한 갈망, 여러 증상을 포함한 인지적, 정서적, 행동적 증상을 특징으로 한다. 여러 증상에는 삶에서 자신의 역할에 대한 혼란이나 옅어지는 자기감각(즉, 자신의 일부가 죽었다는 느낌), 상실의 현실을 상기하는 것의 회피, 상실 이후 다른 사람을 신뢰못함, 상실과 관련된 비통함 또는 분노, 삶을 살아가는 어려움(예: 새로운 친구 사귀기, 관심사 추구), 상실 이후 무감각함, 상실 이후로 삶이 성취되지 않고 공허하며 무의미하다고 느낌, 그리고 상실로 인해 깜짝 놀라거나, 현기증이 나거나, 충격을 받는 느낌 등이 있다.

5.5.4 계층2: 비스트레스로 정의되는 장애를 충족하는 준거 역치

DSM과 ICD에서 단지 소수의 장애만이 병의 원인이있는etiology 스트레스 요인으로 정의되어 있지만, 많은(대부분은 아니더라도) 정신 장애는 스트레스 요인에 의해 촉발될 수 있다. 그러한 시나리오의 진단을 위한 DSM-IV 협약convention은 축 I에 정신장애가 존재하며 축 IV에는 심리사회적 혹은 환경적 문제로서 잠재적으로 병의 원인이 있는 병인학적 스트레스 원인을 둘 다 나타내기 위해 다축 체계를 활용하는 것이다. 예를 들어, 실직 후 심각한 우울증을 진단할 때 주요 우울증, 단일 에피소드, 정신장애 특징이 없는 심각한 중증장애는 축 I에 코딩되고 축 IV에 실직이 표시된다.

ICD-10은 본질적으로 정신장애에 대한 F 코드와 촉진(병인학적 원인 문제)문제에 대한 Z 코드 라는 두 가지 조건을 코딩하여 동일한 효과를 달성한다.

이 접근방식의 한가지 문제는 이러한 접근방식이 만족스럽지만, 축 I에 기록된 유일한 한가지 장애와 축 IV에는 한가지 심리사회적인 사회적 문제가 있고, 복잡한 경우에 축I 에는 복합장애가 있고 축 IV에는 복합요인이 있다. 그러나 축 IV에 심리사회적 문제와 축 I에 정신장애들의 명백한 연결성이 없다는 것이다(표 1).

표 1. 간략한 정신 장애 지표

뚜렷한 스트레스요인을 가진(간략한 반응성 정신질환): 만약 증상들이 단적으로든 함께든 그 사람의 문화에서 거의 비슷한 환경에 있는 거의 모든 사람들에게 현저하게 스트레스를 줄 수 있는 사건들에 대한 반응으로 곧 그리고 명백하게 발생하는 경우.

뚜렷한 스트레스요인이 없는: 만약 정신 질환 증상이 그 직후에 발생하지 않거나, 또는 명백하게 그 사람의 문화에서 거의 비슷한 환경의 거의 모든 사람에게 스트레스를 줄 것으로 보이는 사건에 반응하지 않는 경우.

원인이 되는 스트레스 요인의 존재를 나타내기 위한 임상의의 능력을 가능하게 하기 위해서, 이 해결책은 주요우울장애, 공포, 공황장애, 수면장애, 성기능장애와 같은 스트레스 요인에 반응을 발달시키는 것으로 알려진 어떠한 장애라도 잠재적으로 적용될 수 있는 명시성인 "스트레스 요인 반응"을 제공하는 DSM과 ICD체계에 걸처 일반화 될 수 있다. 그러한 특정인을 제공하는 데 있어서 한 가지 복잡한 점은 개인들이 인생 사건에 대한 인과관계를 지나치게 중요시하는 경향이 있음을 보여주는 증거라는 것이다.

예를 들어, Wakefield 웨이크필드와 동료(Wakefield et al., 2007)가 실시한 '전국 공병률 연구(National Comorbidity Study)' 결과를 재분석한 결과, 상당한 우울증을 앓고 있는 개인 중 96%가 우울증이 인생 사건에 의해 촉발되었다고 느꼈다고 보고했다.

5.5.5 계층3: 적응장애

급성 스트레스 장애, 외상 후 스트레스 장애(1급 장애)와 같이 특정 스트레스 반응 장애의 기준을 충족하지 못하고 특정 DSMIV 축 I 장애(예: 주요 우울 장애)에 대한 증상 기준을 충족하지 못하는 정신 장애의 경우(급성 장애)의 진단은 적응장애이다(표 2 참조). 계층3(특정 장애에 대한 완전한 기준이 충족되지 않는 경우에만 인과적 심리사회적 요인의 표시를 허용함) 에 적응장애를 놓는 전략은 추정 인과성 보다 최우선 증상 및 증후를 놓음으로써 DSM-IV 협약을 반영한다. 이 협약에 따르면 적응장애가 다른 DSM 장애보다 반드시 덜 심각하다는 것을 나타내는 것은 아니라는 점을 이해하는 것이 중요하다. 특히 청소년에서 자살은 적응장애의 대표적인 특징일 수 있다(Pelkonen et al., 2005).

표 2. 간략한 정신 장애 지표

A. 스트레스 요인이 시작된 지 3개월 이내에 발생하는 식별 가능한 스트레스 요인에 대한 반응으로 정서적 또는 행동적 증상 발달.

B. 이러한 증상이나 행동은 다음 중 하나에 의해 입증된 바와 같이 임상적으로 유의미하다.
   (1) 스트레스 요인에 대한 노출로 인해 예상되는 것을 초과하는 현저한 고통
   (2) 사회적 또는 직업적(학문적) 기능의 뚜렷한 손상

C. 스트레스 관련 장애는 다른 특정 Axis I 장애의 기준을 충족하지 않으며 단순히 기존의 축 I 또는 축 II 장애를 악화시키는 것이 아니다.

D. 그 증상은 가족의 사망(사별)에는 해당하지 않는다.

E. 일단 스트레스 요인(또는 그 결과)이 종료되면 증상은 추가로 6개월 이상 지속되지 않는다.

   실제 요구 사항은 "다른 특정 축 I 장애에 대한 기준을 충족하지 못한다" 는 것이다. 일부 경우에는 심각도 측면에서 "하위자체"라는 반응이 반영되기 도 하지만, 반면에 단순히 반응이 진단 기준 집합에 명시된 특정 증상 요건 에 부합하지 않는다는 것을 반영할 수도 있다(예: 심각한 공황 발작, 공황장애에 대 한 정의에서 요구하는 바와 같이 예기치 않는 것은 없음). 증후적인 가능성보다는 차 라리 스트레스 반응의 관점에서 적응장애를 정의하려는 DSM접근법은 DSM- V(Baumeister, 2009)에서 더 구체성을 가지고 현재 적응장애 구조를 대체하려 는 목적으로한 제안을 바라는 타당성에 이의를 제기하며, 스트레스 반응의 비 특이적 성격을 반영한다.

참고문헌

American PsychiatricAssociation (1980) Diagnostic and statisticalmanual of mental disorders, 3rd Edn. American Psychiatric Association,Washington

American PsychiatricAssociation (2000) Diagnostic and statisticalmanual of mental disorders, 4th Edn, Text Revision. American Psychiatric Association,Washington

Baumeister HKK (2009) It is time to adjust the adjustment disorder category. Curr Opin Psychiatry 22(4):409–412

Bodkin J,Hope H, et al (2007) Is PTSD caused by traumatic stress? J Anxiety Disord 21(2):176–182.

Follette W, Houts A (1996) Models of scientific progress and the role of theory in taxonomy development: a case study of the DSM. J Consult Clin Psychol 64(6):120–132.

Linden M (2003) Posttraumatic Embitterment Disorder. Psychother Psychosom72:195–202.

Pelkonen M, Marttunen M, et al (2005) Suicidality in adjustment disorder – clinical characteristics of adolescent outpatients. Eur Child Adoles Psychiatry 14(3):174–180.

Prigerson H, Horowitz M, et al (2009) Prolonged grief disorder: Psychometric validation of criteria proposed for DSM-V and ICD-11. PLoSMed 6(8):e1000121.

Wakefield J, Schmitz M, et al (2007) Extending the bereavement exclusion for major depression to other losses: evidence fromthe National Comorbidity Survey. Arch Gen Psychiatry 64(4):433–440.

World Health Organization (1992) The ICD-10 classification of mental and behavioral disorders: clinical descriptions and diagnostic guidelines.World Health Organization, Geneva.

5.6 | 기능적 측면, 장애 그리고 건강[6]의 국제적 분류에서 맥락적 요인과 반응성 장애

Cille Kennedy and T. Bedirhan Üstün

세계보건기구[WHO]의 국제기능장애보건분류[ICF](WHO, 2001)에 따르면 개인의 기능은 개인의 건강상태와 맥락적 요인 사이의 역동적인 상호작용으로 간주 된다(ICF) (WHO, 2001). 반응성 장애의 경우, 맥락적 요인은 그것들이 개인의 삶과 생애의 완전한 배경을 나타내기 때문에 장애의 진단을 만드는데 필수불 가결한 요소이다. 따라서 반응성장애 사례를 형성하고 진단에 도달하는 것 은 어쩌면 환자의 맥락적 요인들에 영향을 이끌어냄으로써 이루어질 수 있 다. 그림 1에서 보듯이, 기능을 한다는 것은 환자의 기능을 수정하는 전체 맥 락적 요인을 구성하는 환경적 요인과 개인 요인의 영향을 모두 받는 것이다.

이 장에서는 먼저 건강의 맥락에서 맥락적(개념적)요인들을 설명한다.

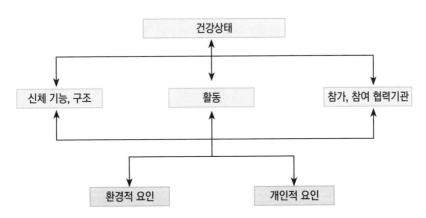

그림 1. ICF 모형. ©WHO

---

6) 이 장에서 표현된 견해는 저자의 의견이며 미국 보건 및 휴먼 서비스 부서 또는 세계 보건 기구의 공식 견해 를 반드시 나타내는 것은 아니다.

둘째, WHO의 국제질병분류[ICD]와 [ICF]의 전반적인 관계에 대해 논한다. 여기에는 ICF 모형의 간략한 개요와 환경 요인이 ICF의 반응 장애와 어떻게 관련되는지 등이 포함된다. 셋째, 이 장에서는 반응 장애와 외상 후 울분장애[PTED]와 관련된 환경적 요인의 다섯 가지 범주의 예를 검토한다. 마지막으로, 이 장에서는 반응성 장애 및 PTED와 함께 ICF 및 ICD를 사용하여 환경 요인, 징후 및 증상, 장애를 식별하고 사례를 공식화하는 것으로 결론짓는다.

5.6.1 ICF에서 개념화된 맥락적 요인들

ICF는 건강과 관련된 문맥적 요인을 다음 두 가지 (1) 개인 요인 및 (2) 환경 요인으로 분류한다. 개인적 요인은 질병, 장애, 부상 등 건강 상태에 속하지 않는 개인의 특징이다. 개인적 요인은 나이, 성별, 인종 또는 민족, 교육, 직업, 경험 등과 같은 인구통계학적 요인을 포함한다. 개인적인 요소들 또한 생활 습관, 대처 유형, 성격 유형뿐만 아니라 다른 건강 상태와 그 사람의 신체적인 건강 수준을 포함한다. 이러한 모든 개인적 요인들은 개인의 외상이나 장애에 대한 민감성이나 회복력에 역할을 하거나 치료 개입에 영향을 미친다. 그것들은 또한 임상적으로 중점적인 건강 상태와 관련하여 중립적인 것만큼 위험요인으로 평가 되어질 수 있다. 개인 요인들은 현재 ICF에 분류되어 있지는 않다. 그러나 특정개발 노력들은 이미 시작되고 있다. 따라서 다음의 논의는 ICF의 환경적 요인에만 초점을 맞출 것이다.

환경적 요인은 사람들이 살고 그들의 삶을 수행하는 개인, 사회, 의례적인 환경을 구성한다. 이러한 요소들은 개인에게 외연적이며 (1) 사회 구성원으로서의 개인의 성과에 대한 긍정적, 부정적 또는 중립적 영향, (2) 개인의 직무나 행동의 수행에 대한 영향, (3) 또는 신체 기능(정신적 기능 포함)과 개인의 신체 구조에 영향을 미칠 수 있다. 환경적 요인은 개념적으로 중립적이다.

그들이 그들의 유인가^{valence}를 결정하는 것은 사회내의 개인이나 특정인구 중 하나에 미치는 영향이다. 예를 들어, 환경적 요인은 기후, 지역사회 및 정부 정책을 포함하며, 이는 개인이나 인구 사이에 다른 영향을 미치거나 다른 반응을 이끌어낼 수 있다. 환경적 요인들은 풍부하고, 강화하고 긍정적인 것으로 여겨질 수 있다. 그것들은 부정적이거나, 아주 작거나(감소하거나) 또는 빈곤(피폐)한 것으로 볼 수 있다. 환경적 요인은 또한 촉진제나 장벽의 역할을 할 수 있다. ICF는 환경적 요인을 개인 수준과 사회 수준이라는 두 가지 다른 수준에 초점을 맞추고 있다.

환경의 개인적 수준은 사람이 일상생활을 수행하는 직접적 환경 일명 축적 환경$^{proximal\ environment}$[7]라고 알려진 환경을 구성한다. 이런 환경은 사람들이 시간을 소비하는 다른 장소와 가정환경 그리고 사람의 일터를 포함한다. 예를 들어, 직장은 접근을 가능하고, 좋게 만들고 자극할 수 있으며, 의사소통을 방해하거나 어쩌면 개인을 소외시킬지도 모른다. 각 환경은 개인적 요인과 그들의 건강에 따라 주어진 개인에 대한 자신만의 고유한 특성을 가지고 있다. 따라서, 동일 환경과 스트레스 요인에 대해 고유하게 반응하는 측면에 있어 개인 차이가 있다.

환경의 사회적 수준은 공식적이고 비공식적인 사회적 구조, 서비스 그리고 체계에 의해서 구성되어 있다. 그리고 그것은 원지환경(퇴적물의 근원지로부터 상당한 거리만큼 떨어진 퇴적 환경: distal environment$^{8)}$)를 말한다. 가장 넓은 수준에서, 그것은 국가적 또는 지역적 차원에서 정치 시스템이나 경제 정책일 수 있다. 또한 전력회사(예: 전기 또는 깨끗한 수도), 소득 지원, 교육 및 보건 서비스와 같이 개인과 가족이 이용할 수 있는 서비스의 유형이 될 수 있다. 사회적 요

---

7) proximal environment.:퇴적물 근원지 부근의 퇴적환경을 말한다.

8) 원지환경(퇴적물의 근원지로부터 상당한 거리만큼 떨어진 퇴적 환경:distal environment)를 말한다.

인이 개인에게 미치는 영향은 관여의식이나 박탈감, 성취감이나 쓰라림, 희망이나 절망감, 또는 '사물이 있는 그대로: 세상돌아가는 형편'에 대한 중립적인 인정일 수 있다. 환경적 요인은 ICF에 분류된다.

개인 및 사회 수준 환경 요인은 모두 개인의 신체 기능 및 구조, 활동의 수행 및 사회 참여와 상호 작용한다. 환경의 부정적인 측면은 기능 장애와 건강 악화와 관련이 있다. 환경적 요인은 정신 기능에 영향을 미칠 수 있다. 예를 들어 아이들이 납 페인트를 섭취하는 경우는 드물지 않은데, 이는 자극성이나 학습장애 능 정신장애로 확인된 납중독을 유발한다.

환경적 요인들도 또한 활동에 있어 개인행동에 영향을 미칠 수 있다. 예를 들어 고용정책은 필요한 모든 직무 능력을 갖추고 취직을 할 수 있는 자격을 갖춘 사람들에게 영향을 미친다. 만약, 사람이 고용된다면, 구식이거나 친숙하지 않은 장비는 적시에 수행해야만 하는 작업에 대한 업무 능력을 감소할 것이다. 사회적 참여에 대한 환경의 영향은 낙인을 포함한 건축적 또는 다른 장벽이 사람이 오락, 예술적 또는 다른 공동체 행사에 참여하는 것을 방해할 때 명백하다. 이러한 각각의 예에 대해서 반대에서도 사실이 될 수 있다. 가정의 물리적 환경은 아이들의 정서적, 지적 발달에 문제를 야기할 수 있고, 직장 정책 및 장비는 능력있는 고용인들을 고용하고 그들의 수행을 극대화하는 장비들을 제공할 수 있고, 공동체 생활의 참여는 사회적 사건에 포함을 가능하게 함을 보장할 수 있다.

환경적 요인들의 다섯 가지 범주는 ICF에 분류된다. 그리고 그것들은 (1)제품 및 기술 (2)자연 환경 및 환경에 대한 인간이 만든 변화 (3)지원 및 관계 (4)태도와 (5)서비스, 시스템 및 정책이다. 반복적으로 말하면, 개인적인 요소들, 즉 다른 형택의 맥락적 요인들은 신체 기능 및 시스템, 활동의 성과 사회 참여와도 상호작용한다. 그것들은 또한 환경과 상호작용하고 병리적 측면에 있어서 사람의 취약성이나 회복력에 역할을 한다. 진술했듯이 그것들은 아직 ICF에는 분류되어 있지 않다.

5.6.2 사례를 공식화하는 ICD와 ICF의 관계

임상가는 면담이나 정신상태 검사를 통해 환자가 ICD 정신장애 진단 문턱에 도달하는지 여부를 판단하는데, 이 때 징후와 증상, 문제의 진행과정, 돌발 사건 등을 주의깊게 골라내고 기타 가능한 진단들을 배제함으로써 진행한다. 그러나 환자의 치료 계획을 세우고 예후를 투영하기 위해서는 사례의 보다 완전한 공식화가 필요하다. 정신과 인터뷰 동안, 임상의는 환자가 자신의 삶에서 어떻게 기능하는지, 예를 들어, 환자가 가족이나 친구와 같은 중요한 사람들과 어떻게 관련되는지, 그리고 환자가 직장에서 자신의 과제를 어떻게 수행하고 있는지에 대한 통찰을 하게 된다. 그리고 이러한 기능 및 기타 기능 영역의 감소는 장애이다. 어느 정도의 장애가 있는 경우, 의사는 개선된 기능이 치료의 성공적인 결과를 나타낼 수 있는 결정을 할지도 모른다.

진단 및 기능/장애 상태의 조합은 사례의 보다 완전한 공식화를 제공한다. 그림 2는 대부분의 장애에 대한 전체 사례를 공식화하는 ICD와 ICF의 관계를 보여준다.

ICF 모형의 개요는 기능 및 장애가 치료 계획과 결과뿐만 아니라 진단 개발에도 어떤 영향을 미칠 수 있는지를 보다 완전하게 이해하는 데 유용하다.

앞에서 언급한 바와 같이, 그림 1은 개인의 건강 상태와 특정 영역의 기능/장애에 영향을 미치는 상황별 요인 사이의 동적 상호작용을 보여준다. 반응성 장애를 진단하는 과정은 환경적 요인이 필수 진단 기준이기 때문에 추가적인 명시적 단계가 필요하다. 환경 요인의 이러한 연대기적 순서는 진단적으로 반응장애 발생(발달)에 이러한 요인의 인과관계를 암시하고 있다.

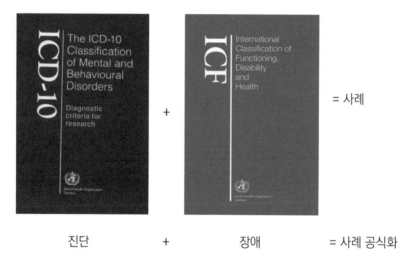

그림 2. 사례 공식화에 있어서 ICD와 ICF의 전통적인 관계

환경적 요인은 단편일 수도 있고 연속적인 사건이 될 수도 있다. 반응장애의 ICD 범주의 예로는 외상 후 스트레스 장애^{PTSD}, 적응장애 그리고 재앙적 경험 이후 지속적인 성격변화를 포함한다. ICD는 반응장애의 다양한 진단과 연관된 환경적 요인들의 다양한 유형을 구체화한다. PTSD (F43.1)는 예외적인 위협이나 재앙적인 성격의 단기적이거나 지속적일 수 있는 스트레스를 받는 사건이나 상황에 대한 노출을 요구한다. 이러한 사건이나 상황에는 자연재해나 인재로 인한 재해, 전투, 심각한 사고, 폭력적인 죽음을 목격하는 것, 또는 피해자나 고문, 테러, 강간 또는 기타 범죄가 포함된다. 이와는 대조적으로 적응장애(F43.2)는 비정상적이거나 비극적이지 않은 스트레스 생활 사건 혹은 식별가능한 유의미한 삶의 변화에 노출이 필수적이다.

이러한 스트레스 받는 삶의 사건들은 사회적 지지와 가치의 더 넓은 체계 혹은 개인의 사회적 네트워크의 통합을 붕괴시키거나 심각한 육체적 질병의 가능성 혹은 존재를 포함한다. 심각한 신체적 질병이나 개인의 사회적 네트워크의 무결성 또는 사회적 지지와 가치의 더 넓은 시스템의 붕괴의 존재 또는 가능성을 포함한다. 이러한 사건에는 개인 혼자, 개인이 속한 그룹 또는 개인이 일상생활을 수행하는 더 넓은 공동체가 포함 될 수 있다.

재앙적 경험(F62.0) 후에 지속적인 성격변화는 재앙적 스트레스에 노출을 필요로 한다. 일부 환경적 요인이 PTSD 범주의 진단과 유사하지만, 그럼에도 불구하고 질병이 생기기 이전 성격요인과 증상 표현 모두 다르다. 지속적 성격 변화에 있어서, 재앙적 스트레스는 강제 수용소에서의 경험, 고문, 재난, 그리고 인질로 잡히거나 살해될 가능성이 목전에 임박한 장기 감금, 생명을 위협하는 상황에 장기간 노출되는 것을 포함한다. 외상 후 울분장애^{PTED}는 예외적인 비록 평범하지만 부정적인 생활사건에 구체적인 "울분"반응으로서 개념화 된다. 특정 사건은 좌절, 격하 또는 굴욕적이고 부당한 것으로 경험된다.

이러한 사건들은 직장에서의 갈등, 실업, 친척의 죽음, 이혼, 심각한 질병, 혹은 상실이나 이별의 경험을 포함한다. 이 사건들은 그들의 기본 신념과 가치에 위배되는 엄격한 신념을 가진 사람들에 의해 경험된다(Linden et al., 2007). 고려하는 동안, 진단 면담 중에 특별한 환경적 요인들은 반응장애 유형으로 명확해진다. 예를 들어, 만약 환경장애가 삶을 위협하거나 비극적이라면, PTSD (F43.1)와 재앙적 경험 후 지속되는 성격 변화(F62.0)는 모두 더 조사되어야 한다. 예외적이면서도 규범적인 사건인 경우, 적응장애(F43.2)와 외상 후 울분장애^{PTED} 모두 가능한 진단이다. 반응장애의 경우 ICF의 효용성도 ICD의 적용에 선행한다.

5.6.3 반응성 장애와 관련있는 환경적 요인들을 문서화하는데 있어
ICF를 사용함

ICF의 다섯 가지 환경적 요인의 각 범주는 잠재적으로 건강에 영향을 미칠 수 있다. 앞에서 언급한 바와 같이, 5가지 범주는 제품과 기술, 자연적이고 인간이 만들어낸 환경에 대한 변화, 친밀감과 관계, 태도, 서비스, 시스템 및 정책이다. 이러한 각 범주 내의 요인들은 반응성 장애의 시작 전에 발생할 수 있다. 매일소식(daily news)은 이러한 외적으로 잠재적인 질병 발생이전 상황을 상조하고 있다. ICF에 나열된 첫 번째 환경 범주는 제품과 기술을 구성한다. 이것들은 제조, 생산 생성 수집된 개별적이고 직접적인 환경내에 기술과 장비 그리고 제품의 체계 혹은 자연적이거나 인간이 만든 생산품을 포함한다. 제품 및 기술의 유형은 식품 또는 마약과 같은 개인 소비, 일상에서 개인 사용, 예를 들어 의복, 이동성 및 교통, 통신, 교육, 고용, 문화 휴양 및 스포츠, 건축, 토지 개발, 그리고 자산을 위한 것이다. 예를 들어, 자산은 개인이 소유하거나 사용권을 가지고 있는 화폐, 상품, 재산 및 기타 귀중품과 같은 경제적 교환의 상품이나 대상으로 ICF에 기술되어 있다. 자산 또는 자산 부족은 풍부하거나 희소성에 따라 보안이나 생존의 근원이 된다.

자산을 박탈하는 효과는 미디어가 증명하듯이 선진국과 개발도상국 모두에서 경험되는 그리고 반응 장애 발달의 한 요인이 될 수 있다. 그것들은 반드시 그렇지는 않지만 삶을 위협할 수 있다. 또한 그들의 집을 잃고 직업을 상실한 사람들에게는 경제위기의 장소와 시간에 심각한 스트레스 요인이 될 수도 있다. 린덴(Linden, 2007)과 그의 동료들은 재정적 자산의 손실의 문제를 기술한다(표 18, 페이지 113).

환경적 요인들의 두 번째 범주는 자연적 환경과 인간이 만든 환경변화이다. 이러한 범주는 자연적이거나 물리적 환경의 생물 및 무생물적 요인들을 포함한다.

그것은 특정 환경 내에 모집단 특성을 통하거나 직접적으로 사람들에 의해 수정된(변형된) 환경의 측면을 포함한다. 자연과 인간이 변형한 환경의 요소에는 물리적 지리, 인구, 식물군과 동식물군, 기후, 지진과 같은 자연적 사건, 전쟁과 갈등과 관련된 상태와 같은 인간이 야기한 사건, 인간의 혼란, 사회기반시설의 파괴, 빛, 주행성, 소리, 진동 그리고 공기질 시간과 관련된 변화를 포함한다. 날마다 미디어는 이처럼 지진, 허리케인, 무력충동 보고와 난민 캠프와 같은 잠재적 장애를 촉진하는 사건들의 예로 가득 차 있다.

세 번째 범주는 지지와 관계다. 이 범주는 실용적이거나 감정적인 지지, 양육, 보호 및 지지를 제공하는 사람이나 동물을 부호화한다.

그것은 또한 가정, 직장, 학교, 놀이, 다른 일상에서의 사람들과의 관계를 부호화한다. 이 세 번째 범주는 태도를 포함하지 않으며, 사람이나 동물에 대한 설명이 아니라 제공되는 지지의 양이다. 지지의 원천인 관계는 직계 가족, 대가족, 친구, 지인, 동료, 이웃 및 지역사회 구성원, 직계, 하위직, 개인 간병인, 낯선 사람, 길들여진 동물, 건강 및 기타 전문가들이다. 그들의 저서에서 린덴Linden과 그의 동료(2007)들은 파트너십 갈등(표 18, 페이지 112)으로 열거된 외적 관계문제에 있어 이러한 유형들의 가공적인 사례를 제시한다.

네 번째 범주는 태도들로 구성되어 있다. 태도는 관습, 실천, 이데올로기, 가치관, 규범, 사실적 믿음과 종교적인 믿음의 관찰 가능한 결과물이다. 태도는 정치적, 경제적 그리고 법적 구조에 지역자치회와 대인관계로부터 모든 수준의 개인의 행동과 사회 생활에 영향을 미친다.

그리고 분류된 태도는 상황이 묘사하고 있는 사람, 즉 환자와 외부적인 사람을 가리킨다. 태도는 환경 요인의 세 번째 범주에서 확인된 관계와 지지의 원천에 따라 분류된다. 예를 들어, 이 범주는 건강 및 기타 전문가의 개인적 태도를 통해 직계 가족들의 개별적 태도를 포함한다. 그것은 또한 집단과 개인의 행동과 행동에 영향을 미치는 다른 사람들에 대해 문화, 사회, 하위 문화 또는 기타 사회 집단의 사람들이 일반적으로 가지고 있는 일반적이거나 특정한 의견과 신념인 사회적 태도를 포함한다. 또한, 사회적 의식과 예의와 같은 사회적이고 개별적(개인)행동을 만들거나 영향을 미치고 사회적 맥락안에서 발생한 사회적 규범, 실천 이념도 포함한다. 환경 요인의 최종 범주에는 서비스, 시스템 및 정책이 포함된다.

서비스는 개인의 요구를 충족시키기 위해 고안된 사회의 다양한 분야에서 이익, 구조화된 프로그램 및 운영을 제공한다. 그들은 공공, 민간 또는 자발적일 수 있으며 지역, 지역사회, 지역 국가 또는 국제 수준에서 설립될 수 있다. 이러한 요인은 개인, 협회, 기관 또는 정부에 의해 개발되거나 운영될 수 있다. 시스템은 지방, 지역, 국가 및 국제 수준에서 정부 또는 기타 공인된 기관에 의해 확립된 행정 통제 및 조직 구조이다. 그들은 사회의 다른 분야에서 이익, 구조화된 프로그램, 운영을 제공하는 서비스를 조직하고 감시하기 위해 고안되었다. 정책은 정부 등 공인된 당국에 의해 제정되며, 규칙, 규정, 협약, 표준 등으로 구성된다. 정책은 사회의 다른 분야에서 서비스, 구조화된 프로그램 및 운영을 구성, 통제 및 감시하는 시스템을 관리한다.

ICF의 5번째 장에서는 소비재 생산, 건축 및 건설, 공공용지 등 개방적 공간 계획, 주택, 수도전기와 같은 공익사업, 통신, 운송, 국민 및 재산 보호를 위한 시민보호, 법률, 기탁 국가의 법률 및 법원, 그리고 형벌 시설을 포함한 법률관련 문제들, 협회 및 단체, 매체, 경제, 사회보장, 도움이 필요한 사람에 대한 일반지원 및 의료서비스, 교육 및 훈련, 노동 및 고용, 그리고 투표, 선거와 통치방식을 포함한 정치와 관련된 정책과 체계system 그리고 서비스를 구분 짓는다. 언급했듯이, 이러한 각각의 환경적 요인들은 건강에 영향을 미칠 수 있다. 그것들은 건강 증진, 병리적 상태를 만들거나 혹은 중립적일 수 있다. 각자는 반응성 장애의 발달에 핵심적인 역할을 할 수 있는 잠재력을 가지고 있다.

5.6.4 환경적 요인, 증상 및 증후, 장애를 구체화하고 PTED와 반응성 장애의 사례를 공식화하기 위해 ICF 및 ICD 사용하기

ICF는 반응성 장애에서 대부분의 환경적 요인을 문서화할 수 있도록 허용하고 위협적이거나 스트레스가 많은 사건의 추가 출처를 제안한다. 환경 요소를 지정하고 문서화하는 것은 진단 과정을 안내하는 데 도움이 된다. 정신과 인터뷰(면접)나 정신상태 검사(임상검사mental status examination)를 하는 동안, 임상의가 가능한 진단이 반응장애 혹은 외상 후 울분장애PTED로 의심을 시작하면 결정과정이 자연스럽게 시작되는 것이다. 임상의는 촉발한 환경 사건에 초점을 맞춘다.

그것은 외상적이고, 재앙적이며 삶을 위협하는 사건인가 아니면 규범적이긴 하지만 예외적인 사건인가? 치명적이고 생명을 위협하는 사건들은 ICF의 환경 항목을 사용하는 임상의에 의해서 구체성을 가지고 적절한 수준에서 문서화되어야 한다. 예를 들어 그것들은 지진과 태풍(ICF 코드 e230)과 같은 자연재해나 고문, 테러리즘, 강간 또는 범죄, 전투, 폭력 목격, 수용소 장기 체류, 포로 또는 인질 상황(ICF 코드 e235) 등을 포함한다. 이러한 사건의 영향은 Makhashvili and by Gobodo- Madikizela에 의해가 각 장에서 강조되었다. 이러한 사건들은 임상의가 잠재적 진단 범주를 고려하도록 이끈다. 삶을 위협하는 치명적(재앙적) 사건은 PTSD(F43.1)의 진단(이 장에서 예시로 사용)에 대한 전구 사건을 정의하고, 재앙적 경험 후 지속되는 성격 변화를 의미한다 (F62.0).

비록 규범적이지만, 예외적인 사건들은 실업(ICF e5900), 친척의 사망(ICF e310 또는 e315), 이혼 ICF e310) 및 사회 네트워크 혹은(예: ICF e410~e425) 사회적 지지와 가치(ICF e460 또는 e465)의 광범위한 체계의 믿음에 대한 붕괴를 포함된다. 린덴과 그의 동료들(Linden et al, 2008)은 이러한 사건들의 영향력을 Han, Kersting, & Muschalla의 장chapter에서 설명하고 있다. 이러한 규범적이면서도 예외적인 사건들은 임상의가 적응장애(F43.2) 혹은 외상 후 울분장애PTED 진단 중 하나를 고려하도록 이끈다(첫 번째 장에서는 ICD 및 DSM (Diagnostic and Statistical Manual of Mental Discorders)의 반응 장애에 대해 자세히 설명한다(미국 정신의학협회, 2000).

린덴Linden(2003)은 직장을 잃은 것에 대해 예외적 반응을 경험한 55세 남자의 짧은 사례를 보여주었다. 실업은 독일통일과 그에 따른 고용제도와 정책으로 연결됐다. 그의 해고는 ICF에서 개인 차원에서 영향을 미친 노동 및 고용 정책(ICF e5902)을 반영해 개념화할 수 있었다. 임상적 증상과 증후들은 그 남자가 질병에 걸리기 이전의 성격과 기능이 정상적이었다는 관점에서 반응성 장애와는 다른 것으로 설명된다.

그의 증상은 부정적 기분, 자기를 향한 직접적 비난, 무기력, 그리고 불특정 다수에 대한 불평이었다. 그가 우울과 다르다는 것은 그의 증상이 전체적으로 ICD의 그것과 완전히 일치하지 않는다는 것이다. 그 사건을 생각할 때 그의 자극 위주의 공격적인 분출과 그렇지 않으면 기분 조절의 장애가 없는 것은 임상 장면에서 주목할 만한 측면이었다.

린덴과 그의 동료들(2008)은 논문에서 PTED를 부정적이지만 위협적이지 않은 인생 사건에 대한 반응으로 지속된 울분, 추가적으로는 심각한 병리적 증상, 삶의 주요 영역에서 제한된 기능 등의 주요 특징을 가진 뚜렷한 적응장애의 하위 유형으로 구분한다. 린덴Linden은 임상장면을 통해 이 55세 환자를

PTED로 진단했다. 이 진단의 한 가지 특징은 이 남자의 사회적 결과의 집합이다. 그는 직업 새로운 직업 제안을 거절했고, 개인적인 일에 관여하지 않고 가족을 떠났다. 이러한 활동에서 그의 기능 수준이 저하됨에 따라, 그의 고용 상황에 대한 ICF 코드가 ICF 코드 d845로 그의 개인적 업무(재정적 책임을 처리하는 것으로 이해되는 경우)는 ICF 코드 d8700으로 문서화되고 가족으로부터 소외는 ICF code d710로 문서화될 것이다.

이러한 ICF 코드는 개인에 의해 수행되는 활동(개인에게 속하지 않은 외적인 것들)이라는 점에서 환경적 요인과 다르다. 그리고 것들은 그 사람이 하거나 하지 않는 것들이다. 외상 후 울분장애(PTED)의 진단 기준은 임상적으로 유의미한 정서적 혹은 행동적 증상과 매일행동들과 역할에 있어서 수행의 저하를 포함한다(Linden 2003; Linden et al., 2007). 이러한 기준은 DSM에서 전통적으로 발견되는 기준과 유사하다. 그러나 현재 *DSM과 **ICD 모두 개정이 진행 중이어서 진단기준으로 사용되는 징후와 증상(üstün과 Kennedy 2009)으로 기능 및 장애의 관계를 검토하고 있다.

우리는 PTED의 개념화를 (1) 문맥적 자극과 (2) 개인적 대응인 두 가지 요소로 해석한다. PTED의 병리학적 상태를 명확히 할 때 ICF는 보다 구체적이고 조작적인 방법으로 이 두 요소를 식별하는 데 유용하다. PTED는 공통적이지만 식별 가능한 스트레스 외에도 반복적 또는 지속적인 스트레스 요인으로부터도 발생할 수 있다.

손목 터널 증후군, 테니스 엘보우 같은 신체 장애와 유사한 점은 긴장성 질환이다. 이 두 가지 장애에서 스트레스 요인은 명백한 외상이 아니라 긴장이나 반복적인 긴장감이다. 이와 유사하게, 정신장애 상황에서, 사건은 개인적인 갈등이나 반복되는 부정적인 사건(예: 비판, 부정적 논평, 경시)에 더 가까운 환경적 스트레스 요인이 될 수 있다. ICF는 울분의 질뿐만 아니라 이러한 맥락적 사건들을 식별하는게 사용되어 질 수 있다. 마지막으로, 두 가지 중요한 사안에 주목해야 한다. 첫째, 장애의 존재는 반드시 PTED (ICF는 원인중립적이기 때문에 혹은 어떤 다른 장애)의 진단 상태 검증을 필수적으로 구성하진 않는다.

둘째로, 울분과 맥락적/환경적 요인들 둘다의 특성을 식별하는 것은 다른 PTED의 질병분류학적 상태를 필수적으로 보장하지는 않는다. 예를 들어, 왜 PTED는 PTSD 혹은 어떤 다른 적응장애와 다른가? 그러나 ICF는 어쩌면 PTED가 적응장애 혹은 PTSD에 포함되지 않은 외상사건의 유형들에 반응하는 특성 '울분' 너머에서 제안한 구체적이고 독특한 틈새를 명확히 할 수 있을지도 모른다. 이런 불안감을 초래하는 상황을 이해하기 위해서, ICF는 임상의에게 개인에게 영향을 미치는 환경 요인의 다양한 차원을 식별하는 유용한 도구를 제공해야 한다.

일단 환경적 요인이 반응 장애 혹은 PTED의 진단의 ICD 진단으로 이어질 경우, 개인의 활동과 제약에 한계에 혹은 사회안에서 참여 감소에 대한 ICF 코드는 사례를 작성하게 하고 필요한 임상적 치료의 깊이와 폭을 나타낸다.

역자주석

* DSM-V
* DSM-V는 정신질환 진단및통계 메뉴얼(약칭 DSM)의 다섯번째 개정판으로 미국정신의학협회(APA)에서 발행한 분류 및 진단 절차인 DSM-V는 2013년도의 새로운 업데이트 버전이다. 미국에서 DSM은 정신병 진단을 위한 주요 권한을 제공한다. 치료 권고는 권한있는 의료 제공자에 의한 지불에 적정성은 물론 DSM 분류에 의해 결정되기 때문에 새로운 버전의 출현은 상당한 실질적인 중요성을 갖는다. 이전 버전에서의 범주적일수있는 접근과 함께 보다 유연한 해석을 위해 차원적 접근을 추가적으로 시도한것으로 알려져있다.

DSM-V의 섹션II(section II)에서 신경발달장애(Neurodevelopmental Disorders), 조현병 스펙트럼및 기타정신병적장애(Schizophrenia Spectrum and Other Psychotic Disorders), 양극성장애(Bipolar and Related Disorders), 우울장애(Depressive Disorders), 불안장애(Anxiety Disorder), 강박장애및 관련 장애(Obsessive–Compulsive and Related Disorders), 외상 후 스트레스 장애 및 관련 장애(Trauma–and Stressor–Related Disorders), 해리장애(Dissociative Disorders), 신체증상장애(Somatic Symptom and Related Disorders), 섭식장애(Feeding and Eating Disorders), 배설장애(Elimination Disorders), 수면장애(Sleep-Wake Disorders), 성 기능 장애(Sexual Dysfunctions), 성별 불쾌감(Gender Dysphoria), 충동조절장애(Disruptive, Impulse-Control, and Conduct Disorders), 약물중독장애(Substance–Related and Addictive Disorders), 신경인지장애(Neurocognitive Disorders), 성격장애(Personality Disorders), 성도착(Paraphilic Disorders), 기타미분류정신장애(Other Mental Disorders), 약물치료의 기타부작용(Medication-Induced Movement Disorders and Other Adverse Effects of Medication), 임상적관심대상의 기타장애(Other Conditions That May Be a Focus of Clinical Attention) 등 22개전후의 범주가 장애(Disorder)에 따른 진단절차에서 분류 기준으로 사용된다. [5] 한편 섹션III(section III)에는 평가측정도구(Assessment Measures)와 문화적 재고사항(Cultural Formulation) 그리고 성격장애 진단을 위한 권고된 대체모델(Alternative DSM-V Model for Personality Disorders), 추가연구를 위한고려사항들(Conditions for Further Study)의 4개항목이 기술되어있다. 섹션 I(section I)은 DSM의 5번째 개정을 소개하는 섹션으로 DSM-V은 총3개의 섹션으로 구성되어있다.

* ICD-11
ICD-11은 질병 및 관련 건강 문제의 국제 통계 분류(ICD) 11차 개정판으로, 세계 보건 기구에서 질병과 증상 등을 분류해놓은 것이다. 2018년 6월 18일 발표되었다. ICD-10에서의 변경사항은 아스퍼거 증후군이 삭제되었다.
ICD-10의 질병 코드는 다음과 같다.

챕터	구간	제목
I	A00-B99	특정 전염병 및 기생충병
II	C00-D48	종양
III	D50-D89	혈액과 조혈 기관의 질병 및 면역 체계 관련 특정 장애
IV	E00-E90	내분비, 영양 및 대사 질병
V	F00-F99	정신 및 행동 장애
VI	G00-G99	신경계통의 질병
VII	H00-H59	눈과 부속기의 질병
VIII	H60-H95	귀와 유양돌기의 질병
IX	I00-I99	순환계통의 질병
X	J00-J99	호흡계통의 질병
XI	K00-K93	소화계통의 질병
XII	L00-L99	피부와 피하 조직의 질병
XIII	M00-M99	근육 계통과 연결 조직의 질병
XIV	N00-N99	비뇨생식 계통의 질병
XV	O00-O99	임신, 출산 및 산욕
XVI	P00-P96	출생전후기에 발생하는 특정 상태
XVII	Q00-Q99	선천성 기형, 변형 및 염색체의 이상
XVIII	R00-R99	다른 곳에서 분류되지 않은 증상, 징후 및 임상이나 연구에서의 비정상 발견
XIX	S00-T98	상해, 중독 및 외부 원인에 의한 특정 결과
XX	V01-Y98	질병이나 사망의 외부적 원인
XXI	Z00-Z99	건강 상태에 영향을 미치는 원인들과, 보건 서비스와의 관계
XXII	U00-U99	특별 목적을 위한 코드

참고문헌

American PsychiatricAssociation (2000) Diagnostic and statistical manual of mental disorders, 4th Edn, Text Revision. American Psychiatric Association, Arlington.

Linden M (2003) Posttraumatic embitterment disorder. Psychotherapy Psychosom 72(4):195–202.

Linden M, Baumann K, Rotter M, Schippan B (2008) Diagnostic criteria and the standardized diagnostic interviewfor posttraumatic embitterment disorder (PTED). Int J Psychiatry Clin Pract 12(2):93–96

Linden M, Rotter M, Baumann K, Lieberei B (2007) Posttraumatic embitterment disorder.

Hogrefe & Huber, Gottingen Ustun B, Kennedy C (2009) What is "functional impairment"? Disentangling disability from clinical significance.World Psychiatry 8(2):82–85.

World Health Organization (2001) International classification of functioning, disability and health.World Health Organization, Geneva

World Health Organization (2007) International classification of diseases.World Health Organization, Geneva.

5.7 │ 반응성 정신 장애: 스트레스 요인, 성격 및 증상

Patricia Casey

DSM-IV (1994)와 ICD-10 (1992) 둘다 의학과 관련하여 비이론적이고, 주요 우울장애, 공황장애, 기타등등과 같은 수많은 진단명은 의학적 병인론과 관련하여 어떠한 암시도 하지 않는다고 진술하고 있다. 이러한 방식으로 두 체계(DSM-IV와 ICD-10)는 다양한 조건의 기초에서 정신역학, 사회적 또는 생물학적 요인의 역할에 관한 논란을 피하고자 했었다. 비이론적 접근에 대한 찬성에 앞선 추가적 주장은 수많은 정신장애에 대해 병인학은 다요인적, 복합적 그리고 심지어 때로는 알 수 없다는 것이다. 이것은 그것들이 대표하는 주요 증상 그룹에 통합되고 반응성 우울증, 반응성 정신질환 그리고 산후 우울증과 같은 용어의 제거를 이끌었다. 한편, 일거에 두가지 분류는 모두 병인학, 이 경우에, 물질 오용 유기적 장애, 그리고 "반응성정신장애"로써 묘사할 수 있는 집단과 같은 개인 외부의 요소들에 근거한 수많은 장애를 묘사함으로써 그들 자신의 불가지론을 설명하는것은 불가능했다.

5.7.1 반응성 정신 질환 분류

현재 분류에서 인정되는 반응성 정신 장애로는 적응장애(AjD), 급성 스트레스 반응/외상 후 스트레스 장애(PTSD), DSM-IV(1994년)에서의 사별 등이다.

반응성 정신장애는 증상의 시작을 유발하고 그에 따라 진단을 내리는데 필수불가결한 스트레스성 사건의 원인을 밝히는(병인학적: etiologic) 역할에 의해 특징지어진다. 우울에피소드/주요 우울장애 혹은 정신분열과 같은 다른 일반적인 조건과는 다르게 인생사건은 종종 증상의 시작에 앞서 촉발되는 것처럼 보이는 경우, 그것들은 필수적인 것이 아니며, 이러한 상태는 어떤 명확한 촉진요인(전조증상)없이 발생할 수 있다.

반면에 반응성 정신 장애에서는 이러한 조건들이 핵심 요소이며 이러한 조건들은 증상의 시작에 가까운 시간에 발생되는 촉발자극(방아쇠가)이 없는 경우 진단될 수 없다. Kendell (1975)은 정신과 증후군을 질병으로 입증하기 위해서는 일정한 기준이 충족되어야 한다고 주장해 왔다. 이 질환은 임상적 타당성(안면 타당성), 특정 증상 양식(패턴), 원인을 밝혀내는(병인학), 과정(코스), 치료 및 예후에 대한 반응성을 가져야 한다. 실제로 정신의학의 대부분의 장애는 이정도의 세부사항으로는 정의될수 없고, 증상symptoms에 대한 의존성을 거의 배제하고 있으며, 그런 상태는 증후군symdrome이라고 부른다. 이 반응성 장애 그룹은 잠재적으로 이러한 증후군을 질병으로서 분류 가능하게 하는 몇 가지 요소들, 원인을 밝히는 병인학 및 증상을 포함하고 있기 때문에 구분할 가치가 있다. 게다가, 적응장애 범주는 스트레스 요인이 해소되거나 개인이 적응할 때 궁극적으로 자발적 증상해결을 이끄는 인정된 과정을 가짐으로써 이를 더욱 진전시킨다.

ICD-10에서 적응장애, 외상 후 스트레스 장애/급성스트레스(AjD 및 PTSD/ acute stress)는 신경과민 스트레스와 관련되고 신체화 장애somatoform disorder로 언급되는 집단으로 분류된다. 외견상 이러한 질환의 유사한 병인론을 인정하는 움직임으로, 모든 것은 범주를 지정한 추가적인 숫자로 ICD-10의 F43숫자에 나열된다. DSM-IV TR에서는 그러한 결합이 없고 급성 스트레스와 PTSD가 불안 장애(각각 308.3, 309.81) 부분에 포함되는 반면 적응장애는 동일한 주요 수치코드임에도 불구하고 PTSD와 별도로 자체적인 개별 범주(309)에 할당되었다. 상기 언급된 기준으로, 사별(가족의 사망)은 "임상적 주의 초점이 될 수 있는 추가 조건"으로 집단의 선두group headed에 할당된다(V62.82).

비록 현재 분류에는 포함되지 않았지만, 최근에 설명한 "외상 후 울분장애^{PTED}"는 반응성 장애 집단에 추가될 수 있는 가능성으로 부각되고 있다. 문화적 맥락에서 이 증후군은 첫 번째로 기술되었으며 이는 가장 흥미롭다 (Linden, 2003). (이러한 측면에서 외상 후 울분장애를 설명해 보자면) 1990년 독일 재 통일 이후 동독에서 온 1천7백만 명 이상의 사람들이 그들의 삶을 재 조직하 고 완전히 새로운 문화에 적응해야 했다. 어떤 사람들은 자신의 자위를 잃었 고, 자격을 인정받지 못해 많은 사람들은 일자리를 잃고 야망이 좌절되었다. 비록 시간이 흐르면서 하나의 패턴이 나타나긴 했으나 즉각적인 여파로 정 신 질환이 뚜렷하게 증가하지는 않았다. 많은 사람들이 2등 시민이라는 느낌 과 그들에게 행해진 부당함에 대한 분노, 좌절, 쓰라림을 포함 그들의 변화된 개인적 환경에 대해 심각한 반응을 보이고 있었다. 그러나 그들은 일반적인 정신 질환에 대한 기준을 충족시키지 못했다. 이 그룹에 용어가 적용되었고 구체적인 진단 기준이 개발되었다(Linden et al., 2008). 그것은 이 책의 5.4장에 좀 더 충분히 설명되어 있다.

무엇보다 향후 ICD-11과 DSM-V가 PTED로 어떻게 범주화 될지가 추측의 문제이다. 분명히 많은 사람들은 구체적인 조작적 정의와 진단적 기준에 맞 는 조건으로서 분류를 정당하게 만든 구체적인 병인론과 정신병리학 사건에 뒤따르는 울분의 존재를 논할 것이다(Linden et al., 2008). 그들에게 유리한 점 은 월경 전 불쾌감장애, 수동 공격적 성격장애 및 다른 장애등 과 같은 추가 연구가 필요한 범주로 많은 조건이 국제 분류에 포함되었다는 사실이다. 그 타당성과 신뢰성에 대한 추가 작업이 필요하다고 믿는 다른 사람들도 있다 (이 책의 5.3장 참조).

외상 후 울분장애(PTED)를 적응장애(AjD)범주에 편입시키는 것은, 사전에 존재하는 부분군과 함께, 이 시점에서 완전한 증후군의 상태에 따라 추가 연 구 없이 수용 가능한 출발점이 될 수 있을지도 모른다.

5.7.2 스트레스 요인

일반적으로 스트레스 요인과 증상의 시작 사이의 시간적 근접성이 가까울수록 주요 우울증과 같은 또 다른 증상들과 비교했을 때 더 적응장애[AjD] 로 진단되기 쉽다(일반적으로 스트레스요인과 증상시작이 비슷할수록 주요 우울증이나 비슷한 증상보다 적응장애 진단을 내리기가 더 쉽다). 그러나 DSM-IV의 3개월과 ICD-10의 1개월 동안이란 이유는 어떤 경험적 연구에 근거한 것처럼 보이지는 않는다. 또한 실제로 진단을 내릴 때 이러한 기간을 준수하는 정도는 어느 쪽이든 연구되지 않은 것으로 보인다. 하지만 아직까지는 현재 장애의 발달 또는 악화에 기여하는 심리사회적 및/또는 환경적 스트레스 요인을 측정하는 DSM 다축 기준의 축 4에서 얻은 데이터의 분석은 진단 시 그러한 시간적 관계가 유지되는지 확인하는 데 도움이 될 것이다. 그러나 축 IV는 현재 에피소드를 촉발하는 스트레스 요인보다 더 광범위하기 때문에, 유아기 외상이나 열악한 사회적 지원과 같은 취약성 요인도 포함하기 때문에, 축 IV에 포함된 다수의 위험 요인에는 최근 스트레스 요인의 존재가 숨겨질 수 있다. 그러므로 집중된 연구가 필요하다.

어떤 종류의 스트레스 요인이 적응장애를(AjD)를 유발하는가?

1994년 버전의 DSM-IV는 이러한 스트레스 요인이 본질적으로 정신사회적이라고 명시했지만, 이는 2000년 새로운 수정본에서 스트레스 요인이 보다 더 광범위하게 변화되었다. 그 근거는 전자가 주요 수술과 같은 신체적 스트레스 요인이 적응장애에서 병인론적 역할을 하는 것으로 간주되는 것을 배제한다는 것이었는데, 이는 진단이 자문조정 정신의학에서 가장 흔하게 이루어진다는 사실에서 분명히 나온 고려사항이다. 그 이상, 스트레스 요인을 구성하는 것에 대한 정의는 제공되지 않지만 사람이 말하는 것은 무엇이든지 간에 추정된다.

보통 그것은 그 사람과 외부에 있는 사건을 의미하며, 그 범위는 일반적으로 남자 친구와 말다툼을 하는 것과 같이 가볍게 인식되는 것부터, 생명을 위협하는 질병에 대한 진단과 같은 더 심각한 스트레스 요인까지 확장될 수 있다. 이 점에 있어서 모호함은 질문의 주제가 될 수 있다. 그러나 엄격한 정의를 적용하면 다음과 같은 반론이 나올 수 있다. 일반적으로 가벼운mild것으로 간주된 사건들에 병리적 반응을 하는 일부의 매우 취약한 사람들은 유의미한 증상과 기능손상이 있을지라도 적응장애로 진단하지는 못한다.

Maercker 등(2007)은 "Stressor" 용어에 붙어 있는 광범위성과 모호함을 극복하기 위한 시도로서, AjD를 유발하는 사건의 유형을 일반적으로 PTSD와 관련된 생명을 위협하는 것들과 구별지어야 한다고 권고했다. 그가 제안한 적응장애AjD야기하는 것들은 집을 떠나는 것 혹은 재정적인 문제, 분리/이혼(Maercker et al., 2007)과 같은 스트레스 요인 혹은 스트레스 가득찬 삶의 사건과 같은 것을 포함되어야만 한다. 이러한 접근 법은 적응장애AjD를 야기할 수 있고 삶을 위협하지는 않으나 심각한 것들 그리고 PTSD를 야기하면서 삶을 위협하는 두가지 광범위한 그룹을 구별할 수 있는 스트레스 요인을 이끌어 낼 수 있다.

이것은 PTSD의 지지자들 사이에서도 우려를 낳고 있으며(Rosen et al., 2008), PTSD를 야기한 사건의 유형들이 점차적으로 위의 일부를 포함한 시간이 지남에 따라 확장되었기 때문에 어느 정도의 호소력을 가진다. Maercker의 권고를 적용하는 것은 PTSD를 촉발하는 것으로 현재 간주되는 사건ㄴ의 확장을 중단시키는것에 효과를 미칠 것이다. 이와 관련된 질문은 생명을 위협하고 깊은 정신적 충격을 주는 사건들과 관련이 있다. 이것이 항상 PTSD를 발생시키는가 아니면 강간, 납치, 고문과 같은 큰 트라우마 이후에 PTSD가 아닌 적응장애[AjD]를 발생시키는 것이 가능한가?

임상실무에서 그러한 사건이 확인되면 이 진단이 반사적(McHugh and Treisman 2007)으로 이루어지는 경우가 많다. 명확하게 추가 연구는 적응장애[AjD]를 포함해야만하고 그러한 사건들을 야기하는 장애의 범주를 조사할 필요가 있다. 적응장애를 생성하는데 필요한 스트레스 요인의 심각도를 고려할 때, 개인들은 개인의 취약성,기대, 성격과 개인적 지지와 같은 한정어들에 기인하여 사건에 대한 그들의 반응이 다르기 때문에 스트레스 요인과 우울증상 반응 사이에 간단한 선형모형이 너무 단순하다는 것을 이해하는 것은 중요하다. 따라서, 스트레스 요인에 반응하는 증상의 발달을 스트레스 요인과 개인, 환경 및 생물학적 요인간의 상호작용으로 간주될 수 있다. 어떤 사람들에게는 외견상 사소한 스트레스 요인이 반응을 유발하는 것으로 보일지 모른다. 그러나 반면에 다른 사람에게 그것은 주요한 사건 혹은 사건의 축적인 것이다. 그러므로 스트레스 요인이 무엇인지에 대한 어떤 조작적 정의도 제공되지 않았다는 것은 논쟁의 여지를 준다(Baumeister et al., 2009). 다른 이들은 스트레스 요인이 기본적 신념에 도전해야 한다고 제안했지만(Linden, 2008) 그러나 이것은 주관적이고 외적 타당도로 처리하기 보다는 피험자에 의한 개인적 평가이다. 그러므로 유일한 요건은 외견상 사소하게 보이는 것으로부터 더 심각한 스트레스 요인까지 심각성의 범위에서 외부적으로 별개의 스트레스 요인이어야 한다는 것이다.

또한 그들은 DSM-IV의 축 4 또는 ICD-10-Z 분류 내에서 분류 가능한 더 일반적인 심리사회적인 그리고 환경적 스트레스 요인들과는 구별되어야 한다.

적응장애를 야기하는 스트레스 요인들의 유형으로 눈을 돌리면, 논문은 거의 없다. 적응장애와 주요 우울장애는 적응장애에 비해 주요우울장애가 우세하며 가장 흔하게 융합된다(Casey et al., 2006; Taggart et al., 2006). 한 연구

(Despland, 1995)에서는 적응장애를 가진 사람의 100%가 촉발제로서 삶의 스트레스 요인을 가지고 있는데, 이는 필수 요소이기 때문에 그와 반면, 주요 우울증을 가진 사람의 83%는 인생사건이 삶의 스트레스 요인을 촉발제로 가지고 있다고 보고했다. 생활 사건의 유형에서 가족 혹은 직업적 스트레스 요인에 있어서 주요 우울장애를 가진 사람들과 비교하여 적응장애를 가진 사람들에게 있어 결혼 문제가 우세하다는 점에서 다소 달랐다. 이러한 차이는 통계적으로 유의함에도 불구하고, 특정사건들이 적응장애나 주요 우울증에 특정되지 않기 때문에 임상의에게 도움이 될 거 같지는 않다.

어떤 종류의 스트레스 요인이 울분작용을 일으키는가?

위에서 설명한 바와 같이 정치적 변화와 같은 특정한 삶의 사건에 따른 핵심 반응으로서 분노, 원망, 울분 등의 감정을 일부 개인이 경험하는 것은 의심할 여지가 없다. 이러한 감정은 기능에 영향을 미칠만큼 극단적이다. 린덴 외(Linden et al., 2008)는 이제 PTED를 유발할 수 있는 다양한 스트레스 요인을 더 자세히 기술하였다 .여기에는 직장 내 갈등, 실업, 사랑하는 사람의 죽음, 이혼, 별거, 실업, 중병 등이 포함된다. 비록, 그러나 연구 된 것은 아니지만, 울분을 강화하거나 심지어 유발하는 역할을 하는 것은 일부 사람들이 실제 또는 인식된 부당한 상황에서 보상을 요구하기 위해 개입한 법적 과정이다. 그리고 추가적인 연구들은 울분반응을 촉발할 수 있고 증상을 재 강화할지 모르는 사건들의 범위를 식별하기 위해서 분명히 필요하다.

어떤 유형의 사건이 급성 스트레스 반응/PTSD를 야기하는가?

PTSD는 DSM-IV TR이 명시하는 스트레스 요인은 반드시 다른 사람에게 혹은 노출된 사람의 신체에 위협을 주거나 심각한 부상 혹은 삶을 위협하거나 충격적 경험이어야만 한다는 것을 요구한다. 게다가 개인의 반응은 공포 혹은 무기력감, 강렬한 공포를 포함해야만 한다. 최근 몇 년간 그 개념의 폭이 넓어졌다. 스트레스 요인의 특성은 2000년 DSM-IV TR에서 보다 구체적인 용어인 "심리사회적 스트레스 요인"에서 "스트레스 요인"으로 보다 더 넓은 개념으로 변경되었다.

비록 이 진단은 사건 발생 후 첫 달에 이루어지지만, 급성 스트레스 반응을 진단하기 위해서는 유사한 스트레스 요인이 필요하다. 그러나 스트레스 요인의 유형이 증상 패턴을 결정한다는 증거가 있는가? PTSD의 초기 개념화는 스트레스 요인 자체가 대개 생명의 위협과 연관되어 싸우는 것으로서, 마비, 회피, 플래시백 등과 같은 핵심 증상으로 구성된 증상 패턴을 결정짓는 것이었다. 현재 PTSD를 유발하는 것으로 확인된 확장된 스트레스 요인 중에는 재정적인 문제, 텔레비전에서 외상성 사건을 보는 것 혹은 나쁜 소식이 다른 사람에게 전달되었다는 소식을 듣거나 하는 것들이 있다(Simons & Silveria 1994). 그러나 현재 PTSD를 유발한다고 언급된 다양한 사건들은 원래 진단에 대한 일부 찬성자들이 그 타당성에 의문을 제기할 정도로 증가하였다(Rosen et al., 2008). 이 현상은 "Criterion Creep" (Rosen, 2004)으로 불렸다.

AjD 및 PTSD를 트리거하는 생활사건의 유형과 Maercker 등의 권장 사항 비교. (2007) 위에 언급한 바와 같다. 생명을 위협하지 않는 심각한 생명 사건이 AjD를 유발할 수 있는 반면 생명을 위협하는 사건은 PTSD를 촉진시킬 수 있다는 제안이 한 연구에서 조사되었다.

위에 언급한 바와 같이 Maercker et al., (2007)의 권고와 적응장애 및 PTSD를 촉발하는 생활사건의 유형과 비교해봤을때, 삶을 위협하지 않는 심각한 생활사건은 적응장애(AjD)를 촉발할 수 있으며, 반면에 삶을 위협하는 심각한 생활사건은 PTSD를 촉진시킬 수 있다는 제안은 한 연구에서 조사되었다.

전자는 피난처 상실, 음식의 부재, 재산의 손실을 포함한다. 반면 PTSD와 관련된 생활 사건은 그 사람의 생명을 즉각적인 위험에 처하게 하거나 다른 사람의 죽음을 목격하거나 고문당하거나 학대당하거나 죽음에 가까워지거나 심각한 부상과 같은 죽음과 갑작스러운 대립을 초래하는 것으로서 정의한다. 전쟁으로 피폐해진 4개 지역(가자, 캄보디아, 에티오피아, 알제리)의 자료 사용 (Dobricki et al., 2009)은 적응장애^{AjD} 비율이 6% (Ethiopia)에서 40% (Algeria)까지 다양했으며, PTSD와 꽤 높은 공존율이 있다는 것을 발견했다.

가장 흔한 적응장애^{AjD} 유형 사건들은 식량부족, 부적절한 안식처와 강제 격리였다. 그러나 사건들의 이러한 유형들을 경험하는 대부분의 사람들은 PTSD 유형 사건을 경험했고, 그러고 나서 PTSD와 꽤 높은 공존성을 차지하고 있었다. 이 연구는 심각한 비 생명위협사건이 적응장애를 유발할 수 있다는 것을 입증하는 데는 도움이 되었지만, 반면에 PTSD 유형 사건들이 해당 조건만 유발하는지 또는 적응장애를 유발할 수 있는지에 대한 질문에는 답하지 않는다.

5.7.3 증상

적응장애. 삶의 스트레스 요인이 시간경과에 따른 자기 한계인 비정상적인 반응을 유발할 수 있다는 점을 인정하는 것을 넘어서, 진단 기준 발달의 부족으로 인하여 적응장애를 진단하는 데 임상의가 할 것이 거의 없다. 그런 사람은 분명히 '우울'하지만, 이것이 가지고 있는 의미는 훨씬 덜 분명하다. 우울증은 특정상황에 대한 정상적인 정서 반응, 불균형이지만 일시적 반응사건 적응장애 그리고 DSM-IV와 ICD-10에서 각각 주요 우울장애 혹은 우울 삽화라고 불려지는 기분저하, 슬픔, 수면장애, 식이장애로 특징지어지는 정신질환에 대한 설명이다. 또한 정신분열증 후 우울증에서와 마찬가지로 다른 주

요 정신 질환의 복잡한 특징이 될 수 있다. 명확하게 조작적으로 정의된 유일한 상태는 주요 우울증애/우울에피소드이다.

적응장애를 구성하는 증상들은 분류에 상세하게 기술되어 있지는 않다. 유일한 요건은 그들의 수 및/또는 지속시간이 다른 장애의 문턱에 도달하지 않아야 한다는 것이다. 그러나 이는 주요 우울증에 대한 증상 임계값이 너무 낮아 쉽게 도달할 수 있기 때문에 문제를 만든다. 이전에는 우울증을 진단하기 위해 전통적인 우울증 증상이 필요했지만, 지금은 증상의 가중치 없이 2주 동안 5개의 증상이면 충분하다. 그리고 지난 2개월 동안 사별을 배제하는 것과 별도로 증상이 발생한 맥락을 고려하지 않아도 된다(아래 참조). 게다가 DSM (1994)은 증상들이 추론의 가장 낮은 수준에서 판단되어야 한다고 명시하고 있다. 즉, 증상의 존재에 대해 의심이 있을 경우 증상이 존재한다고 판단해야 한다는 것이다. 이것은 적응장애인 AjD를 희생하여 주요 우울장애의 진단에 있어 많은 잘못된 긍정들로 이끌 수 있을 지도 모른다.

적응장애로부터 주요 우울장애를 구별하지 못하는 증상 그 자체가 강조되고 있다(Casey et al., 2006). 게다가. 어떻게 정상적인 적응반응이 적응장애[AjD]와 같은 병리학적 반응으로부터 구별짓게 할 수 있는지에 대한 지침서는 없다. 이러한 고려사항들은 적응장애[AjD](Baumeister et al.)에 대한 진단 기준의 더 명확한 진술에 대한 필요성을 지적하고, 그래서 주요 우울증과 같은 중복장애로 생활 스트레스 요인에 대한 정상적인 반응들을 명확하게 기술하도록 한다. 그리고 이러한 딜레마들은 아래 간단한 삽화에서 설명되었다.

생명을 위협받을 수 있다는 심각한 의료적 진단을 받고 가족과 함께 사는 한 청년은 의사에게 2주전 진단 이래로 그가 잠을 못자고, 집중력 및 기분 저하에 식욕부진 그리고 그의 회복 전망에 대한 절망감을 느끼고 있다고 드러냈다.

비록 증상이 나쁜 소식이 전해진 맥락에서 이해될수 있지만, 그럼에도 불구하고 그런 사람은 쉽게 주요 우울장애 기준에 다다를 수 있다. 그런 사람을 장기적인 변화과정에서(종적인 측면) 보면 짧은 시간에 걸쳐서 새로운 삶에 적응할 수 있다는 것은 가능할 것이다. 그래서 세 가지 의문이 생긴다 - 이것은 주요 우울장애(증상기준이 충족된)인가?, 적응장애(증상이 심각한 사건에서 대략적으로 가깝게 발생한)인가, 아니면 그 사람이 자신을 발견한 상황에 적절한 반응인가? 이러한 고려사항들은 주요 우울장애는 과잉진단되고 있으며, 생활의 문제가 의료화 되고, 현재 주요 우울장애 상부에 속하는 것으로 간주되고 있다는 비판을 이끌고 있다(Parker, 2005; Horowitz and Wakefield, 2007). 또다른 한편 적응장애[AjD]에 대한 진단은 적절한데 그런 상황에서 어떤 정신과 진단이 이루어져야 하는가? 적응장애[AjD]에 대한 구체적 진단 기준의 부재속에서 주요 우울증 혹은 정신질환이 없는 사람들을 포함해서 "우울증 시장"을 뒤덮는 것을 계속할 것이다.

현재 AjD 진단을 내리는 데 필요한 증상에 대한 유일한 지침은 DSM-IV 및 ICD-10(표 1 참조)의 주요 증상 범주에 따른 하위 유형에 근거하고 임상적으로 유의해야만 한다. 그러나 임상적 중요성에 대한 정의는 제공되지 않는다.

표 1. 적응장애의 하위 유형

DSM-IV	ICD-10
우울기분을 가진 적응장애(309.0)	단순우울반응을 가진 적응장애 F43.20
불안을 가진 적응장애(309.24)	장기간 우울반응을 가진 적응장애 F43.21
우울과 불안을 가진 적응장애(309.28)	혼합된 불안과 우울반응을 가진 적응장애 F43.22
행동장애가 있는 적응장애(309. 3)	다른정서를 방해하는 것이 지배적인 적응장애 F43.23
정서와 행동장애가 있는 적응장애(309.4)	행동장애가 지배적인 적응장애 F43.24
구체적이지 않은 적응장애(309.9)	정서와 행동의 혼합된 방해를 가진 적응장애 F43.25
	기타 특정 주요 증상이 있는 적응장애 F43.26

이 광범위한 설명을 벗어나면 그 지속시간 혹은 증상에 대한 더 나은 설명은 없다. Maercker (2007)는 PTSD와 유사한 적응장애^AjD에 대한 증상 패턴을 제안했다. 이런 형태 3군집은 회피, 침습 그리고 적응실패이다. 그의 모형에서는 적응장애인 AjD를 촉발하는 스트레스 요인의 삶에서 위협 부재와 PTSD에서 스트레스 요인의 삶을 위협하는 특성에 의해 구별되는 두가지 조건과 PTSD가 가진 중복 증상이 있다. 그러나 적응장애인 AjD를 가진 많은 사람들은 주요 우울증과 겹치는 다른 증상들을 가지고 있으며(Casey et al., 2006) 이러한 증상들은 아마도 Maercker가 제안한 증상들보다 더 흔할 것이다. 이 두가지 모형이 제안하는 증상의 기미가 어떻게 더 이상의 진단 혼란을 가져오지 않고 단일 진단 구조로 통합될 수 있었는가는 여전히 불명확하다.

PTED. 설명된 감정들 중에는 분산된 정서가 정상일 때 기분 저하, 회피와 사직 뿐만 아니라 격노, 부당함, 분노, 무기력감 및 복수에 대한 욕구, 원한을 품는 것이 있다. 사건을 상기시키는데 노출되는 것에 대한 예민한 흥분 또한 주요특징이다. 이것들은 린덴^Linden이 이 책에 쓴 장에 더 자세히 기술되어 있다(Chapter 5.4 참조) 이러한 증상의 특이성을 임상적 의의와 함께 확인하기 위해서는 추가 연구가 분명히 필요하다. 이 책의 그의 장에서 Maercker (Chap. 5.1 참조)는 PTED를 향후 분류에서 AjD의 하위그룹으로 포함할 것을 권고한다. 이는 Baumeister (Baumeister et al., 2009)과 본 저자등이 공유한 관점이다.

급성 스트레스 반응/PTSD. PTSD의 증상은 잘 알려져 있고, DSM-IV에서 가장 명확하게 설명되어 있으며, DSM-IV에서는 침습적 회상(기준 B), 회피/번호 부여(기준 C) 및 과 각성(기준 D)의 세 가지 주요 범주로 분류된다. 비록 그것들이 명확하게 범주화되어 있지는 않지만, 이와 유사한 증상들은 ICD-10

(WHO, 1992)에서도 개요가 서술되어 있다. 이것은 불가피하게 DSM-IV TR의 그것들보다 그들을 더 폭넓게 만든다.

두가지 범주에서 설명된 증상들이 가진 어려움은 그것들이 트라우마에 노출되지 않은 환자들에게도 발견된다는 것이다. 주요 우울증에 대한 약리학적 치료를 위해 참석한 사람들을 포함한 한 연구(Bodkin et al., 2007)는 트라우마에 노출되지 않은 두명의 맹검처리된 평가자에 의해서 평가된 사람들 중 78%는 그럼에도 불구하고 PTSD에 대한 모든 다른 DSM 기준을 표시했다고 밝혔다. 사회불안장애를 가진 사람들의 또 다른 연구(Erwin et al., 2006)는 트라우마가 없는(비 외상적: non-traumatized) 개인의 3분의 1 이상이 PTSD의 증상 기준을 충족한다는 것을 발견했다. 주요 우울증과 특정 공포증이 PTSD의 현재 증상 기준의 특수성에 대한 의문을 제기하는 것과 비록 이를 달성할 수 있는 방법이 있음에도 불구하고 이것에 대한 더 나은 변화에 필요성을 지적하는것 그럼으로써 스트레스 요인과 증상 기준이 뚜렷한 장애를 명확하게 확인하게 하는 것을 포함하면서 일부에서 지적했듯이(Spitzer et al., 2007) PTSD가 다른 조건의 혼합일 수 있다는 사실은 도전이 될 것이다.

Maercker 외 연구진에서 설명한 바와 같이(2007) (CHAP 5.1 참조), 스트레스 요인 기준이 다르더라도 PTSD와 유사한 증상 기준을 AjD에도 적용할 것을 권고한다. 현재 이 질환으로 분류된 사람들 중 다수가 AjD를 가진 것으로 재조명될 수 있기 때문에 이것은 PTSD 진단 사용을 완화시킬 수 있다. 그러나 이것은 또한 AjD 진단에서 다른 증상이 있는 사람과 현재 그 진단이 적용되는 사람, 예를 들어 심각한 신체적 질병을 가진 사람, 자해와 같은 행동으로 삶의 위기에 대응하는 사람들을 제외시키는 효과를 가져올 수 있다.

5.7.4 성격 및 취약성

적응장애^{Adjustment disorder}. 적응장애 절^{section}의 서문에서 ICD-10은 "PTSD 또는 급성 스트레스 반응과 같은 다른 장애에 비해 "개인의 취약성"과 위험이 더 큰 역할을 한다"고 기술하고 있다. 그러나 이것이 어떤 증거에 근거를 하는지는 불분명하다. 이와는 대조적으로 DSM-IV-TR은 이 문제에 대해 침묵하고 있다.

비록 반응성 정신장애는 스트레스에 취약한 모형에 의해서 설명되어질 수 있는 가능성은 명백하고, 성격이 이러한 취약성의 한 측면이 될 가능성이 높다는 것 또한 자명함에도 불구하고 이 문제에 대한 연구는 거의 없었다. 이용할 수 있는 연구는 그것의 빈약함(연구자체의 부족), 서로 다른 진단 범주를 비교하지 못한 것, 그리고 일반적으로 부족한(좋지 않은) 방법론, 특히 성격평가에서 현재 행동과 특성에 질병의 오염 효과가 적절하게 통제되었다는 것을 확인하는 명확성의 결여로 인한 결함이 있다. 현재의 연구들 중 그 어느것도 우리가 스트레스원인과 반응사이에 중재자가 되는 것 뿐만 아니라 독립적인 위험요인으로서 성격의 역할과 관련된 모형을 구성하는 것도 허락 하지 않는다.

적응장애^{AjD}에서 성격의 역할을 연구하는 데는 여러 가지 접근법이 있으며, 이는 두 가지 광범위한 접근법인 직접연구와 간접연구로 이루어질 수 있다. 직접연구는 성격의 다양한 측면과 적응장애^{AjD} 사이의 관계를 측정하고 간접연구는 적응장애^{AjD}를 직접적으로 측정하지 않는 반면에 비-내생적^{non-endogenous} 우울과 같은 적응장애^{AjD}의 진단을 유추적으로 제안한 진단 범주들과 성격 사이의 관계를 측정하는 것이다. 후자의 경우, 당시 사용 중인 분류에서 해당 구조가 인식되지 않았기 때문에 이러한 현상이 발생했을 수 있다.

직접연구: 이 연구들은 특히 AjD 진단을 받은 사람들에게 초점을 맞추고 있다.

(1) **AjD와 성격장애:** 우울증에 비해 성격장애와 AjD의 관계를 살펴본 몇 안 되는 연구 중 하나는 ODIN 연구였다(Casey et al., 2006). 유럽 4개국에서 온 14,000개 이상의 실험대상자들이 AjD를 포함한 우울증 장애로 검진되었다. 우울증과 성격장애를 측정하기 위해 구조화된 인터뷰를 이용, 적응장애[AjD]는 도시인구의 0.85%, 농촌인구의 1%에 존재했다. 로지스틱 회귀 분석은 우울에피소트로부터 적응장애[AjD]를 독립적으로 구분하는 어떤 변수(우울점수의 심각도로 부터)를 찾는데는 실패했다. 특히 성격장애는 다른 것으로부터 구분하지 못했다. 초기에 선별된 큰 표본에도 불구하고, 적응장애[AjD]의 낮은 유병률은 성격장애에 관한 진단 그룹 사이의 차이를 탐지할 수 있는 힘을 상실하게 할 수 있다.

(2) **적응장애[AjD] 및 성격 차원:** 신경증(For-wey et al., 2006)의 차원에 초점을 맞추어 대만 군사학교학생 43명을 대상으로 적응장애[AjD] 유무와 비교한 연구를 실시했다. 구체적으로 번역되고 검증된 도구를 사용하여 신경증은 AjD와 독립적으로 연관되어 있는 것으로 나타났으며, 구조 방정식 모델링은 신경증, 내성(內性), 정신이상(정신병) 등 몇 가지 차원이 AjD의 성향을 띠는 것으로 나타났다.

(3) **적응장애[AjD] 및 애착유형:** 두 가지 연구는 유아기의 요인에 초점을 맞추고 있다. 둘 다 군대에서 수행되었다. 1명(Giotakos et al., 2002)은 모성 과잉 통제가 AjD의 위험요인으로 분리 불안으로 나타나는 반면, 부성 학대의 희생자는 장애의 심각성과 관련이 있다는 것을 발견했다. 모성 과보호와 관련된 연구 결과는 다른 연구에서도 반복연구되었다(For-Wey et al., 2002).

간접 연구: "반응" 우울증, "비내인성" 또는 "상황" 우울증과 같이 AjD의 진단을 암시하는 용어를 사용하는 연구도 연구할 가치가 있다. 단, 이전 분류에서의 정의definition의 차이로 인해 적응장애(AjD)와 동일하지 않을 수 있다는 주의사항이 있다. Paykel 외 연구진(1976)은 우울증 증상과 병과 관련되기 이전(pre-morbid) 성격 사이의 관계를 조사했고, 가장 강한 관계는 병과 관련되기 이전(pre-morbid) 신경증상과 비내인성 증상 패턴 사이의 관계임을 알아냈다. 이 그룹은 또한 "구강 의존성oral denpddent" 성격에 대한 더 많은 증거를 보여주었다. 더 높은 신경증 및 내향성 점수가 내인성 우울증(Benjabinen et al., 1981년)과 비교했을 때, 비내인성 우울증과 그들의 친인척(Coryell et al., 1994년)에서 발견되었다.

PTED. 개인을 PTED에 취약하게 만드는 성격 특성과 관련된 과학적인 정보는 없다. Linden이 말한 바와 같이(5.4장 참조) 이 상태를 치료하는 사람들의 임상적 인상은 그들이 이전부터 믿을 만하고 안정된 개인이었다는 것이다. 그는 또 나르시시즘적 성격이나 편집증적 성격을 가진 사람들이 일반적으로 세상에 대한 원망의 감정을 품게 되는 경우가 많지만, 이것의 확산된 성격은 특정 사건에 대응하는 PTED를 가진 사람들과 구별된다는 점에도 주목했다. 분명하게 만약 PTED의 성격특성이 있다면, PTED의 성격특성에 기여하기 위한 추가 연구는 필요하다.

급성 스트레스 반응/외상 후 스트레스 장애. DSM-III(1980년)에 PTSD가 포함될때까지, 이러한 상태가 발생하는 사람들은 어떤 선천적인 취약성 때문이라고 믿어졌다. 그러나, 이것은 개인으로부터 생활 사건의 성격으로 그 초점이 이동했고 이것은 최근까지 계속되고 있다. 그러나 최근 몇 년 동안 PTSD

병인론의 다요인적 이해를 회복하는데 다시 한번 개인의 병이 생기기 이전 성격과 스트레스 요인 사이에 상호작용에 대한 관심이 재개되고 있다.

PTSD를 연구하는데 있어서 어려운 점 중 하나는 PTSD를 촉발할 수 있는 다양한 트라우마가 전투상황에서 발생한 것으로 보는 초기 관점에서 평화유 지군, 어려운 출산, 입원과 같은 생명을 위협하는 상황이 아닌 상황으로 까지 극적으로 증가한 것이다. 이러한 확장은 유발 외상성 사건의 존재와는 별개 로 취약성 관점에서 공통점을 거의 가지고 있지 않은 사람도 연구의 대상자 가 될 수 있을 수 있게 연구 대상자 증가를 이끌고 있다. 따라서 대상군 간의 비교가능성은 성격과 관련하여 문제가 될 가능성이 있다.

더 큰 문제는 최근 몇 년간 연구의 초점이 특히 경계선형 성격장애의 이상 학에서 아동기 외상 사건, 특히 아동학대의 병인론적 역할에 있었다. PTSD (Miller, 2003)의 발달, 과정 및 표현과 관련된 성격 측면의 종합적인 검토는 긍 정적 감정성(positive emotionality, PEM), 부정적 감정성(negative emotionality, NEM), 제약/금지(constraint/inhibition, CON)의 범주에서 광범위하게 분류된 3 차원에 초점을 맞췄다. PEM은 다른 성격 질문지를 사용하는 연구에서 외향 적이거나 적극적이거나 야심적/사회적 성격으로 다양하게 묘사된 사람들을 설명했다. 반면에 NEM은 신경질적이고, 방어적이며, 외향적이고, 감정적으 로 부정적이며, 타인과 적대적 관계를 맺고 있는 사람들을 가리킨다. CON은 위험 추구 대 위험 회피, 무절제 대 절제, 즉각성/충동성 대 계획성과 연관된 특질(기질)을 반영한다. NEM은 PTSD 발생에 대한 1차 위험 요인을 구성했고, 반면에 다른 두 가지 요소인 제약/금지 및 긍정정서[PEM]은 NEM과의 상호작 용을 통해 장애의 표현에 영향을 준다. 따라서 높은 NEM과 낮은 PEM 사이 의 상호작용은 외상 피폭자를 회피, 불안, 우울증을 동반한 내부화된 형태의 PTSD로 유도하는 것으로 가정되며, 높은 NEM과 낮은 CON 사이의 상호작용은 공격성, 약물 남용 및 충동성으로 발현되는 외부화 형태와 연관된다. 그러나 NEM은 PTSD에만 국한되지 않으며 공황장애, 주요 우울증 등 여러 가지 조건에 따라 개인을 위험에 빠뜨리는 성격 차원으로 확인되었으며, 일부에 따르면 여러 장애에 대한 일반화된 생물학적 취약성(Barlow, 2002)을 나타낸다.

다른 연구들은 잠재적으로 외상성 사건에 노출될 위험을 증가시키는 CON의 척도에 대한 낮은 점수의 역할을 확인했다(Koenen et al., 2002). 다른 연구들을 동해 삼재석으로 CON의 점수가 낮으면 외상성 사건에 노출된 위험이 증가함을 알 수 있었다. 다른 연구에서는(Giotakos & Konstantakopoulos, 2002)은 외상성 장애를 발생하는 가능성 있는 특성으로서 인지 유형을 연결하기도 했다. 특히, 외상성 유년기 경험은 자신의 통제를 벗어나 사건에 대한 인식을 자극하는 가설을 만들게 하여, 괴로움과 우울증상을 유도한다.

5.7.5 사별에 관한 한마디

비록 정신 장애로서 이것을 간주하는 근거가 논쟁의 여지가 있지만 사별은 반응성 정신질환의 범주에 속하는 것으로 간주될 수 있다(Prigerson and Maciejewski, 2006; Horowitz & Wakefield, 2007). 사별은 ICD-10 (1992)에서 진단으로 언급되지 않지만, 반면에 DSM (2000)에서의 접근은 명백하게 혼란스럽다. 만약 자살행동, 정신이상적 특징, 무가치감, 정신장애 또는 현저한 기능장애와 같은 특정 특징이 존재하지 않는다면, 앞선 2달간 발생한 사별에 대해서는 주요 우울장애로 진단하는 것을 금지한다. 그러나 두 달 동안의 슬픔이 지난 후, 그 상태에 대한 기준이 존재하면 심각한 우울증에 대한 진단을 내릴 수 있다. 두 달간의 컷오프(설정점)가 설정된 증거는 불명확했고, 그러한 단기간 틀은 많은 사람들이 정상적인 슬픔을 환자로 여기게 만들었다.

게다가 사별은 임상적 주의의 대상이 될 수 있는 조건의 V 범주 하에 DSM에 포함되고 있다. 또는 몇몇은 사별 배제를 포기하라고 권고한다. 사별 유도 및 기타 사건의 유사성을 감안한 우울증으로부터(Kendler et al., 2008) 다른 사람들은 사별 배제가 남아 있어야 하며 애완동물의 상실, 이사하는 집 등과 같은 다른 사건(Wakefield et al., 2007)에도 확대되어야 한다는 견해를 가지고 있다 (Wakefield et al., 2007). 이는 다음과 같은 반응을 유발할 수 있기 때문이다. 큰 우울증과 유사하지만 문맥에 놓였을 때 단기적인 반응으로 이해될 수 있다. 이것도 이 저자[Linden]의 견해다. 임상 실습에서 슬픔은 때때로 과도하고, 장기적이며, 다양한 신체적, 심리적 증상과 행동과 연관될 수 있다는 것은 명백하다. 또한 항우울제에 반응하는 전면적인 우울증을 유발할 수 있다. DSM-V에 복합애도에 대한 진단을 도입하자는 제안이 있다.

이는 웨이크필드(2007)의 일부 비판을 극복할 수도 있다. 그러나 사별은 도전이다. 만약 일반적인 반응에서 사망에 이르기까지 다양한 발표가 가능하다면, 약리치료에 반응하는 심각한 정신질환이나 손실에 대한 장기적 조정을 통해 DSM-V의 일관되고 임상적으로 관련성이 있는 운영적 정의로 요약해야 할 것이다.

5.7.6 결론

반응성 정신 질환에 대한 연구는 균일하지않고, PTSD를 제외한 대부분의 범주에 대해 매우 제한적이다. 가장 흥미롭고 혁신적인 것 중 하나는 린덴과 마에커(Linden and of Maercker)의 작업인데, 전자는 장애로서의 울분 개념을 발전시키고 후자는 적응장애[AjD]의 진단 기준을 정리한 것이다.

또 다른 흥미로운 발전은 PTSD의 기준에 대해서 그리고 어떻게 주요 우울장애 혹은 공포증과 같은 다른 정신질환을 대표하거나 혹은 병리적이지 않은

반응을 수용하도록 확장하는 것으로 보다 더 명확하게 설명할 수 있는 방법
이 있는가에 대한 우려가 증가하고 있다는 것이다.

적응장애^{AjD}가 좀 더 명확하게 조작적으로 정의될 필요가 있다는 인식증가
역시 매우 중요하고 이러한 인식의 증가는 자기 제한적이지만 중요한 조건
의 인식에 핵심적인 인지의 주요한 이동도 예고하고 있다.

이것은 필연적으로 지금까지 부족했던 관심의 급증으로 이어질 것이다. 이
러한 조건에 대한 기준의 대부분은 적응장애^{AjD}의 취약성과 성격에 관하여
ICD-10의 문구 혹은 사별에 대한 2개월간의 배제 기간을 명시한 것과 같은
어떤 경험적 근거에도 현재 기초하지 않는다. 따라서, PTSD, 복합 애도, 적응
장애^{AjD}와 같은 조건(질환들)에 대한 DSM-V와 ICD-11의 기준을 개발하는 데
관여한 사람들은 큰 도전에 직면해 있다. 그리고 여기에는 스트레스 요인의
성격, 필요한 증상 및 취약성의 역할에 관한 결정을 포함한다. 울분의 장소는
여전히 열린채로 남아있다.

참고문헌

American Psychiatric Association (1980) Diagnostic and statistical manual of mental disorders – DSM-III, 4th edn. American Psychiatric Association, Washington.

American Psychiatric Association (1994) Diagnostic and statistical manual of mental disorders – DSM-IV, 4th edn. American Psychiatric Association, Washington.

American Psychiatric Association (2000) Diagnostic and statistical manual of mental disorders – DSM-IV-TR, 4th edn. American Psychiatric Association, Washington.

Barlow DH (2002) Anxiety and its disorders: the nature and treatment of anxiety and panic,2nd edn. Guilford Press, New York

Baumeister H, Maercker A, Casey P (2009) Adjustment disorders with depressed mood: A critique of its DSM-IV and ICD-10 conceptualization and recommendations for the future.Psychopathology 42:139–147.

Benjaminsen S (1981) Primary non-endogenous depression and features attributed to reactive depression. J Affect Disord 3(2):245–59.

Bodkin JA, Pope HG, Detke MJ et al (2007) Is PTSD caused by traumatic stress? J Anxiety Disord 21(2):176–82.

Casey P, Maracy M, Kelly BD et al (2006) Can adjustment disorder and depressive episode be distinguished? Results from ODIN. J Affect Disord 92(2–3):291–7.

Coryell W, Winokur G, Maser JD (1994) Recurrently situational (reactive) depression: a study of course, phenomenology and familial psychopathology. J Affect Disord 31(3):203–10.

Despland JN, Monod L, Ferrero F (1995) Clinical relevance of adjustment disorder in DSM-IIIR and DSM-IV. Compreh Psychiatry 36:454–60.

Dobricki M, Komproe IH, de Jong JTMV et al (2009) Adjustment disorders after severe life events in four post-conflict settings. Social Psychiatry Psychiatric Epidemiology. Epub ahead of print. DOI 10.1007/s00127-009-0039-z.

Erwin BA, Heimberg RG, Marx BP et al (2006) Traumatic and socially stressful life events among persons with social anxiety disorder. J Anxiety Disord 20(7):896–914.

For-Wey L, Fin-Yen L, Bih-Ching S (2002) The relationship between life adjustment and parental bonding in military personnel with adjustment disorder in Taiwan. Military Medicine 167(8):678–682

For-Wey L, Fin-Yen L, Bih-Ching S (2006) The pre-morbid personality in military students with adjustment disorder. Milit Psychology 18(1):77–88.

Giotakos O, Konstantakopoulos G (2002) Parenting received in childhood and early separation anxiety in male conscripts with adjustment disorder. Milit Med 167(1):28–33.

Horowitz AV, Wakefield JC (2007) The loss of sadness: How psychiatry transformed normal sorrow into depressive disorder. Oxford University Press, New York.

Kendell RE (1975) The Role of Diagnosis in Psychiatry. Blackwell Scientific Publications, Oxford.

Kendler KS, Myers J, Zisook S (2008) Does bereavement-related major depression differ from major depression associated with other stressful life events. Am J Psychiatry 165:1449–1455.

Koenen KC, Harley R, Lyons MJ et al (2002) A twin registry study of familial and individual risk factors for trauma exposure and post-traumatic stress disorder. J Nerv Ment Dis 190:209–218.

Linden M (2003)The Posttraumatic Embitterment Disorder. Psychotherapy Psychosom 72:195– 202.

Linden M, Baumann K, Rotter M, Lieberei B (2008) Diagnostic criteria and the standardized diagnostic interview for posttraumatic embitterment disorder (PTED). Int J Psychiatry Clin Pract 12:93–96.

Maercker A, Einsle F, Köllncr V (2007) Adjustment disorders as stress response syndromes: a new diagnostic concept and its exploration in a medical sample. Psychopathol 40(3):135–149.

McHugh PR, Treisman G (2007) PTSD: A problematic diagnostic construct. J Anxiety Disord 21:211–22.

Miller MW (2003) Personality and the aetiology and expression of PTSD: A three-factor model perspective. Clin Psychol: Sci Pract 10:373–393

Parker G (2005) Beyond major depression. Psychol Med 35:467–474.

Paykel ES, Klerman GL and Prusoff BA (1976) Personality and symptom pattern in depression. Brit J Psychiatry 129:327–34.

Prigerson HG, Maciejewski PK (2006) A call for sound empirical testing and evaluation of criteria for complicated grief proposed by the DSM-V. Omega 52:9–19.

Rosen GM, Spitzer RL, McHugh PR (2008) Problems with the post traumatic stress disorder diagnosis and its future in DSM-V. Brit J Psychiatry 192:3–4.

Sartorius N (2010) Should embitterment be included among mental disorders? In: Embitterment – from biology to science. Kruger-Verlag, Austria.

Simons D, Silveria WR (1994) Post-traumatic stress disorder in children after television programmes. Brit Med J 308:389–90

Spitzer RL, First MB, Wakefield JC (2007) Saving PTSD from itself in DSM-V. J Anxiety Disord 21(2):233–241.

Taggart C, O'Grady J, Stevenson M, et al (2006) Accuracy of diagnosis at routine psychiatric assessment in patients presenting to an accident and emergency department. Gen Hosp Psychiatry 28:330–335.

Wakefield JC, Schmitz MF, First MB, Horowitz AV (2007) Extending the bereavement exclusion for major depression to other losses: evidence from the National Comorbidity Survey. Arch Gen Psychiatry 64:433–440.

World Health Organization (1992)The ICD-10 Classification of Mental and Behavioural Disorders. Clinical description and diagnostic guidelines, 10th edn. World Health Organization, Geneva

ㄱ

가설   45

가치 상대주의   293

가해자   276

가해자에 대한 의도적 회피   280

간략한 정신 장애 지표   395

간접 연구   430

간헐적인 폭력   169

감소된 분노감   313

감정   186

감정 경험   184

감정 스펙트럼   248

강박적인/조절   252

강화   4

개인적 삶   206

개인적 현실 이론   373

거래 모형   208

건만증   387

결정decision 국면   284

경계선   252

경험적 의문   320

계급투쟁   220

고립과 지원   214

고유하게 중요한 느낌   205

고착   333

고통 처리 신경망   144

곤차로프   326

공감   252

공적인 선언   313

공화주의자   314

과잉도식   123

관계와 울분장애   167

교훈주의   292

구강 의존성   430

국제질병분류   400

굴욕   5

권력적인 감시 척도   225

귀인 방식   192

귀인양식   183

급성 스트레스 반응   360, 426, 430

급성 스트레스 장애   392

긍정적으로 재평가   194, 209

긍정적인 재평가 또는 전략적
   사회적 비교   189

기분 장애   387

기질   111

긴장증   387

깊은 외로움   211

ㄴ

나르시시즘적   372

내부통제귀인   185

내부통제위   186

내분비학적   330

내적 대화   300

내적평화를 유지하는 능력   205

내측 고통 체계   145
내향적   342
노년기에 접어든 사람들은
　울분 감정   193
노년기의 웰빙과 자기조절
　과정 지표   194
노년의 도전과 상실   194
노력-보상의 불균형   224
노르에피네프린   146
노르에피네프린 재흡수 억제제
　레복세틴   266
노이로제   327
니코마코스 윤리학   3

ㄷ

다자연애   169
다중 사별   390
단계모형   332
단기적 생존자   203
당황스러움   185
대안행동   187
대책위원회   354
대화의 과정   205
도파민   146
동기시스템   10

ㄹ

로고테라피   204

ㅁ

만족감   205
명예로운 자살   241
모노아미 산화효소 억제제   266
목표 실패   183
목표 실패와 울분감정   191
목표 재참여   190
목표 지향적   209
목표실패   183, 193
목표조정   188, 194
목표참여   188
목표해제   190
몰개인화   392
몰리에르   326
무감각증   211
무기력   301
무력감   237
무망감   214
무의미함   210, 211
문제 해결 기술   292
문화적 개념   206
미국 국립암연구소   203
미르타자핀   266
민족 종교 소수집단   317
민족주의자   314

ㅂ

반복적 생각   171
반사회적   252

반응성 장애　377, 409, 415
반응적　250, 342
반추　125
발달적 결핍과 목표　193
배우자 부정의 치료　174
범불안장애　273
베른 울분 검사　17
베를린 지혜 모형　104
벤라팍신　266
벤조디아제핀　265
병　356
병리적 나르시시즘　252
보복　63, 219
보편성　283
보편적 의미　208
보편적 의미와 심리적 웰빙　210
보편적 의미의 재수정과 창조　209
복수에 대한 소망　313
복잡한 슬픔　211
본질적인 삶의 태도　208
부당함의 동화　45, 50
부분적 용서 개입　286
부정　169
분노　73, 169
분노 반추　125
분리 고통　394
분열 장애　387
분쟁　317, 318
불공평　390
불능　264

불륜　169
불륜을 저지른 배우자　178
불안 장애　387
불안감　313
불의　312
불쾌감　202, 212
불평　4
불확실　293, 301
비 인격화　392
비난　202
비독점적 연애　169
비배우자 연애　169
비통함　248
빅5 성격 특성　130

ㅅ

사건경위서　178
사내 조직이동　219
사실적 지식　293
사회적 갈등이나 폭동　220
사회적 배척　143
사회적 소외　214
사회적 시효　193
사회적 지지　155
사후가정사고　185
삶의 감각　292
삶의 목적　205
삶의 전반에서 울분 감정을
　조절하기　183
삶의 질　183

삼환계 항불안 오피프라몰 265
상담적 개입방법 175
상상병 환자 326
상실 211, 214
상향적 사후가정사고 185
상호작용의 부당성 225
상황적 의미에 대한 적응 209
생물학적 물질 등급 386
생물학적 조절장애 184
생애발달이론 192
생애주기 192
생활태도 206
선택적 세로토닌 노르에피네프린
  재흡수 억제제 266
선택할 수 있는 힘 205
섬엽 147
성격 차원 429
성격장애 387, 429
세레닉 272
세로토닌 146, 272
세로토닌 노르에피네프린 재흡수
  억제제 265
세로토닌 재흡수 억제제 265
소외 211
스트레스 205
스트레스 반응 증후군 330
스트레스 조절 모형 119
슬픔/비애 238
시간의 일관성 206
신경증 121

신체적 건강 사이의 연관성에 대한
  귀속성 이론 186
신체적 위험과 사고 222
신체질환 184
신체형 장애 265
실존심리치료 210
실존적 고통과 절망 211
실존적 문제 210
실존적 문제인 죽음 211
실존적 소외 210
실존주의 철학적 전통 204
실직과 실업 222
실패 186
심각한 스트레스 및 적응 장애에
  대한 반응 360
심리적 자원 292
심리적 트라우마 327
심리적 행복도 226
심리학 44
심리학 사전 4
심부 근육deep muscle 이완을 통한
  스트레스-감소 개입 286
심연의 외로움 213
심화deepening 국면 284

ㅇ

아픔 356
암 생존자 203
암의 치료와 돌봄 203
애도 장애 332

애착유형   429

약물역학   270

억울함   9

억제   125

엔라이트의 과정 모형   283

엔라이트의 모형   284

여성이 사회적으로 일할 수 있는
시간   193

역기능적인 의사소통   220

연극성   252

연합망 이론   87

열망과 성취   219

예측   301

예측가능성   178

오블로모프   326

옥시토신   149

외그룹 태도   317

외도 극복하기   175

외상 후 보복   61

외상 후 성장   205, 207

외상 후 스트레스 장애   35, 207,
222, 265, 360, 430

외상 후 울분장애   4, 172, 410, 400

외상후   368

외측 고통 체계   145

외향적   342

용서 개입   281

용서 도달 모형   283

용서 인지   83

용서 치료는 문제 증상   282

용서하지 못함   280

용서하지 않음   84, 128

우울감   313

우울증상학   186

운명의 장난   300

울분   3, 5, 76, 202, 219, 248

울분 감정   192

울분 원형 모형   12

울분감   183

울분감정   191

울분을 체험   192

울분장애   22, 169, 172, 180, 248

울분증후군   263

울화   169

워딩턴의 모형   284

원동력   5

원지환경   401

유기적   387

유용성   222

응집성   283

의기소침   202, 205, 211, 212, 214

의미기반대처   209

의미부여대처   209

의미상실   202

의미중심대처   209

의미중심집단치료   215

의미향상   208

의존적 성격장애   252

이차평가 과정   11

이타성   283

이타적인 선물 282

이혼 410

인과의 일관성 206

인지실존집단치료 215

인지행동치료 265

일 할 수 없음 265

일관된 감각 292

일관적 느낌 205

일차평가 과정 11

임상석 우울증 212

임상적 증후군 211

임상적 틀 265

ㅈ

자기반영적 사고 205

자기보호 188

자기애성 성격장애 252

자기애적 252

자기애적 성격장애 265, 372

자기-연속성 205

자기조절 187, 188

자기초월 205, 208

자기통제 이론 183

자기효능감 81

자살행위 이력 340

자아도취 252

자아인식 206

자유 210

자전적 연속성과 일관성을 저해 206

자전적 일화 207

자존감 81

작업 국면 284

잘못됨 312, 315

잠재적인 외상 사건 207

장기적 생존자 203

장의 상대적 부당성 224

재구성하기 300

재앙적 경험 370

재평가 125

적개심 187

적응장애 237, 296, 360, 423, 425,
428, 429

적응적 자기조절 191

적응증후군 330

전 생애 맥락주의 293

전신염증 190

전체 인구 310

절차적 지식 293

접촉 317

정당한 세계 신념 45, 47, 50

정서 지능 293

정서적 고통 183

정서적 불안정 장애 387

정서적 스트레스 245

정서적 안녕 194

정서적 웰빙 193

정신병리적 현상 187

정신분열형 252

정신적 외상 171

정신-종양학 214

정의　44, 300

정의 동기　50

정의 동기 이론　45

정화　283

제 3자와의 갈등　221

조망 수용　278

조직의 부당성　224

조현병　252

종파주의자　309

종합적 용서 개입　286

죄의식　313

죄책감　300

주관적 웰빙　190

주관적 행복과 신체적 건강　188

죽음　210

죽음의 불안　211

중요한 목표　189

중재개입　180

증상적　387

증오　75

지독한 어린 놈　310

지성　292

지연된 애도 장애　378

지혜 심리치료　99, 100, 138, 292

직업적 재통합　265

직접 노출　298

진화 심리학　181

질병　356

질환　356

집단 간 신뢰는 관점-수용　318

ㅊ

참가자들　310

참조값　183

책임감　205

체제지지자　314

체험적 모형　127

체험적 차원 모형　120

축적환경　401

충격사건 척도　365

충격을 흡수하기　175, 176

충동적인　252

치료매뉴얼　175

치료적 답은 의미　298

치료적 요인　283

치매　387

친척의 사망　410

침습　266

침습적 기억　202

침습적 사고　211, 332

ㅋ

코르티졸　190

큰 분산의 비율　317

ㅌ

탐색　284

탐색 국면　284

통제 소재　15

통제력 상실　213

통합론주의자 314

퇴적 환경 401

트라우마 171

특성 분노 74

특성울분 339

ㅍ

편도체 147

편집증 252, 254

편집증적 성격 254

평정심 176, 177

평형성 176

평화로 인해 외상화된 318

폭력을 당한 가톨릭 314

폭력을 당한 개신교 314

프레가발린 273

프로그램 175

플래시백 177, 345

플루복사민 266

피드백 루프 183

ㅎ

한(恨) 237

항우울 미르타자핀 265

항우울제 266

해리성기억상실증 392

행동 억제 시스템 10

행동 활성화 시스템 10

현실 검증 300

혼외관계 169

화병 239, 241

화병증후군 239

환각증 387

회복적 292

회복적 요인 292

회복탄력성 119

회피성 252

회한 315

후회경험 185

후회는 절망감 185

흑백논리 214

흥분 3

희망 26

희망의 부여 283

희생자의식 312

기타

2차 조절과정 194

3차원 지혜 모형 105

5HT1A 수용기 272

A

a process of self-reflective thinking
  & talking   205
a sense of coherence   205
a sense of unique significance   205
acknowledgement   114
acute survival   203
adjustment disorder   428
affair   169
AjD   429
altruism   283
altruistic gift   282
AMDP-system   4
anhedonia   211
arousal   3
ASD   392
aspirations and achievement   219
attitudes toward revenge   78

B

behavioral activation sytems, BAS
  10
behavioral inhibition systems, BIS
  10
belief in a just world   50
benzodiazepine dependency   265
bern embitterment inventory, BEI
  17
bitter   310

bitterness   169, 248

C

cancer survivor   203
catharsis   283
causal coherence   206
CBT   265
cohesiveness   283
conflicts with third parties   221
counterfactual thoughts   185

D

decision   284
deep muscle   286
deepening   284
demoralization   202
depressive symptomatology   186
disabling   264
disases   356
distal environment   401
driving force   5
DSM-IV   4, 207, 389, 392
DSM-V TF   354
dysfunctional communication   220
dysphoria   202, 212

E

embitterment   5, 169, 248
embitterment syndrome   263

emotion regulation skills   110

empirical question   320

endocrinological   330

equilibrium   177

ethnic religious minorities   317

existential psychotherapy   210

extended survival   203

extradyadic involvement   169

extramarital coitus   169

extramarital sex   169

F

factual knowledge   293

feedback loops   183

flashback   177

forgiveness cognitions   83

formulation   178

full   286

Further research perspectives   89

G

GABA   273

global meaning   208

goal adjustment   188

goal disengagement   190

goal engagement   188

goal reengagement   190

gontscharow   326

grief disorder   332

H

humiliation   5

I

ICD   400

ICD 10   4, 389, 413

ICD-11   389, 413

ICF   400, 409

Ilja Iljitsch   326

illness   356

imaginary invalid   326

impact of Event Scale   365

in sensu   298

in vivo   298

inability to work   265

infidelity   169

infidelity   169

injustice   312

instillation of hope   283

intelligence   292

internal control attributions   185

internal dialogue   300

internal locus of control   186

interventions   180

intrusion   266

J

justice   44

justice motive   50

justice motive theory   45

L

life-span contexualism   293
literally meaning "fire disease"   239
loyalist   314

M

MAOI   266
meaning-based coping   209
meaning-focused coping   209
meaning-making coping   209
model to REACH Forgiveness   283
Molière's   326
monoamine oxidase inhibitor   266
moralism   292
MORE 지혜 모형   109
motivated   280

N

nagging   4
narcissistic personality disorder   265
nationalist   314
negative appraisals   78
non-monogamy   169
norepinephrine reuptake inhibitor
   reboxetine, NRIR   266

O

occupational reintegration   265
offender   276
openness to experience   110
oral dependdent   430
outgroup attitudes   317

P

partial   286
participants   310
participating partner, PP   178
personal factors   113
perspective-taking   278, 318
physical endangerment and accidents
   222
polyamory   169
population   310
post Traumatic Embitterment
   Disorder, PTED   172
posttraumatic growth   207
posttraumatic   368
powerlessness   301
predictability   178
predisposition   111
problem solving skills   292
procedure knowledge   293
process Model   283
proportion of the variance   317

prototypical emotional experiences
184

proxial environment   401

psycho-oncology   214

PTED   4, 172, 180, 181, 248, 296,
370, 400, 410, 430

PTSD   35, 207, 222, 265, 426

public pronouncement   313

R

rank fights   220

reactive   250

reality testing   300

reference values   183

reframing   300

remorse   315

republican   314

resilience   292

revenge after trauma   61

routine   265

rumination   171

S

sectarian   309

selective serotonin norepinephrine
reuptake inhibitor   266

self-continuity   205

self-protective   188

self-protective secondary control

process   194

self-reinforcing   4

sense of coherence   292

sense of life   292

serenics   272

serotonergic   272

sickness   356

situational factors   112

SNRI   266

SNRIs   265

social conflicts or mobbing   220

societal prescription   193

somatoform disorder   265

sorrow   238

SSRI   266

SSRIs   265

stress response syndromes   330

stroke of fate   300

systemic inflammation   190

T

TCAs   266

temporal coherence   206

the assimilation of injustice   50

the associative network theory   87

the cultural concept of biography
206

the imaginary invalid   326

the just world   45

theories of lifespan development
  192
theories of self-regulation   183
therapeutic implications   88
time projection   301
trait embitterment   339
transactional model   208
trauma   171
tricyclic antidepressants   266
trouble   317
troubles   318

U

uncertainty   293, 301
uncovering   284

unforgiveness   84, 128, 280
unionist   314
universality   283
unjust   390
upward counterfactuals   185

V

value relativism   293
victimhood   312

W

WHO   400
wisdom therapy   138
work   284
wrong   312, 315

Prof. Dr. med. Dipl.-Psych. Borwin Bandelow

Professor at the Department of Psychiatry and Psychotherapy at the University of Göttingen in Göttingen, Germany. Managing director of the department. Head of the Anxiety Disorders Unit. President of the German Society for Anxiety Research; Member of the AEP (Association of European Psychiatrists), ECNP (European College of Neuropsychopharmacology) and World Council on Anxiety Disorders.

Research interests are psychopharmacology, anxiety disorders (panic disorder and social phobia), depression, and schizophrenia.

Prof. Dr. phil. Sven Barnow

Professor of Clinical Psychology and Psychotherapy, Head of the Section Clinical Psychology, University of Heidelberg,Germany and Head of the Psychotherapy Outpatient Clinic and Centre for Psychological Psychotherapy. Member of the Advisory Board of "Psychotherapeutengesetz" (Ministry of Health) and "Treatment of Antisocial Personality Disorder" (Ministry of Social Welfare).

Research interests are emotion (dys-)regulation, personality and personality disorders (borderline, in particular), PTSD, alcoholism and psychotherapy.

Prof. Donald H. Baucom

Distinguished Professor at the Department of Psychology and Research Professor at the Department of Psychiatry, University of North Carolina, USA; Former Associate Editor, Behavior Therapy; Former Director of Clinical Psychology, UNC; Member of the Board, Klaus-Grawe-Foundation, Zürich, CH.

Research interests are cognitive-behavioral couple therapy, psychotherapy outcome research, and the interaction between individual psychological or medical distress and relationship functioning.

Anna K. Berkefeld, BSc

Bachelor of Science with amajor in Biological Science and Psychobiology, Candidatus medicus at the Johannes Gutenberg University, Mainz, Germany. Former Research Assistant at Florida AtlanticUniversity, Boca Raton, FLUSA. Research Assistant at Department of Psychiatry and Psychotherapy, HSK, Dr. Horst Schmidt Clinic, Wiesbaden.

Research interests are perception and processing of emotions, emotional labelling of faces and impairments in emotional processing as part of the social brain.

Prof. Dr.med. Dieter F. Braus

Professor of Psychiatry at that the University Medicine Hamburg-Eppendorf, Senior Lecturer at the University Medicine Mainz (Johannes-Gutenberg University). State licensed as Specialist in Neurology, Psychiatry and Psychotherapy, Rehabilitation Medicine. Director of the Department of Psychiatry and Psychotherapy, HSK, Dr. Horst Schmidt Clinic, Wiesbaden.

Research interests are brain imaging in Psychiatry, Imaging Genomics, Psychopharmacology, the neurobiology of the reward and anxiety system as well as the social brain, translating science in society.

Prof. Ed Cairns, BA PhD, FBPsS

Professor of Psychology in the School of Psychology at the University of Ulster in Coleraine, Northern Ireland. Visiting scholar at the Universities of Florida, Cape Town, Melbourne andMassachusetts. He is a Fellow of the British Psychological Society, a Fellow of the American Psychological Association, and Past President of the Division of Peace Psychology (Division 48) of the American Psychological Association.

Research interests are the psychological aspects of political violence in relation to the conflict in Northern Ireland.

Prof. Patricia R. Casey, MD, MB, BCH, BAO, MRC Psych, FRC Psych

Professor of Psychiatry at Department of Psychiatry, UCD and the Mater Misericordiae University Hospital. Editor-in-Chief of the Quarterly Journal of Mental Health. Fellow of the Royal College of Psychiatrists, the Royal Society of Medicine, the Royal Irish Academy of Medicine. Member of the Medico-Legal Society of Ireland; Member of Board of International Study Group on Person-ality Disorder, Member of Examinations Subcommittee, Royal College of Psychiatrists, London;Member of University and Research Committee, Royal College of Psychiatrists, London; Royal Irish Academy of Medicine, Assessor for the Senior Registrar Prize in research; Royal College of Psychiatrists – Public Education Committee. Spokesperson to the media on Personality Disorder.

Research Interests are adjustment disorders and their classification, parasuicide and suicide intent, deliberate self harm, depressive disorders, personality disorders.

Prof. Kenneth R. Conner, PsyD, MPH

Associate Professor of Psychiatry, University of Rochester Medical Center, Rochester, NY USA, Co-Director of the URMC Center for the Study and Prevention of Suicide, and Investigator, VISN2 Center of Excellence at the Canandaigua VA Medical Center, Canandaigua, NY USA. Licensed Psychologist, New York State Education Department. Chair, Treatment Improvement Protocol (TIP) Committee on Substance Use and Suicidal Behavior, Substance Abuse and Mental Health Serve Administration, Center for Substance Abuse Treatment. Member of the American Psychological Association, American Association of Suicidology, Research, Society on Alcoholism, and College on Problems of Drug Dependence.

Research interests are suicidal behaviour, aggression, alcoholismand other substance use disorders.

Marilyn A. Cornish, MS

Doctoral student in counseling psychology, Department of Psychology, Iowa State University, USA.

453

Research interests are the psychology of forgiveness and religion in clinical practice, especially factors that promote forgiveness, the efficacy of counseling interventions to promote forgiveness, and the integration of religion and spirituality in group and individual counseling.

Prof. Dr. rer. nat., rer. soc. habil. Claudia Dalbert

Professor of Psychology and Chair of Educational Psychology, Martin Luther University of Halle–Wittenberg, Germany, Editor-in-Chief of the International Journal of Psychology, 2006–2009, Fellow of the American Psychological Association (APA) Division 15 (Educational Psychology), President of the International Society for Justice Research (ISJR), 2004–2006, Secretary General of the Deutsche Gesellschaft für Psychologie (DGPs), 2000–2002.

Research Interests are justice motive theory, coping with injustices, belief in a just world, uncertainty tolerance.

Dipl.-Psych. Anja Dodek

Doctoral fellow of Clinical Psychology and Psychotherapy, University of Heidelberg, Germany. Psychological psychotherapist at the Centre for Psychological Psychotherapy (ZPP), Heidelberg.

Research interests are emotion (dys)regulation, personality and personality disorders, alcoholism and psychotherapy.

Prof. Michael B. First, MD

Professor of Clinical Psychiatry, Columbia University Research Psychiatrist, New York State Psychiatric Institute. Diplomate in Psychiatry of the American Board of Psychiatry and Neurology, Consultant to WHO on ICD-11 revision, Editor of the DSM-IV-TR, Co-editor of the American Psychiatric Association's Handbook of Psychiatric Measures, Director of the DSM-V Prelude Web-Based Project.

Research interests are psychiatric diagnosis and assessment, nosology, clinical utility, DSM-ICD Harmonization, body integrity identity disorder.

Dipl.-Psych. Ira Gäbler

PhD student at the Department of Psychopathology and Clinical Intervention, University of Zurich, Switzerland.

Research interests are prediction of long-term PTSD, sequelae of political imprisonment in the GDR, psychological revenge phenomena after traumatization.

Univ.-Prof. Mag. Dr. Judith Glück

Professor of Developmental Psychology, Institute of Psychology, Alpen-Adria University Klagenfurt.

Research interests are conceptualization, measurement, and development of wisdom. learning from life; autobiographical memory, spatial cognition, gender issues, aging, memory and cognition.

Prof. Dr. phil. Kurt Hahlweg

Professor of Clinical Psychology, Psychotherapy and Assessment at the Technical University of Braunschweig, Institute of Psychology, State licensed Psychological Psychotherapist, Past reviewer for Clinical Psychology, Deutsche Forschungsgemeinschaft (DFG) Past editor, Zeitschrift für Klinische Psychologie und Psychotherapie Member of the Board, Klaus-Grawe-Foundation, Zürich, CH.

Research interests are behavioral marital therapy and prevention, behavioral observation, family care in schizophrenia, expressed emotion research, prevention of child behavior broblems, and assessment of marital and family factors.

Prof. Changsu Han, MD, PhD, MHSc

Associate Professor at the Department of Psychiatry, College of Medicine, Korea University, Seoul, South Korea.

Research interests are stress and related physical symptoms, stress/depression and cognitive decline, clinical outcome research.

Dr. Astrid Grant Hay

Clinical and health psychologist, researcher at the Department of Psychiatry and Psychotherapy at theMedical University Vienna.

Research interests are the identification and application of ressources in dealing with stress and burden, health issues in the context of employment and educational psychology in the context of secondary and tertiary education.

Prof. Miles Hewstone

Professor of Social Psychology at Oxford University. He is a fellow of the British Academy, recipient of the British Psychological Society Presidents' Award for Distinguished Contributions to Psychological Knowledge, and a former Editor of the British Journal of Social Psychology.

Research interests are general experimental social psychology including attribution theory, social cognition, social influence, stereotyping and intergroup relations.

Cille Kennedy, PhD

Senior Policy Analyst Health Policy, Office of the Assistant Secretary for Planning and Evaluation, U.S. Department of Health and Human Services, Washington, DC, USA.

Research interests are functioning and disabilities associated with mental disorders; mental health policy issues; burden of disease; and development of assessment instruments.

Dr. Barbara Lieberei

Senior and supervising physician at the Department of Behavioral and Psychosomatic Medicine and Head of the Rehabilitation Centre Seehof, Teltow/Berlin, and researc assistant at the Research Group Psychosomatic Rehabilitation at the Charité University Medicine Berlin, state licensed specialist in psychosomatic medicine.

Research interests are embitterment reactions and psychosomatic disorders in cardiology patients.

456

Prof. Dr. med. Dipl.-Psych. Michael Linden

Professor of Psychiatry at the Charité University Medicine of Berlin, State licenced as Specialist in Neurology, Psychiatry, Psychosomatic Medicine and Psychotherapy and Psychologist and state licensed Psychological Psychotherapist, Director of the Research Group Psychosomatic Rehabilitation at the Charité University Medicine Berlin, Head of the Department of Behavioral and Psychosomatic Medicine and Head of the Rehabilitation Centre Seehof, Teltow/Berlin. Member of the Scientific Council obn Psychotherapy of the National Chambers of Physicains and Psycho-therapists, Speaker of the section on psychotherapy of the German Psychiatric Association.

Research interests are adjustment and reactive disorders including embitterment re-actions, cognitive behaviour therapy, rehabilitation for mental disorders.

Prof. Dr. med. Dr. phil. Andreas Maercker

Professor of Psychopathology and Chair, University of Zurich, Switzerland and Head of the Psychotherapy Outpatient Clinic, University of Zurich, Dept. of Psychology. State licenced as Specialist in Psychosomatic Medicine and Psy-chotherapy and state licensed Psychological Psychotherapist, Past President Deutschsprachige Gesellschaft für Psychotraumatologie (DeGPT), Member Board of Directors International Society for Traumatic Stress Studies (ISTSS), Faculty InternalMax Planck Research School of the Life Course.

Research interests are stress–response syndromes, PTSD, Complicated (prolonged) grief disorder, Adjustment disorders, psychotherapy. Geropsychiatry and -psychology.

PD Dr. phil. Dipl. Psych. Anja Mehnert

Research Affiliate at the Department of Medical Psychology, University Medical Center Hamburg-Eppendorf, head of the research group psycho-oncology and palliative care health care research.

Research interests are psycho-oncology, cancer survivorship, positive psychology, rehabilitation and health care research, psychological impact of chronic health conditions and infectious diseases.

Dipl.-Psych. Dr. phil. Beate Muschalla

Research Affiliate of the Research Group Psychosomatic Rehabilitation at the Charité University Medicine Berlin, state licensed Psychological Psychotherapist at the Department of Behavioral and Psychosomatic Medicine of the Rehabilitation Centre Seehof, Teltow/Berlin. Member of the German Society for Anxiety Research.

Research interests are work-related anxieties and workplace phobia, participation disorders and ICF, vocational reintegration, outpatient rehabilitation of mental disorders.

Brian C. Post, MS, MCS

Doctoral Candidate in counseling psychology, Department of Psychology, Iowa State University, USA.

Research interests are the psychology of forgiveness, and the role of religion and spirituality in counseling, particularly group members' beliefs and preferences regarding discussion of religious and spiritual topics.

Jesse Renaud, BA, MA

Ms. Renaud obtained a B.A. in Psychology from Concordia University, and a M.A. in Counselling Psychology from McGill University.

Research interests address the role of coping in the development and treatment of depression.

Dipl.-Psych. Dr. phil. Max Rotter

Research Affiliate of the Research Group Psychosomatic Rehabilitation at the Charité University Medicine Berlin, psychological psychotherapist in training. Psychotherapist at the Rehabilitation Center Oberlinhaus, Potsdam.

Research interests are reactive embitterment, adjustment disorders and personality disorder.

Prof. Norman Sartorius, MD, MA, DPM, PhD, FRC Psych

Former Director of the Division of Mental Health of the World Health Organization and Past President of the World Psychiatric Association (WPA) and of the Association of European Psychiatrists (AEP), President of the International Association for the Promotion of Mental Health Programmes and member of the Board of the Prize of Geneva Foundation. Professorial appointments at the Universities of London, Prague and Zagreb and at several other universities in the USA and China.

Research interests are cross-cultural psychiatry, diagnosis and classification, comorbidity of mental and physical disorders, stigmatization, public health issues related to mental disorders such as schizophrenia, and depression.

Dr. med. Beate Schrank, MSc

Psychiatrist in training and researcher at the Department of Psychiatry and Psychotherapy and the Division of Palliative Care at the Medical University Vienna, Visiting scholar at the Institute of Psychiatry London, Secretary of the Section on Philosophy and Psychiatry of the EPA (European Psychiatric Association).

Research interests are the conceptualisation and application of positive psychological concepts and interventions in psychiatry, particularly in severe mental illness, psycho-oncology in palliative care, and carer's needs in both psychiatry and palliative care.

Tevfik Bedirhan Üstün MD PD FRC Psych

Coordinator, Classifications, Terminologies and Standards, World Health Organization.

Dr. Üstün has worked in WHO since 1990 first in Mental Health, then in Evidence Cluster as an international health officer and formed multiple international networks on Classification and Assessment of Health and Disability; Mental Health

Epidemiology, and Primary Care applications of classification and training programmes.

Currently he is responsible for the WHO's Family of International Classifications (ICD, ICF and other health classifications); standardized health terminologies; and health information standards. Dr. Üstün is the author and coauthor of more than 200 articles, several books on psychiatry, primary care, classifications and health assessment.

Dipl.-Psych. Sigrun Vehling

Research Affiliate at the Department of Medical Psychology, University Medical Center Hamburg-Eppendorf, research group psycho-oncology and palliative care health care research.

Research interests are psycho-oncology, positive psychology, meaning-focused coping.

Prof. Nathaniel G. Wade, PhD

Associate Professor of Psychology, Department of Psychology, Iowa State University, USA, Director of the Center for Group Counseling and Research (Network), Licensed psychologist in the state of Iowa, USA.

Research interests are the psychology of forgiveness and religion in clinical practice, particularly the efficacy of interventions designed specifically to promote forgiveness, processes and outcomes of group therapy and the role of religion or spirituality in both religious and secular counseling.

Prof. Robert L. Weisman, DO

Associate Professor of Psychiatry, University of Rochester Medical Center, Rochester, NY USA, Medical Director, Strong Ties Community Support Program. Board Certified in General and Forensic Psychiatry. Faculty member of the Charles E. Steinberg Fellowship in Psychiatry and the Law. Distinguished Fellow of the American Psychiatric Association and the American College of Psychiatrists.

Research interests are management of violence among mentally disordered offenders, correctional mental health services, and forensic assertive community treatment.

Dr. Carsten Wrosch

Associate Professor at the Department of Psychology and Centre for Research in Human Develoment, Concordia University, Montreal, Canada.

Research interests are adaptive self-regulation across the human life course. management of stressful encounters and their effects on psychological (e. g., depression, well-being), biological (HPA axis and immune functioning) and physical health (functional disability, acute and chronic problems). Experience and regulation of life regrets. Benefits of goal disengagement.

Prof. Dr. Hans Jörg Znoj

Professor for Clinical Psychology, Co-Director of the Institute of Psychology, University of Bern.

Research interests are emotion regulation, especially after major life-events such as bereavement or traumatic stress, the effect and process of psychotherapy, and application of clinical interventions in medicine.